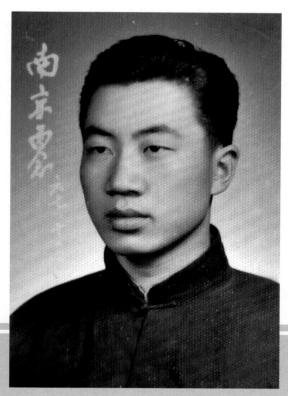

1967 年张杰学徒出师留念

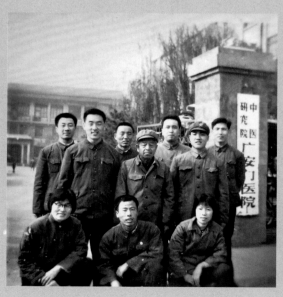

1976 年张杰（后排左 1）与广安门医院进修同学合影

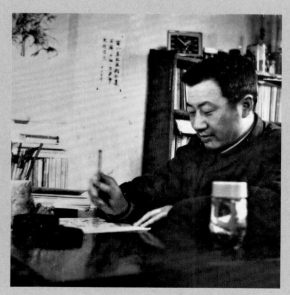

1982 年张杰在安徽中医学院（现安徽中医药大学）宿舍书房

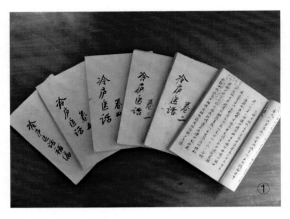

① 1982年张杰手抄《冷庐医话》

② 1985年四位中医大师来皖讲学时合影留念（左起：焦树德、路志正、董建华、朱良春、张杰）

③ 1985年张杰（后排左1）、马骏与恩师路志正合影

④ 1998年张杰于国医堂带教学生（左起：张杰、女儿张晓娟、日本留学生檀上敏秀）

⑤ 2009年张杰（右1）赴新加坡出诊后留念

⑥ 2011年张杰（左1）手书"德艺双馨"，贺国医大师徐经世先生学术思想研讨会

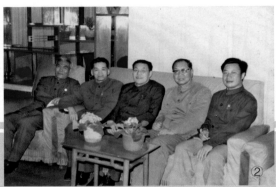

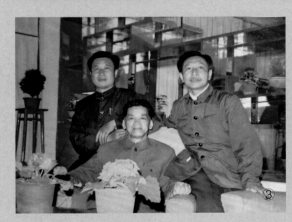

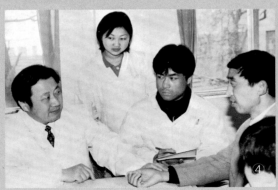

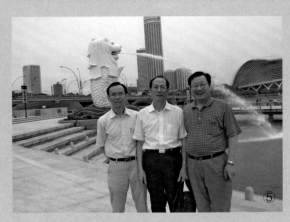

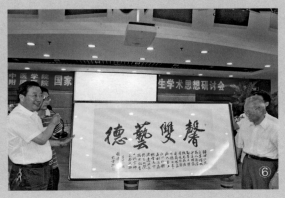

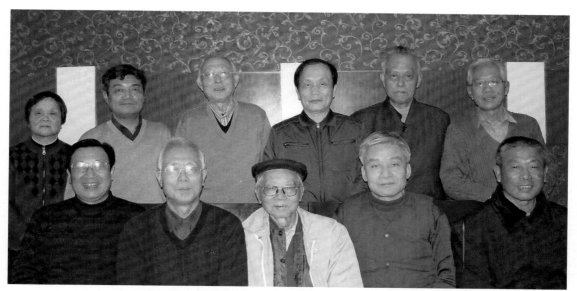

1979年选调到安徽中医学院的同道时隔30年(2009年)再聚首(前排左起：张杰、陆泽俭、王世杰、胡国俊、夏学传；后排左起：吴曼恒、范钢、曹恩泽、顾植山、周乐仙、张载信)

2013年安徽中医药大学中医临床学院青年教师拜师仪式
(前排左起：张玉才、吴华强、王键、彭代银、张杰、陈雪功)

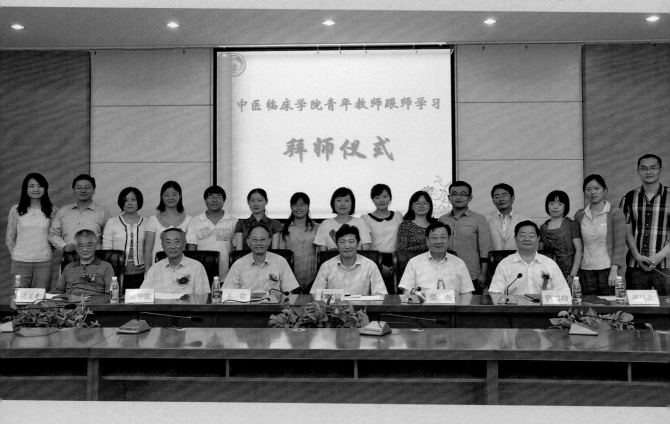

張杰书法作品《伤寒论序》

論曰余每覽越人入虢之診望齊
侯之色未嘗不慨然嘆其才秀也
怪當今居世之士曾不留神醫藥精
究方術上以療君親之疾下以救貧賤之
厄中以保身長全以養其生但競逐榮勢
企踵權豪孜孜汲汲惟名利是務崇
飾其末忽棄其本華其外而悴其內
皮之不存毛將安附焉卒然遭邪
風之氣嬰非常之疾患及禍至而方
震慄降志屈節欽望巫祝告窮歸
天束手受敗賚百年之壽命持至
貴之重器委付凡醫恣其所措咄嗟
嗚呼厥身已斃神明消滅變為異物
幽潛重泉徒為啼泣痛夫舉世昏
迷莫能覺悟不惜其命若是輕
生彼何榮勢之云哉而進不能愛人知
人退不能愛身知己遇災值禍身
居厄地蒙蒙昧昧蠢若遊魂哀乎趨世
之士馳競浮華不固根本忘軀徇物
危若冰谷至於是也余宗族素多
向餘二百建安紀年以來猶未十稔
其死亡者三分有二傷寒十居其七

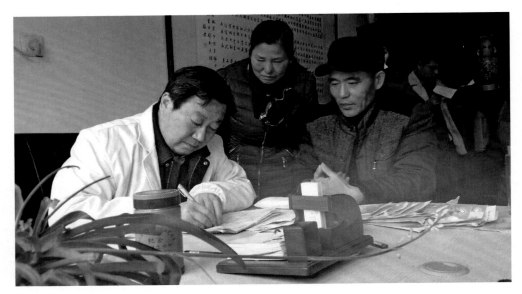

2015年张杰（左1）为患者诊病

张杰名老中医工作室合影（前排左起：张晓军、牛忠军、张杰、黄震、周雪梅；后排左起：张胜、章天寿、唐勇、张晓娟、杨佳）

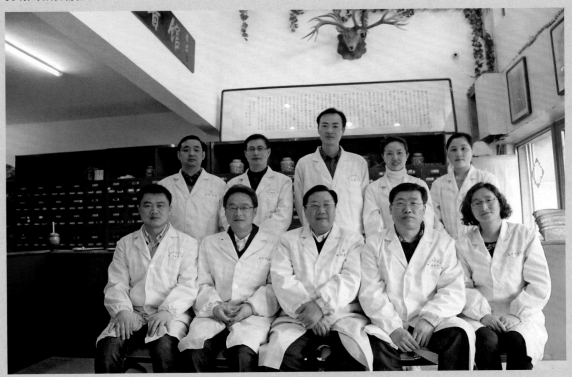

杏 林 跬 步

——张杰临证医案经验集

主 编 张 杰

副主编 黄 震 张晓军 唐 勇

上海科学技术出版社

内 容 提 要

本书由张杰老中医亲任主编,以张杰名老中医工作室成员为主要撰写者,在内容上最大程度还原张杰老中医的学术思想、临床经验和治学方法。

全书分为学医之路、学术思想、临证医案、经验传承和经典验方5个部分。医案内容来自张杰日常门诊记录的典型验案,共 150 余则,病种涵盖内外妇儿等各科,这些医案充分体现了张杰临床辨证思路和用药经验,所述治疗均采用纯中医中药方法,具有鲜明的传统中医特色。

本书可供中医各科医生、医学生以及中医爱好者参考使用。

图书在版编目(CIP)数据

杏林跬步:张杰临证医案经验集 / 张杰主编.
—上海:上海科学技术出版社,2015.8 (2023.9重印)
ISBN 978 - 7 - 5478 - 2669 - 0

Ⅰ.①杏… Ⅱ.①张… Ⅲ.①医案-汇编-中国-现代 Ⅳ.①R249.7

中国版本图书馆 CIP 数据核字(2015)第 119406 号

杏林跬步——张杰临证医案经验集
主编 张 杰

上海世纪出版(集团)有限公司
上 海 科 学 技 术 出 版 社 出版、发行
(上海市闵行区号景路 159 弄 A 座 9F - 10F)
邮政编码 201101   www.sstp.cn
上海中华商务联合印刷有限公司印刷
开本 787×1092 1/16 印张 25 插页 7
字数 490 千字
2015 年 8 月第 1 版 2023 年 9 月第 2 次印刷
ISBN 978 - 7 - 5478 - 2669 - 0/R·925
定价:68.00 元

编委会名单

主　编

张　杰

副主编

黄　震　张晓军　唐　勇

编　委

（以姓氏笔画为序）

牛忠军　杨　佳　张　胜

张晓娟　周雪梅　章天寿

序　一

张君与我是故交，可谓志同道合，颇能交心。忆及 20 世纪 70 年代末张君由安徽省中医院纳贤来时的情形，仍是记忆犹新。如今已经过去三十多年了，我已垂垂老矣，而他也成为建树颇丰、名满江淮的中医专家，获省"国医名师"之称，这是他数十年坚持中医临床的应得之誉。

张君年少时因病而学医，曾拜当地名医门下，后又跟师多位名家，加之聪慧好学，用心刻苦，学贯诸家，医技大有长进，悬壶之初即名噪涡阳。张君常与我讲，自己之所以能有今日之成就，多得益于前辈恩师们的不吝教诲，将他们的临床精要之法倾心相授。如今他自己也临床数十年，积累下大量验案良方，亦欲将临证心得体悟托出，以有裨于后学，遂与门人弟子在诊余之暇将验案梳理成册，是有此书，名之曰《杏林跬步》，足见其积累之久，医路之艰辛。又可见其对中医的坚定信念，因为没有信念就难以一步一步坚持下来，他今天的功成名就，是秉承坚定的中医信念，刻苦磨炼而得来的，这正是对"跬步"的最好诠释。

昔人有言"中医之成绩医案最著，学者欲求前人之经验心得，医案最有线索可寻，循此钻研事半功倍"，可见医案的积累对于中医继承和创新是大有裨益的。将临床经验以医案的形式整理成书，也是今天中医传承的主要内容之一，所辑虽属个案，但确能反映老中医的学术水平和临床经验，是富有物质资源和社会价值的。

张君《杏林跬步》书稿，我已通阅数遍，所辑病种数以十计，知他临床涉及面之广，真正是一位中医大内科专家。而中医临床之难，就难在内科，因内科既是临床学科又是理论的桥梁，凡从事内科者，首先要掌握全科知识和临床技能，并富有一定的经验，然后根据不同的情况，分别予以定向，如此临证之时才能思虑周详，不致掣肘。诚然，内科分科是必要的，但当前随着学科的发展，无论医院还是学校，均按照西医分科的模式，中医大内科早已不复存在，形成了中医只专一科的现象，这种局面如果延续下去，中医学术如何得到全面继承与提高，是值得深思的。保留大内科的层面，以支撑专科的发展，这既是内科本身的发展需要，也符合国家为基层培养全科医生的要求。这也是我与张君常常探讨的话题，想必也是中医人的共识。

从书中所选医案能够看出，张君在中西医融合方面的用心，对每案在诊断上明列中西，以西医取证，做到"心知其意，不为所囿"的立中思想，充分发挥中医的学术优势，解决临床难题。经验之集，难能可贵。面对西医学的发展，尤其在急性病的治疗上对中医的挑战，中医应该摆正位置，在继承上要努力用心，在临床上要主动出击，对一些急性病仍然可以用中药汤剂或丸剂取得快捷效果，张君书中治疗"乙脑高热昏迷"案及"重症肝炎高位腹水"案皆是明证。

张君在其多年的医学生涯中，始终遵循自己的行医准则，"医德为本，患者至上，兼收并蓄，持中守节"，今从他书稿中看到一批跟随学习的学子，在他的指导下不仅仅学到临证之法，更重要的是学到了他那大医精诚和严谨求实的中医精神，值得赞扬。

适逢此部师徒共著之《杏林跬步》书成，邀我作序，虽感笔墨少力，但为张君彰明学术之诚所感，深领其传承中医之心迹，欣然遵嘱。相信本书的出版，必将对中医内科临床起到启发和指导作用，为后学者指津。

安徽中医药大学教授、国医大师徐经世

2015 年初春

序　二

　　中医学的形成发展与地域文化有着非常密切的关系。安徽，以山川秀丽，人文荟萃而著称，既有江南水乡之俊秀温婉，又有中原腹地的粗犷豪迈，不同的地域和文化也孕育了不同的医学流派。皖南有新安学派，名医辈出，著述丰富，医风细腻，绵远流长；皖北有华佗为代表，精通内外各科，独创五禽戏、麻沸散，开阖纵横，影响深远，故自古就有"南新安、北华佗"的美誉。

　　张杰主任来自华佗故里，1979 年参加全国选拔优秀中医药人才考试，以阜阳地区第一名的成绩，被选调到当时的安徽中医学院(现安徽中医药大学)从事中医临床和教学，由此，我与他也逐渐成了彼此常有交往的同事和朋友，并且时有学术的交流和切磋，每有受他启发之处。现掐指算来，至今已是第 35 个年头了。三十多年来，他无论是教学、临床，还是为人处世，都得到师生、同事、友人的一致好评，而他的医术之精湛、医德之高尚、医风之朴实更是被患者和百姓所经常称道的。他在主持学校国医堂工作期间，着力彰显中医药临床特色和中医药传统文化，使安徽中医药大学的国医堂日益成为省内外富有影响力的中医品牌。他现为安徽中医药大学主任医师，是全国名老中医，国家中医药管理局名老中医专家学术经验继承工作指导老师，安徽省国医名师。

　　今欣闻张杰主任的临证经验集《杏林跬步》即将付梓，这无疑是值得期待的第一等好事。新近认真拜读之后，更是受益匪浅。是书由张杰主任自撰和门人整理而成，包括学医之路、学术思想、临证医案、经验传承与经典验方几个部分，于学术与经验两方面集中展示了张杰主任数十年的临床积累和学术造诣。与当代其他名老中医的学术经验文集相比，自有其作为一代良医所具有的独到的治学风格，独特的治疗思路，独有的用药特色，独显的临床疗效，很值得学习和借鉴。于是我首先联想到，新安医家历来就有"不为良相，则为良医"的价值取向。盖以良相、良医皆可救斯人之疲癃残疾，而不忍坐视其颠连而莫告也。然非识学兼到，相固不能济世，即医亦不能济人。古之名相，无识何以旌别淑慝，求贤以辅治？为学何以本仁祖义，监古以善今？古之名医，无识何以审病源之虚实，而调剂得其平？无学何能明脉理之精微，而制治有其要？是可知医国、医人初无二理，为良相固难，为良医亦不易也。披览张杰主任的医论医案，不难看出其精通脉理,洞见病源,辨析病机,法合医理,按证酌方,用药尤能智圆行方,胆大心细。每遇疑难病症,则法有变通,方有新奇,授以汤丸,无不效验,时见其良医因心之妙用。于此我进而联想到,中医学术发展中应当如何把名老中医的学术经验和思辨方法加以继承的问题。应该看到,名老中医的临证思辨特点,是名老中医在长期临证实践中形成的独具特色的诊疗思辨着力点;在名老中医学术经验的总结中具有核心地位;在名老中医学术经验传承中具有启迪作用;名老中医的临证思辨往往具有独特体验、独特认知、独家原创的特点。中医诊疗活动的最大特色,是医疗行为主体凭借"四诊"的信息,通过因时、因地、因人的"合参"思辨,获得对医疗行为客体的认知,其思辨涉及见病、识病、断病、治病的全过程。由于各自的学养、经验的差异,其思辨的着力点就存在着必然的差异,名老中医由于学养丰厚、经验宏富,思辨的着力点独具特色。名老中医临证思辨特点,就是对名老中医在辨证论治过程独家思辨特点的经验性、具象性、创新性的总结。继承整理研究名老中医的学术经验,医案医话是最值得下功夫的地方。医案是医疗实践的原始记录,能客观反映名老中医的处方习惯、用药特点乃至辨证思路;医话是对老中医学术思想、经验心得以及医风医德的真实还原。现值张杰主任临床经验集《杏林跬步》即将出版,无疑给我们整理研究名老中医学术经验和思辨特点提供了很好的范例。相信对于中医学术经验的传承,对于指导中医临床实践,对于提高中医临床水平具有一定的作用和价值。

　　是为序。

安徽中医药大学校长王键

2015 年 4 月于少默轩

目　　录

第四章　经验传承 / 242

第五章　经典验方 / 377

第一章 学医之路

步入医林

笔者自幼罹患哮喘痼疾,古称幼稚天哮,从记事起就常打针吃药,至 1961 年读到初中时因哮喘发作不能坚持学业而被迫辍学。家父遂变卖家产带笔者到上海之仁济、南京之鼓楼等大医院求治,当时除氨茶碱、麻黄素外别无良策,最后发展到每日都要静脉注射 1 剂氨茶碱的地步,全家人焦急万分,一筹莫展。后来家父想到了亳县(今亳州市)有位老友是位名中医,就抱着试试看的心情辗转到了亳县华佗中医院,找到了后来成为笔者启蒙恩师的魏配三老中医,他用小青龙汤控制了哮喘持续发作,又用苓桂术甘汤、金匮肾气丸,化气蠲饮、补肾固本之法调治半年,竟使多年的顽疾渐趋稳定。因此让笔者看到了中医的神奇,自此立志学习中医。恩师看笔者学医志向已坚,人还算聪颖也就欣然答应了。是害病把笔者引入了学医之路,要讲学历,恐怕您见笑,初中尚未毕业,又非中医世家,笔者能有今天确实要感谢家父和恩师,还要"感谢"哮喘病,是害病让笔者尝到了中医的甜头,认识到中医能够治病救人,是害病坚定了笔者学习中医的信念。

1962 年春节一过笔者就正式拜师学医了,白天侍诊,早晚读书,先背陈修园的《医学三字经》,随后又背《药性赋》《药性歌括四百味》《汤头歌诀》《濒湖脉学》等,2 年后就开始背李念莪的《内经知要》及《伤寒论》《金匮要略》的重点条文。老师要求背《医学三字经》时,一定要背全文,不能只背三字经,每句下面的注解也要背,因陈修园在下面的注解也相当精彩。恩师让笔者通读了成无己的《注解伤寒论》,柯琴的《伤寒来苏集》以及尤怡的《伤寒贯珠集》《金匮要略心典》,这是他比较推崇的注解《伤寒论》《金匮要略》的医家。他反复强调要想学好中医,应打好理论基础,《黄帝内经》《伤寒论》《金匮要略》《神农本草经》必须熟读领会,再参考金元四大家,明、清温病学派的学术思想方臻完备,内科入门书他推荐程钟龄的《医学心悟》,《医宗金鉴》的杂病心法要诀、妇科心法要诀,医案他推荐叶天士的《临证指南医案》等。

由于热爱中医,当时励志笃学,求知若渴,白天侍诊抄方,晚上便是"三更灯火五更鸡,一帘月影半床书"的夜生活。老师除安排读书外,还要求笔者练习毛笔字,并一再强调:字是门面,当医师要有一笔好字。让笔者抽空跟刘德绍老师学书法,刘老师也是笔者的针灸老师;还跟怀立中老师学《伤寒论》,怀老师当时是在亳县华佗中医学校教授

《伤寒论》《金匮要略》的。魏配三老师善用经方治疗疑难杂病,现在来看也可算是经方派,他用小柴胡汤、乌梅丸、桂枝汤、小青龙汤等可谓出神入化,得心应手,很多疑难杂症经他治疗屡起沉疴。

在医德教育方面,恩师魏配三让笔者背熟孙思邈《千金方》中大医精诚篇,并叮嘱再三"医学乃仁人之术,必先具仁人之心"。他说南齐《褚氏遗书》中有几句话当医生的一生都要记住:"夫医者,非仁爱之士不可托也,非聪明达礼不可任也,非廉洁纯良不可信也。"要求做到赵廉在《医门补要》中所说:"是以医贵乎精,学贵乎博,识贵乎卓,心贵乎虚,业贵乎专,言贵乎显,法贵乎活,方贵乎纯,治贵乎巧,效贵乎捷,如此则医之能事毕矣。"对同行要"凡乡井同道之士,不可生轻侮傲慢之心,有学者师事之,不及者荐拔之……"并要做到徐洄溪所说:"为医者,无一病不穷究其因,无一方不洞悉其理,无一药不精通其性,庶几可以自信而不枉杀人矣。"为医者要有神仙手眼,菩萨心肠,才似仙心似佛。

到了1965年,笔者以优异的成绩通过了出师考试,至此才算正式步入杏林,走上中医临床岗位。在亳州13年中,是笔者一生成长最关键的几年,在华佗故里、名医如林的古郡亳州,在中医文化氛围十分浓厚的华佗中医院里,经过十多年的熏陶,使笔者在医学、书法、文史等诸方面都有了长足的进步。

小 试 牛 刀

1975年为了解决夫妻两地分居,笔者调回了原籍涡阳县人民医院,到了综合性医院与西医同事往来接触,切磋医技,获益颇多。当时正值提倡中西医结合,"一根针、一把草",医院调了两名西医主治医师和笔者一起组成了一个新医科,安排了20张病床,收治肝硬化腹水、慢性肾炎等内科疑难杂病进行临床研究。在流脑、乙脑流行季节,笔者又被抽调到传染科进行中西医结合治疗流脑、乙脑。乙脑高热昏迷,笔者用大剂清瘟败毒饮加紫雪丹,通过鼻饲灌中药,较之单纯医药治疗退热快,后遗症少,当年总结时受到了县卫生局的表扬,也使西医同志看到了中医治疗的优势。当时虽在中医科新医科,但内科、妇科、外科的疑难患者往往有会诊单请笔者去会诊。如儿科杨姓男童,11岁,长期低热不退,儿科束手,笔者用青蒿鳖甲散加减调治半月康复如常。1975年夏天有一本家族侄,患亚急性肝坏死,现在称为重症肝炎,在合肥某医院住院治疗日渐危重,腹水严重,黄疸日深,医院已下病危通知,其家人怕死在外地连夜运回老家,已做好棺材等死。此时有人提议到城里请笔者看看,死马当做活马医,即使治不好也算尽心了。诊其全身黄疸,腹胀如鼓,苔黄厚腻,舌质红糙,一派湿热蕴结、肝阴不足、气血水交阻之征,但脉象滑实,未见真脏衰败之象,急投大剂量茵陈蒿汤合大柴胡汤加养阴行气、逐水化瘀之品,徐徐灌服,3日后腹水有所松动,低热渐退,能进饮食,病有转机。后随症调治半年而愈,此人康复后又当了十多年的生产队长。故此,笔者认为,中医治病要胆欲大而心欲细,智欲圆而行欲方,凡遇大病重症,要抓住病机,当机立断,如犹豫不决、瞻前顾后、药轻病重等于误人性命。经过几个大病重症的治疗,笔者在当地已小有名气,人称"年轻的老中医"。

北 京 求 学

为了提升中医理论水平,开阔眼界,笔者于 1976 年 7 月～1977 年 7 月到中国中医研究院(现为中国中医科学院)广安门医院内科进修 1 年。当时广安门医院内科主任是徐承秋老师,她与她的丈夫张代钊老师(全国著名肿瘤专家)都是 1955 年全国第一批西学中的专家,她说在跟师学习的同时,要多学些西医的知识。她认为在中医的辨证论治基础上要了解和掌握对应的西医疾病,每个疾病的发病、主症、治疗、转归以及中西医对该疾病的各自的优势等,都要做到心中有数。达到这个程度才能成为现代的新中医。徐老师的一席话对笔者启发很大,为了当好一个合格的现代中医,笔者抽空自学了西医学的生理、病理、生化、诊断学基础、内科学等。认为立足于中医,并吸取西医的东西对自己认识疾病应有帮助,认识到中医是建立在中国五千年传统文化的基础上,对生命、疾病从宏观上去分析观察,并强调"天人合一"。运用阴阳五行唯物辩证法,去诊治疾病,与西医微观医学截然不同,所以学习西医目的是要争取做到"西为中用",正如前人所说"他山之石,可以攻玉",况且两种医学各有所长,各具特色,医者应摒弃学术偏见,取其所长,避其所短,弘扬自身优势,发挥中医特色。

在北京的 1 年,正如刘姥姥进了大观园,两眼不够用,当时在广安门医院门诊坐诊的有董德懋、路志正、刘志明、谢海洲、沈仲圭、冉先德等大师级老师,还有上海中医学院、北京中医学院第一届、第二届的毕业生,如薛伯寿、王洪图、田从豁、冷方南等中医专家。他们多怀绝技,各有千秋,各具特色。笔者白天侍诊抄方,把他们的诊断技巧、遣方用药的原则尽收眼底,铭记在心,夜晚读书整理笔记,可谓如饥似渴,一年下来体重瘦了十多斤,真可谓"衣带渐宽终不悔,为伊消得人憔悴"。

当时广安门医院、西苑医院还经常聘请全国各地的名老中医举办学术讲座,笔者基本上争取每场必到。如姜春华讲的肝硬化;于天星讲的慢性胃炎;董德懋讲的略谈气喘证治;谢海洲讲的活血化瘀中药的临床应用;冉先德讲的经方临床应用等。个个精彩,实属难得。在众多名师的指点下,笔者眼界渐宽,学业渐长。

教 学 相 长

"学而知不足,教而知困",进入中医学院笔者才体会到此句名言的深意。1979 年笔者有幸参加了全国选拔优秀中医药人才考试,在阜阳地区考取第一名,被选调到安徽中医学院附属医院内科,在门诊兼带学生见习、实习,在带教过程中深感自己学力不足、对经典著作解释不透,对学生们的提问质疑解答不尽如人意。为此更激发了发奋读书、钻研经典的原动力。

1984 年，笔者被调到学院后，虽在教务、财务等行政岗位兼职，但始终坚持每周 3 个半天的附院门诊，并在金匮教研室教《金匮要略》。由于笔者是临床出身，在教《金匮要略》时能够深入浅出，分析条文，结合临床，多讲实例，很受学生的欢迎。在讲《金匮要略》的同时，笔者还结合《伤寒论》条文进行对照，并结合《黄帝内经》、参考《中医内科学》去分析金匮杂病的病机、方、药，把枯燥的金匮课讲得生动活泼，易于接受。教学的过程也是笔者学习的过程，因想讲好一堂课必须花上十堂课的工夫去备课，方不至于在课堂上空洞无物、照本宣科。

蜚 声 海 外

1999 年秋，印尼一华侨吴老，82 岁，患胆石症，在新加坡手术后胆总管感染，胆道阻塞，引起肝功能受损，新加坡的医生采用金属支架置管帮助排泄胆汁，期间病情数度反复，患者亦痛苦万分，经多方治疗无果，病情日渐恶化。后经人推荐请笔者去新加坡会诊。诊其低热不扬，脘胀胁痛，黄疸较深，肝功能受损，苔黄厚腻，脉象滑数，一派肝胆湿热、疏泄不利之象，急投大剂茵陈蒿汤合大柴胡汤加金钱草、广郁金、虎杖等保肝、利胆、化湿、清热之剂。1 周后，低热黄疸减退，诸症皆轻。取出钢管后调治半年康复如初。此后，他在印尼的家人或亲友患病，又多次邀笔者前去诊治。

2012 年 3 月，印尼某官员的夫人患胆汁反流性胃炎伴糜烂，笔者用半夏泻心汤合佐金丸为主方，悉心调治，很快帮她缓解了胃脘灼热、隐痛及口苦等症状，该官员及其夫人对中医的神奇疗效由衷地佩服，赞不绝口。能将中医学作为友好交流的纽带，弘扬海外，作为一个中医人实在感到无比自豪。

习 医 心 得

光阴易逝，人生苦短。笔者已过耳顺之年，转眼就奔古稀，自叹中医学博大精深，中医古籍浩如烟海，医林学子登堂者众，入室者少，笔者才疏学浅，医林跬步，虽弱冠学医，但中年后又分心于医教行政，年逾花甲，尚无建树，故有"书有未曾经我读，临症方知行医艰"之感。况且社会已迈入科技高速发展时代，西医学诊病识症高端精细入微，患者就诊之初已在网上详细了解了自己的病程转归，医者如仍抱残守缺，不能随着时代的步伐求实、求真、求新地去认识疾病，探赜索微，将被时代所抛弃，社会所淘汰。所以想当成一位现代中医既要打好中医经典基础，练好中医临床功夫，又要了解掌握西医学知识，在中西医结合的基础上衷中参西。既要知道西医的诊断标准，又要清楚中西医对该疾病各自的治疗优势，有些疾病目前已非中医强项，如需外科手术、器官移植、吊水输血、急诊抢救等，因此中医必须发挥自身优势，扬长避短。要运用中医的科学思维，辨证论治，从整体调整入手，采用中医中药理论，参求古意，融汇新知，对现代疾病的治疗要有创新，有发展，要古为今用，西为中用。如对血脂的认识，中医则认为是痰浊瘀毒；对乙肝的诊断要看肝功能、乙肝五项指标、HBV－DNA、B超等；对胃痞胃痛的诊断要做胃镜、病理、有无幽门螺杆菌等。要知道西医是什么病，符合中医的什么证，然后再运用中医的理、法、方、药进行治疗，而不是用西药治疗、中药去当陪衬，只有这样才能算是现代中医。如笔者对萎缩性胃炎的病机认识，认为脾胃虚弱是其本(胃黏膜萎缩变薄)，瘀毒互结是其标(肠化，不典型增生，幽门螺杆菌感染)，根据这一病机创胃痞汤(黄芪、党参、丹参、白花蛇舌草、蒲公英、莪术、石斛、焦山楂)。以及自创的痛风饮、软肝煎、胃安冲剂、温中饮、三白胃痛散等，皆是参照西医学的微观诊断，现代疾病的客观指标，再结合中医的辨证论治创立的新方，如此才能直达病所，取得满意疗效。

故当医生一要博览强记，当中医要求童子功，就是要在青少年时期背会中医的"四小经典""四大经典"，只有背熟背会才能终身受用。笔者现在所用于临床的经典段落、方剂、药性等，皆得益于20世纪60年代的背诵功夫。只有熟读经典，博学广识，才能见地深远。正如唐代名医孙思邈认为医学乃"至精至微之事"，要求医家"涉猎群书""博极医源"，要从多方面拓宽自己的知识面。如叶天士所云："医可为而不可为，必天资敏悟，读万卷书，然后可以济世。"

二要深思领悟，"学而不思则罔，思而不学则殆"，对医经医论，要多看名家注解，领悟经文深义，要善于思考，善于分析，把古奥的中医经典变成自己理解的中医知识。才能在临证中如《黄帝内经》所云："昭然独明。"才能在临证时突发灵感。

三要多临床，"熟读王叔和，不如临证多"，中医的本领一要从书本上学，老师处学，师承是关键；二要从患者身上学，详细诊察患者的临症变化，服药反应等，患者才是我们真正的老师。只有多临床，多看病才能总结出经验，才能从失败中汲取教训。

四要做到手勤、口勤，手勤是要多做笔记，读书有的要写读书笔记，医疗心得要及时总结；口勤是要勤学好问，有难题就要求教于老师，求教于书本，要多问。读书看病做学问，一定要志在真知。记得20世纪80年代笔者借了一本清代陆以湉的《冷庐医话》，看后爱不释手，当时出版物极少，笔者就下功夫用毛笔抄写，花了近3个月的工夫，才抄写完成。

笔者步入医林半个世纪，在钻研岐黄之术的道路上悟出了：为中医者，应继承不泥古，发展靠创新，医理需钻研，医技要精通，融汇新知识，参西要衷中，临床多实践，弘扬岐黄功，医风求良好，医德要端正，济世可活人，其乐永无穷。

(张杰)

第二章　学　术　思　想

　　张氏自幼罹患哮喘，因病而志医，纵然学路坎坷，生活多磨，凭借刻苦坚忍的毅力，从小小学徒，成长为一方名医，其勤奋执着有目共睹，其医术仁心有口皆碑。学徒出身，自幼秉承师训，理论功底坚实，临床基础广泛，是地地道道的传统中医，然而，与一般传统中医不同之处在于，张氏善于汲取新知，无论是古今各家的经验学说，还是现代中外科学思想，都是他学习和参悟的素材，其苦心所得，一面用于临床，造福患者；一面用于治学，丰富中医。经过近半个世纪的潜心积累，已然形成了以"兼收并蓄，持中守节，人本至重"为主要特点的学术思想。

理论基础要广泛
——四大经典为纲，后世各家为目；中医理论为主，现代理论为辅

　　理论是思想的体现，思想是行为的主导，可以说，理论是一切科学研究的起点和终点。中医学是迄今为止，是世界上体系最完整、内容最丰富、应用最广泛的传统医学，中医学的发生与发展始终伴随着中华文明的成长轨迹。在浩瀚的历史长河中，中医学如同中华文明一样，积极而广泛地汲取着来自不同领域、不同时代、不同文化的养分，伴随着朝代的更迭、文化的起伏、观念的冲突，中医学顽强而充满活力地发展至今，其内涵已远远超出医学本身，它既有哲学思想的集中体现，又有科学实践的厚重积累；它既是济世活人的灵丹妙药，又是华夏文明的闪亮符号。

　　传统文化理论需要熟悉，中医经典著作需要熟读，现代科学技术需要了解，广泛而坚实的理论基础是研习中医学的必然门径。

　　《黄帝内经》《难经》《伤寒杂病论》《神农本草经》，这 4 部著作被誉为中医的四大经典，是中医理论的基础。张氏建议不但要读，还要多读多背、多思多用，不求通晓通会，但求开卷有益，触类旁通。但因其年代久远，文辞艰奥，初学者多畏而拒之，可选用短小精炼、实用性强的四小经典(包括《医学三字经》《濒湖脉学》《药性歌括》《汤头歌诀》)作为中医的启蒙书，待夯实基础之后自然有能力、有信心开始下一步的学习。除此以外，后世医家众多，著述巨丰，从《千金方》到《临证指南医案》；从《医林改错》到《温病条辨》；从《医学衷中参西录》到《国医大师医论医案集》，在这浩如烟海的著作中，无不蕴含着理

论和经验的闪光点,需要慢慢挖掘,细细品味。

时代发展到今天,中医早已融入世界发展的洪流,中医已经面临中医西化、中医弱化的境地,同时,还有中医僵化、中医神化等危险的倾向,究其根源,就是西学所带来的冲击,让中医和中医的土壤出现了动摇,这种内心的动摇,反映在对现代技术理论的盲目崇拜和盲目抵触上。

究竟对这一问题该如何面对、如何解决呢?

张氏给出了答案:学习、接受、参考、合作。

张氏认为,时代进步了,社会环境改变了,人的思想和要求也不可能停留在农耕时代了,中医也必须与时俱进,学习新知,通过学习才能了解,只有了解才能分辨取舍;对于现代理论中,于我有用而无害者,大可接受,为我所用,比如对药材的微观鉴别和理化分析,可以有效地避免药材的混用和误用;理化检查可以大大提高临床诊断的准确率,帮助判断方药的有效性;对于中医疗效不确切的病症,都应该坦诚接受其他治疗方式的介入。那什么是参考呢? 张氏说:"在我们临床工作中,经常会出现舍舌从脉、舍脉从症的情况,是什么原因呢? 因为某些表现是假象、表象,不能作为诊断治疗的依据,要果断地舍弃,就如同对待某些理化检查的结果,如果与中医诊断治疗的结果不尽相合,但又确实不能作为主要判断依据者,应当仅仅作为参考。"比如常见的外感发热病症,通常都有白细胞计数增高,中医辨证多是风寒袭表,或寒郁化热,若因白细胞计数增高而采用物理降温、消炎退热治疗,往往导致寒邪入里、反复发热、病程延长等问题,而张氏采用荆防败毒散加味或麻杏石甘汤加味就能 1 剂而愈,白细胞计数也随即恢复正常。至于合作,这是当前张氏比较提倡的一个理念,和而不同,合而不孤,这是一种各取所长的、相对松散的配合。肿瘤病是目前在这一方面的开展较为成功,在一些群众基础较好、中医工作开展较早的城市和地区,这种合作已经有多年的经验和良好的效应,包括围手术期、围放化疗期的中医药配合治疗,可以大大提高患者的耐受性,减轻不良反应,提高生活质量,延长生存周期等。

归根结底,做一名合格的中医,必须把中医的根深深扎实在经典理论的土壤里;做一名好中医,必须要开枝散叶,到更大的空间里去汲取养分,反哺中医之根。

辨证思想要立体
——以八纲辨证为主体的立体辨证法

整体观念和辨证论治是中医的两大核心思想,辨证论治的前提是基于整体观念,而整体观念的体现在于辨证论治,两者互证互用,是中医诊断体系的根本所在。

张氏认为,这里面有两个问题需要明确。第一,辨证论治的前提是对整体观念的把握,即所掌握信息是否已经足够支持辨证所需。因此,要树立"整体观念"就首先要明确"整体"的范畴,我们知道,中医学的观察对象除了疾病本身以外,还需考察人体内部的组成关系,以及人体与外部环境的关系,包括脏腑气血关系、疾病相互关系、社会人情关系、自然时节关系等一切与人身相关事物的关系，从而形成以人为核心的整体，这是辨证的主体。第二，辨证论治的方法是否足以涵盖整体所察。中医的主要辨证方法有八纲辨证、气血津液辨证、脏腑辨证、六经辨证、卫气营血辨证、三焦辨证等，这些方法是在不同时期、不同背景下，由历代医家潜心总结而得，比如伤寒学派推崇六经辨证，温病学派主张卫气营血辨证，虽无高低优劣之分，却又有偏颇侧重之别。张氏主张以八纲辨证为核心，其他辨证法为辅助，根据不同病症与病机特点，斟酌并用，从而最大程度涵盖"整体"状况，形成不拘一格的立体辨证方法。八纲辨证尤以阴阳为总纲，以两分法为切入口，有助于快速筛选主症，把握病机，是张氏临证时所用最多的辨证法，临证时又多有机变。曾有中年患者因感冒求治于张氏，自述体质羸弱，常年感冒，鼻塞流涕，头痛头昏，六七年来，几无宁日，诊其面色萎黄，胃纳不昌，苔白腻，舌暗红，脉细弦，如若以八纲辨证，当为表卫虚寒之证；依脏腑辨证当为脾肺不足之证；依病因辨证，当为虚人外感之证。然张氏根据其病程久远、病情反复，故追询其治疗过程，得知自行服用感冒药后症状基本能够缓解，停药后又复如故，乃诊断此人所患乃"药疾"，投以健脾固表、祛风散寒之剂，并嘱停服一切解热止痛药，乃得痊愈。故全面地根据整体情况，进行全方位考虑，无论是生活起居还是理化诊断，都应当纳入中医辨证的范畴，以中医理念进行分析取舍，这就是立体辨证的思想方法。

诊疗理念要开阔
——中医指导临床，重视现代技术

中国的发展要坚持走中国特色的社会主义道路，中医的传承和创新也必须坚持中医理念，走有中医特色的道路。在临床诊疗过程中必须坚持中医思想指导工作，尽量使用中医中药的方法来解决临床实际问题。同时，也要积极学习现代医药知识，作为辅助技能，更好地服务临床。张氏以治疗脾胃病闻名，特别是对慢性萎缩性胃炎、溃疡性结肠炎、急慢性肝炎、肝硬化等具有丰富的经验和良好的疗效，临证时经常用到胃镜、肠镜、B超以及生化检查等。学生们在跟师侍诊之余，常常慨叹张氏疗效之迅捷、中医之神奇，而张氏一面给学生们讲解治疗的经验心得，鼓舞他们学习中医的热情和信心；一面又会略带凝重地谈论中医当前的不足之处，以及现代医学技术的优势所在，鼓励学生要重视现代技术，不能一味泥古。比如，如果没有现在的胃镜和病理检查，对于慢性萎缩性胃炎的认识只能停留在笼统的"痞证""胃脘痛"上；对早期肝硬化、肝癌也只是归于"胁痛""黄疸"等范畴，凡此种种不胜枚举，如果因循守旧，不仅无法全面把握病机与治疗，更会导致误诊失治，耽搁病情。

中医的特点是整体观念、宏观辨证，而西医是分科就诊、微观辨治，两者理念大相径庭，特别是现代医学的检查技术手段，可谓精益求精，中西之间、传统与现代之间存在较大的差异和距离，长期以来，这样的差异和距离，也一定程度上形成了中西之间的争论和倾轧，张氏认为："差异是个好事，有差异才能互补，有差异才有机遇，不同学科、不同理念之间的碰撞越激烈，迸发出的火花才更耀眼。现在的学生们是幸运的，在大学时花了大量的时间学习现代医学科学技术，相对于西医，我们中医更加了解对方，因此，把差异变成机遇的重任更应该由我们来承担起来，这既是中医发展的大好机遇，也是个人发展的难得契机，应当学好、用好、研究好现代技术，为中医事业服务。"

作为中医的优秀继承者，张氏早已将实践中医、弘扬中医、传承中医的信念融入生命，如同对待孩子一般，若知其不足，必心中殷切，任其路漫漫而修远，誓将上下而求索。

人本原则要恪守
——心存仁厚，以人为本

在管理学四大原理里面有一个人本原理，顾名思义就是以人为本的原理。它要求人们在管理活动中坚持一切以人为核心，以人的权利为根本，强调人的主观能动性，力求实现人的全面、自由发展。而在医学上，类似的原理也一直存在着，中医学中对此也多有记述，比如孙思邈的《大医精诚》所言："凡大医治病，必当安神定志，无欲无求，先发大慈恻隐之心，誓愿普救含灵之苦。若有疾厄来求救者，不得问其贵贱贫富，长幼妍媸，怨亲善友，华夷愚智，普同一等，皆如至亲之想。亦不得瞻前顾后，自虑吉凶，护惜身命。见彼苦恼，若己有之，深心凄怆。勿避险巇、昼夜寒暑、饥渴疲劳，一心赴救，无作工夫形迹之心。"根据人本原理的思想和历代医家的精神，张氏提出并积极提倡中医的"人本原则"，即以患者身心健康为核心，着眼于患者的长远利益和最大利益，以改善患者健康状态、提高患者生命质量为目标，并采取相应的诊断方法和治疗方案的原则。

具体体现在日常工作中，常见的有以下几种情况。一是过度治疗的倾向。临床上，对于许多疾病，相较于西医，中医有着独特的方法和优势，可以帮助患者尽快得到有效的治疗，从而避免无意识的过度治疗。比如现在许多患儿受凉引起的发热，一般都采用抗生素加激素的输液治疗方案，不仅费用高，耗时长，而且不良反应相对较大，如果采用中医祛风解表的汤药治疗，往往一剂知，两剂已，对孩子和家庭都能大大地减轻负担，并且有助于患儿免疫功能的建立。又比如，对于癌症患者，特别是晚期癌症患者，采用保守治疗还是积极的手术和放化疗治疗，结果很可能大相径庭。因此对于不同的治疗方法的采用应依据对患者疾病状态和身体状况进行综合评估判断，以此为依据，采用中医治疗、中西医结合治疗、中西医序贯治疗、西医治疗等不同方案，使患者的生存周期、生活质量、生命价值得到最大的保障。二是身心关怀的缺失。社会节奏的加快和人际关系的疏远，对于每一个人都产生了一定的压力和影响，因此，在诊疗过程中，要主动关心患者，关注其心理需求，以求身心同治。举例而言，当前抑郁症发病率较高，张氏认为，此病既是心理病，也是社会病，内在心境和外部环境对疾病的影响巨大，如何减少这两方面的因素是治疗的首要考量，张氏主张不要急于将抑郁症的帽子扣到患者头上，特别是一些新病、轻症患者，以免徒增其精神负担，反而不利于病情。因此，但凡求治于张氏者，必先以长者口吻，和颜悦色地开导患者，开解心结，并嘱咐家属辅助配合治疗，避免诱发情志,再配合药物治疗,疗效往往出乎意料。三是经济压力的困扰。张氏常说,来求治于中医的患者,有相当一部分是西医看不好或者看不了的,特别是一些疑难重病,患者很可能已经在全国各地的各个医院之间跑了几个来回,身心俱疲不说,经济压力也异常巨大,许多人就因此而放弃了治疗,因此,在日常工作中,不仅要潜心看病,还要抬头看人,注意了解观察患者的情况,在保证疗效的前提下,尽量帮助病患将治疗费用控制好。

"虚、毒、瘀"理论的应用

《黄帝内经》谓"正气存内,邪不可干""邪之所凑,其气必虚"。正虚不足御邪,邪盛扼伤正气,这是中医学对疾病发病的基本认识之一。

"毒"邪的范畴一直以来是比较宽泛的,既有内生之毒,又有外来之毒,既有有形之药毒、虫毒,又有无形之风毒、热毒,毒与毒之间更有互形互见,故对于"毒"的概念和界定存在一定的分歧。张氏临床辨证所称的"毒",主要指内生之毒。毒邪由"内生之邪所化"或"外邪引生内毒",即由机体内产生的生理或病理产物不能及时代谢排出,蕴积日久而成毒,如浊毒、热毒、风毒、瘀毒、湿毒、痰毒、脓毒、糖毒等。

瘀者,乃血液通行迟缓,或停滞淤积的病理状态。多种原因可以导致瘀血的发生,比如气滞、寒凝、热灼、虚损等,同时,瘀血又可引发其他病症,比如瘀阻经络、瘀热互结等。因此,瘀从本质上来讲,是一个相对活动的病理状态,而非简单的固定不变的致病之邪。

虚、毒、瘀三者既可单独致病,又可合而为病,尤其是在一些疑难病、慢性病上,这种三因杂合、相互勾连的特点就更加突出。正气亏虚,御外不足,浊邪内生,日久蕴毒,此为本虚;浊毒内聚,攻伐正气,又可变生他邪,反复无休,此为标实;正虚气弱,血行无力,脉络不畅,浊邪失于清泄,毒邪积聚日甚,脉络淤积日重,此为瘀滞。由此可见,虚为本,毒为标,瘀为影响病情转归的主要路径。因此通畅血脉,既有利于转运正气,以助攻邪;又可助驱邪外出,促进新生;更可防治新瘀生成。

张氏基于这种"虚、毒、瘀"的理论关系,广泛用于辨治各科常见病及疑难杂病,比如慢性萎缩性胃炎、慢性乙型肝炎、糖尿病及各类癌症等,疗效颇佳。

以慢性萎缩性胃炎为例,临床多以胃脘胀满隐痛、消化不良等症状为主,自古多以"痞证"命名,辨证为脾胃虚弱,运化无力;本病病程较长,多因湿热、冷饮、气郁、食积等诸邪损伤正气,日久蕴积生毒,毒邪复又克伐脾胃之气,故使正气愈加疲惫,此为标实;病久则脉络瘀阻,血瘀毒聚,从胃镜等检查上可以看到胃黏膜粗糙,可伴有糜烂、红斑、黏膜下血管显露,以及微循环血管狭窄、细胞淤积、血管扭曲、硬化,黏膜微循环结构破坏、紊乱等,胃黏膜微循环障碍导致局部组织细胞营养匮乏,促使胃黏膜萎缩,甚至出现肠上皮化生及异型增生等。张氏据此病机,确立扶正解毒化瘀的治则,以自拟经验方"胃痞汤"为主方(组成:生黄芪、党参、石斛、蒲公英、白花蛇舌草、丹参、莪术、焦山楂、方中黄芪、党参益气健脾,石斛养阴和胃。白花蛇舌草、蒲公英清热解毒,消痈散结。丹参、莪术,化瘀滞,通脉络,养营血,降而行血,去滞生新,活血定痛,温通行滞,破血消积。焦山楂既可消食除积,又能化瘀祛滞),扶正、解毒、通瘀三路并行,使壅塞之气血得以运行,虚弱之脾胃得以振奋,滞纳之毒邪得以疏泄,正气来复而萎缩得以逆转。

"肝脾建中"理论的应用

所谓"肝脾建中",乃基于肝脾各自所处的位置及其生理功能而言,肝脾同踞中焦,肝主疏泄,条畅上下枢机,脾主运化,滋生一身气血,肝脾调和,中焦健运。《素问·五藏生成》云"脾……其主肝也",又云"土得木而达之""木能疏脾土而脾滞以行"。肝藏精血,脾化气血,两者在相互制衡、相互依赖、相互协同的矛盾关系下,建立了中焦生化储纳、协调运筹的生理功能,上承露泽,下被苍生,共为后天之源泉。

《金匮要略》曰:"见肝之病,知肝传脾,当先实脾。"《医碥》:"木能疏土而脾滞以行。"《读医随笔》载:"脾主中央湿土,其体淖泽……其性镇静,是土之正气也。静则易郁,必借木气以疏之。土为万物所归,四气具备,而求助于水和木者尤亟……故脾之用主于动,是木气也。"《程杏轩医案辑录》云:"木虽生于水,然江河湖海无土之处,则无木生。是故树木之枝叶萎悴,必由土气之衰,一培其土,则根本坚固,津液上升,布达周流,木欣欣向荣矣。"自古以来,名医大家多重视肝脾协调的问题,因肝脾失调而导致中焦失衡的情况比比皆是,有肝郁脾虚、肝胆湿热、肝脾两虚、肝血不足、肝旺乘脾等。

中焦是后天之本,疑难杂病千头万绪,持中可守方圆,抓住中焦的本质就掌握了全局,而"肝脾建中"理论的价值恰恰在于抓住了中焦的核心:紧扣"治中焦如衡,非平不安"的理念,将肝脾作为一个矛盾的整体纳入杂病的辨治过程中,病在脾胃先察肝胆,病在肝胆当思脾胃,调和肝脾,则百病可治。

肝为刚脏,其性刚强,其气剽利,易亢易逆,张氏调和肝脾时往往以调肝为切入点,以四逆散为调肝之首方,其方义精专,药味精当,组方精妙,演化万千。比如,资以当归、白术即有逍遥散之意;若人参、白术、茯苓则为柴芍六君子汤,重点在健;若重芍药,加白术、防风,又成泻肝实脾之痛泻药方;如加大黄、半夏、黄芩则为大柴胡汤,和解少阳,内泻热结。而张氏常用的健脾之方,首推四君子汤,从六君子汤到升阳益胃汤,从七味白术散到归脾汤,纵横开阖,不一而足。从方药的变化上可以看出,调肝健脾的方药所涵盖的疾病谱遍及内外妇儿各科,其中既有"肝病"又有"脾病",也有"肝脾合病",药味组成上常常是你中有我,我中有你,互为辅助。张氏专攻"杂病",用药遣方,多无定势,紧扣肝脾二脏之秉性,随证组方,随治加减,惟以平为期,而"肝脾建中"理论也不仅仅局限于消化系统疾病。

比如,有患者陈某,女,年近六旬,长期失眠,并伴有惊悸不安,乏力,动辄自汗,纳谷欠馨,大便偏干,舌苔薄白腻,舌红质胖,脉像沉细弦。张氏认为,此人形体偏瘦,面色少华,此肝虚不足养神,脾虚不足生血,肝脾乃一身气血之源,欲安心神,必充气血,柔肝敛阴,健脾养血之法可矣。乃拟方如下:炒白芍20 g,当归10 g,炒枳实10 g,炙甘草10 g,生龙骨30 g,太子参20 g,生白术20 g,清半夏15 g,制五味子10 g,茯神20 g。此方仅服7剂,睡眠即安,后以此方加减调理月余,诸症皆愈。此案即为肝脾建中、荣养周身的典型案例之一。

"脾阳为本"理论的应用

脾主运化,气血生化之源,后天之本,现代研究表明,脾脏不止有消化方面的功能,还是人体重要的免疫器官。根据传统脏腑理论,脾脏的生理功能虽有阴阳之分,但主要是通过脾阳的"运化、升清、濡润"等方面来体现。《素问·金匮真言论》曰:"阴中之至阴,脾也。"《脾胃论》说:"脾胃不足之源,乃阳气不足,阴气有余。"故脾乃"体阴而用阳"之脏,脾阳为重中之重。

张氏认为,先天属肾,后天属脾,先天已定,后天可为,脾阳的盛衰对人体的健康起到关键性的作用,脾阳健旺,则病邪难侵,虽病易瘥,故尤当小心顾护,不为风寒、饮食、药物、疾病所伤。

肾阳为命之根,脾阳为生之本。当今之际,或烦劳熬夜伤及气阴,阳气虚浮,应补气敛阳;或贪凉伤食,损及脾阳,应散寒温中;或郁怒日久,脾为肝郁,应疏肝健脾。目今人之脾胃病,多伤于寒袭,多伤于气郁,多伤于食湿,故张氏主张以健运脾气,升发脾阳来扶助正气,培植精气,抗御外邪,梳理内乱。从多年治疗脾胃病的临床实践中不断总结,逐渐形成"脾阳为本"的理念,并在治疗各科疑难杂病中反复验证,最终形成"脾阳为本"的基本理论。

据有关的数据显示,我国平均每年每人要"挂8瓶水",远远高干国际上2.5～3.3瓶的水平,人均年消费量是美国人的10倍,已经成为世界抗生素使用第一超级大国。世界卫生组织的相关资料显示,我国住院患者的抗生素使用率高达80%,而其实真正需要使用抗生素的患者还不到两成。在这种背景下,从乡村老百姓,到中西医专家,"消炎杀菌、清热解毒"等用药理念早已深入人心,随之而来的就是抗生素、静脉滴注等苦寒药剂的大量使用,而由此也使许多患者在不知不觉中,出现免疫力降低,耐药性增加,身体素质下降。在临床上,这样的情况并不鲜见,比如,长期服用苦寒泻下的减肥药,导致便秘、月经闭经;反复使用抗生素治疗上呼吸道感染,导致儿童反复易感发热,甚至出现营养不良,发育迟缓等;由风寒外感引起的咳嗽,由于苦寒药剂的过用误用,导致寒邪郁肺,久则酿成咳嗽变异性哮喘等。

除此以外,由于生活环境和饮食起居的变化,许多不良的生活习惯也会导致脾阳受损。比如,夏季在空调房间时间过长、温度设定过低,导致阳气郁扼受损;贪食生冷,损伤脾胃阳气;女性冬季穿着轻薄,感受腊月风寒,阴寒入里。

有鉴于此,张氏建议患者要多遵"虚邪贼风,避之有时"的古训,选择健康的生活方式和合理的膳食习惯,患病时选用恰当的治疗手段和药物,保护好身上的脾阳正气。张氏在临证用药上,亦多有此考量,比如,治疗带状疱疹时,于大队清热解毒药中,少佐苍术、白芷等温散之品,既能助攻邪,又可防苦寒留湿,伤及脾阳;治疗风寒外感、咳嗽发热等症,均用辛温发散之剂为主,佐以清热泻肺之品,而不主张盲目使用抗生素或清肺热的中药;治疗慢性溃疡性结肠炎伴有脓血便者,多以葛根芩连汤之意化裁,取其清湿热,升脾阳之意。

总而言之,"脾阳为本"理论对于养生防病、既病防变、疾病转归等都具有积极的意义。

以和为贵,以通为顺

张氏擅长治疗内科杂病,其理论方法与临床实践中,处处透着一个"和"字,"和"即调和之意。人体是一个整体,脏腑经络、上下表里、气血津液,皆当和畅自然,使人体内外一切重新归于平衡状态的理念即是"和"的本意。因此,这种理念直接决定用药方法,代表方剂有:桂枝汤和营卫,泻心汤和三焦,小柴胡汤和肝胃,痛泻要方和肝脾,逍遥散和气血,二仙汤和阴阳。通过调和,使不同部位的不同功能得以协调运作。

"和"是相对于两者或两者以上的关系而言,对于单一的对象,张氏还有一个"通"的理念。"不通则痛,通则不痛",人体的气血津液,脏腑经络,都存在有形或无形的通道,在各自的通道中运行流转,发挥着各自的功能,一旦出现阻塞不通,则变症丛生。过虚过实皆可致"不通",故临床常用的方法有行气、活血、通络、发汗、泻下等,比如在表郁者用麻黄升发,里实用大黄通下,寒凝者用附子温阳,热灼者以石膏泻火,务使内外冲和,表里宣畅。

"和"与"通"的理念既是"整体"和"局部"辩证关系的体现,又是"扶正"与"祛邪"治疗原则的概括,不仅有利于用药,更有助于辨证,实为经验之谈。

经方时方结合

掌握经典,旁涉百家。经方是经典,是纲领,是主干,不可不知,不可不懂,不可不熟;时方是创新,是枝叶,必须旁涉,越广越好。张氏早年求学时曾熟读经典,后来在安徽中医药大学又任金匮教研室主任,在长期的临床和教学过程中,烂熟于心的经方典籍在实践中得到反复验证和打磨,从麻黄汤到乌梅丸,从泽泻汤到炙甘草汤,从外感表证到内伤杂病,从急性肠梗阻到肝癌、胰腺癌,经方的身影无处不在。但张氏并不是守旧泥古的学院派,而是一个真正的临床家,随学所用,皆以临证所需而不断变化,因此,选药遣方又不拘泥于经方范畴,金元四大家、温病学派、《太平惠民和剂局方》《医林改错》等历代医家典籍中的处方也比比皆是,对于刊登在专业杂志和报刊上的当代同行医理方药也多有揣摩,遇到构思奇巧的方子,常常会忍不住抚掌击节。经过数十年精勤不倦的苦心积累,张氏逐渐形成了活用经方,广集时方,经(方)时(方)互参互用的处方特点。

复方重剂的运用

组药协同,药力专宏,无单味药物过量之弊,却可取同功增力之效。对于常见病、疑难病、重症大症,有利于快速解决症状,对特定疾病、特定症状形成专病专方,有利于总结经验,推广疗效。比如治疗肝癌的经验方软肝汤,是糅合了茵陈蒿汤、大柴胡汤、四君子汤、一贯煎等经典名方,在此基础上,再行辨证加减,因此,最后的成方往往药味多,剂量大,但见效快,疗效好。

曾有患者钱某,罹患肾炎 3 年余,以糖皮质激素、抗生素、盐酸贝那普利等治疗至今,始终颜面虚浮,乏力畏寒,尿检:蛋白(＋＋～＋＋＋),张氏以纯中医方法施治,首次处方时以温脾汤为主方,炮附子、干姜用量各为 20 g,药后症稍见轻,后逐渐将炮附子、干姜用到 60 g、100 g,患者迟疑不敢服,再三询问得到确认,方才取药煎服。服药后,畏寒乏力、虚浮等症状得到明显改善,遂信心大增,乃调治 7 月余,各项指标皆恢复正常,体貌神气亦如常人。但这不是时下流行的火神作派,只是药随症取,药症相衡的典型案例之一。

张氏明确反对贪功冒进、为邀名获利而置患者安危、医者德行于不顾的行径。在临证实践中,对复方重剂的使用通常是循序而进的,须知,辨证明确只是了然病情,而药物炮制深浅、患者禀赋强弱以及其他尚未可知的状况必不能尽悉,本着人命至重、安全第一的原则,及时观察服药后的反应,适时调整用药,并且中病即止,力求万全无虞。

积极创新,古方新用

积极参考现代药理研究成果,吸收运用于临床实践。在中医理念的指导下,科学运用现代研究成果,既避免了中药西化的矛盾,又为传统理论和用药思想提供了新的依据和客观证据,也一定程度提高了用药的准确性和科学性。比如,治疗肝炎患者,在茵陈蒿汤的基础上,加用具有保肝作用的垂盆草、平地木、五味子、枸杞子等,可快速降低转氨酶,保护肝功能;治疗糖尿病患者,在石膏知母汤、葛根芩连汤的基础上,选用现代药理研究具有较好降糖作用的翻白草、鬼箭羽等,临床疗效得到明显提高。

此外,张氏通过对前人经验的总结和长期临床实践的提炼,创制了治疗萎缩性胃炎的"胃痞汤"、治疗肝硬化、肝癌的"软肝煎"、治疗痛风的"痛风饮"、治疗顽固性咳嗽的"青龙加味散"等疗效显著的专病专方。

辨病辨证结合

辨病是零存整取,对于许多常见病、多发病,可以有效地提高诊治效率,避免重复辨证,重复用药,可以将现有临床经验、科研成果直接应用;而辨证则是化整为零,临床上常常可以见到有病名无成药的情况,医生对此往往有束手无策、望洋兴叹的无奈,但对中医而言,运用辨证论治的理念,采取分而治之、各个击破的方法,将病解析为证,从而展开对证治疗。比如有患者张某,男,54岁,诊断为线粒体肌病2年余,患者两手无力,不能握拳,走路需要摆腿方能前行,伴畏寒,便溏,偶有大便失禁,耳鸣,头晕,苔薄白,脉细弱。张氏分析,此人之病,目前尚无可靠方法和药物,若纠缠于病名,可谓无从下手,但如果从中医辨证论治入手,则很容易找到着力点。此人肢体不遂、乏力、便溏,一派气虚、脾虚之象,因脾主四肢,主肌肉,主运化,因此,以肝脾建中为主要治疗理念,拟方如下。生黄芪30g,炒白术15g,陈皮10g,红参10g,柴胡10g,升麻10g,当归10g,熟地黄15g,桂枝15g,五味子10g,淫羊藿15g,肉豆蔻15g,补骨脂15g,广木香10g,山药30g。14剂服完,双手握拳有力,走路顺遂,大便成形,实为2年来头一遭。临床实践证明,辨证治疗相对于辨病治疗,颇有不求甚解的意味,却更加灵活,也非常科学,两者是有效的互补关系。

张氏为人随和,治学严谨,务实求真,数十年来培养了一大批中医学子,深得学生爱戴,并以传承和发扬中医事业为己任,励精图治,勇于创新,对待病患,同理相恤,尽心竭力。正所谓"桃李不言下自成蹊,大道无形惟诚惟仁"。

(唐勇)

第三章　临 证 医 案

急性上呼吸道感染

【案一】

冯某,男,15 岁。2009 年 10 月 28 日初诊。

[主诉] 发热恶寒 2 日。

[病史] 2 日前不慎受风寒,出现咽痒干咳,头痛,鼻塞清涕,乏力神疲,昨日起发热,最高 39.6℃。

[检查] 体温 39.2℃,苔薄黄腻,舌边尖红,脉浮数。

[西医诊断] 急性上呼吸道感染。

[中医诊断] 感冒。

[辨证] 风寒束表,郁而化热,肺气失宣。

[治则] 解表祛风,宣肺止咳。

[方药] 麻杏石甘汤合柴葛解肌汤加减。

炙麻黄 10 g	苦杏仁 10 g	生石膏 30 g	炙甘草 10 g
葛根 30 g	柴胡 10 g	羌活 10 g	炒白芍 15 g
炒黄芩 15 g	桔梗 10 g	前胡 10 g	炙紫菀 30 g
浙贝母 10 g	生姜 10 g		

3 剂,水煎服,日服 3 次。

二诊(2009 年 11 月 2 日):当晚服药 1 次即汗出热退,现已尽剂,仅余轻咳,嘱多饮热水,起居调适即可。

【按】中医认为感冒的病机主要是体表卫气不固,营卫不和,在气候突变时,受时令不正之气侵袭而致。邪正相争于肺卫、肌表,多以实证为主,治当祛邪解表为主。本例患者感受风寒,郁而化热,客于肌表,故而发热恶寒。袭于肺窍,肺气失宣则鼻塞清涕,头痛,咽痒干咳。故选用麻杏石甘汤合柴葛解肌汤。方中,麻黄、葛根、柴胡、羌活、生姜宣肺透邪,开凑解表,辛散解肌;生石膏、黄芩、浙贝母清泻肺热;前胡、紫菀化痰止咳;甘草和中;白芍敛营护津。全方共奏祛风散寒解表,宣肺化痰清热之功,药中病机,取效甚捷。

【案二】

江某,女,32 岁。2011 年 6 月 15 日初诊。

[主诉] 发热 4 日。

[病史] 患者 4 日前因受风寒之邪,复加劳累,而出现发热,咽痛,伴恶寒,四肢厥冷,周身酸痛,咽喉两侧乳蛾红肿化脓,体温最高 39℃。

[检查] 苔白腻,舌质暗红,脉浮紧。

[西医诊断] 急性上呼吸道感染。

[中医诊断] 感冒。

[辨证] 表邪未解,入里化热,郁火内炽,上冲咽喉。

[治则] 清热解毒,解表透邪。

[方药] 银翘散合升降散加减。

金银花 30 g	连翘 15 g	黑玄参 20 g	炒牛蒡子 12 g
生甘草 10 g	桔梗 10 g	板蓝根 30 g	升麻 10 g
柴胡 10 g	僵蚕 10 g	薄荷 10 g	马勃(包)15 g
焦大黄 10 g	蝉蜕 10 g	片姜黄 10 g	蒲公英 30 g

7 剂,水煎服,日服 3 次。

二诊(2011 年 7 月 20 日):原高热、周身酸痛等症尽除,今日又不慎受寒,症状同前,体温 38.7℃,上方去金银花,5 剂,水煎服,日服 2 次。

【按】 张氏认为感冒即使初起为风寒之邪,郁久则化热,郁火上冲,则咽痛,发热,恶寒,身痛,咽喉两侧乳蛾红肿化脓。若正邪相争,阳气受抑不能舒展四末,则四肢厥冷。故治以辛凉透表、清热解毒为主。首选吴鞠通的银翘散,方中金银花、连翘、牛蒡子、桔梗、生甘草、薄荷、马勃、蒲公英、板蓝根辛凉解表,利咽解毒;玄参滋阴生津,柴胡解表舒阳,再加杨栗山的升降散(僵蚕、蝉蜕、姜黄、大黄)祛风清热,通络泄下,使外感之邪无藏身之处,故能外清表热,内泄郁火,发热恶寒、咽腐化脓等症立消。

(章天寿)

支 气 管 炎

咳嗽是指外感或内伤等因素,导致肺失宣肃,肺气上逆,冲击气道,发出咳声或伴咯痰为临床特征的一种病症。咳嗽分外感咳嗽与内伤咳嗽,外感咳嗽病因为外感六淫之邪;内伤咳嗽病因为饮食、情志等内伤因素致脏腑功能失调,内生病邪。外感咳嗽与内伤咳嗽,均是病邪引起肺气不清失于宣肃,迫气上逆而作咳。

【案一】

张某,女,65 岁。2010 年 10 月 17 日初诊。

[主诉] 咳嗽 1 周。

[病史] 患者 10 日前受风寒后,痰黄而稠,咳嗽,胸中烦热阵作,时伴有胸疼。

[检查] 呼吸音粗,右上肺叶处可闻及痰鸣音。苔薄白,脉弦滑。

[西医诊断] 支气管感染。

[中医诊断] 咳嗽。

[辨证] 外感寒邪,入里化热,痰热互结。

[治则] 透解邪热,疏达肝气,化痰宽胸。

[方药] 小柴胡汤加减。

柴胡10 g	炒黄芩15 g	姜半夏15 g	太子参20 g
炙甘草10 g	桔梗20 g	前胡15 g	炙紫菀30 g
连翘20 g	全瓜蒌10 g	炒黄连10 g	浙贝母15 g

3剂,水煎服,日服3次。

二诊(2010年10月21日):药后咳、痰皆消,刻下脘腹不适泛酸,苔薄白,脉弦滑。

党参15 g	炒白术15 g	茯苓15 g	炙甘草10 g
桔梗15 g	炒黄连10 g	前胡10 g	炒吴茱萸6 g
炙紫菀20 g	生姜10 g	陈皮10 g	姜半夏10 g
广木香10 g	砂仁(后下)6 g		

3剂,水煎服,日服2次。

三诊(2010年10月27日):药症相安,苔仍白厚,咳嗽、脘痞、泛酸皆轻,脉滑。上方加干姜15 g、石菖蒲10 g、藿香10 g、白芷10 g、制香附10 g,3剂,水煎服,日服2次。

【按】本例患者外感寒邪,病邪由表渐里,处在半表半里之际,气机不畅故而胸脘烦热阵作。陈修园在《医学三字经》中说"兼郁火小柴清"。肝不疏泄,肺气不宣,故而咳嗽,化热故痰黄,痰热互结,蕴滞脾胃。故选用小柴胡汤(柴胡、黄芩、太子参、半夏、甘草)透解邪热,疏达肝气,配桔梗、前胡、紫菀、浙贝母化痰宣肺,炒黄连、连翘清热,全瓜蒌化痰宽胸理气。复诊时咳痰皆消,肝气调达后,重在健脾胃以培土生金。

【案二】

金某,女,33岁。2012年4月13日初诊。

[主诉] 反复咳嗽10年余。

[病史] 刻下鼻塞声重,涕黄,咳嗽咽痒,痰白黏微黄,面色黄白,畏寒肢冷,易感冒。

[检查] 苔薄白,舌红,脉细数。

[西医诊断] 支气管感染。

[中医诊断] 咳嗽。

[辨证] 肺气亏虚,风痰郁肺,郁而化热。

[治则] 益气固表,温肺化饮,解表散寒,化痰宣肺。

[方药] 玉屏风散合小青龙汤加减。

生黄芪30 g	防风10 g	炒白术15 g	炙麻黄10 g
苦杏仁10 g	炙甘草10 g	辛夷10 g	干姜10 g
细辛3 g	五味子10 g	桂枝15 g	炒白芍15 g

| 姜半夏 15 g | 橘红 10 g | 前胡 15 g | 炙紫菀 30 g |
| 生姜 15 g | 炒黄芩 15 g | | |

7 剂,水煎服,日服 3 次。

二诊(2012 年 4 月 20 日):咳嗽已轻,痰少。加党参 20 g、当归 15 g,7 剂,水煎服,日服 3 次。

三诊(2012 年 4 月 27 日):咳嗽基本已愈,原方巩固,7 剂,水煎服,日服 3 次。

【按】反复咳嗽十年之久,久咳必虚,故而患者出现面色黄白、畏寒肢冷、易感冒等肺气虚证,鼻塞声重、咳嗽咽痒乃风邪郁肺,郁而化热故痰白黏微黄,涕黄。故治以玉屏风散(生黄芪、防风、炒白术)益气固表,小青龙汤(炙麻黄、炙甘草、干姜、细辛、五味子、桂枝、炒白芍、半夏)加杏仁温肺化饮,解表散寒。橘红、前胡、紫菀化痰止咳,生姜温肺解表,黄芩清热,辛夷通窍。待咳嗽减轻后,加党参、当归助玉屏风补益肺气健脾养血,以固肺虚之本。

【案三】

翟某,男,31 岁。2009 年 7 月 12 日初诊。

[主诉] 咳嗽十余日。

[病史] 患者 10 日前因淋雨而受寒,继而出现恶寒发热,自购阿莫西林和感冒灵服用 3 日后,发热已好。现又出现咽痒、咳嗽、咳痰、自汗、乏力之象。

[检查] 舌苔薄白,脉细。

[西医诊断] 支气管感染。

[中医诊断] 咳嗽。

[辨证] 肺气亏虚,风邪犯肺。

[治则] 宣利肺气,疏风止咳,益气养阴,固表自汗。

[方药] 止嗽散合玉屏风散加减。

炙黄芪 30 g	防风 10 g	炒白术 15 g	麻黄根 10 g
蝉蜕 10 g	炒牛蒡子 15 g	荆芥 10 g	桔梗 20 g
白前 15 g	炙紫菀 30 g	炙款冬花 15 g	炙百部 15 g
党参 15 g	川贝母 6 g	炙甘草 10 g	

14 剂,水煎服,日服 3 次。

二诊(2009 年 9 月 5 日):前药尽剂后咳嗽已愈,嘱起居调摄。

【按】风邪犯肺,肺气失宣故咽痒咳嗽,选用止嗽散去陈皮(荆芥、桔梗、前胡、紫菀、百部、炙甘草)加款冬花、牛蒡子、蝉蜕宣利肺气,疏风止咳。肺气亏虚,卫气不固故自汗乏力,选用玉屏风散加党参、麻黄根补益肺气,固表止汗。川贝母化痰止咳滋肺。复诊时风邪祛肺气畅,患者出现自汗乏力、脱发、怕热等气阴两虚之候,随即转方益气养阴,固表止汗。

【案四】

武某,女,37 岁。2011 年 3 月 16 日初诊。

[主诉] 咳嗽、咳痰 1 周。

[病史] 患者素有慢性胃炎病史,经常胃脘痞胀,全身乏力,气短。近 1 周来出现咳嗽,呕吐痰涎,纳食不振,大便干而难解。

[检查] 舌苔白腻,脉滑。

[西医诊断] 支气管炎。

[中医诊断] 胃咳。

[辨证] 脾胃气虚,痰湿蕴滞。

[治则] 益气健胃,燥湿化痰,宣肺止咳。

[方药] 六君子汤加减。

党参 15 g	炒白术 15 g	姜半夏 15 g	陈皮 15 g
炙甘草 10 g	炙麻黄 10 g	苦杏仁 10 g	前胡 15 g
浙贝母 10 g	茯苓 20 g	炙紫菀 20 g	生姜 15 g

7 剂,水煎服,日服 2 次。

二诊(2011 年 3 月 28 日):药后咳嗽即止,仍有少量痰涎。前方加干姜 15 g、橘红 15 g,7 剂,水煎服,日服 2 次。

【按】《素问·咳论》云:"五脏六腑皆令人咳,非独肺也。"脾胃气虚、痰湿蕴滞则呕吐痰涎,纳食不振,故选用六君子汤(党参、炒白术、半夏、陈皮、炙甘草、茯苓)益气健胃,燥湿化痰。痰湿阻滞,肺气失宣,故咳嗽咯痰,配用炙麻黄、杏仁、前胡、浙贝母宣肺化痰止咳。生姜和胃止呕。复诊时咳嗽已止,加干姜、橘红温化痰饮。

(章天寿)

慢性支气管炎

慢性支气管炎是气管、支气管黏膜及其周围组织的慢性非特异性炎症。临床上以咳嗽、咳痰为主要症状,每年持续 3 个月,连续 2 年或 2 年以上。慢性支气管炎在病机上,主要是肺、脾、肾三脏的虚损为本,同时又有痰、瘀等因素为标。其中痰、瘀既是致病因素,也是肺、脾、肾三脏的虚损产生的病理产物。

【案一】

付某,男,58 岁。2009 年 9 月 7 日初诊。

[主诉] 咳嗽,咯痰,气短胸闷,反复发作数十年。

[病史] 慢性咳嗽多年,久治不愈,痰少白黏,入夜加重。时伴有胸闷胸疼,气短无力,若遇风寒或劳累,则加重。动则气喘无力。

[检查] 唇绀,舌质暗,舌下青筋增粗,舌苔薄白,脉沉细。

[西医诊断] 慢性支气管炎。

[中医诊断] 咳嗽。

[辨证] 痰瘀蕴肺,肺失宣畅。

[治则] 祛痰化瘀,宣畅肺气。

[方药] 血府逐瘀汤加减。

当归 15 g	生地黄 15 g	炙甘草 10 g	桃仁 10 g
炒枳壳 10 g	赤芍 15 g	柴胡 10 g	川芎 10 g
怀牛膝 15 g	桔梗 15 g	炙麻黄 12 g	地龙 30 g
苏子 15 g	白芥子 10 g	莱菔子 15 g	姜半夏 15 g
苦杏仁 10 g	干姜 10 g	红花 10 g	

7 剂,水煎服,日服 2 次。

二诊(2009 年 9 月 14 日):肺为华盖,朝百脉,宿痰痼冷伏肺,肺气失宣,血脉受阻,气滞血瘀痰阻为其病机,从瘀论治,初见成效,咳喘皆轻。宜遵原方继服,7 剂,水煎服,日服 2 次。

三诊(2009 年 9 月 21 日):服药后咳嗽明显好转。晚上 7 点以后仍有咳嗽。前方加前胡 15 g、紫菀 30 g,7 剂,水煎服,日服 2 次。

【按】慢性支气管炎病程都较长,反复发作,久治不愈,必导致肺、脾、肾三脏的虚损。肺为多气多血之脏,久咳不已,痰气交阻,日久必致血瘀,故此例患者治疗,张氏选用血府逐瘀汤为主,辅以宣肺化痰之品。

【案二】

杨某,女,74 岁。2009 年 6 月 17 日初诊。

[主诉] 咳嗽痰多,反复发作。

[病史] 患者有咳嗽、咳痰病史多年,经常反复发作。叠经多方治疗,病情时而缓解。现近期又出现咳嗽咳痰,痰白黏,低热,全身乏力,口干口苦,时伴有关节疼痛。

[检查] 体瘦,舌苔少,脉细数。

[西医诊断] 慢性支气管炎。

[中医诊断] 咳嗽。

[辨证] 阴虚津亏,虚火上逆。

[治则] 滋养肺肾,化痰止咳,养血活血。

[方药] 百合固金汤加减。

百合 20 g	生地黄 20 g	黑玄参 30 g	浙贝母 15 g
桔梗 20 g	生甘草 10 g	麦冬 15 g	芦根 30 g
清半夏 15 g	炒黄芩 15 g	地骨皮 30 g	生薏苡仁 30 g
当归 15 g	秦艽 10 g		

20 剂,水煎服,日服 2 次。

二诊(2009 年 8 月 19 日):药后诸症皆轻。低热已退,黏痰已少。仍有咳嗽。舌苔少,脉细数。宜前方加前胡 15 g、紫菀 30 g、鱼腥草 30 g,20 剂,水煎服,日服 2 次。

【按】肺肾阴亏,虚火犯肺故而咳嗽,虚火煎灼津液则口干口苦,痰黏,低热。肾主骨,肾阴不足,津液亏虚故见关节疼痛。舌苔少,脉细数皆阴虚津亏虚火之征。故选百合固金汤去白芍(百合、生地黄、黑玄参、浙贝母、桔梗、生甘草、麦冬)滋养肺肾,化痰止咳。芦根清热生津,半夏化痰止咳,当归养血活血,黄芩、地骨皮、秦艽清退虚火。复诊时诸症轻后,加用前胡、紫菀、鱼腥草重在止咳化痰。

(章天寿)

哮　喘

《医学正传》谓"喘以气息言,哮以声响言""喘促喉中如水鸡声响者,谓之哮;气促而连继不能以息者,谓之喘",后世医家认为哮必兼喘,故名哮喘。《素问·至真要大论》曰:"诸逆冲上,皆属于火。"《素问·逆调论》曰:"夫起居如故而息有音者,此肺之络脉逆也。"喘证的辨证论治首要辨清虚实,实证者要分清痰或火,痰者,降气化痰为主,火者,降心火,清肺金。虚者无外乎肺脾肾。选药组方非常重视经方的运用,如用麻黄汤、小青龙汤、射干麻黄汤等加减运用治疗喘病。认为脾胃一虚,肺气先绝,故十分重视脾气,以期培土生金。阴虚痰喘者,补阴降火,选用四物汤加枳壳、半夏。若阴虚气喘,四物汤加陈皮、甘草以降气补阴。若气虚发喘,以党参、黄芪补之而愈。日久肾不纳气,故需用补肾纳气药。

【案一】

徐某,男,4.5岁。2009年7月7日初诊。

[主诉] 哮喘2年,加重2周余。

[病史] 患儿出生后体质较弱,经常感冒,近因受凉感冒后出现哮喘、咳嗽,痰白稀。

[检查] 苔薄白腻,舌淡红。

[西医诊断] 哮喘。

[中医诊断] 喘病。

[辨证] 肺气不足,脾运欠佳。

[治则] 健脾宣肺。

[方药] 四君子汤、麻黄汤合二陈汤加减。

党参10g	炒白术10g	茯苓10g	炙甘草10g
炙麻黄6g	苦杏仁10g	姜半夏10g	橘红10g
苏子10g	熟地黄10g	蝉蜕6g	地龙10g
北沙参15g	五味子6g		

7剂,水煎服,日服2次。

二诊(2009年7月14日):前方服后,喘咳已轻,受风加重,仍有咳嗽,痰白黏,前方加前胡10g、炙紫菀15g、白芥子6g,7剂,水煎服,日服2次。

三诊(2009年10月20日):触冒风寒,引动宿痰,风痰郁肺,咳嗽哮喘并作,舌脉如前,原意出入。

炙麻黄6g	防风6g	苦杏仁10g	炙甘草10g

地龙 15 g	蝉蜕 6 g	干姜 6 g	桂枝 6 g
炒白芍 10 g	细辛 1 g	姜半夏 6 g	五味子 5 g
炙紫菀 15 g	前胡 6 g	炒黄芩 10 g	炙桑白皮 10 g

7 剂,水煎服,日服 3 次。

四诊(2009 年 10 月 27 日):咳嗽,哮喘渐平。原方继服,7 剂,水煎服,日服 3 次。

五诊(2009 年 11 月 3 日):诸证悉除,原方加生黄芪 15 g、炒白术 10 g,7 剂,水煎服,日服 2 次。

【按】患儿肺气不足,脾运欠佳故而哮喘反复发作,首诊以四君子汤和麻黄汤健脾宣肺,配二陈汤化痰,伍以熟地黄、五味子补肾敛肺。治疗重点抓住了小儿脏腑之气不足,标本同治。

【案二】

叶某,女,53 岁。2009 年 7 月 30 日初诊。

[主诉]咳嗽,喘促,胸闷半月余。

[病史]患者有哮喘宿疾,近因触冒风寒即发,叠用西药激素、抗生素之类均未获效,现哮喘,咳痰,痰黄,胸闷气促,夜不能寐,口渴引饮。

[检查]苔黄腻,脉滑数。

[西医诊断]支气管哮喘。

[中医诊断]哮病。

[辨证]痰热壅肺,肺失肃降。

[治则]清肺化痰,降气平喘。

[方药]射干麻黄汤合麻黄杏仁石膏甘草汤加减。

炙麻黄 12 g	杏仁 15 g	生石膏 30 g	炙甘草 10 g
炙款冬花 15 g	炙桑白皮 30 g	姜半夏 15 g	炒黄芩 15 g
射干 15 g	炙紫菀 30 g	五味子 10 g	浙贝母 15 g
地龙 20 g			

7 剂,水煎服,日服 2 次。

二诊(2009 年 8 月 5 日):前方效如桴鼓,哮喘立止,咳嗽已轻,黄痰渐少,前方加金荞麦 20 g、冬凌草 20 g,8 剂,水煎服,日服 2 次。

三诊(2009 年 8 月 12 日):哮喘已止,伴乏力神疲。前方加生黄芪 30 g、太子参 20 g、炒白术 15 g、防风 10 g,14 剂,水煎服,日服 2 次。

【按】哮病的辨证论治首要辨清虚实,实证者要分清痰火,痰者,降痰化气为主;火者,降心火,清肺金。虚者无外乎肺脾肾。本例患者患有哮喘宿疾,病已入里,痰饮郁结,气逆而喘,痰阻而哮,故选用射干麻黄汤(射干、炙麻黄、炙款冬花、半夏、紫菀、五味子、生姜、细辛、大枣)去生姜、细辛、大枣宣肺祛痰,下气平喘。今遇风邪而发,痰黄,口渴引饮,苔黄此外感风邪,痰热壅肺之象。故配用麻黄杏仁石膏甘草汤(炙麻黄、杏仁、生石膏、炙甘草)解表清肺平喘。伍以桑白皮、黄芩、金荞麦、冬凌草清泻肺热,浙贝母、地龙化痰平喘。三诊时待痰消热清邪祛后,虚象已出,故转方选用玉屏风散(黄芪、白术、防风)加太子参补益肺气以固本。

(章天寿)

慢性阻塞性肺病

慢性阻塞性肺病(COPD)是临床上常见的一种肺病,特征为肺部气流的慢性阻塞,影响正常呼吸。最常见的症状是呼吸困难,或"透不过气来",痰过多和慢性咳嗽。属中医"胸痹""喘病""肺胀""痰饮""咳嗽"等范畴。肺主气,司呼吸,正常时气道通畅,肺气宣降正常,呼吸通畅。COPD初期时因外邪、痰湿等壅塞气道或肺气虚弱或久咳久喘动气,气机不畅,宣降失常,即发生咳喘。而COPD往往迁延日久,由气及血,由肺及心,因心主血,肺主气,血随气行,气滞则血瘀,气虚则无力推动血气致血瘀;肺主气运行血液,周流一身,肺气不宣,气运失常则血瘀,血瘀郁滞气道,妨碍气机出入,即会壅而为咳为喘。正如《三因极一病症方论》所云:"人之所以滋养其身者,唯气与血。呼吸定息,卫气之常,失常则为咳嗽;津液流润,荣血之常,失常则为痰液,咳嗽吐痰,气血已乱矣。""痰"在COPD中扮演了病程产物和致病因素双重角色,使得"痰瘀阻肺,肺失宣降"为COPD的基本病机。所以COPD病机在于肺失宣降,痰瘀互结,后期则痰瘀壅盛,正气虚弱,肺脾肾三脏俱虚,呈现本虚标实之象。

【案一】

池某,女,50岁。2010年3月1日初诊。

[主诉]咳嗽8年余。

[病史]患者原罹甲状腺瘤(去年已手术切除),吐痰清白质黏,伴气短乏力,腰酸畏寒,动辄汗出。

[检查]苔薄白,脉弦。

[西医诊断]慢性阻塞性肺病。

[中医诊断]咳嗽,肺胀。

[辨证]痰浊壅肺,脾肾不足。

[治则]温肺化痰,降气止咳,补肾纳气。

[方药]三子养亲汤合二陈汤加减。

炙麻黄10 g	苦杏仁10 g	炙甘草10 g	姜半夏15 g
茯苓20 g	橘红15 g	白芥子10 g	莱菔子10 g
苏子10 g	前胡15 g	炙紫菀30 g	干姜10 g
淫羊藿20 g			

14剂,水煎服,日服2次。

二诊(2010年3月17日):前方服后,咳轻痰祛,加炒白术10 g、生黄芪20 g,14剂,水煎服,日服2次。

【按】痰壅气逆则咳嗽吐痰,故选用三子养亲汤(白芥子、莱菔子、苏子)合二陈汤(炙甘草、半夏、茯苓、橘红)温肺化痰,降气止咳,配用炙麻黄、杏仁、前胡、紫菀宣肺化痰止咳,干姜温化痰饮,淫羊藿补肾纳气。复诊时待痰消气顺后,加白术、黄芪益肺气以治本。

【案二】

李某,男,53岁。2009年10月2日初诊。

[主诉] 咳嗽胸闷,动则喘甚,病程数年。

[病史] 气短胸闷,乏力,痰多白黏,舌下静脉曲张。

[检查] 苔白腻,脉滑。

[西医诊断] 慢性阻塞性肺病。

[中医诊断] 肺胀。

[辨证] 肺气亏虚,痰瘀阻肺,肾不纳气。

[治则] 补益肺肾,化痰祛瘀肃降肺气,补肾纳气为法。

[方药]

生黄芪 500 g	党参 300 g	南沙参 300 g	当归 300 g
丹参 300 g	苏子 300 g	白芥子 300 g	莱菔子 300 g
姜半夏 300 g	桃仁 300 g	苦杏仁 300 g	桔梗 300 g
前胡 300 g	射干 300 g	金沸草 300 g	炙款冬花 300 g
生麻黄 200 g	熟地黄 300 g	淫羊藿 300 g	五味子 200 g

上药制成浓缩丸,如绿豆大,每服50粒,日服2次。

二诊(2014年4月4日):咳嗽,胸闷皆轻,前方加补骨脂300 g、紫河车300 g,上药制成浓缩丸,如绿豆大,每服50粒,日服3次。

【按】《临证指南医案》云:"肺病,辛以散邪,佐微苦以降气为治。"患者素有咳嗽胸闷气短病史多年此乃是宿痰瘀结,肺失宣降而然。故用白芥子、莱菔子、半夏、杏仁、前胡、金沸草、射干、炙款冬花等化痰降逆,桃仁、当归、丹参化瘀,桔梗、生麻黄宣肺行气。患者素有慢性阻塞性肺病史多年,反复发作久治不愈,而致肺肾两虚,故伍以生黄芪、党参健脾益气,南沙参滋养肺阴,淫羊藿、五味子、补骨脂、紫河车补肾纳气。

【案三】

李某,男,85岁。2009年7月12日初诊。

[主诉] 咳嗽,胸闷痰多,病程数十年。

[病史] 原罹肺气肿,肝大,慢性支气管炎。刻下两下肢浮肿,气短,心悸。

[检查] 唇紫,苔黄厚腻,脉无力。

[西医诊断] 肺气肿,慢性支气管炎。

[中医诊断] 肺胀。

[辨证] 痰瘀交阻,心肺气虚。

[治则] 温阳益气,化痰化瘀。

[方药] 苓桂术甘汤合四逆汤加减。

桂枝 20 g	炒白术 15 g	茯苓 30 g	炙甘草 10 g
姜半夏 15 g	丹参 20 g	西洋参 10 g	三七 6 g
泽泻 20 g	车前子 20 g	橘红 15 g	苏子 10 g
苦杏仁 10 g	大枣 7 枚	生黄芪 20 g	葶苈子(包)10 g

7 剂,水煎服,日服 2 次。

二诊(2009 年 7 月 19 日):咳嗽略轻,痰已少,仍有心慌气短,浮肿依然,肢节畏寒。

桂枝 30 g	茯苓 30 g	猪苓 20 g	泽泻 30 g
炒白术 15 g	红参 10 g	丹参 20 g	三七 10 g
姜半夏 10 g	橘红 10 g	炙甘草 10 g	葶苈子(包)10 g
炒黄芩 10 g	干姜 10 g	麦冬 20 g	炮附子(先煎)15 g

车前子(包)30 g

14 剂,水煎服,日服 2 次。

【按】痰的生成与脾、肾有关。脾虚生湿,湿聚为痰。肾虚不能化气行水,水聚也可生痰。痰水阻滞心脉,必致心阳衰微,水气凌心。阳虚不能振奋血行,气虚不能温养血脉,可致瘀血内停。而痰湿得温则化。"诸痰饮为病,当以温药和之",故选用苓桂术甘汤以温阳化气,辅以半夏、橘红、苏子、葶苈子、杏仁化痰,丹参、三七化瘀,共治其标。西洋参、生黄芪以益气治本。二诊时咳喘虽轻,但浮肿依旧,四肢欠温,心肾阳衰之象显露,故加四逆汤以回阳救逆,振奋心阳,驱散阴霾。且本例患者高年体虚,当始终以固本为主,兼以祛标。

(章天寿)

支气管扩张

支气管扩张是指由于呼吸道的感染和阻塞,支气管壁损伤而导致扩张和变形。大多数临床患者有咯血症状,咯血表现为痰中带血丝、血痰或少量咯血,病情严重的见大量咯血。在治疗时可结合中医的血证和咳嗽论治。中医认为肺为娇脏,喜润恶燥,火邪灼肺,肺络损伤,则见咯血。然火有虚实之分。同时要注意痰、瘀两方面。火、痰、瘀往往交杂在一起。病位在肺,然肝火犯肺、木火刑金,脾虚不能生金、统血的功能失调也是本病常见证候。

【案一】

刘某,女,58 岁。2010 年 12 月 26 日初诊。

[主诉] 咳嗽胸闷,痰中带血,病有多年。

[病史] 患者有慢性咳嗽病史多年,经常反复发作。时而出现胸闷,气短,动辄加剧。刻下咳嗽时有黄痰,痰中带血,咽干,口苦。

[检查] 苔薄黄腻,舌暗红。

[西医诊断] 支气管扩张。

[中医诊断] 咳嗽,肺胀。

[辨证] 肺阴不足,痰火内郁。

[治则] 清热化痰,养阴宣肺。

[方药] 桑杏汤加减。

炙桑白皮 20 g	苦杏仁 10 g	南沙参 30 g	浙贝母 15 g
炒栀子 15 g	地骨皮 30 g	前胡 15 g	紫菀 30 g
炙枇杷叶 15 g	炙甘草 20 g	当归 15 g	生地黄 20 g
百合 20 g	姜半夏 15 g	海浮石 30 g	

14 剂,水煎服,日服 2 次。

二诊(2011 年 1 月 3 日):药后咳轻痰少,原方继服 7 剂,水煎服,日服 2 次。

三诊(2011 年 1 月 16 日):前方加炒黄芩 15 g、金荞麦 30 g,7 剂,水煎服,日服 2 次。

【按】患者病程日久,肺阴暗耗,痰热内郁,故而咳嗽时有黄痰,咽干,口苦。以炙桑白皮、杏仁、南沙参、浙贝母、炒栀子、地骨皮、前胡、紫菀、炙枇杷叶、半夏、海浮石清热化痰为主,宣肺以治咳嗽。炙甘草、当归、生地黄、百合养肺之阴。

【案二】

胡某,女,17 岁。2012 年 3 月 13 日初诊。

[主诉] 咳嗽痰黄,发热十余日。

[病史] 自幼经常反复发热,刻下发热 39℃,四肢凉,查血象正常,口干,咳嗽,痰黄,胸闷,乏力。

[检查] CT 提示:右侧轻度支气管扩张。苔黄腻,脉弦滑。

[西医诊断] 支气管扩张。

[中医诊断] 咳嗽。

[辨证] 气阴两虚,痰火郁肺。

[治则] 养阴清热,和解祛风,化痰宣肺。

[方药] 秦艽鳖甲散加减。

秦艽 15 g	地骨皮 30 g	柴胡 10 g	制鳖甲(先煎)15 g
青蒿 20 g	当归 15 g	知母 20 g	乌梅 15 g
丹皮 15 g	炒黄芩 15 g	浙贝母 20 g	生黄芪 30 g
防风 10 g	前胡 15 g	炙紫菀 30 g	生地黄 30 g
炒白术 15 g	鱼腥草 30 g	苦杏仁 10 g	炙甘草 15 g

7 剂,水煎服,日服 2 次。

二诊(2012 年 3 月 21 日):药后第 2 日体温 37.5℃,第 3 日恶寒发热皆愈,黄痰已除。刻下纳少,偶有咳嗽,痰声重浊,自觉颜面烘热,乏力。前方加党参 15 g,10 剂,水煎服,日服 2 次。

【按】患者反复发热,阴血暗耗,肺气亏虚,又复感风热之邪,故选用秦艽鳖甲散(秦艽、制鳖甲、地骨皮、柴胡、当归、知母)加生地黄,青蒿养阴清热,和解祛风。配用玉屏风散补益肺气。伍以前胡,紫菀、浙贝母、杏仁化痰宣肺,黄芩、鱼腥草清泻肺热,乌梅收敛,炙甘草调和诸药。复诊时加党参以健脾气。

(章天寿)

结核性胸膜炎

结核性胸膜炎虽非肺部病变,但在临床上与肺结核有密切的关系。患者可能出现胸痛,胸痛往往呈尖锐的针刺样疼痛,深吸气和咳嗽时加重,疼痛范围视炎症累及的部位而定。肋胸膜炎时导致壁层胸膜神经受累,并可波及肋间神经、脊神经而引起胸背部、腰部疼痛。

【案例】

李某,女,71岁。2010年4月9日初诊。

[主诉] 两胁部疼痛,病程多年。

[病史] 原罹肺结核,伴胸膜炎。刻下:两胁疼痛,干咳,低热,口苦,伴失眠。

[检查] X片提示:右侧胸膜增厚,苔薄黄,脉滑。

[西医诊断] 结核性胸膜炎。

[中医诊断] 悬饮。

[辨证] 邪踞少阳。

[治则] 和解少阳,和胃降逆,扶正祛邪。

[方药] 小柴胡汤加减。

柴胡 10 g	炒黄芩 15 g	姜半夏 15 g	党参 20 g
炙甘草 10 g	威灵仙 20 g	炙百部 20 g	葶苈子(包)15 g
丹参 20 g	生地黄 20 g	百合 30 g	黑玄参 15 g
浙贝母 15 g	桔梗 20 g	白及 20 g	炙黄芪 30 g
当归 15 g	天冬 15 g	麦冬 15 g	

14剂,水煎服,日服2次。

二诊(2010年4月18日):药后两胁部疼痛减轻,原方巩固,7剂,水煎服,日服2次。

三诊(2010年5月2日):X片提示右侧胸膜增厚,仍有右侧背部作胀,前方加瓜蒌皮 10 g,7剂,水煎服,日服2次。

四诊(2010年5月9日):药后诸证悉除,原方继服,14剂,水煎服,日服2次。

【按】《伤寒杂病论》中小柴胡汤证其功效主要是和解少阳,和胃降逆,扶正祛邪。少阳病是邪在半表半里,症见往来寒热,胸胁苦满,默默不欲饮食,心烦喜呕,口苦,咽干,目眩,舌苔薄白,脉弦者。本例患者胸胁疼痛,两胁乃少阳之分野,并伴发热、口苦的证候,与小柴胡汤证极为相合。故选用小柴胡汤加减,小柴胡汤和解少阳,葶苈子、百部、浙贝母、桔梗、白及化痰宣肺抗痨是对病因选药，威灵仙、丹参通络活血止痛，再配有生地黄、百合、黑玄参、天冬、麦冬滋肺肾之阴，黄芪、当归补气养血，共奏以固本之效。

（章天寿）

原 发 性 肺 癌

【案一】

陈某，男，58 岁。2005 年 11 月 22 日初诊。

[主诉] 咳嗽痰黏，气短胸闷 1 周。

[病史] 2004 年 2 月左下肺肺癌手术后，并伴有左颈淋巴结转移。经过放化疗后，病情稳定。近 1 周来症见咳嗽痰黏，气短胸闷，纳谷不昌。

[检查] 巩膜黄染，消瘦，脉弦，苔白腻。

[西医诊断] 原发性肺癌。

[中医诊断] 肺积。

[辨证] 痰瘀热毒之邪郁结。

[治则] 化痰化瘀，清热解毒攻邪实，补气养阴以固本。

[方药]

生黄芪 30 g	夏枯草 30 g	猪苓 30 g	白花蛇舌草 50 g
石见穿 20 g	金荞麦 15 g	灵芝 20 g	生薏苡仁 30 g
蜈蚣 2 条	三七 10 g	血竭 10 g	茵陈 30 g
郁金 15 g	茯苓 30 g	红景天 15 g	炒白芍 15 g

14 剂，水煎服，日服 2 次。

二诊（2006 年 11 月 6 日）：前方加减服药 2 年余，咳嗽气短明显减轻，左颈淋巴结消失，饮食有增，体力较佳，宜前方化裁。

生黄芪 30 g	太子参 20 g	麦冬 20 g	茯苓 20 g
灵芝 15 g	猪苓 30 g	金荞麦 20 g	生薏苡仁 30 g
蜈蚣 2 条	紫菀 20 g	百合 20 g	生地黄 20 g
片姜黄 10 g	威灵仙 20 g	三七 10 g	夏枯草 20 g
石见穿 20 g	巴戟天 20 g	白花蛇舌草 30 g	

15 剂，水煎服，日服 2 次。

三诊（2010 年 6 月 27 日）：肺癌术后 6 年，中药维持，疗效颇著。苔薄白舌淡红，脉细弱。

生黄芪 30 g	太子参 20 g	麦冬 30 g	北沙参 20 g
茯苓 20 g	灵芝 15 g	生薏苡仁 30 g	猪苓 20 g
金荞麦 30 g	冬凌草 30 g	蜈蚣 2 条	紫菀 20 g
百合 20 g	生地黄 20 g	威灵仙 20 g	白花蛇舌草 30 g

石见穿 20 g	夏枯草 20 g	清半夏 15 g	浙贝母 15 g
黑玄参 10 g			

14 剂,水煎服,日服 2 次。

四诊(2010 年 10 月 24 日):体检提示:右上肺节段扩张,右上胸膜粘连(与手术有关)。宜前方加蜀羊泉 30 g、白蚤休 20 g、藤梨根 30 g,26 剂,水煎服,日服 2 次。

五诊(2011 年 5 月 29 日):原方继服,20 剂,水煎服,日服 2 次。

随访(2014 年 8 月 7 日):患者停药后至今健在,生活起居皆自理。

【按】肺癌早期可无明显症状,待到确诊时大部分病已经发展为中晚期。中医药与放疗、化疗结合的综合治疗,不仅可改善症状、减轻放疗的不良反应,而且可以通过抑制肿瘤或增强机体免疫功能的途径,延长患者的生存期。肺癌手术后患者多气虚,淋巴结转移多为痰瘀热毒之邪郁结。巩膜黄染乃痰热蕴蒸。消瘦、纳谷不昌乃脾气不足。故选用白花蛇舌草、夏枯草、猪苓、薏苡仁、石见穿、金荞麦、蜈蚣、三七、血竭、茯苓等共奏化痰活血、清热解毒攻邪实,茵陈、郁金利湿退黄,配用生黄芪、太子参、麦冬、灵芝、红景天等补气养阴。

【案二】

尤某,女,62 岁。2010 年 8 月 5 日初诊。

[主诉]肺癌伴腰椎骨转移,发现已 4 个月,腰痛,行走不便。

[病史]患者患有肺癌伴腰椎骨转移,刻下腹胀满,纳谷不昌,两下肢浮肿。

[检查]苔黄厚腻,脉细沉。

[西医诊断]原发性肺癌。

[中医诊断]肺积。

[辨证]瘀毒之邪蕴阻,肝肾不足。

[治则]活血祛瘀,补益肝肾,健脾助运。

[方药]

生黄芪 30 g	党参 15 g	茯苓 30 g	炒苍术 15 g
广木香 10 g	制厚朴 15 g	莪术 10 g	白花蛇舌草 30 g
白蚤休 20 g	全瓜蒌 10 g	金荞麦 20 g	猫爪草 20 g
炒杜仲 15 g	炒续断 15 g	炒麦芽 30 g	炒山楂 30 g
神曲 30 g	泽泻 20 g	炒白术 15 g	

7 剂,水煎服,日服 2 次。

二诊(2010 年 8 月 29 日):前方加补骨脂 15 g、怀牛膝 15 g、狗脊 15 g、威灵仙 20 g,7 剂,水煎服,日服 2 次。

三诊(2010 年 9 月 9 日):腰疼明显好转。原方加徐长卿 15 g,7 剂,水煎服,日服 2 次。

四诊(2010 年 9 月 26 日):复查病情稳定。前方加骨碎补 15 g、仙茅 15 g,7 剂,水煎服,日服 2 次。

五诊(2010 年 10 月 7 日):原方加藤梨根 20 g,7 剂,水煎服,日服 2 次。

六诊(2010 年 10 月 28 日):病情稳定,刻下腰部时痛。

生黄芪 30 g	桑椹 20 g	党参 20 g	石见穿 30 g
白蚤休 30 g	蜀羊泉 30 g	清半夏 15 g	干姜 15 g
三棱 10 g	莪术 10 g	金荞麦 20 g	白花蛇舌草 30 g
冬凌草 30 g	浙贝母 15 g	炒杜仲 15 g	川牛膝 15 g
怀牛膝 15 g	炒续断 15 g	当归 15 g	淫羊藿 20 g

7 剂,水煎服,日服 2 次。

七诊(2011 年 1 月 27 日):仍有腰痛,下肢浮肿。前方黄芪加至 50 g,茯苓 30 g、猪苓 30、红参 10 g、防己 15 g,7 剂,水煎服,日服 2 次。

八诊(2011 年 2 月 27 日):下肢仍浮肿。前方加炒白术 20 g、干姜 20 g,14 剂,水煎服,日服 2 次。

九诊(2011 年 7 月 29 日):两足浮肿,苔薄白脉细弱。

桂枝 30 g	茯苓 30 g	猪苓 30 g	生薏苡仁 30 g
生黄芪 30 g	生晒参 10 g	炒白术 15 g	车前子 30 g
泽泻 20 g	白蚤休 30 g	石见穿 20 g	白花蛇舌草 30 g
蛇六谷 20 g	茯苓皮 30 g	大腹皮 20 g	干姜 15 g
当归 15 g	灵芝 15 g	党参 20 g	

7 剂,水煎服,日服 3 次。

十诊(2011 年 8 月 28 日):下肢浮肿渐消,刻下腹胀,腰痛,苔薄白脉细弱。前方加生地黄 15 g、八月札 20 g,14 剂,水煎服,日服 3 次。

十一诊(2011 年 11 月 30 日):腿肿已消,刻下胸闷。

生黄芪 30 g	生地黄 20 g	生甘草 10 g	石见穿 20 g
山慈姑 15 g	白蚤休 20 g	蜀羊泉 20 g	金荞麦 15 g
半枝莲 20 g	茯苓 20 g	生薏苡仁 30 g	南沙参 20 g
灵芝 15 g	浙贝母 15 g	白花蛇舌草 30 g	太子参 20 g
大腹皮 15 g	猪苓 20 g	北沙参 20 g	

14 剂,水煎服,日服 2 次。

十二诊(2012 年 10 月 3 日):腹胀,下肢冷,苔薄白脉缓。

炙黄芪 30 g	党参 20 g	当归 15 g	炒白术 15 g
炒续断 15 g	巴戟天 15 g	淫羊藿 20 g	熟地黄 20 g
桑椹 30 g	石见穿 20 g	白花蛇舌草 30 g	生薏苡仁 30 g
补骨脂 10 g	蜀羊泉 20 g	藤梨根 30 g	制厚朴 10 g
青皮 10 g	北沙参 20 g	怀牛膝 15 g	陈皮 10 g

14 剂,水煎服,日服 2 次。

随访(2014 年 9 月 11 日):今仍健在。

【按】中晚期肺癌(包括肺癌手术后、放化疗后)的治疗的宗旨是扶正祛邪。正虚为本,邪实为标。虚主要有气虚、阴虚、气阴两虚、阴阳两虚的程度不同,邪多为毒、瘀、痰、热之邪。肺癌转移上焦多为痰、毒、热之邪加重。肺癌转移下焦多为瘀阻之邪加重。本例患者肺癌伴腰椎骨转移,腰椎骨乃下焦所主,乃瘀毒之邪蕴阻之象。故选用生黄芪、党参、炒白术补肺虚之气,苍术、茯苓、炒麦芽、焦山楂、焦神曲健脾助运,白花蛇舌草、白蚤休、藤梨根、金荞麦、猫爪草、薏苡仁等清热祛毒,莪术、三棱、蜀羊泉活血祛瘀。待热毒渐去,肺脾之气渐复。再用补骨脂、怀牛膝、熟地黄、狗脊、杜仲、淫羊藿等补益下焦肝肾,在祛瘀时兼顾理气,故用广木香、厚朴、青皮、陈皮以助祛瘀之力。

(章天寿)

慢 性 咽 炎

【案一】

程某,女,32岁。2009年9月6日初诊。

[主诉] 咽部干痛,经常发作。

[病史] 咽中不适,口干口苦,渴不欲饮,心烦易怒,大便不畅。

[检查] 苔薄白,舌暗红,脉细。

[西医诊断] 慢性咽炎。

[中医诊断] 喉痹。

[辨证] 痰火内郁,肝胆郁热。

[治则] 行气化痰,清热利胆。

[方药] 四逆散合半夏厚朴汤加减。

柴胡 6 g	炒枳实 10 g	炒白芍 15 g	生甘草 6 g
苏梗 10 g	清半夏 15 g	制厚朴 10 g	茯苓 20 g
竹茹 10 g	黑玄参 30 g	浙贝母 15 g	炒黄芩 10 g
生地黄 20 g	绿萼梅 10 g	郁金 10 g	

7剂,水煎服,日服2次。

二诊(2009年9月14日):药中病机,诸证悉除,原方巩固,7剂,水煎服,日服2次。

【按】 痰气交阻,肝经郁火,结于咽喉,首选四逆散透邪解郁,疏肝泻热,再加专治梅核气的半夏厚朴汤行气散结,降逆化痰,配用浙贝母、郁金化痰解郁;竹茹、黄芩、绿萼梅清热疏肝;佐以玄参、生地黄滋阴清热。诸药相合痰化气顺热祛故症除。

【案二】

王某,女,45岁。2009年10月28日初诊。

[主诉] 咽部肿痛干痒,时而咳嗽,病程10余日。

[病史] 咽红,咽痛,咽部干痒,喜冷食,心烦抑郁。

[检查] 扁桃体轻度肿大,舌红苔薄黄,脉细数。

[西医诊断] 慢性咽炎。

[中医诊断] 喉痹。

[辨证] 痰气结于咽喉。

[治则] 清热解毒,疏风散邪,清轻宣透,清热利咽。

[方药] 普济消毒饮加减。

金银花 20 g	连翘 20 g	炒牛蒡子 15 g	黑玄参 20 g
生甘草 10 g	桔梗 15 g	升麻 10 g	马勃(包)10 g
木蝴蝶 10 g	射干 15 g	清半夏 15 g	苏梗 15 g
茯苓 15 g	制厚朴 10 g	浙贝母 10 g	

7 剂,水煎服,日服 2 次。

二诊(2009 年 11 月 6 日):药后咽部肿痛轻,原方巩固,7 剂,水煎服,日服 2 次。

【按】慢性咽炎多是风热上犯,痰气结于咽部所致。今患者见咽部红痛干痒,乃风热犯肺,郁结成火,痰火热毒侵袭肺之门户,治疗宜清宣肺卫,清热解毒,疏风化痰利咽。方选李东垣普济消毒饮加减,方中金银花、连翘、玄参、马勃、升麻清热泻火,清上焦热毒;炒牛蒡子、桔梗、生甘草、射干、木蝴蝶清利咽喉;半夏、制厚朴、茯苓、苏梗为半夏厚朴汤化痰散郁,更加浙贝母增加清痰火之力。

(章天寿)

肺 结 核

【案例】

林某,男,78 岁。2009 年 10 月 1 日初诊。

[主诉] 咳嗽,咳痰,伴潮热 3 日。

[病史] 患者患有继发性肺结核,伴间质性肺炎,经抗结核治疗 3 月。现出现潮热,午后明显,咳嗽,痰黏质稠,难咯,胸闷。

[检查] 苔黄厚腻,脉弦滑。

[西医诊断] 肺结核。

[中医诊断] 肺痨。

[辨证] 肺阴亏虚,痰热壅肺。

[治则] 滋阴养血,清热除蒸,和解祛风,清泻肺热。

[方药] 秦艽鳖甲散加减。

秦艽 15 g	地骨皮 30 g	柴胡 10 g	炙鳖甲(先煎)15 g
青蒿 30 g	当归 15 g	知母 20 g	制乌梅 15 g
百合 20 g	生地黄 20 g	黑玄参 20 g	浙贝母 20 g
桔梗 20 g	清半夏 15 g	炙紫菀 30 g	炙百部 20 g
炒黄芩 15 g	冬凌草 30 g	生甘草 10 g	南沙参 30 g
北沙参 30 g			

10 剂,水煎服,日服 2 次。

二诊(2009 年 10 月 9 日):前方后低热已退,咳嗽已轻,但头晕,乏力,纳谷不馨,苔黄厚腻,前方加生黄芪 30 g、炒麦芽 30 g、焦山楂 30 g、神曲 30 g、山药 30 g、炒苍术 15 g、炒白术 15 g。7 剂,水煎服,日服 2 次。

【按】中医认为温病后期,邪伏阴分,阴液已伤。本例患者有继发性肺结核,伴间质性肺炎病史,经抗痨治疗后而致肺阴亏损,又有伏热内郁。故而出现午后潮热,伏热蒸液成痰,痰热壅肺则出现咳嗽、痰黏质稠、难咯、胸闷之象。选用秦艽鳖甲散(秦艽、炙鳖甲、柴胡、地骨皮、当归、青蒿、知母、乌梅)滋阴养血,清热除蒸,和解祛风。加用百合、生地黄、黑玄参、南沙参北沙参以重在滋养阴液。伍以浙贝母、桔梗、半夏、紫菀、百部化痰止咳。黄芩、冬凌草清泻肺热。生甘草调和诸药。复诊时热退咳轻后,加黄芪、山药、白术、苍术补益肺脾以固本,炒麦芽、焦山楂、焦神曲助消化以化积滞。

(章天寿)

房　颤

【案一】

强某,女,66 岁。2010 年 11 月 18 日初诊。

[主诉] 心慌心悸 6 年。

[病史] 原罹阵发性房颤,刻下胸窒脘胀,嗳气不舒,畏寒,大便不畅,3～4 日一行,头胀,昏蒙。

[检查] 苔白且腻,脉弦。

[西医诊断] 房颤。

[中医诊断] 心悸,胸痹。

[辨证] 胸阳痹阻,痰瘀阻胸,中焦气滞。

[治则] 通阳开结,泄满降逆,疏肝和胃。

[方药] 枳实薤白桂枝汤加减。

桂枝 20 g	全瓜蒌 15 g	薤白 15 g	姜半夏 15 g
炒枳实 10 g	丹参 20 g	降香 10 g	砂仁(后下)6 g
制厚朴 15 g	赤芍 15 g	川芎 10 g	葛根 20 g
干姜 15 g	生姜 15 g	炒黄连 6 g	炒吴茱萸 6 g

7 剂,水煎服,日服 2 次。

二诊(2010 年 11 月 28 日):胸闷脘胀皆轻,惟大便不畅,前方加焦大黄 12 g、淫羊藿 20 g、槟榔 20 g,7 剂,水煎服,日服 2 次。

三诊(2010 年 12 月 12 日):大便已畅,前方干姜加为 30 g,加炮附子(先煎)20 g、莪术 10 g,7 剂,水煎服,日服 2 次。

【按】房颤是心律失常的表现,属中医的"心悸""胸痹"等范畴。张氏认为此类疾病多胸中阳微,气机不畅,阴寒太盛,水饮内停而然。宗张仲景"胸痹心中痞,留气结在胸……枳实薤白桂枝汤主之"。故选用枳实薤白桂枝汤合半夏通阳开结,泄满降逆,加用干姜、生姜助阳以消阴寒之气,配左金丸合降香、砂仁疏肝和胃以理气,伍以丹参、赤芍、川芎、葛根活血养心以安神。复诊时用大黄以通便降浊,淫羊藿以温阳,槟榔以理气。三诊时用莪术行气活血,又加重干姜,加用炮附子其意都在温心阳以治本。整个过程紧紧抓住"阳微阴弦"的病机。

【案二】

马某,女,66岁。2010年3月5日初诊。

[主诉] 心慌,胸闷数年。

[病史] 2009年10月13日脑梗死,左侧肢体凉,沉重,原罹高血压、冠心病、左侧肢体沉重麻木,欠温,伴心前区憋闷,心悸,动则气短。

[检查] 苔薄白舌淡,脉参差不齐。

[西医诊断] 房颤,脑梗死。

[中医诊断] 心悸。

[辨证] 气虚血瘀,经隧不利,心神受扰。

[治则] 益气活血通络,疏肝养心安神。

[方药] 补阳还五汤加减。

生黄芪50 g	赤芍20 g	川芎15 g	当归15 g
地龙30 g	桃仁10 g	红花10 g	桂枝20 g
茯苓30 g	木瓜30 g	怀牛膝15 g	水蛭粉10 g
防风10 g	天麻10 g	淫羊藿20 g	炒麦芽20 g
焦山楂20 g	神曲20 g	丹参20 g	

14剂,水煎服,日服2次。

二诊(2010年3月19日):药后左侧肢体麻木加重,胸闷心悸好转,房颤已纠正。原方丹参加至30 g,加前胡10 g,清半夏15 g,14剂,水煎服,日服2次。

三诊(2010年4月7日):胸闷心悸好转,仍有阵发性房颤,咳嗽,咽痒,痰多。宜前方加炙麻黄8 g,紫菀30 g,14剂,水煎服,日服2次。

【按】 本例患者乃中风后遗症,伴有房颤。半身不遂,系由气虚血瘀所致,中医辨证为中风。肝主风又主藏血,喜畅达而行疏泄,"邪之所凑,其气必虚",气为血之帅,本证中风半身不遂,一属元气不足则邪气中之,二属肝血瘀滞经络不畅,气虚血瘀发为半身不遂。治宜补气活血为法,方选王清任的补阳还五汤,患者元气亏虚,故方重用黄芪补益元气为主;血瘀属肝,治风先治血,故配伍当归尾、川芎、桃仁、赤芍、红花入肝,行瘀活血,疏肝祛风;地龙活血而通经络。木瓜舒筋活络,天麻息风通络,防风祛风通络,共成补气活血通络之剂。淫羊藿、桂枝温通心阳,丹参养心安肺。气血充足,血脉通畅,心肺则自安,故症渐除。

(章天寿)

风湿性心脏病

【案一】

谢某,男,58 岁。2010 年 3 月 11 日初诊。

[主诉] 心慌,胸闷多年。

[病史] 患者在外院检查,诊断为二尖瓣轻度狭窄并关闭不全,伴肺动脉高压,房颤,心功能仅为Ⅳ级。刻下:不能平卧,心悸胸闷,小便不利,畏寒四肢厥冷,西药强心利尿药维持。

[检查] 苔白水滑,舌暗,脉沉迟。

[西医诊断] 风湿性心脏病。

[中医诊断] 心悸,胸痹。

[辨证] 心肾阳衰,水饮内停,瘀血阻络。

[治则] 温阳化饮,活血利水。

[方药] 苓桂术甘汤合四逆加人参汤加减。

桂枝 15 g	茯苓 30 g	炒白术 15 g	炙甘草 10 g
红参 10 g	干姜 15 g	泽泻 20 g	炮附子(先煎)15 g
当归 15 g	丹参 20 g	三七 10 g	车前子(包)20 g
生黄芪 30 g	生姜 15 g	葶苈子(包)10 g	

7 剂,水煎服,日服 2 次。

二诊(2010 年 3 月 21 日):药后诸症皆轻,已能平卧。前方加炒麦芽 20 g、焦山楂 20 g、神曲 20 g,7 剂,水煎服,日服 2 次。

三诊(2010 年 3 月 28 日):药后症轻,原方巩固,7 剂,水煎服,日服 2 次。

【按】 风湿性心脏病多是由于风湿活动形成心脏瓣膜病变,使循环受障碍而出现心力衰竭。此病多是风寒湿热之邪入侵,与血相搏,湿热不化,瘀血内停,致心肾阳气衰微,气化不利,水湿内停,心主血脉,心气不足则气虚血瘀。内伤是心阳不足,气虚不能鼓动心血。故本病水与瘀结为标,心肾阳气衰竭为本。首选《金匮要略》苓桂术甘汤温阳化饮,健脾利湿,再加四逆加人参汤回阳救逆,振奋心阳,生黄芪、生姜共助温阳益气之用。泽泻、车前子、葶苈子以利水湿,当归、丹参、三七化瘀活血,以祛水积瘀停之标。诸药相合,切中病机,故疗效甚佳。

【案二】

张某,女,60 岁。2012 年 4 月 10 日初诊。

[主诉] 胸闷痛,心慌多年。

[病史] 患者2012 年 2 月 12 日于北京朝阳医院心脏彩超提示:① 风湿性心脏病。② 左房扩大。③ 二尖瓣轻度狭窄并关闭不全(轻~中度)。④ 三尖瓣关闭不全(轻度)。⑤ 主动脉瓣钙化并关闭不全(轻度),肺动脉高压(轻度)。刻下:胸痛背痛,四肢凉,伴胃脘不适,嗳气纳少,心烦易怒。

[检查] 苔薄黄腻,脉细数,参伍不齐。

[西医诊断] 风湿性心脏病。

[中医诊断] 心悸,胸痹。

[辨证] 心气不足,肝郁气滞。

[治则] 行气解郁,活血安神。

[方药] 越鞠丸合二陈汤加减。

炒苍术 15 g	川芎 15 g	制香附 15 g	炒枳实 10 g
神曲 15 g	姜半夏 15 g	陈皮 10 g	茯苓 15 g
丹参 20 g	郁金 15 g	炒麦芽 20 g	焦山楂 20 g
太子参 20 g	麦冬 20 g	五味子 10 g	柴胡 10 g
薤白 10 g			

7 剂,水煎服,日服 2 次。

二诊(2012 年 4 月 17 日):前方药后,胸痛背痛减轻,胃脘不适,嗳气等症皆除。仍感四肢凉。舌苔白,脉细数。

桂枝 20 g	茯苓 30 g	炙甘草 10 g	炒苍术 15 g
川芎 15 g	制香附 15 g	神曲 15 g	淫羊藿 20 g
太子参 20 g	麦冬 20 g	五味子 10 g	姜半夏 15 g
陈皮 10 g	当归 15 g	浙贝母 15 g	炒白术 15 g

7 剂,水煎服,日服 2 次。

三诊(2012 年 4 月 25 日):患者胸痛背痛继续减轻,原方加丹参 20 g,7 剂,水煎服,日服 2 次。

四诊(2012 年 5 月 2 日):诸恙皆轻,原方继服,7 剂,水煎服,日服 2 次。

五诊(2012 年 5 月 9 日):前方加生黄芪 20 g,14 剂,水煎服,日服 2 次。

【按】本例患者初诊时出现胸痛背痛,胃脘不适,嗳气纳少,心烦易怒,苔薄黄腻,此乃是气滞、血瘀、食积之象,故首诊时选用越鞠丸去山栀子(香附、苍术、川芎、山栀子、神曲)加柴胡、枳实行气解郁以调理肝脾。二陈汤中半夏、陈皮、茯苓化痰健脾,配用生脉饮(太子参、麦冬、五味子)益气养心,丹参、郁金活血养心。炒麦芽、焦山楂、焦神曲健脾助运,薤白温阳宽胸。待肝郁气滞之象解除后,复诊时则选用苓桂术甘汤合生脉饮加淫羊藿温阳化饮,益气养心,配用越鞠丸去山栀子加半夏、陈皮、浙贝母行气解郁化水湿。当归、丹参活血养心。

(章天寿)

原发性高血压

【案一】

高某,男,50 岁。2010 年 2 月 3 日初诊。

[主诉] 头晕、乏力多年。

[病史] 患者患有高血压、高血脂病史多年,叠用多种降压药、降血脂药治疗,病情反复无常。近几年来时常出现头晕、乏力,胸闷,脘痞嗳气,伴下肢浮肿,腰酸。

[检查] 血压 150/95 mmHg,三酰甘油 2.3 mmol/L,总胆固醇 6.1 mmol/L,苔薄白舌暗红,脉弦。

[西医诊断] 原发性高血压,高脂血症。

[中医诊断] 眩晕。

[辨证] 痰浊内蕴,肝肾亏虚。

[治则] 化痰降浊,补益肝肾。

[方药] 茵陈蒿汤加减。

茵陈 30 g	炒栀子 15 g	焦大黄 10 g	制何首乌 15 g
生黄芪 30 g	党参 15 g	茯苓 20 g	炒苍术 15 g
焦山楂 30 g	丹参 30 g	三七 10 g	泽泻 20 g
淫羊藿 20 g	枸杞子 30 g	决明子 15 g	天麻 15 g
炒白术 15 g			

14 剂,水煎服,日服 2 次。

二诊(2010 年 3 月 26 日):药后头晕、乏力,胸闷减轻,原方继服,14 剂,水煎服,日服 2 次。

三诊(2010 年 5 月 5 日):患者仍有头痛。查血脂仍然偏高。上方加川芎 10 g,14 剂,水煎服,日服 2 次。

四诊(2010 年 8 月 13 日):血压 110/85 mmHg。原方继服治疗数月,血压一直稳定,14 剂,水煎服,日服 2 次。

【按】高脂血症,多因恣食肥甘,久坐少动,或因体质亏虚,年届老龄等因素,导致内脏功能失调,代谢产物传输障碍而致。体内痰浊内蕴,肝胆疏泄不利,滋生湿浊,血瘀阻络,则肝肾阴血不足,水不涵木,血不养肝必致风阳亢盛,肝火上炎,血压升高。故治当疏利肝胆,清热利湿降浊,化痰祛瘀,滋养肝肾为主。首选茵陈蒿汤加泽泻、决明子清泻肝火,利湿降浊;以焦山楂、丹参、三七化瘀降浊;炒栀子清泻肝火;焦大黄推陈出新。共奏降浊降脂之用,亦有降压之功。制何首乌、淫羊藿、枸杞子补益肝肾,生黄芪、党参、苍术、白术益气健脾,以调整阴阳平衡,共奏补虚之用,又兼促进产物代谢之功。

【案二】

刘某,男,46 岁。2011 年 3 月 9 日初诊。

[主诉] 头晕、胸闷、失眠多年。

[病史] 患者患有高血压病史多年。近来经常出现头晕胸闷,烦躁眠差,全身发困,记忆力差,口干,腰酸腿软。

[检查] 血压 135/100 mmHg,苔薄白,舌暗红,脉弦滑。

[西医诊断] 原发性高血压。

[中医诊断] 眩晕。

[辨证] 肝肾阴虚于下,肝阳偏亢于上,扰动心神,痰瘀互结。

[治则] 平肝潜阳,重镇安神,化痰降浊,补益肝肾。

[方药] 天麻钩藤饮加减。

天麻 15 g	生地黄 20 g	桑寄生 20 g	钩藤(后下)30 g
炒栀子 15 g	夜交藤 30 g	知母 20 g	生石决明(先煎)30 g
怀牛膝 15 g	炒黄芩 10 g	清半夏 15 g	茯神 30 g
丹参 20 g	炒杜仲 15 g	泽泻 20 g	菊花 10 g
女贞子 30 g			

14 剂,水煎服,日服 2 次。

二诊(2011 年 3 月 23 日):药后头晕、胸闷皆轻,失眠依旧。前方加枸杞子 30 g、炒酸枣仁 30 g、五味子 10 g,14 剂,水煎服,日服 2 次。

三诊(2011 年 4 月 17 日):药后睡眠转好。苔薄白,舌暗红,脉弦滑。血压 135/90 mmHg。上方继付巩固治疗。

【按】高血压的病症与心的病症是密切相关的,多与"心主血脉""心主神明"的功能失常有关。故患者常表现有头晕、烦躁、失眠的症候。本例患者选用天麻钩藤饮加减,方中生石决明平肝潜阳,重镇安神;夜交藤祛风通络,养血安神;茯神健脾利水,宁心安神;丹参活血养血,清心安神;炒酸枣仁养肝宁心,养血安神;五味子补肾固涩,宁心安神。炒栀子、黄芩苦寒清火,生地黄、知母养阴清火,亦有安神之用。桑寄生、女贞子、枸杞子滋阴补肾。诸药相合共奏交通心肾。天麻、钩藤、菊花清肝平肝。半夏、泽泻化痰降浊。怀牛膝补益肝肾,引火下行。

(章天寿)

慢性心功能衰竭

心衰一证多属于心肾阳虚,痰饮水湿之邪内舍于心,致使心脉痹阻而然。其病位在心,但与肺、脾、肝、肾紧密相关。心气不足,心血瘀阻,则诸脏失养,肺气不宣,则呼吸困难,咳喘难卧;肝失疏泄,则见胁下癥块,肌肤黄染;脾失健运,则腹胀纳呆;肾失开阖,则尿少、浮肿。病本虽属心肾阳虚,而"脾者土也,治中央,常以四时长四脏"。《景岳全书》亦云:"脾为土脏灌溉四旁,是以五脏中皆有脾气,而脾胃中亦有五脏之气,此其互为使……故善治脾者,能调五脏,即所以治脾胃也。"在温补心肾阳气同时,非常重视脾阳的温补与兼护,认为脾位居中焦,通连上下,心肾相交,平衡而安。若病偏心肺常选用苓桂术甘汤(茯苓、桂枝、白术、甘草)加干姜、红参、黄芪健脾益气,温阳化饮。若病偏肝肾常选用真武汤(茯苓、炒白术、炮附子、生姜、炒白芍)加干姜、淫羊藿补益肝肾,温阳利水。

【案例】

夏某,女,80 岁。2009 年 12 月 6 日初诊。

[主诉] 胸闷、心慌数十年。

[病史] 患者素有高血压心脏病病史数十年,近年来时常出现颜面及下肢浮肿,心悸,气短,动则喘甚,夜尿多,全身乏力,畏寒肢冷。

[检查] 苔薄白舌淡黯水滑,脉微代。

[西医诊断] 慢性心功能衰竭。

[中医诊断] 心悸,胸痹,水肿。

[辨证] 心阳不足,水湿内停;肾阳亏虚,气化不利。

[治则] 温阳利水化饮,补肾,养血活血。

[方药] 真武汤合苓桂术甘汤加减。

茯苓 30 g	桂枝 30 g	炒白术 15 g	炙甘草 10 g
炒白芍 15 g	生姜 15 g	红参 10 g	炮附子(先煎)15 g
生黄芪 30 g	泽泻 15 g	淫羊藿 20 g	当归 15 g

14 剂,水煎服,日服 2 次。

二诊(2010 年 5 月 16 日):患者颜面及下肢浮肿渐消。心悸,气短为甚,舌脉同前。此心阳不足,水湿泛滥。前方加五味子 10 g、麦冬 20 g,14 剂,水煎服,日服 2 次。

三诊(2010 年 6 月 6 日):患者自觉症状缓解,继续按前法前方治疗。

【按】心衰水肿,如无热象,则可选用真武汤温肾阳加苓桂术甘汤温心阳,上可强心,下可利水。本例患者心阳不足,水湿内停,肾阳亏虚,气化不利。故出现颜面下肢浮肿,心悸,气短,动则喘甚,夜尿多等症候。仲景云:"病痰饮者,当以温药和之。"所以选用真武汤(茯苓、炒白术、炮附子、生姜、炒白芍)温阳利水,以及用苓桂术甘汤(茯苓、桂枝、白术、甘草)温阳化饮。共奏温补心肾虚衰之阳气,利水化湿以治本。配用红参、黄芪益气强心,淫羊藿温阳补肾。泽泻利水祛湿。当归养血活血。复诊时加用五味子、麦冬与红参合用组成生脉散以益气生津以防温燥伤津。

(章天寿)

肥厚性心肌病

【案例】

张某,女,69 岁。2009 年 10 月 27 日初诊。

[主诉] 心悸胸闷数年。

[病史] 患者在多家医院检查心脏彩超显示左心室肥厚。多年来患者经常出现心悸胸闷,呼吸困难,头晕,伴四肢颤抖,全身乏力,动则加甚。

[检查] 苔薄白,脉缓。

[西医诊断] 肥厚性心肌病。

[中医诊断] 心悸。

[辨证] 心阳不振,瘀浊蕴滞。

［治则］益气通脉,化瘀利水。

［方药］苓桂术甘汤合生脉散加减。

桂枝 20 g	茯苓 30 g	炒白术 15 g	炙甘草 10 g
红参 10 g	麦冬 20 g	五味子 10 g	丹参 20 g
炒白芍 20 g	当归 15 g	车前子(包)20 g	生龙骨(先煎)30 g
泽泻 20 g	降香 10 g	川芎 10 g	生黄芪 30 g
炒麦芽 20 g	焦山楂 20 g	神曲 20 g	生牡蛎(先煎)30 g

5 剂,水煎服,日服 2 次。

二诊(2009 年 11 月 18 日):心率 60 次／分,律齐,心悸胸闷皆轻,刻下胃脘痞胀,咽干,尿少。苔薄白,脉缓。

桂枝 15 g	炒白术 15 g	茯苓 30 g	炙甘草 10 g
太子参 30 g	麦冬 30 g	五味子 10 g	火麻仁 30 g
当归 15 g	丹参 20 g	降香 10 g	全瓜蒌 10 g
川芎 15 g	生黄芪 20 g	车前子 30 g	泽泻 20 g
生地黄 15 g	炒枳实 10 g	炒麦芽 20 g	焦山楂 20 g
神曲 20 g			

10 剂,水煎服,日服 2 次。

三诊(2009 年 12 月 20 日):心悸胸闷,胃脘痞胀好转。苔薄白,脉缓。原方加柏子仁 10 g、生牡蛎(先煎)30 g,10 剂,水煎服,日服 2 次。

【按】肥厚性心肌病多是由于心阳不振、瘀浊蕴滞而然。故治宜温阳益气以强心固本,化瘀降浊以通脉治标。所以选用苓桂术甘汤(茯苓、桂枝、白术、甘草)温阳化饮,合用生脉散(红参、麦冬、五味子)益气生津共奏温补心阳之气,兼利水化湿。配用太子参、黄芪增强补气利水之功,配用车前子、泽泻以助化浊利水之力。丹参养心化瘀,当归养血活血,川芎行气化瘀,共奏活血祛瘀之用。伍以降香、枳实行气宽胸以助化瘀利水,兼防气滞。炒麦芽、焦山楂、神曲健脾和胃以助药物吸收。龙骨、牡蛎以重镇安神,火麻仁养心宁神。

（章天寿）

冠 心 病

【案例】

陈某,男,71 岁。2011 年 6 月 24 日初诊。

［主诉］心前区胸闷痛,病程多年,反复发作。

［病史］患者患有高血压、高血脂病史多年,病情反复无常。近几年来经常出现胸闷心悸,时有心前区疼痛,两踝关节浮肿,痰多而白。

［检查］苔白腻,脉参差不齐。

[西医诊断] 冠心病。

[中医诊断] 胸痹。

[辨证] 痰瘀阻滞,心阳不振。

[治则] 温通心阳,补益心气,活血化瘀,行气止痛。

[方药] 瓜蒌薤白半夏汤合丹参饮。

桂枝 20 g	全瓜蒌 20 g	薤白 15 g	姜半夏 15 g
丹参 20 g	檀香 10 g	生黄芪 20 g	红参 10 g
茯苓 20 g	泽泻 15 g	橘红 10 g	川芎 15 g
五味子 10 g	炒苍术 15 g	炒白术 15 g	车前子(包)20 g

7 剂,水煎服,日服 2 次。

二诊(2011 年 7 月 3 日):心悸、踝肿皆消,前方加干姜 10 g,7 剂,水煎服,日服 2 次。

三诊(2011 年 7 月 10 日):患者自觉药后轻松。胸闷疼未见发作。效不更方。上方继续服用治疗。

【按】冠心病多由于痰瘀阻滞心脉,心阳之气受抑而然。正如张仲景所云"阳微阴弦"的病机。故选用瓜蒌薤白半夏汤(全瓜蒌、薤白、半夏、白酒)加生黄芪、红参温通心阳,补益心气。合用丹参饮中丹参、檀香加川芎活血化瘀,行气止痛。苍术、白术、茯苓、橘红化痰降浊,泽泻、车前子清利水湿以减轻心脏负荷。复诊时加干姜以加强温通心阳。

(章天寿)

扩张型心肌病

【案例】

龚某,男,42 岁。2010 年 12 月 15 日初诊。

[主诉] 心悸 2 月余,近期加重。

[病史] 患者 20 岁时患病毒性心肌炎,未治愈,遇劳累时感觉气喘,心慌。3 年前被诊断为扩张性心肌病。刻下:面色萎黄,眩晕,四肢欠温,动则心悸怔忡,心胸憋闷,自汗,畏寒,端坐呼吸,气短,渴不欲饮,小便短少,时有恶心,便溏,腹胀,下肢微肿,易感冒。

[检查] 心电图检查:① 右束支传导阻滞。② ST - T 改变。③ 左心室高电压,左房肥大。④ 各导联低电压。⑤ 心律失常。X 线检查:左心室扩大,右心室扩大。心功能Ⅳ级,伴肺部感染。苔白厚腻,舌暗红,脉沉迟结代。

[西医诊断] 扩张型心肌病。

[中医诊断] 心悸。

[辨证] 心阳衰微,水气凌心。

[治则] 益气回阳,温阳化气,利水渗湿,行水泄浊。

[方药] 参附汤合已椒苈黄丸加减。

红参 20 g	干姜 30 g	炙甘草 10 g	炮附子(先煎)30 g
桂枝 30 g	茯苓 60 g	防己 10 g	川椒目 10 g
焦大黄 10 g	炒苍术 20 g	炒白术 20 g	葶苈子(包)10 g
泽泻 30 g	猪苓 30 g	丹参 30 g	车前子(包)30 g
生姜 20 g	当归 15 g	生黄芪 30 g	大枣 7 枚

7 剂,水煎服,日服 2 次。

二诊(2010 年 12 月 23 日):自诉心悸气短症状明显减轻,下肢浮肿已消,四肢温暖,自觉周身气力增加,舌苔白腻,舌质稍红,脉沉弱。药中病机,效果明显,守原方继服 7 剂,水煎服,日服 2 次,以固疗效。

【按】扩张型心肌病是一种原因未明的原发性心肌疾病。疗效不理想,病死率较高。综合患者临床症状,辨证当系心阳衰微,脾肾元阳亏虚,水气凌心,阴寒内盛。治则应当益气回阳,温阳化气,利水渗湿,行水泄浊。方用参附汤(红参、炮附子)益气固脱回阳,培补根本;合用五苓散(桂枝、茯苓、炒白术、泽泻、猪苓)合车前子利水渗湿,温阳化气,减轻心负荷量,有利于温阳强心;复加已椒苈黄丸(防己、椒目、葶苈子、焦大黄)行水泄浊。三方合用,再加炙甘草、黄芪益气补脾行水;干姜温脾助阳;患者阳气衰微,气虚必致血瘀,故用当归、丹参养血活血祛瘀,畅通脉道,促进血行;炒苍术燥湿健脾,使阳气得以振奋,阴霾自然消散,结代之脉得以平复。

本案患者"脉结代",《伤寒论》中有名方炙甘草汤治疗"脉结代",但张氏用参附汤、五苓散、已椒苈黄丸三方合用加减治疗脉结代,可谓是对此"证"的新探索。张氏认为炙甘草汤证阴阳两虚,故重用生地黄滋阴,然脉结代之证并非阴虚一端也。究其脉结代之理,实因脉管时有痉挛,气血失于通利,不能相续所致,而脉管痉挛除有阴血不足,不能濡养外,阳虚饮停也常可见。此证一派阳虚,水饮停滞之征,确非炙甘草汤可缓。故宗"治病求本"原则,守经方但不拘于经方,用参附汤、五苓散温阳利水,阳复水去,已椒苈黄丸行水泄浊,脉道无饮内阻,自然血行通畅;气血通利,脉来连续,结代可愈。

(牛忠军)

雷 诺 病

【案例】

朱某,女,48 岁。2010 年 3 月 21 日初诊。

[主诉] 四肢厥冷伴两手紫僵加重 2 日。

[病史] 患者患雷诺病多年。长期四肢冰冷,两手发紫,手指僵硬,近两日加重,伴自汗(动辄汗如雨下)口渴,面无血色,口唇无华,四肢轻微颤抖,乏力疲倦,头晕,畏寒。

[检查] 四肢不温,舌淡,苔薄白,脉沉细迟。

[西医诊断]雷诺病。

[中医诊断]脉痹,厥证(寒厥)。

[辨证]血虚寒厥。

[治则]养血通脉,温经散寒,益气温阳,调和营卫。

[方药]当归四逆汤合黄芪桂枝五物汤加减。

当归 30 g	赤芍 30 g	炒白芍 30 g	细辛 3 g
通草 10 g	生黄芪 30 g	桂枝 30 g	炮附子(先煎)15 g
片姜黄 10 g	生姜 15 g		

14 剂,水煎服,日服 2 次。

二诊(2010 年 4 月 11 日):服药后,患者自述四肢发凉明显好转,自汗有所减轻,手指僵硬改善,舌淡,苔薄白,脉沉。原方继服。14 剂,水煎服,日服 2 次。

【按】本案西医诊断为雷诺病,为血管神经功能紊乱所引起的肢端小动脉痉挛性疾病,以肢端色紫麻木,遇寒加剧为主症。《素问·厥论》曰:"阳气衰于下,则为寒厥……寒厥之为寒也,必从五指而上于膝……"《伤寒论》论厥,主要以手足逆冷为主,故《伤寒明理论》曰:"伤寒厥者,何以明之?厥者,冷也,甚于四逆也。"这些论述,都从病因和临床症状方面对本病予以阐述。本案患者有两手紫僵冰冷,伴自汗、脉沉细迟的症状。为素体血虚,复因寒邪凝滞,气血运行不畅,两手失于温养所致。自汗属气虚,营卫不和。气损及阳,阳虚生寒,阳气不能温煦四末,经脉遇寒则气凝血瘀。正如《素问·举痛论》曰:"寒气入经而稽迟,泣而不行,客于脉外则血少,客于脉中则气不通。"针对病机,张氏以温经散寒、活血通络、益气温阳、调和营卫之法,仿仲景当归四逆汤(当归、桂枝、芍药、细辛、通草)证进治,温经散寒,养血通脉;并根据肢端色紫、寒冷加剧、寒凝瘀滞深重的特点,配合黄芪桂枝五物汤(黄芪、桂枝、白芍、生姜)加减,益气温经,和血通痹;更加炮附子、片姜黄、赤芍等温阳活血通络之品,共见温通血脉、调和营卫之效。

(牛忠军)

大隐静脉炎

【案例】

权某,女,28 岁。2008 年 11 月 6 日初诊。

[主诉]入夜发热伴自汗畏寒 1 日。

[病史]原罹大隐静脉炎,刻下强行停掉激素后入夜发热,自汗,口干,恶热畏寒,胸痛背痛,嗳气恶心,五心烦热,语音低微,少气懒言,体倦乏力,头晕,食欲不振,烦躁。

[检查]体温:38.5℃。舌红,少苔,脉细数。

[西医诊断]大隐静脉炎。

[中医诊断]脉痹,恶脉。

［辨证］气阴两虚。

［治则］益气养阴,清热除湿。

［方药］青蒿鳖甲汤加减。

生黄芪 30 g	生地黄 20 g	秦艽 15 g	制鳖甲(先煎)15 g
地骨皮 30 g	柴胡 10 g	青蒿 30 g	当归 20 g
知母 20 g	制乌梅 20 g	金银花 30 g	连翘 20 g
威灵仙 20 g	赤芍 20 g	炒白芍 20 g	桂枝 20 g
乌药 15 g	炒枳壳 15 g	炒枳实 15 g	太子参 30 g
麦冬 20 g	丹皮 15 g		

14 剂,水煎服,日服 2 次。

二诊(2008 年 11 月 17 日):仍有低热,背痛,畏寒,伴恶心腹泻。舌红,苔白,脉细数。原证又现中焦湿浊内蕴,守原法,佐以健脾化气,行气化湿。

生黄芪 30 g	柴胡 15 g	炒黄芩 15 g	党参 30 g
炒苍术 15 g	炒白术 15 g	姜半夏 15 g	青蒿 30 g
地骨皮 20 g	威灵仙 30 g	丹皮 15 g	生地黄 15 g
秦艽 15 g	当归 15 g	知母 20 g	生牡蛎(先煎)30 g
制乌梅 20 g	白芷 15 g	白薇 10 g	防风 15 g
生姜 15 g			

10 剂,水煎服,日服 2 次。

三诊(2008 年 12 月 6 日):入夜低热已退,刻下胃痛胃胀,嗳气怕凉,舌淡,苔薄黄,脉细弱。

生黄芪 30 g	党参 15 g	桂枝 15 g	炒白芍 30 g
炒苍术 15 g	乌药 15 g	姜半夏 15 g	炒黄芩 15 g
柴胡 10 g	威灵仙 20 g	当归 15 g	知母 20 g
生薏苡仁 30 g	防风 15 g	青蒿 30 g	生牡蛎(先煎)30 g
地骨皮 20 g	白薇 15 g	生地黄 15 g	甘松 10 g
制香附 15 g			

10 剂,水煎服,日服 2 次。

四诊(2009 年 2 月 3 日):低热已退,下肢软弱无力,经期腹痛,腰痛,舌淡,苔薄,脉细。守 11 月 17 日方加杜仲 15 g、益母草 15 g,10 剂,水煎服,日服 2 次。

五诊(2009 年 3 月 3 日):激素停用半年后,经中药调整,低热已退。现症见乏力,背部隐痛、酸沉,盗汗,畏寒畏风,舌淡,苔薄白,脉细弱。

桂枝 20 g	炒白芍 20 g	炙黄芪 30 g	炙甘草 10 g
党参 20 g	生地黄 20 g	威灵仙 30 g	秦艽 15 g
地骨皮 10 g	柴胡 10 g	青蒿 15 g	当归 15 g
知母 20 g	生姜 15 g	大枣 10 g	丹皮 20 g

丹参 20 g

10 剂，水煎服，日服 2 次。

【按】患者因患大隐静脉炎经用激素治疗，激素停用后出现入夜低热、自汗、胸背疼痛、五心烦热来张氏处首诊，经辨病属于中医"内伤发热"范畴，究其原因，实为使用激素后，伤及体阴，阴液耗伤，余邪深伏阴分未去。人体卫阳之气，日行于表，而夜入于里。阴分本有伏热，阳气入阴则助长邪热，两阳相加，阴不制阳，故入夜身热。阴虚生内热，并伴有湿热夹杂，气阴两虚，故有自汗，恶热畏寒。舌红少苔，脉象细数皆为阴虚有热之候。治疗当以益气养阴，清热除湿为法，方用青蒿鳖甲汤（青蒿、鳖甲、生地黄、知母、丹皮）为主方养阴透热。因本证为阴虚邪伏，若纯用滋阴，则滋腻恋邪；若单用苦寒，则又有化燥伤阴之弊。必须养阴与透邪并进。鳖甲咸寒，直入阴分，滋阴退热，入络搜邪；青蒿苦辛而寒，其气芳香，清中有透散之力，清热透络，引邪外出。两药相配，滋阴清热，内清外透，使阴分伏热有外达之机。即如吴瑭自释："此方有先入后出之妙，青蒿不能直入阴分，有鳖甲领之入也；鳖甲不能独出阳分，有青蒿领之出也。"生地黄甘寒，滋阴凉血；知母苦寒质润，滋阴降火，丹皮辛苦性凉，泄血中伏火，以助青蒿清透阴分伏热。另加生黄芪、太子参、麦冬益气养阴；地骨皮、柴胡以清虚热；金银花、连翘、赤芍清气分血分邪热；乌药、枳壳、枳实理气除湿；桂枝温阳通络；威灵仙除湿止痛；当归养血活血；乌梅、白芍养阴敛阴。

二诊时，患者低热仍现，背痛，畏寒，舌红，说明患者气阴两虚，阴虚有热病机尤在，同时伴有恶心腹泻，此仍中焦湿浊内蕴，当应佐以健脾益气，行气化湿之品，故在原方的基础上，加黄芩、白薇清虚热；用炒苍术、白术、半夏健脾益气除湿；白芷、防风以散风寒之邪；党参易太子参以增强补气之功；牡蛎易制鳖甲以减少患者治疗费用。同时减去金银花、连翘、赤芍，以防苦寒药物伐伤脾胃，耗气伤阴。弃用乌药、枳壳、枳实以防行气伤阴，弃用白芍、麦冬虑其碍湿，弃用桂枝虑其温热伤阴。

三诊时，患者低热已退，临床主要表现胃痛胃胀，嗳气怕凉，舌淡，苔薄，脉细，此乃中焦虚寒，湿邪停滞，当益气温中，理气化湿，兼顾养阴透热。由于患者基本病机未变，故在原方的基础上，加用乌药、香附、甘松行气止痛；桂枝、薏苡仁温中健脾化湿；炒白芍缓急止痛，与桂枝配合调合营卫。减去炒白术、白芷以虑其伤阴；弃用乌梅虑其恋湿；由于低热已退，故减去丹皮、秦艽。

四诊时，患者诸症已去，时感痛经伴腰痛，此仍肾虚，冲任气滞，故在二诊药方的基础上加用杜仲以补肾强腰，益母草以理气活血止痛，以巩固疗效。

在五诊中，患者经治疗，低热已退，为防病症复发，当应益气养阴，调和营卫以固其疗效。故用黄芪桂枝五物汤益气调和营卫，兼顾滋阴清热，从而收到明显效果。综观张氏遣方用药特点是滋清兼备、标本兼顾、清中有透，养阴而不恋邪，祛邪而不伤正，阴复邪去而热退。

（牛忠军）

反流性食管炎

【案一】

曹某,男,33 岁。2011 年 10 月 19 日初诊。

[主诉] 胃脘胸骨后嘈杂、泛酸、烧心 2 日。

[病史] 原罹慢性胃炎、反流性食管炎,现感胃脘及胸骨后嘈杂、泛酸、烧心,受凉加重,不思饮食,遇烦恼则症状加重,喜嗳气,胸闷痞满。口渴口干口苦,渴不欲多饮,纳呆恶心,小便黄,大便不畅,便溏黏附便池不易冲走。

[检查] 胃镜:反流性食管炎。舌红,苔薄黄,脉弦。

[西医诊断] 反流性食管炎。

[中医诊断] 胃痛,吐酸,嘈杂。

[辨证] 肝胃郁火,挟脾虚湿热。

[治则] 清肝泻火,疏肝理气,健脾化湿。

[方药] 四逆散合左金丸加减。

柴胡 10 g	炒枳实 10 g	炒白芍 10 g	清半夏 15 g
炒黄连 10 g	炒吴茱萸 6 g	浙贝母 15 g	炒栀子 15 g
蒲公英 30 g	党参 15 g	炒苍术 15 g	制厚朴 10 g
干姜 10 g	炙甘草 10 g		

7 剂,水煎服,日服 2 次。

二诊(2011 年 12 月 11 日):胃脘胸骨后嘈杂、泛酸、烧心感觉明显好转,但仍感胃脘隐痛,腹胀,舌暗红,苔薄黄,脉弦细,前方加石斛 20 g、炒枳壳 15 g、莪术 10 g,再进 7 剂。

【案二】

陈某,女,40 岁。2011 年 12 月 21 日初诊。

[主诉] 胃脘不适,胸骨后隐痛 3 日。

[病史] 自诉胃脘不适,嗳气,泛酸,胸骨后隐痛,怕冷,喜热食,时有胃痛隐隐,喜温喜按,泛吐清水,神疲纳呆,食后脘胀,便溏,四肢倦怠,手足不温。

[检查] 胃镜:反流性食管炎 LA－B。慢性浅表性胃炎。舌淡,苔薄白,脉细弱。

[西医诊断] 反流性食管炎,慢性浅表性胃炎。

[中医诊断] 胃痛,吐酸,嘈杂。

[辨证] 中焦虚寒。

[治则] 温中健脾,降逆和胃。

[方药] 旋覆代赭汤合左金丸加减。

党参 15 g	炒白术 15 g	茯苓 15 g	干姜 20 g
姜半夏 15 g	陈皮 10 g	炙甘草 10 g	旋覆花(包)10 g
炒吴茱萸 3 g	炒黄连 6 g	草豆蔻 10 g	代赭石(先煎)30 g

7剂,水煎服,日服2次。

二诊(2012年5月9日):服药后,患者自述嗳气,怕冷减轻,手足发凉改善,精神状态较服药前好转明显,现仍感胃痛牵及后背,畏寒泛酸,舌淡,苔薄白,脉沉细。

党参 15 g	茯苓 15 g	炒白术 15 g	干姜 20 g
桂枝 20 g	炒白芍 30 g	乌药 15 g	薤白 10 g
炒枳实 10 g	炙甘草 10 g		

7剂,水煎服,日服2次。

三诊(2012年5月17日):胃痛已止,仍有胀满口苦,舌淡,苔白厚腻,脉滑。前方加莪术10 g、炒黄芩10 g、姜半夏10 g、炒黄连10 g、制厚朴10 g,再进7剂。

【案三】

韩某,女,48岁。2012年8月19日初诊。

[主诉]胃脘胀痛,吞酸3日。

[病史]自诉胃脘胀痛,胁肋胀痛,情绪不好胀重加重,吞酸,嗳气,易怒,胃脘怕冷喜暖,晨起泛吐清水,神疲乏力,四肢倦怠,大便溏薄。

[检查]胃镜:反流性食管炎,慢性浅表性胃炎,十二指肠球部息肉。舌淡,苔薄黄,脉弦。

[西医诊断]反流性食管炎,慢性浅表性胃炎,十二指肠球炎。

[中医诊断]胃痛,吐酸,嘈杂。

[辨证]肝胃气滞,中焦虚寒。

[治则]疏肝理气,温中祛寒,和胃。

[方药]四君子汤、香乌散合手拈散加减。

党参 15 g	炒白术 15 g	茯苓 10 g	乌药 15 g
制香附 15 g	干姜 15 g	制没药 6 g	五灵脂 10 g
草果 10 g	制厚朴 15 g	枳壳 15 g	青皮 10 g
陈皮 10 g	蒲公英 20 g	炙甘草 10 g	

7剂,水煎服,日服2次。

二诊(2012年8月26日):服药后,吞酸、嗳气症状改善,大便已成形,已不泛吐清水,精神状态改善。胃脘胀痛缓解,但还时有疼痛,舌淡苔薄,脉弦。原方加甘松10 g、威灵仙15 g,再进7剂。

三诊(2012年10月21日):胃痛渐止,仍有烦躁,胃脘畏寒喜暖,舌淡苔薄,脉沉弦迟。8月26日方加炮姜15 g、郁金10 g,再进14剂。

【按】3例验案,均为内镜检查诊断为"反流性食管炎",属中医"胃痛""吐酸""嘈杂"等病范畴。张氏认为,此类病证多为肝郁气滞、中焦虚寒、肝胃不和、气滞血瘀。胃脘痛、吞酸、烧心、反流是本病最常见的症状。

案一:辨证当属肝胃郁火,挟脾虚湿热,治则当清肝泻火,疏肝理气,健脾化湿。选方四逆散合左金丸加减。四逆散(柴胡、芍药、枳实、炙甘草)透邪解郁,疏肝理脾,使邪去郁解,气血调畅,清阳得升。左金丸(黄连、吴茱萸)清肝泻火,降逆止呕,直击肝火犯胃,两方合用,使肝火得清,肝气得疏,肝胃调和。同时加用党参健脾益气以补脾虚;浙贝母、炒栀子、蒲公英以清热化湿;炒苍术、厚朴理气化湿,配用干姜温中化湿,取"湿得温则化"之理。患者二诊时,诸症均已减轻,仍感胃脘隐痛,此为胃阴不足,故用石斛养胃阴,加用枳壳,以助理气化湿,消除腹胀,用莪术以理气化瘀止痛,诸药合用,据机施治,取得理想效果。

案二:综合患者临床症状,辨证当属中焦虚寒,胃气上逆,治则宜温中健脾,降逆和胃。以旋覆代赭汤(旋覆花、党参、代赭石、半夏、炙甘草)、左金丸(炒黄连、炒吴茱萸)为主方加减。旋覆代赭汤降逆化痰,益气和胃,主治胃虚痰阻引起的诸症,如胃脘不适、嗳气;左金丸清泻肝火,降逆止呕,主治肝火犯胃引起的泛酸;加用白术、茯苓、干姜、草豆蔻,以温中焦虚寒,健脾益气,针对病机,处方遣药。二诊时,患者中焦虚寒诸症较突出,治则应作调整,以温中阳为主,拟方四君子汤(党参、白术、茯苓、炙甘草)健脾益气,气不补,阳不升。配干姜、桂枝温中行阳通络;乌药、薤白、枳实理气通阳散结;白芍敛阴止痛。患者三诊时,临床诸症均减,仍感口苦胀满,此乃中焦湿热蕴结,当应清热化湿理气除胀,治疗上在原方的基础上加用半夏、黄芩、黄连、厚朴清热化湿理气;用莪术行气止痛。诸药合用,疗效颇好。

案三:四诊患者病情,辨证为肝胃气滞,中焦虚寒。当宜疏肝理气,温中祛寒和胃为法。拟方四君子汤(党参、白术、茯苓、炙甘草)、香乌散(香附、乌药)、手拈散(草果、延胡索、五灵脂、没药)加减。四君子汤健脾益气,以补中焦脾气虚弱;香乌散疏肝理气,调畅气机,缓急平怒,和胃止痛;手拈散温中祛寒,活血化瘀,理气止痛,以消胃脘胀痛。再配干姜温中助阳;制厚朴、枳壳、青皮、陈皮调理肝脾气机;蒲公英清热解毒,消肿散结,与活血化瘀药合用,以消十二指肠息肉。针对病机,理法方药,有的放矢。二诊时,患者胃脘胀痛时有,审证病机未变,原方加甘松以理气止痛,加威灵仙通络止痛,以加强止痛效果。三诊时,患者出现烦躁,应为肝郁气滞,故加郁金行气解郁,活血止痛,以除烦躁。患者感觉胃脘畏寒喜暖,实为中焦虚寒较甚,故加炮姜以温中止痛,以巩固疗效。

上述病例,胃镜均提示为"反流性食管炎",然中医辨证,病机不同,理法方药也各有不同。张氏在临床中,善于辨证,从共性中辨别个性差异,随机应变,证准方精,故多取得满意效果。

(牛忠军)

食管癌术后

【案一】

孙某,男,58岁。2010年4月21日初诊。

[主诉] 吞咽困难2周。

[病史] 食管癌术后 4 年,复查基本正常。近 2 周来症见口干苦,入夜为甚,吞咽困难,胸膈痞满,嗳气呃逆,咽燥,心烦,不欲食,气短乏力,自汗,大便干硬,面色黧黑,肌肤枯燥,形体消瘦,易感冒。

[检查] 舌红,苔薄黄,脉细弱。

[西医诊断] 食管癌术后。

[中医诊断] 噎膈。

[辨证] 气阴两亏,痰瘀互结。

[治则] 益气养阴,清热化瘀,软坚化痰。

[方药]

生黄芪 20 g	太子参 30 g	麦冬 20 g	石斛 20 g
炒黄连 15 g	莪术 10 g	白花蛇舌草 30 g	蜀羊泉 30 g
半枝莲 20 g	蒲公英 30 g	浙贝母 20 g	生牡蛎(先煎)30 g
黑玄参 30 g	郁金 15 g	丹参 30 g	北沙参 20 g
清半夏 15 g	三七粉 10 g		

20 剂,水煎服,日服 2 次。

二诊(2010 年 5 月 20 日):药后症轻,吞咽明显好转,伴眠差,舌淡红,苔薄黄,脉细弱。宜前方加知母 20 g、连翘 20 g、天花粉 30 g、生地黄 30 g,再进 20 剂。

【案二】

王某,男,77 岁。2011 年 1 月 23 日初诊。

[主诉] 吞咽困难周余。

[病史] 食管癌术后,放疗后,现感食管狭窄,吞咽困难,时干咳,口渴欲饮,似饥而不欲食,心烦,消瘦乏力,肌肤干枯,眠差,大便干,小便少,尿黄。

[检查] 舌红,苔薄白少津,脉细弱。

[西医诊断] 食管癌术后。

[中医诊断] 噎膈。

[辨证] 胃阴亏虚,痰瘀互结。

[治则] 养胃阴,生津液,化痰瘀。

[方药]

西洋参 10 g	麦冬 30 g	南沙参 30 g	北沙参 30 g
清半夏 15 g	黄药子 10 g	山慈姑 15 g	白花蛇舌草 30 g
石见穿 20 g	生甘草 10 g	石斛 30 g	威灵仙 20 g
黑玄参 30 g	浙贝母 15 g	灵芝 15 g	生白芍 15 g

14 剂,水煎服,日服 2 次。

二诊(2011 年 2 月 13 日):药后口渴,吞咽困难改善,偶尔还有干咳,心烦减轻,惟二目昏花,舌淡红,苔薄白少津,脉细弱。前方去黄药子,加枸杞子 30 g,菊花 10 g,再进 14 剂。

三诊(2011 年 3 月 20 日):药后口渴感觉消失,吞咽困难改善明显,已不干咳,睡眠好转,舌淡,苔薄,脉细。原方继服,再进 30 剂。

四诊(2011 年 5 月 1 日):吞咽已舒,下肢沉重,舌质淡,苔薄黄腻略燥,脉细。原方加生黄芪 30 g,再进 14 剂。

五诊(2011 年 6 月 10 日):食道癌术后近 1 年,刻下吞咽正常,近因受凉,咳嗽复发,痰黄,苔薄腻,脉弦。拟方如下。

黑玄参 30 g	浙贝母 15 g	麦冬 20 g	白花蛇舌草 30 g
石见穿 20 g	山慈姑 15 g	冬凌草 30 g	生牡蛎(先煎)30 g
石斛 20 g	北沙参 15 g	清半夏 15 g	党参 15 g
炒白术 15 g	茯苓 20 g	生薏苡仁 30 g	灵芝 15 g

30 剂,水煎服,日服 2 次。

【按】 食管癌属于中医"噎膈"范畴,噎膈的形成,《黄帝内经》首先指出与精神因素有关。如《素问·通评虚实论》:"隔塞闭绝,上下不通,则暴忧之病也。"《证治汇补》:"尚见多郁之人,气结胸臆,聚而成痰,胶固上焦,通络狭窄,不能宽转,又或好色之徒,湿中生化,火复生痰,痰火交煎,胶结不开,阻塞清道,渐觉涩痛。"《景岳全书》:"噎膈一症,必以忧愁思虑,积劳积郁,或酒色过度,损伤而成。"上述论述,均指出该病的病因病机。噎膈乃痰气交结,阴液亏涸,与气郁酒色有关;阳气衰弱也是致病的因素。噎膈的病位在食道,属胃所主,与肝、脾、肾三脏有关,津液干涸是其基本病机。肿瘤术后,气阴已伤,或经放疗、化疗之后,胃阴暗耗,瘀毒虽有减轻,但正气受伤较重,究其病机,气阴两虚,瘀毒犹在,治当益气养阴,解郁化痰,化瘀散结,标本同治,才能收效。

案一:辨患者证属气阴两伤,郁火内炽,痰瘀内结。方用黄芪、太子参、麦冬、石斛、黑玄参、北沙参益气养阴,半夏、浙贝母清热化痰,牡蛎软坚散结,潜阳补阴;莪术、郁金、三七粉化瘀散结;白花蛇舌草、蜀羊泉、半枝莲、蒲公英祛瘀伐毒,抑制毒瘤。二诊时,临床症状有较大改善,仅感觉睡眠不好,在原方的基础上,加用知母、连翘、天花粉、生地黄清热生津宁心,改善睡眠,巩固疗效。

案二:综合诸证,辨证属胃阴不足,津液亏虚,痰瘀浊毒互结。宜养胃阴,生津液,化痰瘀。方用西洋参、灵芝、生甘草、麦冬、南沙参、北沙参、石斛、黑玄参、白芍,益气养阴,顺应"胃喜柔润"的生理特性;半夏、浙贝母清化痰热,黄药子、山慈姑、白花蛇舌草、石见穿解毒散瘀消结;威灵仙通络消膈。诸药合方,共启疗效。二诊时,患者已感症状减轻,惟二目昏花,此乃肝血不足,在原方的基础之上加用枸杞子、菊花,以养肝明目。考虑黄药子毒性较大,久用易耗伤正气,故去之。三诊时,疗效较为显著,守原方继服,以巩固疗效。四诊时,患者吞咽已感顺畅,只是感觉下肢沉重,此乃气虚乏力,原方加黄芪以补气增力。五诊时,患者出现咳嗽、咯痰、痰黄症状,此乃放疗损伤肺阴,痰瘀阻滞胸膈,治则当益气养阴,清热化痰,解毒消结。牡蛎、白花蛇舌草、石见穿、山慈姑解毒散结;黑玄参、麦冬、石斛、北沙参、党参、炒白术、茯苓、薏苡仁、灵芝益气养阴以固本;半夏、浙贝母、冬凌草清热解毒化痰,标本兼顾,全面顾及,疗效可期。

对于癌症术后经化疗的患者,张氏在治疗时,既注重祛邪攻瘤,又重视固本扶正,因为此类患者,多为本虚标实,只有正气存内,才有助祛邪,不可轻视扶正在治疗中的作用。

(牛忠军)

急性胃出血

【案例】

阮某,男,35岁。2009年6月21日初诊。

[主诉]呕吐、吐血1日。

[病史]在大量饮烈酒后,出现呕吐,吐两口血,血色黑,左上腹不适,口干欲含水漱口,胃脘痞满,食欲不振,头晕,四肢倦重。

[检查]舌红,苔少,薄黄,脉数。

[西医诊断]上消化道出血;急性胃炎。

[中医诊断]呕吐,血证(吐血)。

[辨证]湿热灼络。

[治则]凉血止血,清热祛湿。

[方药]清胃散加减。

生地黄30 g	丹皮15 g	炒栀子20 g	升麻10 g
炒黄连10 g	三七10 g	花蕊石30 g	生甘草10 g
仙鹤草30 g	地榆炭15 g	炒白芍20 g	蒲公英30 g
浙贝母15 g	白及20 g		

7剂,水煎服,日服2次。

二诊(2009年7月3日):药后呕吐已止,已不再吐血,左上腹不适感消失,口干症状改善,胃脘仍感痞满,纳差,头晕,四肢倦重,舌淡红,苔少,脉细。前方加党参20 g、山药30 g、焦山楂20 g、炒麦芽20 g、神曲20 g,再进7剂。

【按】急性胃出血,属西医的上消化道出血,中医属"血证(吐血)"范畴。患者因饮烈性酒而致吐血求诊于张氏,张氏认为患者病因清楚,烈酒为湿热之邪,侵灼胃络,胃络受伤,血溢络外,湿热瘀阻,胃气上逆,故致吐血。治当凉血止血,清热祛湿。方以清胃散(生地黄、丹皮、升麻、炒黄连)加减清胃凉血;炒栀子、蒲公英、浙贝母清热化湿;三七、花蕊石、仙鹤草、地榆炭、白及凉血止血。诸药合用,药中病机,患者二诊时临床症状明显好转,故加党参、山药健脾益气,益气摄血;焦山楂、炒麦芽、神曲消食益胃,收效显著。

(牛忠军)

胃多发性黄色瘤

【案例】

王某,男,54岁。2009年10月30日初诊。

[主诉]胃脘痞胀,纳谷不馨加重5日。

[病史]常觉胃脘不舒,后背有扯痛,时有腹痛,食后痛甚,腹胀,纳谷不馨,嘈杂,便溏,神疲乏力,胃脘喜温喜按,形体消瘦,肌肤不润。

[检查]胃镜提示:慢性浅表性胃炎,伴糜烂,为多发性黄色瘤,病理:少量腺体轻度异型增生,少量腺体肠化。舌暗红苔白,脉寸口细涩,关尺皆弱。

[西医诊断]胃多发性黄色瘤,慢性浅表性胃炎。

[中医诊断]痞满,胃脘痛。

[辨证]脾胃虚寒,瘀毒内结。

[治则]健脾益气,温中祛寒,活血化瘀,解毒散结。

[方药]胃痞汤加减。

生黄芪 30 g	蒲公英 30 g	白花蛇舌草 30 g	丹参 30 g
莪术 10 g	党参 20 g	焦山楂 20 g	石斛 20 g
炒苍术 15 g	炒白术 15 g	制厚朴 15 g	干姜 15 g
草豆蔻 10 g	广木香 10 g	砂仁(后下)6 g	制乌梅 20 g
生薏苡仁 30 g			

14 剂,水煎服,日服 2 次。

二诊(2009 年 11 月 13 日):药后腹痛减轻,后背扯痛感明显好转,嘈杂、便溏、精神状态有所改善,仍感胃脘痞胀,食欲不振,伴四肢欠温,舌淡红,苔白,脉细迟。前方加桂枝 20 g、高良姜 10 g、白及 20 g、青皮 10 g、陈皮 10 g,再进 14 剂。

三诊(2009 年 11 月 27 日):大便基本成形,嘈杂继续好转,后背已不痛,仍有胃脘痞胀,纳差,舌淡,苔白腻,脉细弦。宜 10 月 30 日方加三棱 10 g、九香虫 10 g 再进 14 剂。

四诊(2009 年 12 月 11 日):胃胀满,阴天加重,纳差,舌淡,苔白,脉细弦。

生黄芪 30 g	蒲公英 30 g	丹参 30 g	白花蛇舌草 30 g
莪术 10 g	党参 20 g	炒苍术 15 g	炒白术 15 g
干姜 15 g	制厚朴 15 g	陈皮 15 g	石斛 20 g
制乌梅 30 g	焦山楂 30 g	草豆蔻 10 g	砂仁(后下)6 g
广木香 10 g	三棱 10 g	九香虫 10 g	桂枝 20 g

14 剂,水煎服,日服 2 次。

五诊(2010 年 1 月 1 日)前方后胃脘胀满略见减轻,伴心烦易怒,舌淡,苔白,脉细弦。四诊方加郁金 15 g、炒白芍 15 g、制香附 15 g、柴胡 10 g、枳实 15 g,7 剂,水煎服,日服 2 次。

六诊(2010 年 2 月 5 日):心烦易怒症状改善,胃脘痞满,纳差,舌淡红苔薄黄腻,脉弦细。

生黄芪 30 g	蒲公英 30 g	白花蛇舌草 30 g	丹参 30 g
莪术 10 g	党参 15 g	炒苍术 15 g	炒白术 15 g

制乌梅 20 g	石斛 20 g	枳实 15 g	制厚朴 15 g
广木香 10 g	清半夏 10 g	炒黄芩 10 g	干姜 15 g
草豆蔻 10 g	生姜 10 g	焦山楂 30 g	

7剂,水煎服,日服2次。

七诊(2010年2月24日):胃脘胀满明显好转,欲食,舌脉同前。宜原方巩固。再进14剂。

八诊(2010年4月2日):偶有脘腹作胀,舌淡红,苔薄,脉弦。前方制厚朴加至20 g、三棱10 g,再进14剂。

九诊(2010年7月14日):胃镜复查为浅表性胃炎,但胃脘略有胀满,舌淡,苔薄,脉稍弱。

党参 10 g	炒白术 10 g	茯苓 10 g	炙甘草 10 g
广木香 10 g	砂仁(后下)6 g	莪术 10 g	青皮 10 g
当归 15 g	制乌梅 20 g	石斛 20 g	陈皮 10 g
焦山楂 20 g	制厚朴 15 g	淫羊藿 15 g	干姜 15 g
清半夏 15 g	麦冬 20 g		

14剂,水煎服,日服2次。

【按】胃黄色瘤又称胃黄斑瘤或脂质岛,是一种非肿瘤性、反应性瘤样增生性病变,虽未见恶性倾向病例报道,但目前多倾向于为癌前病变。常并发于胃炎等诸多胃部疾患。属于中医"胃痛""痞满"范畴。患者胃镜提示:慢性浅表性胃炎,伴糜烂,多发性黄色瘤,病理报告为少量腺体异型增生,少量腺体肠化。患者西医诊断明确。腺体增生和肠化非每日形成,久病入血,耗伤气血,导致气血虚弱,气滞血瘀,脾失运化,痰浊凝滞;久病入络,气血凝滞,瘀血痰浊蕴结为患。结合患者胃脘痞胀,辨证属脾虚不运,血弱气寒,气血瘀滞,瘀毒内聚。治则应健脾益气,温中祛寒,活血化瘀,解毒散结。方用自拟专治萎缩性胃炎的"胃痞汤"(黄芪、蒲公英、白花蛇舌草、莪术、丹参、党参、焦山楂、石斛)益气健脾,理气化瘀,清热解毒,此方对胃腺体增生和肠化疗效肯定。针对患者脾胃气寒,用干姜、草豆蔻温中祛寒;苍术、白术、厚朴、木香、砂仁、薏苡仁健脾理气,化湿祛油;用乌梅乃针对腺体异型增生、肠化及黄色瘤而用,取其"去死肌、蚀恶肉",正如《神农本草经》言乌梅:"下气,除热烦满,安心,止肢体痛,偏枯不仁,死肌,去青黑痣,蚀恶肉。"可见张氏用药紧扣病机,配合严谨。

二诊时,患者症状已减轻,但虚寒之机较显,在原方基础上加桂枝、高良姜以增强温中祛寒力度,消除患者四肢不温;加青皮、陈皮以助理气行气化湿祛油之力;用白及促进糜烂的胃黏膜愈合。

三诊时,患者胃脘痞胀症状明显,说明气滞湿阻较盛,在一诊方药的基础上加用三棱行血破气,九香虫以理气止痛,以期达到消除胃痞胀满的效果。

四诊时,患者胃胀满,阴天加重,此乃脾阳被阴寒之气所困而致。考虑患者总病机未变,故仍守"胃痞汤"方,加用苍术、白术、陈皮、厚朴、木香、砂仁健脾理气燥湿;桂枝、干姜、草豆蔻温中祛寒化湿。

五诊时,患者症状稍减,但伴心烦易怒,此乃肝气郁结,故加用郁金、白芍、香附、柴胡、枳实以疏肝理气,养肝柔肝。

六诊时,患者胃脘痞满显著,结合舌脉,患者总的病机未变,继续在"胃痞汤"的基础上,随症加减,以温养中州,化浊消痞。

七诊时,药效显著,继续守六诊方巩固疗效。

八诊时,患者偶有腹胀,此为脾胃气滞,由于患者总的病机未变,故在六诊方的基础上,加大厚朴用量,以理气行滞,加用三棱以助行气兼化瘀,加强疗效。

九诊时,经过治疗,患者复检胃镜,提示:胃多发性黄色瘤伴糜烂的病理改变已消失,现仅存在慢性浅表性胃炎,由于患者仍感胃脘部胀满,结合舌脉,辨证属脾胃虚弱,气滞浊停,治当健脾益气,行气化浊。方用香砂六君子汤(党参、茯苓、白术、炙甘草、半夏、青皮、陈皮、木香、砂仁)益气健脾,行气化痰;加用当归、石斛、麦冬以养血滋阴,取其阴中求阳之意;乌梅敛阴敛气;厚朴、莪术、山楂加助行气化瘀之力;干姜温中助化湿浊;淫羊藿培元固本。诸药合用,以期消除脾胃胀满,巩固前方疗效。

(牛忠军)

慢性浅表性胃炎

【案一】

王某,女,47岁。2009年11月29日初诊。

[主诉]纳少,胃脘胀满加重2日。

[病史]素有腹胀,纳少,近因情志不遂,出现症状加重。神疲,胃脘胀痛,进食后上腹部胀痛加重,咽部如有物梗,易怒,烦躁,畏寒,嘈杂,胁肋部时有胀痛,便溏,乏力,眠差。

[检查]胃镜提示:浅表性全胃炎。苔薄白,舌红,脉细弦。

[西医诊断]慢性浅表性胃炎。

[中医诊断]胃脘痛,痞满。

[辨证]肝郁气滞,脾胃虚弱。

[治则]疏肝和胃,健脾益气。

[方药]逍遥散加减。

当归15 g	炒白芍15 g	柴胡10 g	党参20 g
山药30 g	黄精15 g	石斛20 g	广木香10 g
佛手15 g	焦山楂20 g	枸杞子30 g	蒲公英30 g
茯苓15 g	生姜10 g	炒苍术15 g	砂仁(后下)6 g
炒白术15 g	炒麦芽20 g	神曲20 g	

7剂,水煎服,日服2次。

二诊(2009 年 12 月 6 日):症如前述,舌脉无显著变化。原意出入。

党参 10 g	炒白术 10 g	茯苓 10 g	炙甘草 10 g
柴胡 10 g	炒枳实 10 g	制厚朴 10 g	苏梗 15 g
浙贝母 15 g	连翘 20 g	威灵仙 20 g	淫羊藿 20 g
佛手 15 g	枸杞子 30 g	山药 30 g	当归 15 g
炒白芍 15 g	仙鹤草 30 g	焦山楂 20 g	炒麦芽 20 g
神曲 20 g			

14 剂,水煎服,日服 2 次。

三诊(2009 年 12 月 23 日):药后咽中如有物梗已解除,胃脘畏寒,舌淡,苔薄白,脉沉细。前方去仙鹤草,加高良姜 15 g、干姜 15 g,再进 7 剂。

四诊(2009 年 12 月 30 日):痞胀皆消,伴血小板减少,四肢有散在的瘀斑,时有胸闷,舌淡,苔薄白,脉沉细。拟方如下。

党参 10 g	炒白术 10 g	茯苓 10 g	柴胡 10 g
炒枳实 10 g	炒白芍 20 g	熟地黄 20 g	仙鹤草 30 g
炙黄芪 30 g	当归 15 g	佛手 15 g	山茱萸 15 g
山药 30 g	苏梗 10 g	炙甘草 10 g	

7 剂,水煎服,日服 2 次。

【案二】

张某,男,41 岁。2010 年 3 月 15 日初诊。

[主诉]黎明前胃脘胀满疼痛加重 2 日。

[病史]原罹慢性浅表性胃窦炎、十二指肠球炎。刻下:胃脘不适,怕凉,嗳气,胃脘部胀满疼痛,纳差,胃脘部疼痛喜温,口淡乏味,晨起口吐清水,时有恶心,乏力,大便稀溏,小便清长。

[检查]脉弦细,舌淡,苔薄白。

[西医诊断]慢性浅表性胃窦炎,十二指肠球炎。

[中医诊断]胃脘痛,痞满。

[辨证]脾胃虚寒,中焦气滞。

[治则]益气健脾,温中散寒,理气行滞。

[方药]四君子汤合黄芪建中汤加减。

党参 15 g	炒白术 15 g	茯苓 15 g	干姜 15 g
炙黄芪 30 g	炒白芍 20 g	桂枝 15 g	陈皮 10 g
姜半夏 15 g	制厚朴 10 g	佛手 15 g	炙甘草 10 g

7 剂,水煎服,日服 2 次。

二诊(2010 年 3 月 23 日):药后胃脘不适症状减轻,嗳气、恶心、乏力、大便稀溏症状好转,胃脘部胀满疼痛略有改善,纳差,舌淡,苔薄白,脉弦细。原方加乌药 15 g、制香附 15 g,再进 14 剂。

三诊(2010年4月6日)：主诉症状均消失,偶感头痛,舌淡,苔薄,脉稍弦。前方加白芷15g,再进14剂。

【案三】

陈某,男,65岁。2011年9月8日初诊。

[主诉]纳少不欲食,胃隐隐作痛3日。

[病史]胃脘部时有不舒,胃热灼痛,有堵塞感,嘈杂,纳少,不思饮食,似饥不食,恶心,痰多,口干欲饮,手足心热,大便干燥。

[检查]胃镜：浅表性胃炎。舌红,舌干少津,苔薄黄,脉滑细。

[西医诊断]浅表性胃炎。

[中医诊断]胃脘痛,痞满。

[辨证]胃阴不足,痰热内阻,中焦积滞。

[治则]滋养胃阴,清热化痰,消食化滞。

[方药]麦门冬汤加减。

麦冬30g	清半夏15g	党参15g	炙甘草10g
石斛20g	佛手15g	当归15g	生地黄15g
茯苓20g	蒲公英30g	鸡内金20g	制厚朴10g
焦山楂20g	炒麦芽20g	神曲20g	

7剂,水煎服,日服2次。

二诊(2011年9月15日)：服药后,胃脘不舒感消失,嘈杂、恶心症状明显改善,口干缓解,欲食,大便易解,舌淡红,苔薄有津,脉滑细。原方继服,以资巩固。7剂,水煎服,每日1剂。

【按】慢性胃炎有浅表性胃炎和萎缩性胃炎之分,一般病程较长,迁延日久或易反复发作,慢性浅表性胃炎的病理改变主要是胃黏膜充血、水肿、糜烂等。属于中医"胃痛""痞满"等病范畴。在诊治上述病例时,中医对胃炎的辨证有虚实寒热之异,恣食辛辣煎炙,喜饮烈酒,或情志不遂,均可损伤脾胃,日积月久,导致脾胃郁滞、瘀血、热炽,气虚阴虚并见。

案一：辨证属肝郁血虚脾弱,脾胃气阴俱虚,治则当疏肝和胃,健脾益气,滋养胃阴。方用逍遥散(当归、白芍、柴胡、茯苓、炒白术)为主方加减,疏肝解郁,养血健脾;加用党参、山药、砂仁、炒苍术健脾益气;黄精、石斛滋养胃阴,佛手、广木香行气消胀;焦山楂、炒麦芽、神曲健运消食;枸杞子滋养肝阴,以补阴虚;蒲公英以清胃热、消嘈杂。组方用药,全面考虑,周全详尽。二诊时,患者诸症无显著变化,究其病机未变,故在原方的基础上,去黄精、石斛、广木香、蒲公英;加苏梗、浙贝母清热化痰理气;连翘清肝郁之火,威灵仙消咽部痰核;淫羊藿辛温散寒助温胃阳,仙鹤草补虚以消除神疲。三诊时,患者咽部梗阻感已消失,中焦虚寒较为突出,故原方去仙鹤草,加高良姜、干姜以温中助阳。四诊,患者胃脘诸症已消,血小板减少较为突出,伴胸闷,此为脾虚失统,运化不足,肾精亏虚,为原病产生的并发之症,当以原方巩固疗效的基础上,随症加减。故继用逍遥散调

57

和肝脾;党参、黄芪、山药健脾益气;熟地黄、山茱萸补肾;枳实、佛手理气以助脾运;仙鹤草收敛止血以消斑;苏梗宽胸理气以消胸闷。诸药合用,紧扣病机,故疗效较为明显。

案二:根据患者主诉症状结合病史体征,辨证为脾胃虚寒,中焦气滞,治则当益气健脾,温中散寒,理气行滞。方用四君子汤(党参、白术、茯苓、炙甘草)合黄芪建中汤(炙黄芪、炒白芍、桂枝、炙甘草、饴糖、大枣、生姜;饴糖、大枣、生姜三味药嘱患者煎药时自备,故未在方中列出)加减为基本方加减,益气健脾,温中补气,温里缓急;加用干姜,以祛中焦之寒;陈皮、厚朴、佛手、半夏行气化痰以除胀。予以7剂,以观疗效。二诊时,患者诸症均减轻,疗效已显,为增强效果,加用乌药、香附以助行气消胀。三诊时,药效显著,偶感头痛,加白芷以除头痛。原方继服,以固疗效。

案三:本案四诊辨证,属胃阴不足,痰热内阻,中焦积滞。治则滋养胃阴,清热化痰,消食化积。方用麦门冬汤(麦冬、半夏、党参、炙甘草)加减,以清养胃阴;加用当归、石斛、生地黄以滋养阴血;佛手、厚朴、茯苓行气利湿化痰;焦山楂、炒麦芽、神曲、鸡内金消食化滞;蒲公英清胃中郁热。二诊时,药中病机,患者诸症均已减轻,继服原方,巩固疗效。

(牛忠军)

消化性溃疡

【案一】

孙某,女,52岁。2014年3月7日初诊。

[主诉] 胃脘痞胀加重3日。

[病史] 胃脘时有痞满胀痛,喜温喜按,每遇冷或劳累易发作和加重,嘈杂,纳少,乏力,泛吐清水,恶心欲吐,口苦口黏,畏寒喜热食,食后感腹痛加重,便溏不爽。

[检查] 2013年12月6日胃镜:浅表性胃炎伴胃窦糜烂,十二指肠球部溃疡。病理:(胃窦活检)黏膜中度慢性浅表-萎缩性炎伴糜烂。苔薄白,舌淡,脉弦。

[西医诊断] 萎缩性胃炎,十二指肠球部溃疡。

[中医诊断] 胃脘痛,痞满。

[辨证] 中虚气滞,寒热错杂,瘀毒中阻。

[治则] 健脾理气,清热散寒,解毒化瘀。

[方药] 四君子汤合三白胃痛散加减。

党参10g	炒白术10g	茯苓10g	炙甘草10g
广木香10g	砂仁(后下)6g	莪术10g	生黄芪20g
干姜15g	白花蛇舌草30g	制厚朴10g	三棱10g
炒枳实10g	姜半夏10g	仙鹤草30g	三白胃痛散10g

7剂,水煎服,日服2次。

二诊(2014年4月16日):前方效著,痞胀减轻,嘈杂、乏力明显改善,口苦感觉不明显,大便易解,舌淡,苔薄白,脉弦。原方继服。7 剂,水煎服,每日 1 剂。

【案二】

余某,男,44 岁。2009 年 8 月 30 日初诊。

[主诉]胃脘痞滞,隐痛灼热 3 日。

[病史]时有胃脘疼痛,食后疼痛加重,胃脘灼热,痞满,偶有干呕,嘈杂,胀满不舒,口干不欲饮,肠鸣,便溏,畏寒肢冷,倦怠乏力。

[检查]胃镜提示:十二指肠球部溃疡并出血,糜烂性胃炎,贲门炎。舌红,苔黄厚腻,脉弦。

[西医诊断]十二指肠球部溃疡,胃炎。

[中医诊断]胃脘痛。

[辨证]脾胃气虚,寒热错杂,湿热中阻。

[治则]寒热平调,益气和胃,消痞散结。

[方药]半夏泻心汤加减。

姜半夏 15 g	炒黄连 10 g	炒黄芩 10 g	干姜 10 g
白及 20 g	浙贝母 10 g	党参 15 g	炒苍术 15 g
制厚朴 15 g	茯苓 20 g	蒲公英 30 g	砂仁(后下)6 g
炒栀子 15 g			

7 剂,水煎服,日服 2 次。

二诊(2009 年 9 月 8 日):临床症状有所改善,但上述症状依然存在,舌淡红,苔厚腻,脉弦。前方加三七 10 g。7 剂,水煎服,每日 1 剂。

三诊(2009 年 9 月 23 日):胃脘疼痛缓解,痞满减轻,胃脘灼热感明显好转,嘈杂,胀满不舒症状改善,但感胃脘怕凉,呃逆,舌淡,苔厚腻,脉滑。前方加炮姜 15 g、草豆蔻 10 g,14 剂,水煎服,每日 1 剂。

四诊(2009 年 10 月 8 日):主诉临床症状均已减轻,现感胃脘时有疼痛,舌淡,苔白厚,脉弦滑。前方加泽泻 20、制何首乌 15 g、生蒲黄(包)15 g,14 剂,水煎服,日服 2 次。

五诊(2009 年 10 月 28 日):药中病机,诸证悉除,舌淡,苔薄,脉稍弦。原方继服,14 剂,水煎服,日服 2 次。

【案三】

余某,女,43 岁。2002 年 7 月 14 日初诊。

[主诉]胃脘隐痛 3 日。

[病史]曾于 4 月份因十二指肠球部溃疡伴出血住院,刻下胃脘隐痛,喜温喜按,食后痛甚,泛酸,嘈杂,嗳气,畏寒,手足不温,倦怠乏力,神疲懒言,大便时有黑色,便溏。

[检查]胃镜:十二指肠球部溃疡伴出血。舌淡,苔白,脉细。

[西医诊断]十二指肠球部溃疡。

[中医诊断]胃脘痛。

[辨证]中焦虚寒,寒热夹杂。

[治则] 温中补气,清热和里。

[方药] 黄芪建中汤加减。

炙黄芪 30 g	桂枝 15 g	炒白芍 20 g	炙甘草 10 g
党参 15 g	煅瓦楞子(先煎)30 g	浙贝母 10 g	白及 15 g
广木香 10 g	砂仁(后下)6 g	蒲公英 30 g	炮姜 10 g
炒白术 10 g	石斛 15 g		

7 剂,水煎服,日服 2 次。

二诊(2002 年 7 月 21 日):服药后,胃脘疼痛减轻,泛酸、嘈杂、嗳气好转,现感腹胀,时有烦躁,舌淡,苔白,脉弦滑。前方加八月札 15 g、佛手 10 g,7 剂,水煎服,每日 1 剂。

三诊(2002 年 7 月 28 日):胃脘疼痛继续好转,已无泛酸、嘈杂症状,烦躁减轻,下午腹胀,舌淡,苔白,脉弦滑。原方加制厚朴 10 g、干姜 10 g,7 剂,水煎服,每日 1 剂。

四诊(2002 年 8 月 4 日):主诉临床症状消失,舌脉均正常。原方巩固,7 剂,水煎服,日服 2 次。

【案四】

谢某,男,39 岁。2009 年 6 月 18 日初诊。

[主诉] 胃脘嘈杂,胃痛加重 2 日。

[病史] 刻下胃脘不舒,痞胀不适,嗳气,嘈杂,时有泛酸,胃痛在右上腹,痛有定处,胃脘怕凉,喜热食,乏力,精神欠佳,食欲不振,便溏。

[检查] 胃镜:慢性浅表性胃炎伴糜烂,十二指肠溃疡。舌淡红,苔薄黄,脉略浮滑。

[西医诊断] 慢性浅表性胃炎,十二指肠溃疡。

[中医诊断] 胃脘痛。

[辨证] 脾胃虚寒,夹有瘀热。

[治则] 健脾益气,温中祛寒,清热化瘀。

[方药] 六君子汤合左金丸加减。

党参 15 g	炒白术 15 g	茯苓 15 g	炙甘草 10 g
广木香 10 g	炒吴茱萸 6 g	炒黄连 10 g	砂仁(后下)6 g
炒白芍 30 g	丹皮 10 g	炒栀子 10 g	蒲公英 30 g
姜半夏 15 g	干姜 10 g	草豆蔻 10 g	

7 剂,水煎服,日服 2 次。

二诊(2009 年 7 月 1 日):药后,临床症状消失,舌淡,苔薄白,脉弦滑。守原方继服,巩固疗效,14 剂,水煎服,日服 2 次。

【按】 消化性溃疡作为慢性胃肠疾病之一,其病理改变有各种慢性胃肠疾病的共性及代表性,病因病机虽较复杂,但多属于中医"胃脘痛""呕吐"等病范畴。中医辨证以寒热夹杂、胃阴不足、肝胃不和、脾胃虚寒、气滞血瘀等证型施治者为多,这是根据病机来分型的。因其发病的机制与肝、脾、胃有关,多为肝郁气滞,失于条达,横逆犯胃;或郁久化热伤阴;或气滞既久,导致血瘀;或饮食失节,或由长期劳倦而伤脾,脾虚不运,胃失和降而致。临床当明辨寒热虚实:新病多属寒属实;若久病不已,寒渐化热,实亦转虚,寒热交错,虚实夹杂。遣方用药,殊费斟酌。脾性喜燥,宜升则健,胃性喜润,宜降则和,相反相成,其升降之枢机,全赖肝之疏泄,故脘痛虽责之胃,病机却不能不涉及肝脾,论治自需从肝脾胃着眼。十二指肠球部溃疡,临床症状以"嘈杂"为主症,嘈杂乃脘中饥嘈,或作或止,景岳曰:"其为病也,腹中空空,若无一物,似饥非饥……或得食暂止,或食已复嘈。"辨证或为胃热,或为胃虚,或为血虚。在治疗遣药方面:清热多用蒲公英、白花蛇舌草、栀子、丹皮、生地黄、浙贝母之类;健脾和胃可选用黄芪、党参、白术、山药、扁豆、砂仁;缓急和中选用白芍、炙甘草;中和胃酸选用瓦楞子、乌贼骨、黄连、吴茱萸;温中祛寒可用炮姜、干姜、草豆蔻;养胃阴多用石斛、麦冬;活血化瘀多用三棱、莪术;白及有保护胃黏膜的作用。

案一:辨证属中虚气滞,寒热错杂,瘀毒中阻。治当健脾理气,温中散寒,活血化瘀,清热解毒。方用四君子汤(党参、茯苓、白术、炙甘草)加广木香、砂仁、生黄芪、仙鹤草健脾益气补虚;加用三棱、莪术活血化瘀;半夏、厚朴、干姜、枳实理气消痞除胀;白花蛇舌草清热解毒;三白胃痛散是张氏自拟方,主要成分有三七、白及、炒白芍、白芷、蒲公英、炒延胡索等药物,目前此方正在临床验证。该方主要功效是活血化瘀,理气止痛,清热制酸。主要适应于胃及十二指肠溃疡、慢性胃炎等,尤以胃酸过多者更为适应。诸药合用,针对病机,效果较佳。

案二:辨证属中气虚弱,寒热错杂,湿热中阻。治则应寒热平调,益气和胃,消痞散结,清热化湿。方以半夏泻心汤(半夏、黄芩、炒黄连、干姜、党参)为主方加减以消痞散结,调其寒热;伍茯苓、砂仁、炒苍术健脾燥湿,蒲公英、炒栀子、浙贝母清热化湿;厚朴行气,气行湿去;针对患者胃黏膜糜烂,白及有保护胃黏膜的作用。二诊时,诸症已减轻,加用三七,意在活血化瘀以止血,防止溃疡出血。三诊时,病情逐步好转,但中焦寒湿较盛,在原方基础上加用炮姜、肉豆蔻以祛寒化湿。四诊时,病情已有较大好转,观其舌苔白厚,寒湿较重,胃时有疼痛,瘀滞脘中,故原方加用泽泻利湿泻浊,加用生蒲黄活血化瘀止痛;加用制何首乌养血补血,以防溃疡出血而致血虚,其义为"已病防变"。五诊时,病症已消失,守原方巩固。

案三:对患者四诊合参,辨证为中焦虚寒,寒热夹杂,治当温中补气,清热和里。方用黄芪建中汤(炙黄芪、桂枝、炒白芍、炙甘草)加减温中补气;党参、炒白术、砂仁、广木香健脾行气;炮姜温中祛寒;蒲公英、浙贝母清胃中积热;煅瓦楞子治胃酸过多,以利溃疡修复;加用石斛养阴护胃;白及保护胃黏膜,促进溃疡面修复。二诊时,患者诸症好转,在原方基础上,加用八月札、佛手疏肝理气以防肝郁乘脾,肝胃不和而致胃酸过多。三诊时,患者感觉下午腹胀,此为湿阻气滞,总病机未变,故在原方基础上加用厚朴行气化滞,用干姜以温中化湿,取其"湿得温则化"之理。五诊时,病情已消除,原方继服,以巩固疗效。

案四:辨证属脾胃虚寒,夹有瘀热。治当健脾益气,温中祛寒,清热化瘀。方选香砂六君子汤(党参、茯苓、白术、炙甘草、半夏、砂仁、木香)加减以健脾益气;左金丸(炒黄连、炒吴茱萸)清火降逆;炒栀子、蒲公英清胃郁热;干姜、草豆蔻温中祛寒;丹皮清热化瘀;炒白芍柔缓止痛。诸药合用,紧扣病机,兼顾别恙,考虑周全可见一斑。二诊时,患者临床症状已消失,原方继服,以固疗效。

上述病案在治疗过程中,勿忘活血化瘀。活血药物止痛快,能促进局部循环改善,使炎症吸收,复发较少。

(牛忠军)

慢性萎缩性胃炎

【案一】

王某,女,48岁。2014年1月14日初诊。

[主诉]胃脘胀满疼痛2日。

[病史]胃脘经常疼痛,痛时喜温喜按,嘈杂,胃脘部胀满不舒,劳累时加重。纳差,便溏,畏寒肢冷,口淡流涎,面色萎黄。

[检查]胃镜:慢性萎缩性胃炎,伴糜烂。病理:胃窦慢性萎缩性炎活动期,伴中重度肠化,部分腺体呈低级别上皮内瘤变,局部淋巴组织增生。舌淡,苔薄白,脉细弱。

[西医诊断]慢性萎缩性胃炎。

[中医诊断]胃脘痛,痞满。

[辨证]脾胃虚弱,瘀浊化毒。

[治则]健脾益胃,解毒化瘀。

[方药]香砂六君子汤合胃痞汤。

党参15 g	炒白术15 g	茯苓15 g	炙甘草10 g
广木香10 g	石斛10 g	仙鹤草30 g	砂仁(后下)10 g
生山楂20 g	生黄芪30 g	丹参15 g	白花蛇舌草30 g
蒲公英30 g	姜半夏15 g	莪术10 g	浙贝母10 g

7剂,水煎服,日服2次。

二诊(2014年1月21日):药后诸恙皆轻,嘈杂减轻明显,原方巩固。14剂,水煎服,每日1剂。

三诊(2014年2月9日):原方效著,腹胀明显,原方加佛手15 g。17剂,水煎服,每日1剂。

四诊(2014年2月25日):欲食,大便已成形,原方继服。14剂,水煎服,每日1剂。

五诊(2014年3月11日):胃脘疼痛减轻明显,时有醋心,加炒黄连6 g、炒吴茱萸2 g,14剂,水煎服,每日1剂。

六诊(2014年3月25日):药后醋心已轻,胃脘疼痛已不明显,胀满好转,原方巩固。14剂,水煎服,每日1剂。

七诊(2014 年 4 月 8 日)：药中病机,原方继服,14 剂,水煎服,日服 2 次。

八诊(2014 年 4 月 22 日)：原方继服。14 剂,水煎服,每日 1 剂。

九诊(2014 年 5 月 18 日)：胃镜复查为非萎缩性胃炎。原方巩固,14 剂,水煎服,日服 2 次。

【案二】

韦某,女,51 岁。2014 年 4 月 23 日初诊。

[主诉]胃脘灼热隐痛,嘈杂加重 3 日。

[病史]胃脘胀满疼痛,痛连胁背,喜叹息,气怒痛甚,嘈杂,胃脘灼热,焦虑,易怒,眠差,口干口苦,排便不畅。

[检查]2013 年 9 月 16 日胃镜:萎缩性胃炎伴糜烂。病理:黏膜活动性重度慢性浅表-萎缩性炎,伴糜烂及腺体中度肠化。苔薄黄,舌红,脉弦滑。

[西医诊断]萎缩性胃炎。

[中医诊断]胃脘痛,痞满。

[辨证]肝胃郁热,浊毒内聚。

[治则]疏肝解郁,清热解毒。

[方药]四逆散合胃痞汤加减。

生黄芪 30 g	莪术 10 g	蒲公英 30 g	白花蛇舌草 30 g
丹参 30 g	炒枳实 10 g	炒白芍 15 g	柴胡 10 g
生甘草 10 g	炒白术 10 g	太子参 15 g	仙鹤草 20 g
徐长卿 10 g	乌药 15 g	石斛 15 g	佛手 15 g

14 剂,水煎服,日服 2 次。

二诊(2014 年 5 月 14 日)：服药后患者感觉临床症状有所缓解,但主要症状仍在。原方继服。14 剂,水煎服,每日 1 剂。

三诊(2014 年 5 月 28 日)：胃脘痞滞,隐痛,受凉加重,嘈杂、胃脘疼痛明显改善,胃脘灼热感减轻,睡眠转好,舌淡,苔薄白,脉细弱。

党参 15 g	炒苍术 15 g	炮姜 15 g	茯苓 15 g
石斛 20 g	佛手 15 g	姜半夏 10 g	炙甘草 10 g
炒黄连 10 g	炒白术 15 g	乌药 15 g	炒黄芩 10 g

三白胃痛散(冲)10 g

7 剂,水煎服,日服 2 次。

四诊(2014 年 6 月 4 日)：胃痞已轻,胃脘胀痛已消失,大便成形,原方继服。7 剂,水煎服,每日 1 剂。

五诊(2014 年 6 月 18 日)：6 月 9 日胃镜:浅表性胃炎。萎缩性胃炎伴糜烂经治疗已痊愈。巩固疗效,原方继服,14 剂,水煎服,日服 2 次。

【按】萎缩性胃炎是慢性胃炎的一种,属于中医"痞满""胃脘痛"的范畴,是消化系统中的常见病,本病病机复杂,临床表现较多,迁延难愈,易反复发作,尤其是萎缩性胃炎伴肠化、不典型增生,是癌前病变,癌变率高,已被西医学认同。张氏在长期临床实践中,不断探索,总结出一套具有自己特色的经验。萎缩性胃炎的成病,非短期为之,必为外感内伤诸病因长期不断侵袭,导致脾胃气滞,气郁化热,郁热蕴结,耗气伤阴所致。久病必虚,久病必瘀,因此本病的病机,虚瘀共存,虚实并见,热毒夹杂。治则当以益气健脾、活血化瘀、清热解毒为法。自拟胃痞汤(生黄芪30 g、党参15 g、石斛15 g、白花蛇舌草30 g、蒲公英30 g、丹参30 g、莪术10 g、焦山楂15 g)(本方已在2008年12月29日《中国中医药报》"名医名方"专栏作了详细介绍)治疗,随症加减,均能收到较好疗效。

案一:辨证为脾胃虚弱,瘀浊化毒。治则当健脾益胃,解毒化瘀。方用香砂六君子汤(党参、白术、茯苓、炙甘草、广木香、砂仁、半夏)加减益气健脾,行气化浊。胃痞汤益气和胃,清热解毒,活血化瘀,对萎缩性胃炎伴肠化、增生有较好的疗效。石斛具有增强胃黏膜及腺体的再生修复能力及屏障作用。浙贝母清热化浊。诸药合方,健脾胃,清瘀毒,循治则,扣病机,组方严谨。在随后的复诊中,总病机没有变化,随症加减,经过一段时间的治疗,患者萎缩性胃炎伴肠化终被治愈。

案二:辨证为肝胃郁热,浊毒内聚。治则当疏肝解郁,清热解毒。方用四逆散(柴胡、炒白芍、生甘草、枳实)合乌药、佛手疏肝解郁,调理脾胃;胃痞汤加徐长卿益气和胃,清热解毒,活血化瘀,对萎缩性胃炎有针对性治疗作用;炒白术、太子参健脾益气,扶正气,固本质。仙鹤草消宿食,散中满以和胃,对改善萎缩性胃炎症状有效。三诊时,患者痞满症状较突显,此为脾胃不和,寒热错杂,方用半夏泻心汤(姜半夏、黄芩、炮姜、党参、炙甘草、炒黄连)加减寒热平调,消痞散结。祛邪之时,毋忘固本,用四君子汤(党参、炒白术、茯苓、炙甘草)健脾益气,合石斛以滋养胃阴,气阴双补,固护脾胃;炒苍术燥湿理脾;佛手、乌药理气和胃。药证相符,效果显著,经过一段时间治疗,最终取得满意的疗效。

(牛忠军)

胆汁反流性胃炎

【案一】

孙某,女,36岁。2011年10月24日初诊。

[主诉] 胃脘嘈杂灼热加重3日。

[病史] 胃脘常感嘈杂不舒,灼热,时有胀痛,每遇情志不舒而疼痛加重,口干口苦,咽喉有痞阻感,如有痰塞,嗳气频繁,食欲不振,伴失眠烦躁,大便不畅。

[检查] 2011年7月25日胃镜提示:胆汁反流性胃炎,十二指肠球炎。苔薄白舌黯,脉弦。

[西医诊断] 胆汁反流性胃炎,十二指肠球炎。

[中医诊断] 胃脘痛,嘈杂,吐酸。

[辨证] 肝郁气滞,肝胃不和。

[治则] 清肝解郁,和胃降逆。

[方药] 四逆散、化肝煎合左金丸加减。

柴胡 10 g	炒枳实 10 g	炒白芍 10 g	炙甘草 10 g
炒栀子 15 g	丹皮 15 g	泽泻 10 g	浙贝母 15 g
姜半夏 15 g	苏梗 10 g	炒黄连 10 g	炒吴茱萸 3 g
蒲公英 30 g	制厚朴 10 g		

7 剂,水煎服,日服 2 次。

二诊(2011 年 11 月 1 日):嘈杂不舒,口干苦有所改善。时感胸骨后灼热,嗳气,苔薄白舌淡红脉细,拟方如下。

炒苍术 15 g	炒栀子 15 g	制香附 15 g	川芎 10 g
神曲 15 g	柴胡 10 g	炒枳实 10 g	炒白芍 15 g
炙甘草 10 g	蒲公英 30 g	郁金 10 g	浙贝母 10 g

5 剂,水煎服,日服 2 次。

三诊(2011 年 11 月 6 日):前方效著,胸中灼热已除,但咽中仍有物梗,叹息后稍舒,舌淡,苔薄白,脉弦细。加炒酸枣仁 30 g、姜半夏 15 g,5 剂,水煎服,日服 2 次。

四诊(2011 年 11 月 13 日):咽中有物梗阻症状减轻,胃脘闷胀,嗳腐气秽,两胁胀满,心烦易怒,口干口苦,咽干口渴,舌红,苔黄,脉弦数。

柴胡 10 g	炒枳实 10 g	炒白芍 10 g	炙甘草 10 g
浙贝母 15 g	炒牛蒡子 15 g	炒苍术 15 g	川芎 15 g
炒栀子 15 g	神曲 15 g	制香附 15 g	郁金 15 g
姜半夏 15 g	青皮 10 g	陈皮 10 g	太子参 20 g

5 剂,水煎服,日服 2 次。

五诊(2011 年 11 月 21 日):服药后,症状有所缓解,舌红,苔薄黄,脉弦数。前方加炒黄芩 15 g、蒲公英 30 g、冬凌草 30 g,5 剂,水煎服,日服 2 次。

六诊(2011 年 11 月 28 日):服药后仍感胃脘胀满,大便干燥,口干,睡眠欠佳,舌淡红,苔薄黄,脉弦数。

炒苍术 15 g	神曲 15 g	炒栀子 15 g	川芎 15 g
制香附 15 g	炒酸枣仁 30 g	清半夏 20 g	炒黄芩 15 g
柴胡 10 g	炒白芍 40 g	青皮 10 g	陈皮 10 g
焦大黄 10 g	蒲公英 30 g	浙贝母 15 g	

5 剂,水煎服,日服 2 次。

七诊(2011 年 12 月 5 日):临床症状减轻,咽部偶感不适,舌淡红,苔薄,脉弦细。加威灵仙 20 g,7 剂,水煎服,日服 2 次。

八诊(2011 年 12 月 19 日):临床症状基本消失,原方加茯神 15 g,7 剂,水煎服,日服 2 次。

【案二】

岳某,女,30岁。2014年7月2日初诊。

[主诉] 胃脘痞满,胀痛多日。

[病史] 原罹胆汁反流性胃炎,刻下胃脘痞滞,嗳气,泛酸嘈杂,胸骨后有灼烧感,畏寒,纳差,烦躁眠差,便溏。

[检查] 胃镜:胆汁反流性胃炎。舌淡,苔薄白,脉弦。

[西医诊断] 胆汁反流性胃炎。

[中医诊断] 胃脘痛,痞满,呕吐。

[辨证] 肝郁脾虚,寒热夹杂。

[治则] 疏肝和胃,健脾益气,平调寒热。

[方药] 逍遥散、半夏泻心汤合香砂六君子汤加减。

党参15 g	炒白术15 g	茯苓15 g	炙甘草10 g
广木香10 g	干姜15 g	清半夏15 g	砂仁(后下)10 g
炒黄芩10 g	炒黄连10 g	制厚朴15 g	乌药15 g
制香附15 g	当归10 g	炒白芍15 g	柴胡10 g

炒吴茱萸2 g

7剂,水煎服,日服2次。

二诊(2014年7月16日):药后胃脘痞滞减轻,嘈杂泛酸好转,大便已成形,加焦山楂20 g、炒麦芽20 g、神曲20 g,7剂,水煎服,每日1剂。

三诊(2014年7月30日):临床主诉症状消失,加陈皮10 g,7剂,水煎服,每日1剂。

【按】胆汁反流性胃炎系因幽门括约肌功能失调,使含胆汁酸的十二指肠液反流入胃,破坏胃黏膜屏障而引起的胃黏膜充血、水肿、糜烂等炎性病变。主症常见胃脘灼热、嘈杂(张景岳谓"似饥非饥,似辣非辣,似痛非痛,而胸膈懊憹莫可名状,或得食而暂止,或食已而复嘈,或兼恶心而渐见胃脘作痛"),呕吐苦水、酸水,常伴泄泻,胀满于脐下尤显。中医一般按"胃脘痛""嘈杂""吐酸"等病进行辨治。张氏在治反流性胃炎时,认为"诸呕吐酸,暴注下迫,皆属于热",胆汁反流因热而成,且与肝郁化火关系密切。

案一:本病因肝郁气滞,肝胃不和,郁久化热,胃失和降而致,故当清肝解郁,和胃降逆,选用四逆散(柴胡、枳实、炒白芍、炙甘草)疏肝解郁;合用化肝煎(炒白芍、炒栀子、丹皮、浙贝母、泽泻)加减以清肝火;炒黄连、蒲公英清肝火;半夏、苏梗、厚朴理气降逆,行气止痛;左金丸(炒吴茱萸、黄连)清热和胃止酸。诸药合用,使肝郁得舒,肝火得清,胃逆被降,嘈杂得消。在随后的复诊中,又参以越鞠丸之意,总之,清肝胃郁火的总治则未变,根据临床症状的变化,随症加减,药中病机,效果显著。

案二:证属肝郁脾虚,寒热错杂,治当疏肝和胃,健脾益气,平调寒热。方用逍遥散(柴胡、当归、白芍、茯苓、白术、炙甘草)加减合香附、厚朴、乌药疏肝和胃,开郁行气;半夏泻心汤(清半夏、黄芩、炒黄连、干姜、党参、炙甘草)加减平调寒热,消痞散结;香砂六君子汤(党参、白术、茯苓、炙甘草、广木香、砂仁、清半夏)加减健脾益气,降逆和胃;再用炒吴茱萸温中祛寒。诸药使用,消痞不忘固本,攻邪兼顾扶正,标本同治,收效颇著。这里特要指出,炒吴茱萸的使用,量不大,但有"四两拨千斤"之功,患者中焦虚寒较盛,寒热错杂,不用热药,寒邪不去,热药过量,助邪热盛,故用少量炒吴茱萸,既温中祛寒,又助阳益气,仅此一斑,可见张氏用药的深思熟虑。

(牛忠军)

幽门螺杆菌性胃炎

【案例】

吴某,女,5岁。2009年10月27日初诊。

[主诉] 胃脘嘈杂不适,伴盗汗2个月。

[病史] 刻下胃脘嘈杂不适,不思饮食,伴盗汗,西药治疗后症状减轻,停药后又见反复,转请中医治疗。

[检查] 幽门螺杆菌阳性,舌淡苔薄白。

[西医诊断] 幽门螺杆菌性胃炎。

[中医诊断] 胃脘痛。

[辨证] 寒热错杂,营卫失调。

[治则] 辛开苦降,调和营卫。

[方药] 半夏泻心汤合黄芪建中汤加减。

姜半夏10 g	党参15 g	干姜10 g	炒黄连10 g
炒黄芩10 g	炒苍术15 g	制厚朴10 g	陈皮10 g
淮小麦20 g	生黄芪15 g	炒白芍15 g	煅龙骨(先煎)30 g
桂枝10 g	生姜10 g	大枣7枚	煅牡蛎(先煎)30 g

7剂,水煎服,日服2次。

二诊(2009年11月4日):药后胃中嘈杂,盗汗减轻,宜增健脾理气之品巩固,前方加神曲10 g,佛手10 g,7剂,水煎服,日服2次。

三诊(2009年11月11日):症如前述,仍宜10月27日方,7剂,水煎服,日服2次。

四诊(2009年11月29日):复查幽门螺杆菌转阴,刻下胃脘嘈杂已愈,唯盗汗未愈,大便干结,宜10月27日方加火麻仁20 g,黑玄参15 g,14剂,水煎服,日服2次。

【按】小儿胃炎的临床症状与幽门螺杆菌感染无一定相关性,幽门螺杆菌性感染是小儿胃炎的重要致病因素。本病属于中医"胃脘痛"等范畴,常见有肝胃不和,脾胃虚寒,脾胃湿热,气滞血瘀等证。儿童脾胃柔弱,饮食不知自节,寒温不知自调,易受邪扰。张氏以半夏泻心汤辛开苦降,黄芪建中汤益气和中,调和营卫,配以健脾和胃之品固本;火麻仁、黑玄参滋阴润肠通便。

(黄震)

胃　癌

【案例】

胡某,男,73 岁。2011 年 8 月 12 日初诊。

[主诉] 纳少,多食则胀多日。

[病史] 胃癌术后,刻下脾胃隐隐疼痛,纳少,多食则胀,口干,便溏,神疲乏力,少气懒言,头晕,自汗盗汗,形体消瘦,眠差。

[检查] 舌淡红,苔薄白,脉细弱。

[西医诊断] 胃癌。

[中医诊断] 胃脘痛,积聚。

[辨证] 气阴两伤,瘀热互结。

[治则] 益气养阴,清热化瘀。

[方药] 四君子汤加减。

炙黄芪 30 g	生晒参 10 g	炒白术 10 g	茯苓 10 g
石斛 20 g	佛手 15 g	麦冬 20 g	生薏苡仁 30 g
山药 30 g	冬凌草 30 g	石见穿 20 g	白花蛇舌草 30 g
枸杞子 30 g	炙甘草 10 g	浙贝母 10 g	神曲 20 g
清半夏 10 g	藤梨根 30 g	蛇六谷 20 g	蜀羊泉 20 g
焦山楂 20 g	炒麦芽 20 g		

14 剂,水煎服,日服 2 次。

二诊(2011 年 9 月 7 日):药中病机,气色转佳,体力稍增,食欲尚可,但多食则胀,舌淡,苔薄白,脉细。宜原方加莪术 10 g,灵芝 10 g,14 剂,水煎服,日服 2 次。

【按】胃癌术后,气阴两伤,瘀热互结,正虚邪盛,攻补两难。攻邪轻浮,邪恋不去;攻邪峻猛,正气耗伤,邪气更盛。张氏在施治过程中,攻补兼施,既注重培元固本,扶助正气,又不忘解毒化瘀。方用四君子汤(人参、白术、茯苓、炙甘草)合炙黄芪、山药、薏苡仁健脾益气;石斛、麦冬善养胃阴;冬凌草、白花蛇舌草、蛇六谷、石见穿、藤梨根、蜀羊泉清热解毒,以攻瘤疾;枸杞子益气养阴扶正;浙贝母、半夏清热化痰。张氏从健脾和胃、清热散结、化痰攻毒、养阴护胃着手,攻邪扶正兼施,用药轻灵,清、补、消、化并进,随症加减,缓图功效,患者生命得以存续。

(牛忠军)

脂　肪　肝

【案一】

贾某,男,45 岁。2011 年 11 月 24 日初诊。

[主诉] 两胁肋部有不适感加重 2 日。

[病史] 患者喜食肥甘,嗜酒,近日乏力,胁肋部有胀感,头晕,不欲饮食,口苦泛恶,口干口苦,小便短黄,形体偏胖,便溏不畅。

[检查] 查 B 超中度脂肪肝,肝功能:谷丙转氨酶 82 U/L,谷草转氨酶 44 U/L,球蛋白 44 g/L,三酰甘油 10.5 mmol/L,伴血压高,血压 145/100 mmHg。舌淡,苔薄白,脉滑。

[西医诊断] 脂肪肝。

[中医诊断] 胁痛,积聚,眩晕。

[辨证] 肝胆郁热。

[治则] 疏肝利胆,清热燥湿,健脾益气。

[方药] 小柴胡汤合茵陈蒿汤加减。

茵陈 30 g	炒栀子 15 g	焦大黄 10 g	柴胡 10 g
炒黄芩 20 g	清半夏 15 g	党参 15 g	炙甘草 10 g
垂盆草 30 g	虎杖 15 g	焦山楂 30 g	天麻 15 g
夏枯草 30 g	泽泻 15 g	决明子 15 g	炒苍术 15 g
炒白术 15 g	生黄芪 30 g	干姜 15 g	广木香 15 g

14 剂,水煎服,日服 2 次。

二诊(2011 年 12 月 14 日):药后肝功能正常,三酰甘油降至 3.37 mmol/L,舌淡红,苔薄白,脉滑。原方继服,14 剂,水煎服,日服 2 次。

三诊(2012 年 2 月 18 日):复查 B 超,肝胆未见异常。

【案二】

张某,男,37 岁。2012 年 5 月 6 日初诊。

[主诉] 乏力神疲近日加重。

[病史] 有脂肪肝史。肝区时有胀痛,胸闷气短,动则喘促,纳差,喜叹息,嗳气,不思饮食,乏力神疲,身体困重,头重,体丰少动,便溏。

[检查] B 超:轻度脂肪肝。三酰甘油 5.8 mmol/L。舌淡胖,苔白厚腻,舌黯。

[西医诊断] 脂肪肝。

[中医诊断] 胁痛,积聚。

[辨证] 气虚血瘀,肝郁气滞,湿浊夹杂。

[治则] 益气健脾,疏肝化瘀,利湿化浊。

[方药] 茵陈蒿汤加减。

生黄芪 30 g	当归 15 g	党参 15 g	炒苍术 15 g
炒白术 15 g	茵陈 30 g	炒栀子 15 g	焦大黄 10 g
柴胡 10 g	炒黄芩 15 g	丹参 30 g	郁金 15 g
焦山楂 30 g	泽泻 20 g	制何首乌 10 g	绞股蓝 20 g
淫羊藿 20 g			

14 剂,水煎服,日服 2 次。

二诊(2012 年 6 月 3 日)：上述症状减轻,舌淡,苔白,脉弦细。原方加生山楂 30 g、垂盆草 30 g,14 剂,水煎服,日服 2 次。

三诊(2012 年 6 月 24 日)：今复查血脂,三酰甘油 3.1 mmol/L,精神转佳,苔略腻,舌淡黯,14 剂,水煎服,日服 2 次。

四诊(2012 年 7 月 15 日)：今复查 B 超,肝胆胰脾未见异常。

【按】脂肪肝是指肝脏本身及肝外原因引起的过量脂肪在肝内持久积聚所致的疾病,其病因主要有酗酒、肥胖、糖尿病、妊娠、肝炎及药物或毒物损伤肝脏所致,本病属于中医学"积聚""胁痛"范畴。脂肪肝根本在于肝脾气虚,表现为湿热、痰饮、血瘀、气滞。治疗当在辨证的基础上拟法用方。

案一：证属肝郁气滞,肝胆郁热,气虚痰阻,治当疏肝利胆,清热燥湿,健脾益气。方用小柴胡汤(柴胡、黄芩、党参、炙甘草、半夏)合茵陈蒿汤(茵陈、炒栀子、焦大黄)加减,小柴胡汤和解少阳,疏肝利胆,以解肝郁,茵陈蒿汤清热利湿,化肝胆湿热;加垂盆草、虎杖、夏枯草清肝经湿热,散结化脂;黄芪、苍术、白术、广木香益气健脾理气化痰;山楂消食化脂;天麻、决明子清肝平肝以降血压;干姜温中化湿;泽泻泻湿浊而消中阻。

案二：证属气虚血瘀,肝郁气滞,湿浊夹杂。治当益气健脾,疏肝化瘀,利湿化浊。方用茵陈蒿汤(茵陈、焦大黄、炒栀子)清热利湿;生黄芪、党参、炒白术益气健脾;柴胡、黄芩疏肝清热;丹参、郁金理气活血化瘀;泽泻以泻湿浊;制何首乌、当归养血活血;焦山楂、绞股蓝化脂;淫羊藿温阳益气,诸药合用,收效颇好。二诊加大焦山楂用量,意在强化化脂力度,加用垂盆草,清肝胆湿热,以使原方增效。

(牛忠军)

肝 硬 化

【案一】

张某,男,57 岁。2010 年 11 月 4 日初诊。

[主诉] 脘腹胀满加重 2 日。

[病史] 乙肝多年,纳差,乏力神疲,脘腹胀满,面黄消瘦,烦躁易怒,头晕,口干苦,小便黄,尿少,便溏,下肢浮肿。

[检查] B 超提示：肝硬化,胆囊增大,壁增厚,门脉增宽,腹腔大量积液。肝功能：总胆红素 25.3 μmol/L,直接胆红素 8.2 μmol/L,间接胆红素 15 μmol/L,谷丙转氨酶 140U/L,谷草转氨酶 44U/L,谷氨酰转肽酶 72U/L,白蛋白 32 g/L,球蛋白 44 g/L。舌淡,苔薄白,脉弦滑。

[西医诊断] 肝硬化腹水,乙肝。

[中医诊断] 积聚,臌胀。

[辨证] 肝郁气滞,脾虚水停,瘀毒互结。

[治则] 健脾益气,清热解毒,活血化瘀,软肝散结,疏肝利水。

[方药] 四君子汤、己椒苈黄丸、大柴胡汤合茵陈蒿汤加减。

生黄芪 30 g	党参 15 g	炒苍术 15 g	炒白术 15 g
茯苓 30 g	川椒目 10 g	防己 10 g	焦大黄 10 g
茵陈 30 g	楮实子 20 g	当归 15 g	葶苈子(包)15 g
垂盆草 30 g	柴胡 10 g	炒黄芩 10 g	白芍 15 g
炒栀子 15 g	莪术 10 g	泽泻 20 g	生牡蛎(先煎)30 g
赤芍 15 g	炙鳖甲(先煎)15 g		

30 剂,水煎服,日服 2 次。

二诊(2010 年 12 月 8 日):药后腹水渐消,肝功能改善,黄疸已退,谷丙转氨酶降至82 U/L,纳谷渐馨,苔薄白,脉细弦,前方加焦麦芽 20 g、焦山楂 20 g、焦神曲 20 g,30 剂,水煎服,日服 2 次。

三诊(2011 年 1 月 12 日):谷丙转氨酶降至 81.88 U/L,B 超提示腹水已消,舌脉同前。原方继服,30 剂,水煎服,日服 2 次。

四诊(2011 年 2 月 23 日):谷丙转氨酶降至 47.29 U/L,B 超仍有少量腹水。舌淡黯,苔薄白,脉细弦。原方继服。30 剂,水煎服,每日 1 剂。

五诊(2011 年 3 月 30 日):B 超示慢肝图像,伴脾大,谷丙转氨酶降至 42 U/L,舌脉同前。原方继服,30 剂,水煎服,日服 2 次。

六诊(2011 年 5 月 4 日):谷丙转氨酶 49.68 U/L,舌淡,苔薄白,脉细弦。前方去葶苈子,加知母 15 g、木香 10 g、枸杞子 30 g、生地黄 15 g,30 剂,水煎服,日服 2 次。

七诊(2011 年 6 月 22 日):谷丙转氨酶 40.84 U/L,诸症皆轻,舌淡,苔薄白,脉弦。原方巩固,30 剂,水煎服,日服 2 次。

【案二】

王某,男,30 岁。2008 年 7 月 20 日初诊。

[主诉] 乏力神疲 3 日。

[病史] 肝区胀痛,痛有定处,神疲,面黯消瘦,纳差乏力,口干苦,背痛,小便黄。

[检查] B 超提示:肝脏弥漫性病变(肝硬化),脾脏轻度肿大,肝功能轻度受损。肝功能:总胆红素 20.1 μmol/L,直接胆红素 6.8 μmol/L,间接胆红素 13 μmol/L,谷丙转氨酶 52U/L,谷草转氨酶 48U/L,谷氨酰转酞酶 61U/L,白蛋白 30 g/L,球蛋白 56 g/L。乙肝两对半及 DNA:HBsAg、HBcAb 两项阳性,HBV-DNA100 000。舌淡红,苔薄黄,脉弦细。

[西医诊断] 乙肝,肝硬化。

[中医诊断] 胁痛,积聚。

[辨证] 气虚血瘀。

[治则] 健脾胃,养肝肾,软癥结,化瘀滞。

[方药] 清肝合剂加减。

当归 20 g	生黄芪 30 g	党参 15 g	炒苍术 15 g

炒白术 15 g	炮穿山甲 6 g	柴胡 10 g	炙鳖甲(先煎)15 g
生薏苡仁 30 g	苦参 15 g	垂盆草 30 g	白花蛇舌草 30 g
土茯苓 30 g	茯苓 20 g	丹参 20 g	生牡蛎(先煎)30 g
炒黄芩 10 g	茵陈 30 g	广木香 10 g	炒延胡索 15 g
莪术 10 g			

14 剂,水煎服,日服 2 次。

二诊(2008 年 8 月 3 日):药中病机,上述症状减轻,舌淡红,苔薄白,脉弦细。前方加益母草 15 g、仙鹤草 20 g,14 剂,水煎服,日服 2 次。

三诊(2008 年 8 月 17 日):今查 HBV－DNA180 000。谷丙转氨酶 56 U/L,谷草转氨酶 43 U/L,症如前述,拟方如下。

生黄芪 30 g	生地黄 20 g	当归 15 g	炒白芍 15 g
茵陈 30 g	炒栀子 15 g	焦大黄 6 g	柴胡 15 g
炒黄芩 15 g	清半夏 15 g	党参 20 g	炙鳖甲(先煎)15 g
生牡蛎 30 g	平地木 30 g	楮实子 20 g	仙鹤草 30 g
知母 20 g	连翘 20 g	田基黄 30 g	白花蛇舌草 30 g
生薏苡仁 30 g	苦参 15 g	垂盆草 30 g	土茯苓 30 g
赤芍 15 g			

14 剂,水煎服,日服 2 次。

四诊(2008 年 10 月 17 日):今查 HBV－DNA130 000,谷丙转氨酶 101 U/L,γ－谷氨酰转肽酶 98 U/L,症见乏力神疲,背痛,苔薄白,脉弦。

生黄芪 50 g	党参 20 g	炒白术 15 g	茵陈 40 g
当归 20 g	炒白芍 15 g	生地黄 20 g	茯苓 20 g
炒栀子 15 g	焦大黄 6 g	柴胡 10 g	炒黄芩 15 g
清半夏 15 g	五味子 10 g	枸杞子 30 g	生牡蛎(先煎)30 g
广木香 10 g	楮实子 30 g	平地木 15 g	炙鳖甲(先煎)15 g
田基黄 30 g	丹参 20 g	白花蛇舌草 30 g	土茯苓 30 g
生薏苡仁 30 g	苦参 15 g	垂盆草 30 g	赤芍 15 g

14 剂,水煎服,日服 2 次。

五诊(2008 年 11 月 3 日):仍有乏力,肝区不适,但 HBV－DNA 降至 3 710,症见乏力,背痛,舌淡,苔薄白,脉弦。前方加威灵仙 20 g、连翘 20 g,14 剂,水煎服,日服 2 次。

六诊(2008 年 12 月 21 日):今查肝功能正常,HBV－DNA6 200,舌脉同前。原方继服,14 剂,水煎服,日服 2 次。

七诊(2009 年 2 月 8 日):HBV－DNA 已正常,舌淡,苔薄白,脉弦。10 月 17 日方加女贞子 30 g、生甘草 10 g,14 剂,水煎服,日服 2 次。

八诊(2009 年 3 月 15 日):今查 B 超,肝未见明显异常,慢性胆囊炎,脾大,前方加威灵仙 20 g,守 2 月 8 日方继服,14 剂,水煎服,日服 2 次。

【案三】

黄某,男,73 岁。2006 年 4 月 10 日初诊。

[主诉] 持续乏力腹胀 1 周。

[病史] 刻下神疲乏力,胁肋胀痛,痛处固定,纳可,口苦,头晕,面黄消瘦,性情抑郁,小便黄,量少,大便干。

[检查] B 超提示:肝区呈弥漫性细小光点,部分增粗,分布不均,肝前区出现液性暗区。谷丙转氨酶 80 U/L,谷草转氨酶 65 U/L。血清总蛋白 64 g/L,白蛋白 2.8 g/L,球蛋白 36 g/L,血清蛋白电泳:γ-球蛋白 36%。舌淡红,苔薄白,脉弦涩。

[西医诊断] 肝硬化。

[中医诊断] 胁痛,积聚,臌胀。

[辨证] 脾虚肝瘀。

[治则] 健脾理气,疏肝化瘀。

[方药]

生黄芪 30 g	党参 15 g	炒苍术 15 g	炒白术 15 g
当归 15 g	炮穿山甲 10 g	莪术 10 g	炙鳖甲(先煎)15 g
广木香 10 g	茯苓 30 g	大腹皮 30 g	猪苓 20 g
垂盆草 20 g	益母草 30 g	焦山楂 20 g	丹参 20 g

7 剂,水煎服,日服 2 次。

二诊(2006 年 4 月 17 日):药后腹胀已轻,腹水渐少,舌淡,苔薄白,脉弦细。原方加山药 15 g,6 剂,水煎服,日服 2 次。

三诊(2006 年 4 月 30 日):仍有腹水,舌淡,苔薄白,脉弦。原方加车前子(包)30 g,7 剂,水煎服,日服 2 次。

四诊(2006 年 5 月 20 日):症如前述,舌淡,少苔,脉弦细。原方加生牡蛎(先煎)30 g、枸杞子 30 g、土鳖虫 10 g、防己 10 g,14 剂,水煎服,日服 2 次。

五诊(2006 年 6 月 3 日):饮食二便皆正常,腹水渐消,仍有腹胀,舌淡,苔薄,脉弦。前方加制厚朴 10 g、生地黄 15 g,14 剂,水煎服,日服 2 次。

六诊(2006 年 8 月 1 日):诸症皆轻,二便调,腹水已消,体力有增,舌淡红,苔薄,脉和缓。前方去炮穿山甲,以减少经济负担,14 剂,水煎服,日服 2 次。

【案四】

藤某,女,66 岁。2009 年 5 月 8 日初诊。

[主诉] 寒热往来日余。

[病史] 罹患乙肝 3 年,继发血糖增高,症见寒热往来,肝区胀痛,口苦咽干,耳聋,脘胀,嗳气,饮食尚可,烦躁易怒,口臭,头晕,眠差,大便干燥,小便短少,尿黄。

[检查] 总胆红素 25 μmol/L,直接胆红素 9.4 μmol/L,谷丙转氨酶 54 U/L,γ-谷氨酰转酞酶 95 U/L,乳酸脱氢酶 194 U/L。空腹血糖 9.3 mmol/L。B 超示早期肝硬化可能,胆囊壁增厚,脾脏略大。舌红,苔黄腻,脉弦滑。

[西医诊断] 早期肝硬化可能,乙肝。

[中医诊断] 胁痛,积聚。

[辨证] 肝胆郁火,疫毒内炽,三焦不利。

[治则] 清肝解郁,攻伐疫毒,疏利三焦。

[方药] 茵陈蒿汤、小柴胡汤合清肝合剂加减。

茵陈 60 g	炒栀子 20 g	焦大黄 10 g	柴胡 15 g
炒黄芩 15 g	清半夏 15 g	炒苍术 15 g	制厚朴 15 g
炒枳实 15 g	莪术 15 g	炒白芍 15 g	知母 20 g
赤芍 15 g	生姜 15 g	黑玄参 20 g	白花蛇舌草 30 g
土茯苓 30 g	生薏苡仁 30 g	苦参 15 g	垂盆草 30 g

14 剂,水煎服,日服 2 次。

二诊(2009 年 5 月 27 日):诸症皆轻,舌淡红,苔薄黄,脉弦滑,前方加青皮 15 g、陈皮 15 g、郁金 15 g、20 剂,水煎服,日服 2 次。

三诊(2009 年 6 月 19 日):今查肝功能,总胆红素 25 μmol/L,直接胆红素 8.2 μmol/L,余皆正常,血糖已正常,刻下口干黏,寒热往来,两胁胀满,苔薄黄舌红,有裂痕,脉弦细。

茵陈 50 g	炒栀子 15 g	焦大黄 10 g	柴胡 10 g
炒黄芩 15 g	炒枳实 10 g	炒白芍 15 g	清半夏 15 g
制厚朴 10 g	炒苍术 15 g	炒黄柏 10 g	黑玄参 20 g
知母 20 g	郁金 10 g	陈皮 10 g	生姜 10 g
广木香 10 g	茯苓 20 g	生山楂 20 g	白花蛇舌草 30 g
土茯苓 30 g	生薏苡仁 30 g	苦参 15 g	垂盆草 30 g
赤芍 15 g	青皮 10 g		

20 剂,水煎服,日服 2 次。

四诊(2009 年 7 月 15 日):今查总胆红素 31 μmol/L,直接胆红素 9.1 μmol/L,间接胆红素 21.9 μmol/L,谷草转氨酶 64 U/L,空腹血糖 7.53 mmol/L。自感乏力,口干,舌红,苔黄,脉弦。前方加生黄芪 30 g、生地黄 20 g、20 剂,水煎服,日服 2 次。

五诊(2009 年 8 月 7 日):药后总胆红素 24.4 μmol/L,直接胆红素 7.2 μmol/L,谷丙转氨酶 57 U/L,空腹血糖已降至正常,口干欲饮,舌红,苔薄黄,脉弦。前方加天花粉 20 g、麦冬 20 g、20 剂,水煎服,日服 2 次。

六诊(2009 年 9 月 2 日):总胆红素 37 μmol/L,直接胆红素 16.1 μmol/L,间接胆红素 20.9 μmol/L,谷丙转氨酶 52 U/L,谷草转氨酶 71 U/L,空腹血糖 6.44 mmol/L。舌淡红,苔薄黄,脉弦细。前方加女贞子 30 g,20 剂,水煎服,日服 2 次。

七诊(2009 年 9 月 23 日):时有阵阵寒热,两胁胀,舌淡红,苔薄,脉弦细。前方加莪术 10 g、青蒿 30 g,20 剂,水煎服,日服 2 次。

八诊(2009 年 10 月 21 日):今查总胆红素 25.8 μmol/L,直接胆红素 6.6 μmol/L,

间接胆红素 19.2 μmol/L,谷丙转氨酶 65 U/L,γ-谷氨酰转肽酶 225 U/L,症见两胁胀满,时吐黏液,舌淡红,苔薄白,脉弦细。

生黄芪 30 g	党参 15 g	干姜 15 g	清半夏 15 g
茯苓 30 g	茵陈 30 g	炒栀子 15 g	焦大黄 10 g
柴胡 10 g	炒黄芩 10 g	郁金 10 g	制香附 15 g
炒苍术 15 g	制厚朴 10 g	泽泻 20 g	莪术 15 g
白花蛇舌草 30 g	土茯苓 30 g	生薏苡仁 30 g	苦参 15 g
垂盆草 30 g	炒白术 15 g		

20 剂,水煎服,日服 2 次。

九诊(2009 年 11 月 25 日):今查总胆红素 21.9 μmol/L,直接胆红素 6.6 μmol/L,间接胆红素 15.3 μmol/L,谷丙转氨酶 61 U/L,谷草转氨酶 59 U/L,γ-谷氨酰转肽酶 87 U/L,血糖 4.71 mmol/L。诸症皆轻,唯两胁胀痛,胃脘胀满,舌淡红,苔薄,脉弦细。前方加枳实 10 g、炒白芍 20 g,20 剂,水煎服,日服 2 次。

十诊(2009 年 12 月 30 日):药后肝功能明显好转,直接胆红素 5.9 μmol/L,谷丙转氨酶 70 U/L,谷草转氨酶 52 U/L,前述症状减轻,舌淡红,苔薄,脉弦。宜原方继服,20 剂,水煎服,日服 2 次。

十一诊(2010 年 2 月 3 日):近日复查,直接胆红素 6.2 μmol/L,谷丙转氨酶 61 U/L,γ-谷氨酰转肽酶 87 U/L,两胁胀满,舌淡红,苔薄白,脉弦。宜 11 月 25 日方加当归 15 g,制香附 15 g,20 剂,水煎服,日服 2 次。

十二诊(2010 年 3 月 10 日):直接胆红素 6.2 μmol/L,谷丙转氨酶 61 U/L,乳酸脱氢酶 207 U/L,舌淡,苔白,脉弦。2 月 3 日方继服,加青皮 10 g,20 剂,水煎服,日服 2 次。

十三诊(2010 年 4 月 14 日):今查总胆红素 26.6 μmol/L,直接胆红素 8 μmol/L,间接胆红素 18.6 μmol/L,谷丙转氨酶 64 U/L,两胁胀痛,口干,腹部胀满,舌淡红,苔薄黄,脉弦。拟方如下。

生黄芪 30 g	党参 15 g	炒苍术 15 g	茯苓 30 g
茵陈 30 g	炒栀子 15 g	焦大黄 10 g	柴胡 10 g
炒黄芩 10 g	清半夏 15 g	桂枝 15 g	炒白芍 15 g
莪术 15 g	三棱 10 g	青皮 10 g	郁金 15 g
炒枳壳 20 g	制厚朴 15 g	白花蛇舌草 30 g	土茯苓 30 g
生薏苡仁 30 g	苦参 15 g	垂盆草 30 g	炒白术 15 g
陈皮 10 g			

20 剂,水煎服,日服 2 次。

十四诊(2010 年 5 月 19 日):今查直接胆红素 6.0 μmol/L,谷丙转氨酶 55 U/L,诸症皆轻,舌淡红,苔薄白,脉弦。原方继服,20 剂,水煎服,日服 2 次。

十五诊(2010 年 9 月 22 日):药后肝功基本正常,唯谷氨酰转肽酶 58 U/L 略高,见两胁作胀,舌淡红,苔薄,脉弦。前方青皮加至 15 g、槟榔 15 g,以善其后,20 剂,水煎服,日服2次。

【按】肝硬化是一种常见的慢性肝脏疾病,是各种肝损伤的共同的终末阶段,它是由多种原因引起的肝纤维化发展而来的。引起肝硬化的原因很多,我国以病毒性肝炎引起的肝硬化最为常见。肝硬化为难治之症,病根深固,病程漫长。临床上按其病因分为:病毒性肝炎后、酒精性、胆汁性(原发性和继发性)、淤血性、化学性、代谢性、营养不良性、免疫性、印度儿童型、隐源性肝硬化等类型。肝硬化在代偿期,多属中医"积聚""癥瘕"范畴,肝硬化失代偿期,出现腹水则属"臌胀"范畴。其他尚涉及"黄疸""胁痛""水肿""血证"等病证。常因慢性肝炎迁延不愈发展而来,或感染虫毒所致。张氏认为:肝硬化除肝脏本身病变外,还伤及脾、肾,致肝瘀脾虚肾亏,故其病机以本虚标实为特点,即气虚为本,气滞血瘀为标。重点在肝脾肾三脏功能失调,气滞、血瘀、水饮互结于腹中。此病治疗效果与病之浅深成正相关性,故早期发现、早期治疗最为重要,在治疗上应谨记"见肝之病,知肝传脾,当先实脾",为此当宗"治肝实脾"之意,健脾应与柔肝并重,健脾应贯彻治疗始终。本着补而不壅,疏而不利,行气不伤气,活血不动血,软坚不伤正的原则,健脾中行气,行气中化瘀,以健脾养肝肾,软坚化瘀为治法。对于因肝硬化而致腹水患者,应补肾利水,健脾化湿,养肝化瘀。

案一:辨证属肝郁气滞,脾虚失运,水停腹中,瘀浊互结,夹杂热毒。张氏用健脾益气,清热解毒,活血化瘀,软肝散结,疏肝利水之法,方选四君子汤(党参、炒白术、茯苓)合己椒苈黄丸(防己、椒目、葶苈子、焦大黄)合大柴胡汤(柴胡、焦大黄、枳实、芍药、黄芩)合茵陈蒿汤(茵陈蒿、焦大黄、炒栀子)加减,就是针对病机,标本兼治。在四君子汤中,去甘草,虑其助湿壅气,易导致水钠潴留,有留饮助胀之嫌,而加用生黄芪,既能补中益气,又能利水消肿,利于腹水排出,可谓选药之精虑。加用炒苍术、泽泻,取其燥湿健脾利湿之用;楮实子滋肾清肝利水,能消腹中水饮;当归养血活血柔肝;赤芍、莪术活血化瘀以消瘀浊;牡蛎、鳖甲软坚散结,诸药合用,疗效较好。

案二:患者因患乙肝迁延不愈而致肝硬化,除脾气亏虚外,病久已伤及肝肾,肝、脾、肾三脏功能失调,以致气血瘀滞,张氏以健脾养肝肾、软坚化瘀为治法,自拟药方"清肝合剂"(白花舌蛇草、苦参、薏苡仁、垂盆草、土茯苓)加减,清热解毒,利湿退黄,对于乙肝病毒有较好抑制作用。加用生黄芪、党参、炒苍术、炒白术、茯苓、广木香益气健脾,行气化滞;炙鳖甲、牡蛎软坚散结;当归、炮山甲、莪术、丹参、炒延胡索养血活血,行气化瘀;柴胡、黄芩、茵陈疏肝理气,清热解毒化湿;诸药合用,以观其效。二诊时,患者临床症状减轻,原方加益母草、仙鹤草活血化瘀,收敛止血,防止肝硬化并发上消化道出血,这是"防未病"思想的体现。三诊时,患者化验临床指标仍维持较高水平,清热解毒当为治疗重点考虑的因素,故继续用"清肝合剂"合用茵陈蒿汤(茵陈、焦大黄、炒栀子)清热解毒利湿,加用知母、连翘、田基黄清热解毒;生地黄、赤芍、平地木活血利湿;白芍柔肝护阴;楮实子清肝利水。四诊时,化验指标仍较高,临床症状复现,辨证为脾虚肝郁,气滞血瘀,热毒互结。治当健脾益气,行气活血化瘀,清热解毒利湿。按此法组方遣药,以观疗效。经过五诊、六诊、七诊、八诊的连续辨证治疗,患者各项检查指标趋于正常,临床症状消失,取得较好疗效。

案三:患者病久脾虚,久虚必瘀,脾虚肝瘀是本病的本质,所以张氏用生黄芪、党参、炒苍术、炒白术、茯苓、广木香益气健脾理气;当归、丹参、益母草、莪术活血化瘀;炮山甲、炙鳖甲活血软坚消癥;大腹皮、猪苓以消腹中之水;垂盆草清肝解毒;焦山楂消食除积。诸药合用,标本同治,在后续复诊时,在总的病机和治法不变的情况下,随症加减,药进病退。

案四:患者素患乙肝,继发血糖升高,B超提示有肝硬化可能,少阳经病变俱现,病情复杂,究其病机,总属肝胆郁火,疫毒内炽,三焦不利。治法当清肝胆郁火,攻伐毒疫,疏利三焦,活血化瘀,软坚散结。在此治法的指导下,选用茵陈蒿汤(茵陈、炒栀子、焦大黄)清肝胆湿热;合用小柴胡汤(柴胡、黄芩、半夏、生姜)加减,和解少阳,疏利肝胆;清肝合剂(白花蛇舌草、土茯苓、薏苡仁、苦参、垂盆草)清热解毒,利湿退黄,对于乙肝病毒有较好抑制作用;加用炒苍术健脾燥湿;厚朴、枳壳、枳实理气行滞;莪术、赤芍行气活血;白芍柔肝养阴;知母、黑玄参养阴清热。鉴于病情复杂,每次复诊时,张氏都根据病情变化随症加减,由于治疗方向对证,虽然治疗时间较长,但效果显著,不失为一成功验案。

张氏治疗肝硬化,善从健脾、活血、疏肝三个途径分别进行治疗,视患者体质强弱、病之新久及病情表现灵活配伍。活血软坚散结善用鳖甲、莪术、穿山甲、牡蛎、丹参等药;理气善用木香、枳壳、郁金、青皮、陈皮等药;益气健脾善用黄芪、白术、茯苓、党参等药。

(牛忠军)

原发性肝癌

【案一】

马某,男,32岁。2010年10月22日初诊。

[主诉] 持续纳谷不馨,神疲乏力。

[病史] 原发性肝癌,介入治疗后,刻下面色萎黄,形体消瘦,纳谷不馨,神疲乏力,胸闷气短,少气懒言,腹胀满疼痛,痛有定处,口干苦,喜叹息,时有寒热,便溏。

[检查] CT提示:肝占位肝动脉灌注化疗栓塞(TACE)后,小网膜囊及胰后淋巴结略大,肝硬化,脾大,胆囊结石。肝功能:谷丙转氨酶76.1 U/L,碱性磷酸酶442 U/L,谷氨酰转肽酶158 U/L。肌肤甲错,舌紫黯,苔白腻,脉细。

[西医诊断] 原发性肝癌。

[中医诊断] 积聚,胁痛。

[辨证] 脾胃虚弱,肝郁血瘀,湿毒积聚。

[治则] 益气健脾,疏肝柔肝,清热解毒,散结消积。

[方药]

炙黄芪30 g　　　　党参20 g　　　　炒苍术15 g　　　　茯苓20 g

炙甘草 10 g	广木香 10 g	当归 15 g	赤芍 15 g
生地黄 15 g	莪术 10 g	土鳖虫 10 g	炙鳖甲(先煎)15 g
桃仁 10 g	蜀羊泉 30 g	白蚤休 20 g	白花蛇舌草 30 g
枸杞子 30 g	郁金 10 g	茵陈 20 g	生牡蛎(先煎)30 g
柴胡 6 g	炒白术 15 g	焦山楂 20 g	神曲 20 g
炒麦芽 20 g	炒白芍 15 g		

30 剂,水煎服,日服 2 次。

二诊(2011 年 5 月 19 日):谷丙转氨酶 57.7 U/L,碱性磷酸酶 489 U/L,谷氨酰转肽酶 18 U/L。纳少,眠差,胃胀,二便调,苔薄黄腻,舌瘀斑,脉弦细。

生黄芪 30 g	党参 20 g	炒苍术 15 g	茯苓 20 g
炙甘草 10 g	广木香 10 g	当归 15 g	白花蛇舌草 30 g
石见穿 20 g	半枝莲 20 g	白蚤休 20 g	炙鳖甲(先煎)15 g
土鳖虫 10 g	桃仁 10 g	生薏苡仁 30 g	生牡蛎(先煎)30 g
山药 30 g	莪术 10 g	草豆蔻 6 g	炒白术 15 g

30 剂,水煎服,日服 2 次。

三诊(2011 年 7 月 11 日):B 超提示脾大,胆结石,左肝外叶条状高回声。乏力,口干,胃胀,舌黯紫,苔黄腻,脉弦细。前方加茵陈 30 g、炒栀子 15 g、焦大黄 8 g、郁金 10 g,30 剂,水煎服,日服 2 次。

四诊(2011 年 9 月 19 日):时有胃胀,烦躁,舌红,苔薄黄,脉弦细。前方加八月札 20 g、青皮 10 g、陈皮 10 g,30 剂,水煎服,日服 2 次。

五诊(2011 年 12 月 16 日):前方效著,饮食有增,体重增加,舌淡红,苔薄白,脉弦。原方继服,30 剂,水煎服,日服 2 次。

六诊(2012 年 2 月 8 日):2012 年 2 月 6 日 B 超示胆囊结石,胆囊炎性改变,肝脏大小正常,形态规则,包膜光整,内回声均匀,血管走形清晰。自述胃口已佳,体重增加,苔薄黄腻,舌淡红。宜 2011 年 7 月 11 日方加郁金 15 g、金钱草 30 g,30 剂,水煎服,日服 2 次。

【案二】

袁某,男,43 岁。2012 年 1 月 6 日初诊。

[主诉] 持续性口苦、口干、发热 1 日。

[病史] 原罹乙肝"小三阳",嗜酒,1 周前行介入治疗,胁肋部胀痛灼热,厌食,腹胀,症见消瘦乏力,口苦,口干,肢体沉重,头部易出汗,发热,尿黄,大便不畅。

[检查] CT 提示:肝脏占位,考虑肝癌,伴肝内转移,肝硬化,脾大,少量腹水,脾囊肿。肝功能:白蛋白 28.4 g/L,谷丙转氨酶 53 U/L,谷草转氨酶 41 U/L,总胆红素 32.4 μmol/L,直接胆红素 9.3 μmol/L,间接胆红素 23.1 μmol/L,γ-谷氨酰转肽酶 95 U/L。舌红,苔黄腻,脉滑细。

[西医诊断] 肝癌。

[中医诊断] 积聚,胁痛。

[辨证] 肝胆湿热,瘀毒积聚。

[治则] 疏肝利胆,清热利湿,化瘀散结,健脾益气。

[方药] 逍遥散、茵陈蒿汤合小柴胡汤。

生黄芪 30 g	党参 20 g	炒苍术 15 g	茯苓 20 g
当归 15 g	炒白芍 15 g	茵陈 30 g	炙鳖甲(先煎)15 g
焦大黄 10 g	柴胡 10 g	清半夏 10 g	炒黄芩 10 g
莪术 10 g	炒栀子 10 g	炒白术 15 g	生牡蛎(先煎)30 g
蜀羊泉 20 g	生薏苡仁 30 g	猪苓 20 g	白花蛇舌草 30 g
山药 30 g	枸杞子 30 g	藤梨根 30 g	焦山楂 20 g
神曲 20 g	炒麦芽 20 g		

10 剂,水煎服,日服 2 次。

二诊(2012 年 1 月 15 日):舌黯,苔厚腻,脉弦涩。原方继服,21 剂。

三诊(2012 年 2 月 8 日):乏力明显好转,舌淡黯,苔白,脉弦细。前方加郁金 15 g、灵芝 15 g、白花蛇舌草加至 50 g,30 剂,水煎服,日服 2 次。

四诊(2012 年 3 月 14 日):3 月 13 日肝肾功能,总蛋白 58.4 g/L,白蛋白 30.8 g/L,球蛋白 27.6 g/L,谷丙转氨酶 38 U/L,谷草转氨酶 42 U/L,总胆红素 18.6 μmol/L,直接胆红素 4.3 μmol/L,间接胆红素 14.3 μmol/L,谷氨酰转肽酶 119 U/L,肌酐 52 μmol/L。血常规:白细胞 2.92×10⁹/L,红细胞 3.8×10¹²/L,血红蛋白 121 g/L,血小板 54×10⁹/L。症如前述。原方加熟地黄 20 g、灵芝孢子粉 3 袋、仙鹤草 50 g,30 剂,水煎服,日服 2 次。

五诊(2012 年 4 月 25 日):诸症皆轻,牙龈出血,舌淡红,苔薄黄,脉弦细。原方加生地黄 20 g,30 剂,水煎服,日服 2 次。

六诊(2012 年 6 月 6 日):6 月 2 日肝功能示谷丙转氨酶 45 U/L,谷草转氨酶 46 U/L,总胆红素 18.9 μmol/L,6 月 2 日 CT 示肝 HCC 介入术后改变,肝硬化,脾大,脾门区结节,考虑副脾可能;脾脏低密度灶,考虑囊肿可能;腹膜后及肝胃之间多发中小淋巴结。诸症皆轻,舌淡红,苔薄黄,脉弦细。原方继服,30 剂,水煎服,日服 2 次。

七诊(2012 年 8 月 22 日):今复查肝功能,谷草转氨酶 46 U/L,谷氨酰转肽酶 127 U/L。8 月 21 日 B 超:肝脏弥漫性病变,肝内稍高回声灶(考虑介入术后改变可能),胆囊继发性改变,脾大。甲胎蛋白 4.21 μg/L,刻下饮食精神转佳,舌淡,苔薄白,脉弦细。原方继服,30 剂,水煎服,日服 2 次。

八诊(2012 年 10 月 3 日):原方效佳,舌脉同前。继续巩固。30 剂,水煎服。

九诊(2013 年 1 月 2 日):近日复查肝功能皆正常,原方巩固,30 剂,水煎服,日服 2 次。

【按】肝癌为常见多发癌症之一,其病死率之高,冠于诸癌症之首,故有"癌中之王"的称号,目前尚无特效药物治疗,一般认为存活不过半年,治疗颇为棘手。属于中医"癥痕""积聚"的范畴。《诸病源候论》指出:"癥瘕积聚,病因为寒温不调,饮食不节,阴阳不和,脏腑虚损,并受风邪留滞不去而成也。"张氏在治疗中,注重病、证相结合;标本缓急,注重治本;扶正祛邪,权衡轻重。在解毒活血化瘀、化痰消积散结中,不忘扶正补虚。根据肝脾相关,"见肝之病当先实脾"之理论,始终以健脾益气扶正为主,配伍活血祛瘀之药以驱邪消癥,后期更以健脾益气养血为主,软坚化瘀为辅,固后天之本,强祛邪之基。

案一:辨证属脾胃虚弱,肝郁血瘀,湿毒蕴久,癥瘕积聚。治当益气行气,疏肝柔肝,活血化瘀,清热解毒,散结消积。方用四君子汤(党参、茯苓、炒白术、炙甘草)合炙黄芪、灵芝、炒苍术、广木香益气行气;逍遥散(柴胡、白芍、当归、茯苓、炒白术、炙甘草)加减合枸杞子、郁金养肝疏肝柔肝;生地黄、赤芍、莪术、土鳖虫、桃仁活血化瘀;茵陈、蜀羊泉、白蚤休、白花蛇舌草、清热解毒;炙鳖甲、牡蛎散结消积;焦山楂、麦芽、神曲消食除积。二诊时,患者感觉胃胀,脾虚气滞,湿热蕴结较为明显,故原方去赤芍、白芍、生地黄、蜀羊泉、枸杞子、郁金、茵陈、柴胡、焦山楂、麦芽、神曲,虑其寒凉、碍湿、伤胃或不利于主要病机的治疗。加用石见穿、半枝莲以加强清热解毒之效;加用薏苡仁、山药以健脾利湿;加用草豆蔻温中化湿。在随后的复诊中,根据临床体征及化验结果,随症加减,连续治疗,获得较为满意的结果。

案二:患者平素嗜酒,酒性湿热,致肝体受损,瘀毒内聚,久致癥瘕。治当健脾益气,清热利湿,疏肝和胃,活血化瘀,清癥散结。方用逍遥散(柴胡、当归、炒白芍、茯苓、炒白术)加减,疏肝和胃;茵陈蒿汤(茵陈、炒栀子、焦大黄)清利肝胆湿热;小柴胡汤(柴胡、半夏、黄芩、党参)加减,清少阳之邪,和少阳之气;加用黄芪益气健脾;炙鳖甲、牡蛎散结软坚;白花蛇舌草、蜀羊泉、藤梨根清热解毒;薏苡仁、炒苍术、山药、焦山楂、麦芽、神曲健脾利湿;莪术活血理气;枸杞子养阴柔肝;猪苓利湿化浊。在随后的复诊中,张氏根据病情,临证化裁,取得满意疗效。

上述病例,治疗时间相对较长,对提高肝癌患者的生存质量、减轻痛苦起到很大的作用。在治疗中,要考虑辨证与辨病相结合,除此之外,张氏处方用药还有以下特点:① 白花蛇舌草、半枝莲、石见穿清热解毒,为治疗肝癌之要药。② 鳖甲、牡蛎等药物软坚散结,祛瘀消癥。③ 用薏苡仁、猪苓淡渗利浊以抗癌。

(牛忠军)

慢性胆囊炎

【案一】

唐某,女,58岁。2009年8月16日初诊。

[主诉] 右肩胛部疼痛,胃脘胀痛,口苦3日。

[病史] 原罹胆囊炎。现感右肩胛部疼痛,右胁肋部胀闷疼痛,疼痛固定,喜太息,情绪易激动,好发脾气,烦躁,口苦,咽干,纳差,眠差,便溏。

[检查] B超：胆囊壁增厚,粗糙。舌淡红,苔薄黄,脉弦。

[西医诊断] 胆囊炎。

[中医诊断] 胁痛,黄疸,胃脘痛。

[辨证] 肝气郁结,气滞血瘀。

[治则] 疏肝理气,活血化瘀。

[方药]

威灵仙20 g	连翘20 g	丹参20 g	柴胡10 g
炒黄芩10 g	党参20 g	炒白芍15 g	蒲公英30 g
广木香10 g	青皮10 g	乌药10 g	焦山楂20 g
陈皮10 g	神曲20 g	五灵脂10 g	炒蒲黄(包)15 g
炒麦芽20 g			

7剂,水煎服,日服2次。

二诊(2009年8月30日)：右肩胛及胃脘疼痛减轻,右胁肋部胀闷疼痛减轻明显,口苦、咽干、纳差诸症好转,舌淡红,苔薄,脉弦。前方加桂枝15 g、炒苍术15 g、砂仁(后下)6 g,7剂,水煎服,每日1剂。

【案二】

郁某,男,32岁。2012年12月21日初诊。

[主诉] 右上腹胀痛2日。

[病史] 素好饮酒,右上腹痞滞,时疼痛,饭后加重,口黏腻,腹胀,恶心,便溏不畅,身重,喜叹息,头重如裹,头易出汗,小便黄。

[检查] B超：胆囊息肉,胆囊壁毛糙。舌红,苔薄黄,脉弦滑。

[西医诊断] 胆囊炎。

[中医诊断] 胁痛,黄疸。

[辨证] 湿热内蕴,肝胆失疏。

[治则] 清利湿热,疏肝利胆,健脾益气。

[方药] 茵陈蒿汤加减。

茵陈30 g	炒栀子15 g	焦大黄10 g	炒枳壳15 g
龙胆草20 g	广木香10 g	郁金10 g	虎杖15 g
威灵仙20 g	炒黄芩15 g	连翘20 g	炒苍术15 g
柴胡10 g	党参15 g		

14剂,水煎服,日服2次。

二诊(2012年12月25日)：自述服药3日,诸症皆除。守上方继服,巩固疗效,7剂,水煎服,日服2次。

【按】慢性胆囊炎,属于中医"胁痛""黄疸""胃脘痛"范畴。情志不遂、饮食所伤、寒湿不适等多种因素均可导致正气内衰,防御功能低下,外在的湿热病毒,或内在的湿痰浊热,乘虚上窜,直犯肝胆;亦有脾胃先病而后波及肝胆者,致肝气内郁疏泄功能亢逆;

或有胆石、蛔虫阻塞胆道,以致胆汁不能疏泄于肠胃,胃失和降。疾病发生,病变的主要部位在肝胆,但与气滞血瘀、湿热疫毒、结石等密切相关,治疗上以清肝疏肝、利胆排石,健脾活血为主。

案一:患者辨证为肝气郁结,气滞血瘀。治当疏肝理气,活血化瘀。药用柴胡、炒白芍疏肝柔肝;党参、广木香、青皮、陈皮、乌药益气理气;连翘、黄芩、蒲公英、威灵仙清利肝胆湿热;失笑散(五灵脂、炒蒲黄)、丹参活血化瘀,散结止痛。诸药合用,以图疗效。二诊时,患者临床症状减轻,加用桂枝、炒苍术、砂仁,意在健脾温经祛湿,湿邪缠绵,难以化解,加强药力,取其功效。

案二:为湿热内蕴,肝胆疏泄不利。治当清利湿热,疏肝利胆,健脾理气。方用茵陈蒿汤(茵陈、炒栀子、焦大黄)清热利湿;党参、广木香、炒苍术、枳壳健脾理气;柴胡、郁金疏肝利胆;龙胆草、虎杖、连翘、黄芩清肝利湿;威灵仙祛湿、通络、止痛。据其病机,依法施药。

(牛忠军)

慢 性 胰 腺 炎

【案一】

朱某,男,38岁。2010年6月25日初诊。

[主诉]上腹部疼痛日余。

[病史]原罹慢性胰腺炎,刻下上腹胀满隐痛,每因情志因素而痛甚,嗳气,口苦,咽干,喜叹息,眠差,食欲不振,时有泛酸,便溏不畅。

[检查]舌红,苔黄腻,脉弦。

[西医诊断]慢性胰腺炎。

[中医诊断]腹痛,泄泻。

[辨证]肝郁乘脾,肝胃不和。

[治则]和解少阳,疏肝理气,轻下热结。

[方药]大柴胡汤加减。

柴胡10 g	炒黄芩15 g	姜半夏15 g	党参15 g
焦大黄10 g	炒枳实10 g	炒白芍15 g	炙甘草10 g
郁金15 g	青皮10 g	浙贝母15 g	蒲公英30 g
制厚朴10 g	赤芍15 g		

7剂,水煎服,日服2次。

二诊(2010年7月16日):前方效著,近日痔疮复发,潮湿瘙痒疼痛,舌淡,苔白厚腻,脉弦滑。前方加炒苍术15 g、黄柏15 g、槐花30 g、苦参20 g,7剂,水煎服,日服2次。

三诊(2010年7月28日):刻下上腹胀满,苔厚腻,脉弦滑。宜6月25日方加茯苓15 g、制香附15 g、生薏苡仁30 g,7剂,水煎服,日服2次。

【案二】

周某,女,47 岁。2010 年 2 月 7 日初诊。

[主诉] 腹胀腹痛泄泻日余。

[病史] 素患胰腺炎,长期腹泻,如水样,消瘦不堪,面色苍白灰滞,行动迟缓,畏寒。刻下形瘦质弱,肌肤寒凉,神疲乏力,少气懒言,腹胀腹鸣腹泻,完谷不化,肛门有下坠感,时泻黏冻。

[检查] B 超:慢性胆囊炎,胆结石可能,脾大。舌淡,苔薄白,脉细弱。

[西医诊断] 慢性胰腺炎。慢性胆囊炎。

[中医诊断] 腹痛,泄泻。

[辨证] 脾胃虚寒,中气下陷。

[治则] 健脾益气,温中止泻。

[方药] 香砂六君子汤合痛泻要方加减。

党参 20 g	炒苍术 15 g	茯苓 20 g	炙甘草 10 g
山药 30 g	广木香 10 g	柴胡 6 g	砂仁(后下)6 g
炒白芍 15 g	防风 10 g	陈皮 10 g	葛根 20 g
干姜 10 g	焦山楂 20 g	草豆蔻 6 g	炒白术 15 g

14 剂,水煎服,日服 2 次。

【按】 慢性胰腺炎是指由于各种原因所致的胰腺局部、节段或弥漫性的慢性进展性炎症,导致胰腺组织和(或)胰腺功能不可逆的损害。临床表现为反复发作性或持续性腹痛、腹泻或脂肪泻、消瘦、黄疸、腹部包块和糖尿病等。中医把此病归属"腹痛""泄泻"等病范畴。

案一:患者素有慢性胰腺炎,主述腹胀腹痛,嗳气,舌苔黄腻,脉弦。肝为刚脏,体阴用阳,肝失柔润,气机郁结,肝郁生热,克犯脾土。脾气素虚,为木所乘,脾失运化,水湿中阻,郁而化热,湿热夹滞,久羁不去,中焦气阻,阳明腑实,故见上腹胀满隐痛,胃失和降,故有嗳气。邪伏少阳,故见口苦咽干。证属邪伏少阳,肝郁乘脾,胆胃不和所致,法当和解少阳,疏肝理气,内泄热结。方选大柴胡汤(柴胡、黄芩、半夏、白芍、赤芍、焦大黄、枳实)加厚朴,取小承气汤之意,和解少阳,轻下热结;加用青皮、郁金疏肝理气;蒲公英、浙贝母清热化湿。复诊时,加用茯苓、香附、薏苡仁旨在加强健脾理气渗湿之功,以消腹胀满和苔厚腻。药物不多,但组方合理,药证相符,收效较好。

案二:患者以长期腹泻来就诊,张氏认为,据此辨证,属脾胃虚寒,中气下陷。患者素有慢性胰腺炎,此人之胀,因脾虚失运而胀,非实证,不可以枳实厚朴之类消胀之品,而当补益中气,塞因塞用。治疗当以健脾益气、温中止泻为法。方用香砂六君子汤(党参、炒白术、茯苓、炙甘草、陈皮、广木香、砂仁)加减益气健脾;痛泻要方(陈皮、炒白术、防风、炒白芍)补脾柔肝,祛湿止泻;加用山药健脾补中;柴胡、葛根升阳止泻;干姜、草豆蔻、炒苍术温中祛湿;焦山楂消食化积。药中病机,病被药除。

(牛忠军)

克 罗 恩 病

【案例】

黄某,男,46岁。2010年4月1日初诊。

[主诉] 腹痛腹胀日余。

[病史] 原罹不完全性肠梗阻,克罗恩病,刻下腹痛腹胀,时有发作,便后胀痛减轻,食欲不振,食后腹胀,疲劳后易发作,睡眠差,口干不欲饮,便稀。

[检查] 舌胖质暗,苔白,脉弦。

[西医诊断] 克罗恩病。不完全肠梗阻。

[中医诊断] 腹痛,泄泻,痢疾。

[辨证] 气滞血瘀。

[治则] 活血化瘀。

[方药] 活络效灵丹合痛泻要方加减。

当归 20 g	丹皮 30 g	丹参 30 g	制乳香 10 g
炙黄芪 30 g	广木香 15 g	制厚朴 20 g	莪术 10 g
炒枳实 10 g	三棱 10 g	炒白芍 30 g	防风 10 g
炒苍术 15 g	炒白术 15 g	青皮 10 g	陈皮 10 g
制没药 10 g			

7剂,水煎服,日服2次。

二诊(2010年4月9日):药后痛止,饮食向好,大便基本成形,舌淡,苔薄白,脉弦。前方加白芷15 g,7剂,水煎服,日服2次。

【按】克罗恩病又称节段性肠炎,是一种原因不明的慢性肉芽肿性炎症性疾病,异常的自身免疫可能与发病有关。临床上主要以发热、恶心、呕吐、腹痛、腹泻、排便困难、脓血便、里急后重等消化道症状为主,中医属于"泄泻""痢疾"范畴。患者经西医院诊断为克罗恩病而求诊于张氏,张氏经辨证认为,患者腹痛腹胀,时有发作,舌质暗,此为瘀血气滞,治法应活血通腑。选方活络效灵丹(当归、丹参、制乳没)活血祛瘀,通络止痛,合用痛泻要方(炒白芍、防风、炒白术、陈皮)补脾柔肝,祛湿止泻。加用丹皮、莪术、三棱清热凉血,活血化瘀;广木香、厚朴、枳实、青皮理气通腑;炙黄芪、炒苍术健脾益气;诸药合用,收效明显。

(牛忠军)

结 肠 炎

【案一】

古某,男,78岁。2012年1月10日初诊。

[主诉] 持续性大便溏薄。

[病史]大便溏薄,日行 2 次,黏冻多,腹痛肠鸣,泻下急迫,时有泻而不爽,肛门灼热,胸闷食少,畏寒肢冷,伴口腔溃疡,高血压,外痔。

[检查]肠镜:慢性结肠炎。舌淡胖,苔薄白,脉弦滑。

[西医诊断]结肠炎。

[中医诊断]泄泻,痢疾。

[辨证]脾虚湿盛,湿热内蕴。

[治则]健脾益气,清热化湿。

[方药]参苓白术散加减。

党参 15 g	炒苍术 15 g	炒白术 15 g	陈皮 10 g
山药 30 g	生薏苡仁 30 g	葛根 30 g	白芷 10 g
防风 10 g	茯苓 20 g	干姜 10 g	车前子(包)20 g
赤石脂 15 g	炒黄连 6 g	广木香 10 g	白扁豆 15 g

7 剂,水煎服,日服 2 次。

二诊(2012 年 1 月 17 日):服药 3 剂后,大便基本成形,舌淡,苔薄白,脉滑。前方炒黄连加至 10 g,5 剂,水煎服,日服 2 次。

三诊(2012 年 1 月 31 日):大便已成形,服 1 月 17 日方 5 剂后黏冻基本消除,舌尖灼热,宜前方加炒黄芩 15 g、焦山楂 20 g,7 剂,水煎服,日服 2 次。

【案二】

唐某,男,34 岁。2009 年 6 月 14 日初诊。

[主诉]腹泻伴里急后重 3 月余。

[病史]刻下腹泻,日行 2～3 次,带黏冻,受凉、食油荤加重,腹痛即泻,伴里急后重,胃脘部有痞滞感,口苦口黏,口干,纳差,形体困倦,平时脾气急躁,眠差。

[检查]肠镜:结肠炎。舌淡红,苔薄黄,脉弦滑。

[西医诊断]结肠炎。

[中医诊断]腹痛,泄泻,痢疾。

[辨证]脾虚湿热中阻。

[治则]健脾益气,抑肝扶土。

[方药]香砂六君子汤、葛根芩连汤合左金丸。

党参 15 g	炒白术 15 g	茯苓 15 g	炙甘草 10 g
炙黄芪 30 g	葛根 30 g	防风 15 g	砂仁(后下)6 g
白芷 15 g	炒吴茱萸 10 g	炒黄连 10 g	干姜 15 g
赤石脂 20 g	焦山楂 30 g	广木香 15 g	生薏苡仁 30 g

20 剂,水煎服,日服 2 次。

二诊(2009 年 7 月 1 日):大便时泄,小便色白(似白开水样),小腹坠胀,肠中辘辘有声。舌淡红,苔薄黄,脉弦滑。

党参 15 g	炒白术 15 g	茯苓 15 g	炙甘草 10 g

广木香 10 g	葛根 30 g	干姜 15 g	砂仁(后下)6 g
瞿麦 15 g	草薢 20 g	熟地黄 20 g	车前子(包)30 g
山茱萸 20 g	生黄芪 30 g	淫羊藿 15 g	藿香(后下)10 g
草豆蔻 10 g			

14 剂,水煎服,日服 2 次。

三诊(2009 年 9 月 6 日):药后诸证皆消,停药 1 月余,近日泄泻复发,大便带黏冻,舌淡,苔薄白,脉滑。6 月 14 日方加肉豆蔻 10 g、乌梅炭 30 g、车前子(包)20 g,20 剂,水煎服,日服 2 次。

【案三】

赵某,男,35 岁。2009 年 8 月 7 日初诊。

[主诉]下腹冷痛,便溏 1 周。

[病史]刻下腹冷痛,畏寒,口淡无味,乏力,大便时稀,带黏冻,多在晨起时腹泻,腹部作痛,肠鸣即泻,形寒肢冷,腰膝酸软,肢倦乏力,食欲不振,面色萎黄,喜叹息,稍进油腻之物,则大便次数增多。

[检查]肠镜示:慢性结肠炎,乙状结肠息肉。舌淡,苔薄白,脉弦滑。

[西医诊断]慢性结肠炎。

[中医诊断]腹痛,泄泻,痢疾。

[辨证]脾肾阳虚,寒湿蕴结,肝胃不和。

[治则]温补脾肾,祛寒除湿。

[方药]四君子汤、痛泻要方合戊己丸。

党参 15 g	炒白术 15 g	茯苓 15 g	炙甘草 10 g
广木香 10 g	干姜 15 g	赤石脂 15 g	砂仁(后下)6 g
炒吴茱萸 10 g	炒黄连 10 g	炒薏苡仁 30 g	炮附子(先煎)15 g
丹皮 15 g	炒白芍 20 g	防风 10 g	白芷 10 g
香附 15 g			

30 剂,水煎服,日服 2 次。

二诊(2010 年 6 月 4 日):肠镜提示,降结肠局限糜烂渗血性炎。刻下大便干结,带黏冻,左少腹坠痛,腹中冷,舌淡,苔薄白,脉弦。

党参 15 g	炒白术 15 g	茯苓 15 g	炙甘草 10 g
广木香 10 g	当归 15 g	浙贝母 15 g	砂仁(后下)6 g
苦参 15 g	干姜 20 g	赤石脂 15 g	炒白芍 30 g
白及 20 g	白芷 15 g	葛根 30 g	藿香(后下)10 g
炒黄连 10 g	炒吴茱萸 10 g	防风 10 g	山药 30 g
生黄芪 30 g	焦山楂 20 g		

30 剂,水煎服,日服 2 次。

三诊(2010 年 9 月 10 日):诸症皆轻,舌淡,苔薄白,脉弦。原方加赤石脂 15(研冲)、乌梅炭 30 g,30 剂,水煎服,日服 2 次。

四诊(2010 年 11 月 7 日):前方效佳,大便已基本成形,日行 1 次,舌淡,苔薄白,脉稍弦。改汤为丸。

党参 200 g	炒苍术 200 g	炒白术 200 g	当归 200 g
浙贝母 200 g	苦参 200 g	干姜 200 g	赤石脂 300 g
炒白芍 200 g	白及 200 g	葛根 200 g	藿香(后下)200 g
炒黄连 200 g	炒吴茱萸 100 g	防风 200 g	乌梅炭 200 g
山药 200 g	生黄芪 200 g	焦山楂 200 g	

上药制成浓缩丸,如绿豆大,每服 50 粒,日服 2 次。

【案四】

姚某,女,67 岁。2007 年 1 月 19 日初诊。

[主诉] 大便溏泄,日行 4～5 次,伴血 2 日。

[病史] 刻下大便溏泄,泄泻腹痛,泻而不爽,日行 4～5 次,肛门灼热,伴有鲜血或暗红色血,伴畏寒腹冷,食欲不振,肢倦神疲,口干口苦,胸闷胀,眠差,小便短黄。

[检查] 钡剂灌肠造影提示:乙状结肠及降结肠肠炎。舌淡红,苔薄白,脉细。

[西医诊断] 结肠炎。

[中医诊断] 腹痛,泄泻,痢疾。

[辨证] 脾虚湿热中阻。

[治则] 健脾益气,清热利湿,凉血安络。

[方药] 当归贝母苦参丸加减。

生地黄 20 g	当归 15 g	浙贝母 15 g	苦参 20 g
槐花 30 g	广木香 10 g	炒黄连 10 g	车前子(包)30 g
生黄芪 20 g	炒苍术 15 g	葛根 30 g	党参 15 g
茯苓 15 g	炮姜炭 10 g	白及 20 g	仙鹤草 20 g
炒白术 15 g			

7 剂,水煎服,日服 2 次。

二诊(2007 年 1 月 31 日):诸症皆轻,暗血渐少,舌淡红,苔薄白,脉细。前方浙贝母改为 10 g、加薏苡仁 30 g,7 剂,水煎服,日服 2 次。

三诊(2007 年 2 月 9 日):诸症皆轻,舌淡红,苔薄白,脉沉细。原方加山药 20 g,7剂,水煎服,日服 2 次。

四诊(2007 年 2 月 28 日):大便已成形,日行 2 次,下血已止,舌淡,苔薄白,脉沉。前方加石榴皮 15 g,7 剂,水煎服,日服 2 次。

五诊(2007 年 3 月 14 日):诸症皆轻,舌淡,苔薄白,脉沉细。前方去炮姜炭,加淫羊藿 15 g、地榆炭 15 g、制乌梅 15 g,7 剂,水煎服,日服 2 次。

六诊(2007 年 3 月 23 日):大便已成形,舌淡,苔薄白,脉细弱。日行 2 次,苔薄白脉弦,拟方如下。

生地黄 20 g	当归 15 g	浙贝母 10 g	苦参 20 g
槐花 30 g	广木香 10 g	炒黄连 10 g	车前子(包)20 g
生黄芪 20 g	炒苍术 15 g	葛根 30 g	党参 15 g
茯苓 15 g	炮姜炭 10 g	白及 20 g	炒薏苡仁 30 g
山药 30 g	制乌梅 15 g	地榆炭 15 g	淫羊藿 15 g
炒白术 15 g			

7 剂,水煎服,日服 2 次。

七诊(2007 年 4 月 11 日):大便日行 1~2 次,带黏冻,便前腹痛,畏寒喜暖,苔薄白,脉细弱。拟方如下。

炙黄芪 20 g	党参 15 g	炒苍术 15 g	炮姜 10 g
茯苓 20 g	当归 10 g	浙贝母 10 g	炮附子(先煎)10 g
苦参 15 g	制乌梅 15 g	炒白芍 20 g	焦山楂 20 g
白及 20 g	广木香 10 g	炒黄连 10 g	山药 30 g
肉豆蔻 10 g	补骨脂 10 g	炒白术 15 g	

7 剂,水煎服,日服 2 次。

八诊(2007 年 4 月 25 日):受凉后仍有泄泻,大便带黏冻,舌淡,苔薄白,脉细。前方炮姜加为 15 g、炮附子(先煎)15 g、制乌梅加至 20 g,7 剂,水煎服,日服 2 次。

九诊(2007 年 5 月 13 日):原方巩固,舌苔脉趋于正常,7 剂,水煎服,日服 2 次。

十诊(2007 年 5 月 23 日):大便日行 1 次,基本成形,舌苔脉正常。改汤为丸以资巩固。拟方如下。

炙黄芪 500 g	党参 300 g	炒苍术 300 g	炮姜 200 g
炮附子 200 g	茯苓 300 g	当归 300 g	浙贝母 100 g
苦参 300 g	制乌梅 400 g	炒白芍 300 g	焦山楂 300 g
白及 300 g	广木香 300 g	炒黄连 300 g	山药 300 g
肉豆蔻 200 g	补骨脂 300 g	炒白术 300 g	

上药制成浓缩丸,如绿豆大,每服 50 粒,日服 2 次。

【按】结肠炎是一种常见病,尤其是慢性结肠炎,病程长,反复发作,让患者痛苦不已。结肠炎病属中医"腹痛""泄泻""痢疾"范畴,慢性泄泻的证候每多虚实夹杂,寒热交错。《景岳全书》指出:"泄泻之本,无不由于脾胃。"因此,脾胃失调,脾气虚弱,水谷精微运化失司,是泄泻致病的病机所在。然而影响脾胃运化功能的原因不一,或食滞内积,或外邪侵袭,湿邪内阻,或情志失调,木强侮土,或命门火衰,不能暖土。临床每表现为肠鸣腹痛,大便泄泻,泻伴腹痛,或泻后痛缓等证,辨证当责之肝脾不协。正如吴昆在《医方考》中指出:"泻责之脾,痛责之肝,肝责之实,脾责之虚,脾虚肝实,故令痛泻。"慢性泄泻的辨证,重在脾虚,而毋忘肝实,凡属肝脾不协患者,治疗时必须着眼抑肝扶脾。补虚不可纯用甘温,过甘生湿。只有泻肝补脾,补中寓疏,调和气机,则泄泻可止。

案一:患者泄泻,辨证属脾虚湿盛,湿热内蕴。治疗当以健脾益气、清热化湿为主,故方用参苓白术散（党参、炒白术、茯苓、山药、白扁豆、薏苡仁、陈皮）加减益气健脾，渗湿止泻；加葛根、白芷、防风、苍术、车前子利湿止泻；炒黄连清热燥湿；赤石脂涩肠止泻；广木香调和肠胃之气；干姜温中化湿。标本兼顾，泄泻止矣。

案二：患者泄泻，便带黏液，里急后重，系因久泄伤气，中气虚弱，正虚邪恋，湿热蕴结，下注肛肠所致。辨证为脾虚湿热中阻。治则当以健脾益气，抑肝扶土，以泻肝之实，补脾之虚，清热涩肠，温中化湿。张氏用香砂六君子汤（党参、白术、茯苓、炙甘草、砂仁、广木香）加减合山药、薏苡仁健脾益气；葛根芩连汤（葛根、炒黄连、炙甘草）加减以清热利湿；左金丸（炒黄连、炒吴茱萸）清泻肝火；干姜温中化湿；防风、白芷祛风胜湿；赤石脂涩肠止泻；焦山楂开胃消食。二诊时，病证发生变化，由湿热中阻，转化为寒湿困中，辨证为脾胃虚寒，寒湿困中，治则当调整为健脾益气，温中祛湿。方用四君子汤（党参、茯苓、白术、炙甘草）合生黄芪、木香、砂仁健脾益气；车前子、瞿麦、草薢利尿通淋，以消患者小便白浊；熟地黄、山茱萸、淫羊藿补肾培元；干姜、草豆蔻温中祛寒以化湿；葛根、藿香化湿升阳止泻。诸药合力，药到病止。

案三：辨证属脾肾阳虚，寒湿蕴结。治则当温补脾肾，祛寒除湿。方选四君子汤（党参、茯苓、白术、炙甘草）合木香、砂仁、薏苡仁健脾益气；炮附子、干姜温补脾肾；痛泻要方（白术、防风、炒白芍）加减补脾柔肝，祛湿止泻；戊己丸（炒黄连、炒吴茱萸、炒白芍）疏肝理脾，止痛止泻；赤石脂、白芷、罂粟壳涩肠止泻；丹皮、香附理气活血。二诊时，患者大便干结与黏冻并存，此为脾虚，寒热错杂，挟有湿邪。在原方基础上加当归贝母苦参丸（当归、贝母、苦参）养血润燥，以消大便干结之苦；加用生黄芪、山药以益气健脾；加用焦山楂消食化积；葛根以升阳止泻；白及收敛止血。原方去炮附子、薏苡仁、丹皮、香附虑其药性偏热、偏凉、过燥，伤其正气。服药后，患者症状减轻，在后续复诊中随症加减，由于结肠炎病程较长，易反复，故改丸药续服，以固疗效。

案四：辨证属脾虚湿热中阻。治则应健脾益气，清热利湿，凉血安络。方选当归贝母苦参丸（当归、贝母、苦参）养血润燥，清热利湿；加用生黄芪、党参、茯苓、广木香健脾益气以补脾虚；葛根、炒黄连、车前子清热利湿止泻；生地黄、白及、仙鹤草、槐花、炮姜炭凉血止血。针对病机，理法用药，在随后的复诊中，根据病情随症加减，经过一段时间坚持治疗，最终取得较好疗效。该例临床病变表现为脾虚湿热中阻，还夹杂阳虚，这为治疗带来困难，张氏在用药时，既考虑健脾益气、清热利湿、凉血止血、益气固摄止血，同时还在止血中用炮姜炭温阳止血，用炭剂止血，既强化止血，考虑标急，又温阳化湿，顾及本源，从而达到本源固、诸症消的目的。

（牛忠军）

不完全性肠梗阻

【案例】

王某，女，34岁。2012年1月31日初诊。

[主诉] 腹胀腹痛 2 年余。

[病史] 2 年前行"阑尾切除术"后出现腹胀腹痛伴便秘,外院诊断为"不完全性肠梗阻",反复发作,长期自服肠清茶等药。刻下:腹中冷痛,腹胀,四肢冷,下肢尤甚,伴脱发,便秘,气短,形体消瘦,苔白舌质淡,脉细弱。

[西医诊断] 不完全性肠梗阻。

[中医诊断] 腹痛。

[辨证] 脾阳不足,寒湿积滞。

[治则] 温补脾阳,除寒湿攻冷积。

[方药] 温脾汤加减。

党参 30 g	当归 30 g	赤芍 30 g	炮附子(先煎)30 g
炒白芍 30 g	炙黄芪 30 g	干姜 20 g	炙甘草 10 g
焦大黄 15 g	肉苁蓉 20 g	莱菔子 20 g	槟榔 20 g
生白术 20 g	制厚朴 15 g		

7 剂,水煎服,日服 3 次。

二诊(2012 年 2 月 15 日):大便已正常,面色红润,刻下腰酸,怕冷,失眠,白带量多质稀。加熟地黄 20 g,山药 20 g,荆芥 10 g,白芷 15 g,炒酸枣仁 30 g,五味子 10 g,7 剂,水煎服,日服 3 次。

三诊(2012 年 2 月 23 日):腹胀腹痛已消,原方巩固,上方继服 14 剂。

【按】中医根据其腹胀、腹痛等临床表现多属"腹满""腹胀""腹痛""便秘"等病证范畴,《金匮要略·腹满寒疝宿食病脉证治》中将腹满分为虚寒性和实热性腹满,治疗上提出虚寒性腹满当以"温药",实热性腹满以清泻为主;并出方剂厚朴七物汤、厚朴三物汤、大柴胡汤、大承气汤等,后世医家每多沿用。该病临床辨证当首辨寒热,次辨虚实。本案患者系阑尾手术后,腹胀,腹中冷痛,伴四肢冷,下肢尤甚,中医辨病为"腹痛",证属脾阳不足,寒湿积滞;病性属寒,病位在脾;病机特点为脾之阳气不足,脾运无力,致阴寒内盛,寒积成实于里。治疗当以温通、泻下、补益三法兼备。方用温脾汤加减,以附子、干姜温脾阳,以党参、白术、甘草补益脾气,以当归、白芍补血和营,莱菔子、槟榔、厚朴行气消胀满,大黄通腑泻下,肉苁蓉不仅可以通便,更兼温阳益肾,协同附子、干姜增强温补之力。白术作为健脾益气之品,炮制方法不同,则功效有别:炒白术长于温化寒湿,收敛止泻,生白术长于健脾、通便,故张氏于方中取生白术而达健脾通便之效。

(张晓军)

便　秘

【案一】

朱某,女,32 岁。2009 年 11 月 4 日初诊。

[主诉] 大便秘结 2 年余。

[病史] 2年前无明显诱因出现大便秘结,伴腰膝酸软,手足不温,口淡不渴,偶有头晕。伴月经量少,有血块,色黑。刻下:腹胀,自觉排气多。

[检查] 脉细弱,苔薄白。

[西医诊断] 习惯性便秘。

[中医诊断] 便秘。

[辨证] 冷秘。

[治则] 温润养血,润肠通便。

[方药] 济川煎加味。

当归20 g	炒白芍20 g	熟地黄20 g	肉苁蓉30 g
火麻仁30 g	桃仁10 g	郁李仁10 g	炒枳实10 g
制厚朴10 g	制何首乌20 g	川芎10 g	炮附子(先煎)10 g
党参15 g	生白术15 g		

14剂,水煎服,日服2次。

二诊(2009年11月29日):畏寒便秘皆有好转,前方加焦大黄10 g,14剂,水煎服,日服2次。

三诊(2009年12月13日):大便已通,偶有胸闷,呼吸不畅,原方加全瓜蒌15 g,7剂,水煎服,日服2次。

四诊(2009年12月20日):畏寒便秘皆愈。

【按】习惯性便秘中医学亦称为"大便难""大便不通""大便秘涩"。在历代医籍中,又有"实秘""虚秘""气秘""冷秘""热秘""脾约"等之分。中医学认为便秘因素众多,总体来说是由于大肠传导功能失常所致,其病位在于大肠,与肺之敛降、肝之疏泄、脾之运化、肾之开阖关系都很密切,其病机变化有虚有实,有寒有热,涉及气血阴阳。

本案证属阳虚,治宜温润养血,润肠通便,故取温肾益精,润肠通便的济川煎加味。其中肉苁蓉合炮附子温补肾阳;火麻仁、桃仁、郁李仁润肠通便;当归、炒白芍、熟地黄、制何首乌、川芎养血润肠;党参、生白术益气健脾、温补脾阳;枳实、厚朴理气行滞。全方予温、通、补于一体,润而不滞,补而不燥,阳虚便秘重在温通散寒,不可过用峻猛通下之品。

【案二】

刘某,男,79岁。2009年8月4日初诊。

[主诉] 大便秘结3年余。

[病史] 3年前无明显诱因下出现大便秘结,呈进行性加重,开始2~3日1次,后逐渐加重为每周1次,每予开塞露、番泻叶等药,自觉痛苦,伴腹胀。

[检查] 舌根苔薄黄腻,脉滑。

[西医诊断] 功能性便秘。

[中医诊断] 便秘。

[辨证] 气血亏虚,津液不足。

[治则] 补益气血,润肠通便。

[方药]

生地黄 20 g	当归 30 g	炒白芍 20 g	肉苁蓉 30 g
火麻仁 30 g	桃仁 15 g	焦大黄 8 g	炒枳实 10 g
制厚朴 10 g	生黄芪 30 g	锁阳 15 g	郁李仁 10 g
熟地黄 20 g	杏仁 15 g		

14 剂,水煎服,日服 2 次。

二诊(2009 年 8 月 23 日):上方服后大便已通畅,调方如下。

生黄芪 60 g	当归 20 g	生地黄 30 g	玄参 30 g
火麻仁 30 g	生白术 20 g	制厚朴 15 g	炒枳实 10 g
焦大黄 10 g	郁李仁 10 g	炒白芍 20 g	肉苁蓉 30 g
炒莱菔子 15 g			

7 剂,水煎服,日服 2 次。

三诊(2009 年 9 月 14 日):原方效著,便秘已除,处以丸药继续巩固。

生黄芪 500 g	当归 300 g	生地黄 300 g	玄参 400 g
火麻仁 400 g	生白术 300 g	制厚朴 300 g	炒枳实 200 g
焦大黄 200 g	郁李仁 300 g	炒白芍 300 g	肉苁蓉 300 g
炒莱菔子 300 g			

上药炼蜜为丸,如绿豆大,每服 20 粒,日服 2 次。

随访(2010 年 6 月 11 日):药后至今大便通畅,日行 1 次。

【按】患者年事已高,阴阳气血多有不足之象。便秘原因多为气血亏虚津液不足,观其症候无腹痛拒按,无舌苔黄燥,断不可贸然使用承气系列,只宜补益气血,润肠通便。方中以黄芪、当归补益气血,重用黄芪补气之虚,增强大肠推动涤荡之力,以当归养血活血,辛润通便;以熟地黄、肉苁蓉温肾益精,滋阴润燥;以麻子仁、郁李仁、桃仁、杏仁等质润多脂之品以润肠通便;佐以大黄、厚朴、莱菔子以理气通便。全方以"润""补"为主,佐以理气通肠之品,切不可用生大黄、番泻叶等通泻薄肠之品,以免伤正。后以丸剂以求"缓中补虚",取"丸者缓也"之意以巩固疗效。

(张晓军)

肠易激综合征

【案一】

古某,男,78 岁。2012 年 1 月 10 日初诊。

[主诉] 大便泄泻 3 年余。

[病史] 3 年前无明显诱因出现大便异常,始为大便不成形,大便溏薄,后大便次数多,酒后易泄,每日 2~3 次,大便黏冻多,腹部隐痛,伴畏寒肢冷,多口腔溃疡。外院诊断为"肠易激综合征",服用药物(不详)效果不显。既往高血压病史多年,痔疮病史

多年。

[检查]舌质微红,苔微黄腻,脉滑。

[西医诊断]肠易激综合征。

[中医诊断]泄泻。

[辨证]脾胃虚弱,湿热内蕴。

[治则]健脾理气,化湿清热。

[方药]参苓白术散加减。

党参 15 g	炒苍术 15 g	白扁豆 15 g	陈皮 10 g
山药 30 g	生薏苡仁 30 g	葛根 30 g	白芷 10 g
防风 10 g	茯苓 20 g	干姜 10 g	车前子(包)20 g
赤石脂 15 g	炒黄连 6 g	广木香 10 g	炒白术 15 g

7 剂,水煎服,日服 2 次。

二诊(2012 年 1 月 17 日):药中病机,自述前方服至第 3 剂后大便即基本成形,黏冻已少,前方炒黄连加至 10 g,7 剂,水煎服,日服 2 次。

三诊(2012 年 1 月 17 日):大便已成形,黏冻基本消除,无腹痛。

【按】中医对泄泻病因病机的认识较为丰富,早在《素问·阴阳应象大论》曰"清气在下,则生飧泄""湿胜则濡泄"。说明湿邪在泄泻发病中为主要因素,湿邪内生多为脾虚不运,脾气亏虚,在病机特点上多为虚实夹杂。因此在治疗上当先实脾,脾气充足,运化有力,则湿邪自无藏身之所。诚如《景岳全书》所说:"凡泄泻之病,多由水谷不分,故以利水为上策。"《医宗必读》在总结前人治泄经验的基础上,提出了著名的"治泄九法",即淡渗、升提、清凉、疏利、甘缓、酸收、燥脾、温肾、固涩,为后世医家所习用。本案腹胀腹痛为湿邪阻滞气机,不通则痛;湿邪壅滞胃肠则有大便泄泻;湿为阴邪,易于与寒邪相合而成寒湿之邪,故见腹胀,受凉即泻;湿邪郁积久而可以化热,故有舌苔黄腻。治疗上以健脾为主,佐以化湿、利湿之品;但又不能一味补益,需防炉中有火。用药以健脾化湿为主,佐以辛开苦降,升提阳气,温脾暖肠。本案病机特点为脾虚湿盛,热象并不明显,然仍需防止湿邪郁久化热,因此张氏选方以参苓白术散为基础方进行加味,取其健脾化湿止泻之义,佐黄连清热燥湿,木香理气止痛,以黄连、木香相合,取香连丸之意,而奏行气清热利湿之效,加葛根升阳止泻;白芷气味芳香,温中止痛;防风,车前子祛风利湿;干姜、赤石脂温养止泻。如此,全方首尾相顾,攻补兼施,驱邪扶正而获良效。服 3 剂后大便即基本成形,黏冻已少,虑其湿热未尽,前方炒黄连加至 10 g 后黏冻基本消除。

患者自述服药后口腔溃疡未再复发,逆测其病因病机,当为中焦不运,湿浊内停,化热伤及口腔黏膜所致,此案从中焦而治为诊治复发性口腔溃疡提供一定思路。

【案二】

许某,男,41 岁。2012 年 7 月 18 日初诊。

[主诉]腹痛腹泻 1 年余。

[病史] 1 年前出现腹痛腹泻,日行 3～4 次,带黏冻,伴里急后重,腹中怕冷,肠鸣,曾自服消炎药、止泻药有好转(具体不详),但停药后即复发,至外院诊断"溃疡性结肠炎"(检查报告未见)。刻下:腹痛,腹中冷,大便时泻,有黏液,里急后重。

[检查] 舌淡红苔薄黄,脉沉缓。

[西医诊断] 溃疡性结肠炎。

[中医诊断] 泄泻。

[辨证] 脾虚不运,寒热错杂。

[治则] 散寒止痛,清热泻火,理气调中,调和气血。

[方药] 乌梅丸加减。

制乌梅 30 g	细辛 3 g	肉桂 6 g	花椒 10 g
干姜 15 g	炒黄连 15 g	炒黄柏 10 g	炮附子(先煎)15 g
当归 15 g	炒白芍 30 g	广木香 10 g	炒黄芩 15 g
白芷 15 g	炒苍术 15 g	防风 10 g	陈皮 10 g
炒白术 15 g			

14 剂,水煎服,日服 2 次。

二诊(2012 年 8 月 1 日):服上方腹痛减轻,大便日行 2 次,疗效显著,原方继服,14 剂,水煎服,日服 2 次。

三诊(2012 年 8 月 22 日):药后腹痛已消,偶有大便黏液,腹中仍觉冷,前方加肉豆蔻 10 g、补骨脂 15 g,14 剂,水煎服,日服 2 次。

四诊(2012 年 9 月 5 日):前方服后大便基本成形,日行 2 次,仍宗前意,继进 14 剂,诸症皆消。

【按】本案以乌梅丸加味,乌梅丸出自《伤寒论》厥阴病篇原文第 338 条:"蛔厥者,其人当吐蛔……蛔厥者,乌梅丸主之。又主久利。"为治疗蛔厥的主方。然后世医家多有发挥,柯韵伯认为"仲景此方,本为厥阴诸证之法,叔和编于吐蛔条下,令人不知有厥阴之主方。观其用药,与诸症符合,岂止吐蛔一症耶"。后世医家不断扩大其使用范围,不仅用于慢性肠炎、慢性痢疾,亦有用于胆石症、消化不良等症。查其方组,方中以乌梅酸敛收涩为主药,佐以干姜、花椒、桂枝、附子、细辛之辛温以祛寒,黄连、黄柏苦寒以燥湿泻热坚阴,人参、当归、白蜜甘温以调脾胃、益气血;全方可谓辛甘酸苦合而为一,寒温并用,攻补兼施。其方后注有"亦主久利",观其方义温清敛补,与久利虚实夹杂之病机特点最是相合,可谓是"调其寒热,扶其正气,酸以收之,其利自止"。

本案下利日久,有"腹冷,脉沉缓"正气亏虚之象,然又有"下利黏冻伴有里急后重"湿热壅滞之象,此时治疗既不可专事补益亦不可专事攻邪,唯扶正祛邪方为正治之法,此时乌梅丸当为最为合拍之方,合苍术、白术以醒脾运脾,加黄芩增强其清热之力,以白芍、当归调和气血,以白芷、木香、陈皮理气调中,正所谓"行血则便脓自愈,调气则后重自除",防风为方中"风药",加之取其"风能胜湿"之效;三诊加肉豆蔻、补骨脂以增强收涩之力。

(张晓军)

乳 糜 尿

【案一】

刘某,女,65 岁。2012 年 9 月 19 日初诊。

[主诉] 小便混浊 2 个月。

[病史] 2 个月前无明显诱因出现小便混浊,色如米汤,间歇性发作,每次持续 2～3 日,劳累及受凉后发作或加重,伴右侧腰部酸胀,形体消瘦,疲惫乏力,五心烦热,口干渴。外院诊断为"乳糜尿"(具体不详),治疗效果不显,特求诊于中医。

[检查] 舌苔黄腻,脉细数。

[西医诊断] 乳糜尿。

[中医诊断] 膏淋。

[辨证] 肾阴不足,脾胃虚弱,湿热下注。

[治则] 健脾补肾,清热利湿。

[方药] 萆薢分清饮加减。

萆薢 30 g	乌药 10 g	石菖蒲 10 g	茯苓 15 g
生地黄 20 g	山药 30 g	山茱萸 20 g	泽漆 15 g
紫菀 20 g	党参 20 g	炒白术 15 g	车前子(包)30 g
知母 20 g	炒黄柏 10 g	生黄芪 30 g	熟地黄 20 g

7 剂,水煎服,日服 2 次。

二诊(2012 年 9 月 26 日):前方效著,本周小便已清,前方继服 7 剂,水煎服,日服 2 次。

三诊(2012 年 10 月 3 日):乳糜尿已止,伴皮肤起红丘疹,瘙痒,前方加刺蒺藜20 g、炒苍术 10 g、防风 10 g,7 剂,水煎服,日服 2 次。

四诊(2012 年 10 月 10 日):乳糜尿未再发,皮肤瘙痒已止,守前方继服 14 剂,乳糜尿随访至今无复发。

【案二】

张某,男,73 岁。2009 年 9 月 30 日初诊。

[主诉] 小便混浊 3 个月。

[病史] 3 个月前出现小便混浊,质稠厚,乳白色,病程反复发作,伴小便不利,下肢浮肿。曾求治于某省级医院(外院诊断治疗不详),治疗后效果不显。刻下:面色㿠白,下肢浮肿,声低气怯。

[检查] 苔薄黄,脉弦细。

[西医诊断] 乳糜尿。

[中医诊断] 膏淋。

[辨证] 脾肾不足,湿热内蕴。

[治则] 健脾补肾,分清泄浊。

[方药] 六味地黄丸合萆薢分清饮加减。

川萆薢 50 g	乌药 15 g	石菖蒲 15 g	益智仁 15 g
生地黄 20 g	山药 50 g	山茱萸 15 g	白茅根 60 g
泽泻 15 g	丹皮 10 g	茯苓 20 g	生黄芪 30 g
炒苍术 15 g	党参 20 g	炒白术 15 g	车前子(包)20 g
熟地黄 20 g			

7 剂,水煎服,日服 3 次。

二诊(2009 年 10 月 7 日):小便略清,时有反复,前方加瞿麦 20 g、炒栀子 15 g,7 剂,水煎服,日服 3 次。

三诊(2009 年 10 月 15 日):发作次数较前减少,下肢浮肿已消,原方继服,10 剂,水煎服,日服 3 次。

四诊(2009 年 10 月 23 日):小便已清,原方继服,10 剂,水煎服,日服 3 次。

【按】乳糜尿,溺似脂似膏,如米泔水,当属中医"膏淋"范畴,《圣济总录》有"膀胱为渗泄之府,肾气均平,则溲便清,肾气既虚,不能制其肥液,故与小便俱出,色若脂膏,故谓之膏淋,又曰肉淋。"其病因多与先天禀赋、饮食、劳累、情绪等有关,初起病机多为湿热下注,膀胱气化不利;病久多脾肾亏虚,气不固摄。其病机特点为虚实夹杂,与患病个体关系密切。治疗上以"实则清利,虚者补益"为则,以清热利湿,补益脾肾为要。

案一:患者肾阴不足而见消瘦乏力,五心烦热;小便混浊,为脾胃虚弱,湿热下注而致体内精微不化。治疗上当攻补兼施,健脾补肾而兼清热利湿,方中以山药、山茱萸补虚,同时兼有收涩之功,佐黄芪、白术、党参益气健脾,以提其气化,而起斡旋之功;生地黄、知母、黄柏、车前子以清热利小便,以萆薢、乌药、石菖蒲分清泄浊。加紫菀一味而宣开肺气,通利小便,正谓"上病下取"也,达"提壶揭盖"之效。

案二:肾为先天之本,阴阳之根,主封藏。湿热蕴积于下,导致气化不利,扰攘于肾,肾失分清泌浊之功,脂液随小便而去尿如脂如膏,发为膏淋。方以六味地黄丸补肾,以合萆薢分清饮分清泄浊,加黄芪、苍术、白术增益健脾益气之力。

(张晓军)

尿 血

【案例】

许某,男,68 岁。2009 年 9 月 11 日初诊。

[主诉] 肉眼血尿 1 周。

[病史] 1 周前出现肉眼血尿,色鲜红,伴小便黄赤灼热,伴口干渴,心烦,夜寐不安,膀胱镜检查未发现异常。舌质红,苔薄黄,脉细弦。既往肺癌术后 4 年。

[检查] B 超:前列腺轻度增生。

[西医诊断] 前列腺增生,肺癌术后。

[中医诊断] 尿血。

[辨证] 血分郁热,伤及下焦血络。

[治则] 清利湿热,凉血止血。

[方药]

生黄芪 30 g	生地黄 30 g	丹皮 15 g	炒栀子 20 g
生地榆 20 g	仙鹤草 50 g	冬凌草 30 g	焦大黄 10 g
白茅根 100 g	瞿麦 15 g	三七 10 g	知母 20 g
炒苍术 15 g	炒黄柏 15 g	天冬 30 g	白花蛇舌草 30 g
麦冬 30 g	生薏苡仁 30 g		

14 剂,水煎服,日服 2 次。

二诊(2009 年 12 月 9 日):前方服后尿血已止,原方继服巩固,14 剂,水煎服,日服 2 次。

【按】本案湿热蕴结下焦,下迫尿道,灼伤脉络,故见小便黄赤灼热,尿血鲜红;湿热循经上扰,燔灼津液,心神躁扰,故见口渴、心烦、夜寐不安;舌脉为湿热壅盛之象。治疗以清利湿热、凉血止血为法,方以三妙散加味,若见尿血鲜红量多者,加白茅根、地榆凉血止血;若小便热涩不爽,加萹蓄、瞿麦、车前草以清热通淋;若大便秘结,腹胀者,重用大黄、枳实泄浊除满;脘闷纳呆者,加薏苡仁、山药、白术健脾助运;湿热伤阴者,加知母、玄参、麦冬、大黄以滋阴清热。本案重用白茅根至 100 g,取其清热凉血之效,张氏认为白茅根用于尿血单味药亦有很好的疗效,故于本方中重用以求速效。

(张晓军)

慢性尿路感染

【案一】

龙某,女,64 岁。2009 年 12 月 27 日初诊。

[主诉] 小便灼热疼痛反复发作 2 年余。

[病史] 2 年前因劳累后出现尿频尿急尿痛,自服消炎药(具体不详)后缓解,后反复发作,劳累、食辛辣刺激之品均可诱发或加重,小便灼热疼痛,少腹拘急不舒,伴两下肢酸软,腰酸腰痛,乏力神疲。刻下:纳呆腹胀,大便稀软不成形,腰酸痛,尿频,小便疼痛清长,夜尿多。

[检查] 苔薄黄,舌质红,脉细弱。

[西医诊断] 慢性尿路感染。

[中医诊断] 劳淋。

[辨证] 脾肾两亏。

[治则] 益气健脾补肾,清热利湿。

[方药]

| 熟地黄 20 g | 山茱萸 15 g | 山药 30 g | 炙黄芪 30 g |

党参 20 g	炒苍术 15 g	茯苓 20 g	杜仲 15 g
怀牛膝 15 g	巴戟天 15 g	菟丝子 30 g	木瓜 30 g
当归 15 g	炒白术 15 g		

7 剂,水煎服,日服 3 次。

二诊(2010 年 1 月 3 日):药后小便已不痛,仍觉小便不通畅,原方加炒白芍 15 g,桂枝 15 g,7 剂,水煎服,日服 3 次。

三诊(2010 年 1 月 10 日):大便已成形,夜尿减少,原方继服,7 剂,水煎服,日服 3 次。

四诊(2010 年 1 月 17 日):仍觉小便清长,加淫羊藿 15 g,7 剂,水煎服,日服 3 次。

五诊(2010 年 2 月 14 日):小便通畅,无疼痛,大便成形,乏力神疲消失,前方 7 剂巩固。

【按】慢性尿路感染是指尿色不深、尿痛不甚、淋沥不已,病程长,病势缠绵难愈,反复发作,根据其临床特点来看,当属于中医"劳淋"范畴。关于病因病机的认识,《诸病源候论》有:"若饮食不节,喜怒不时,虚实不调,则腑脏不和,致肾虚而膀胱热也。膀胱,津液之府,热则津液内溢而流于睾,水道不通,水不上不下,停积于胞,肾虚则小便数,膀胱热则水下涩。数而且涩,则淋沥不宣,故谓之为淋。其状,小便出少起数,小腹弦急,痛引于齐。"本病的发病与饮食、情绪、脏腑功能失调等关系密切,但病机特点为本虚标实,本虚为肾虚,标实为湿热。在治疗上以"实则清利,虚者补益"为基本原则,不能一味地清利,更不能一味地补益,要虚实兼顾,标本同治。

本案属于脾肾气虚证,淋证日久,久病伤气,则见倦怠乏力;淋证初期,过服寒凉,伤中败胃,或劳倦过度,损伤脾土,致脾不运化、胃不受纳,故见纳呆腹胀、大便稀软;湿热伤肾,或先天不足,或房劳纵欲,损伤肾气,腰为肾之府,肾虚不养,则腰酸腰痛;肾气虚蒸腾无力,则尿频清长或夜尿多;湿热余邪未清,留恋不去,水道不利,则时感小便涩滞,但不甚显著,时作时止。舌淡苔薄白,脉沉细无力,均为脾肾气虚之象。治法以益气健脾补肾为旨,佐以清热利湿。方用黄芪、山药益气健脾,脾能运化,湿浊自除。淫羊藿、巴戟天、枸杞子、菟丝子、杜仲、怀牛膝补肾,助肾之气化;山药、茯苓、薏苡仁、炒苍术、炒白术、木瓜健脾渗湿;白芍、当归养血;桂枝温阳化气。《医宗粹言》指出:"若气虚于下而不通者,宜补而升之。虽云升补不可独用,用渗利亦不可独行,须佐使得宜为要。"本方补中有泻,利中有养,使补不留邪,泻不伤正,有健脾补肾益气利湿之功。

【案二】

张某,女,47 岁。2011 年 10 月 20 日初诊。

[主诉] 小便灼热淋漓半年。

[病史] 半年前因淋雨后出现小便灼热疼痛,自服消炎药症状消失,后每于劳累后发作,曾多次在附近诊所予"左氧氟沙星"静滴,停药后仍小便灼热疼痛艰涩。刻下:乏力腰酸,小腹胀坠,小便痛,小便无力。

[检查] 苔薄微黄,脉细弱。

[西医诊断] 慢性尿路感染。

[中医诊断] 劳淋。

[辨证] 湿热久蕴下焦,肝肾阴虚,内有湿热。

[治则] 滋阴清热利湿。

[方药] 六味地黄丸合二妙散加减。

生黄芪30 g	熟地黄15 g	山茱萸15 g	山药20 g
茯苓15 g	泽泻15 g	丹皮10 g	桂枝20 g
瞿麦20 g	乌药15 g	炒苍术15 g	车前子(包)30 g
炒黄柏15 g			

7剂,水煎服,日服2次。

二诊(2011年10月27日):乏力腰酸及小便无力改善,仍有轻微小便痛,原方加马鞭草15 g,7剂,水煎服,日服3次。

三诊(2011年11月3日):小便疼痛已消,原方继服14剂巩固,随访至今无复发。

【按】本案湿热久蕴下焦,久延不解,热盛伤阴,湿盛壅遏,化源不足,致肾阴受损。肾阴不足,腰府失养,则腰酸痛;阴虚火旺,湿热留恋,则小便短涩而黄。舌质偏红苔薄黄,脉弦细,均为肝肾阴虚,内有湿热之象。治宜滋阴清热利湿。方用六味地黄丸合二妙散加味,方中苍术、黄柏燥湿泻火坚阴;熟地黄、山茱萸滋补肝肾;山药、茯苓健脾渗湿以助脾之运化,使体内湿浊无处可藏;丹皮活血凉血;车前子、瞿麦、泽泻淡渗利湿祛浊;生黄芪益气固表;桂枝和茯苓通阳化气,乌药理气除胀满。诸药合用,共奏益气养阴、清利湿热之功。

(张晓军)

压力性尿失禁

【案例】

邓某,女,82岁。2009年9月13日初诊。

[主诉] 小便失禁半年。

[病史] 半年前无明显诱因下出现小便失禁,频数,喷嚏、咳嗽、弯腰等腹部压力增大时均出现小便失禁,逐渐加重,后听到流水声小便亦有失禁,不敢外出,甚为痛苦。伴高血压,冠心病病史多年。刻下:面色㿠白,下肢酸软,夜尿频多,小便清,气短乏力。

[检查] 舌质淡暗,舌苔薄,脉沉。

[西医诊断] 压力性尿失禁。

[中医诊断] 小便失禁。

[辨证] 肾气不足。

[治则] 补肾固摄。

[方药]

熟地黄20 g	山茱萸20 g	山药20 g	茯苓15 g

泽泻 10 g	桂枝 15 g	桑螵蛸 20 g	乌药 15 g
益智仁 15 g	五味子 10 g	覆盆子 20 g	天麻 15 g
杜仲 15 g	川续断 15 g	丹参 20 g	

7 剂,水煎服,日服 2 次。

二诊(2009 年 9 月 27 日):服药后,小便频数明显好转,仍觉乏力,伴腹胀,前方加生黄芪 30 g、炒苍术 15 g、炒白术 15 g、葛根 30 g,14 剂,水煎服,日服 2 次。

三诊(2009 年 10 月 15 日):服药后,诸症皆消,原方巩固,14 剂,水煎服,日服 2 次。

【按】压力性尿失禁指喷嚏或咳嗽等腹压增高时出现不自主的尿液自尿道外口渗漏。症状表现为咳嗽、喷嚏、大笑等腹压增加时不自主溢尿。尿失禁当属中医"小便不禁""小便失禁""遗尿""遗溺""膀胱不约"等病名范畴。本病多见于年老体弱和产后之妇女,张氏认为人之所以会出现尿失禁的情况,多为肾气不足,中气下陷导致。治疗宜补益肾气,提升中气。方中熟地黄、山茱萸、桑螵蛸、乌药、益智仁、五味子、覆盆子、杜仲、川续断补益肾气,黄芪、葛根、炒苍术、炒白术提升中气,山药、茯苓、泽泻、桂枝健脾温阳利湿,考虑患者既往高血压病、冠心病病史,佐以天麻平肝潜阳,以丹参活血化瘀。全方使中气得健,肾气充足,小便恢复正常。

(张晓军)

泌 尿 系 结 石

【案一】

许某,男,68 岁。2011 年 5 月 8 日初诊。

[主诉] 尿血 3 日。

[病史] 小便呈淡红色,腰部胀满,少腹疼痛、拘急不适,并向腰部、会阴部放射。既往有泌尿系结石病史。

[检查] B 超:尿路结石,左肾结石,舌红,苔黄腻,脉弦数。

[西医诊断] 泌尿系结石。

[中医诊断] 石淋。

[辨证] 肾气亏虚,湿热下注。

[治则] 清热利湿,通淋排石。

[方药]

生地黄 20 g	瞿麦 20 g	石韦 20 g	冬葵子 30 g
萹蓄 20 g	焦大黄 10 g	炒苍术 15 g	炒黄柏 15 g
金钱草 30 g	郁金 15 g	怀牛膝 15 g	车前子(包)30 g
鸡内金 20 g	滑石(包)30 g	川牛膝 15 g	海金沙(包)30 g

14 剂,水煎服,日服 2 次。

二诊(2011 年 5 月 22 日):前方后已排出结石数枚,如橘核大小,前方加琥珀 10 g、生黄芪 30 g,7 剂,水煎服,日服 2 次。

【案二】

曹某,男,37 岁。2009 年 8 月 14 日初诊。

[主诉] 腰痛 1 周。

[病史] 腰痛伴少腹坠胀拘急,疼痛向会阴部放射,小便时灼热疼痛。既往泌尿系结石病史。

[检查] B 超:输尿管结石,舌红苔黄腻,脉细数。

[西医诊断] 输尿管结石。

[中医诊断] 石淋。

[辨证] 湿热下注,气化不利。

[治则] 清热利湿,通淋排石。

[方药]

| 金钱草 30 g | 石韦 20 g | 冬葵子 30 g | 海金沙(包)30 g |
| 瞿麦 20 g | 生甘草 10 g | 琥珀 10 g | 滑石(包)30 g |

3 剂,水煎服,日服 2 次。

二诊(2009 年 10 月 7 日):前方服后复查 B 超提示,输尿管结石已消失。近日又见腰酸痛,小便不利,且伴有赤涩疼痛,失眠,耳鸣,西医诊断为前列腺炎,宜前方加炒酸枣仁 30 g、川芎 15 g、生地黄 20 g、泽泻 15 g、山茱萸 15 g、草薢 30 g,7 剂,水煎服,日服 2 次。

【案三】

孙某,男,58 岁。2012 年 8 月 12 日初诊。

[主诉] 反复小便赤涩疼痛 1 年,加重 2 日。

[病史] 反复小便尿频,尿急,尿痛,伴有头晕,腰痛,少腹胀痛,无恶心呕吐,无发热等症状。既往按前列腺炎治疗未效。

[检查] 2011 年 7 月 27 日 B 超:前列腺钙化灶。2012 年 8 月 13 日 B 超:前列腺钙化灶,左肾囊肿。8 月 13 日尿检:尿胆原(±)。隐血(+),白细胞 0～3 个/高倍视野,红细胞 0～1/高倍视野。舌色紫暗,苔薄白水滑,脉弦。

[西医诊断] 泌尿系结石。

[中医诊断] 石淋。

[辨证] 湿热下注。

[治则] 清热利湿通淋。

[方药]

生地黄 30 g	瞿麦 30 g	炒栀子 15 g	车前子(包)30 g
川木通 6 g	焦大黄 10 g	大蓟 20 g	小蓟 20 g
紫草 10 g	连翘 20 g	琥珀 6 g	白茅根 30 g
滑石(包)30 g			

5 剂,水煎服,日服 2 次。

二诊(2012 年 8 月 19 日)：前药 5 剂后尿频、尿急、尿痛等症明显减轻,前方加炒苍术 15 g、炒黄柏 15 g、马鞭草 20 g,3 剂,水煎服,日服 2 次。

三诊(2012 年 8 月 26 日)：二诊药后,尿赤已止,仍有尿频尿痛。拟方如下。

生地黄 15 g	瞿麦 20 g	萹蓄 15 g	车前子(包)30 g
生甘草 10 g	炒苍术 15 g	炒黄柏 10 g	焦大黄 10 g
炒栀子 15 g	赤茯苓 20 g	白茅根 30 g	广木香 10 g
清半夏 10 g	全瓜蒌 10 g	炒枳壳 10 g	

7 剂,水煎服,日服 2 次。

四诊(2012 年 9 月 2 日)：患者于昨晚 9 点多觉小腹坠胀,今晨排出结石 1 枚,大小约 1.2 cm×0.6 cm,尿痛尿频缓解,苔薄黄,舌淡红。原方巩固,7 剂,水煎服,日服 2 次。

(周雪梅)

胆 结 石

【案例】

沈某,男,72 岁。2011 年 12 月 12 日初诊。

[主诉] 右胁胀痛 1 周。

[病史] 右胁反复胀痛,痛引右侧肩背部,食油腻疼痛加重,同时伴胃脘胀满,口中泛酸,口干口苦,大便黏滞不成形。

[检查] B 超提示：胆总管下段多发性小结石,胆囊内泥沙样结石,舌红,苔黄厚腻,脉弦。

[西医诊断] 胆石症。

[中医诊断] 胁痛。

[辨证] 湿热中阻,肝胆郁滞。

[治则] 清热化湿,疏肝利胆。

[方药]

柴胡 10 g	炒白芍 15 g	炒枳实 10 g	炙甘草 10 g
金钱草 30 g	郁金 15 g	茵陈 30 g	炒枳壳 20 g
焦大黄 12 g	广木香 15 g	威灵仙 20 g	丹参 20 g
虎杖 15 g			

7 剂,水煎服,日服 2 次。

二诊(2012 年 1 月 1 日)：前药服后,右胁胀痛,胃脘胀满等症状缓解,时有头晕,口干口苦,前方加炒吴茱萸 6 g、炒黄连 6 g、天麻 15 g、石斛 20 g,7 剂,水煎服,日服 2 次。

【按】胆为中精之府,以通降下行为顺,若外感或湿热内生,久蕴不散,日积月累,胆汁久经煎熬则结成砂石,情志抑郁或过食油腻,肝胆气郁,失于疏泄,胆汁不行,久积成石。胆石阻塞,更促使肝胆之气不舒,胆汁流行受阻,则结石不断凝聚增大。结石形成之后,反过来又会对机体发生影响,加重气滞、血瘀、痰阻、湿聚、热灼等,因果之间相互影响。治疗当以清热化湿、疏肝利胆法为主。患者胃脘胀满,泛酸,两胁胀痛,苔黄厚腻,脉弦,大便黏滞不成形,此湿热中阻,肝胆疏泄不利。方用茵陈蒿汤加味,茵陈、栀子、大黄、柴胡、金钱草清热利湿,配枳壳、枳实、郁金、木香行气燥湿,丹参、虎杖活血散瘀止痛。效如桴鼓,二诊加天麻平肝阳、黄连清热燥湿,石斛滋阴养阴,吴茱萸温中散寒。

(周雪梅)

弱 精 症

【案例】

栗某,男,27 岁。2010 年 4 月 1 日初诊。

[主诉] 婚后 2 年未育。

[病史] 原罹前列腺炎,症见腰酸腰痛,阴囊潮湿,小便余淋,性欲减退,伴会阴部坠痛,形体偏瘦,胃纳尚可,二便自调。

[检查] 3 月 17 日精液分析检查:A 级精子仅 4.72%,B 级 7.55%,苔薄白腻,舌质略暗红,多齿痕,脉细弦。

[西医诊断] 不育症,弱精症。

[中医诊断] 不育。

[辨证] 脾肾精亏,瘀血阻滞。

[治则] 健脾益肾,活血通络。

[方药]

生地黄 15 g	山茱萸 20 g	山药 30 g	红藤 30 g
败酱草 30 g	连翘 30 g	浙贝母 15 g	炮山甲 10 g
淫羊藿 20 g	巴戟天 20 g	菟丝子 30 g	杜仲 15 g
狗脊 15 g	泽泻 15 g	枸杞子 30 g	蜈蚣 10 条
三七 10 g	生黄芪 30 g	橘核 15 g	

30 剂,水煎服,日服 2 次。

二诊(2010 年 5 月 2 日):近日检查:A 级精子 5.56%,B 级 16.67%,刻下自觉小腹下坠,前方加车前子(包)30 g、土茯苓 30 g,以利水湿。30 剂,水煎服,日服 2 次。

三诊(2010 年 6 月 16 日):今复查精液分析,精子成活率仍偏低:A 级精子 11.72%,B 级 18.53%。腰酸腰痛及会阴部坠胀基本缓解,惟仍觉乏力,阳事不兴,苔薄白腻,舌淡红有齿痕,脉细弱,仍宗原意,拟方如下。

熟地黄 20 g	山茱萸 20 g	山药 30 g	红藤 30 g
败酱草 30 g	连翘 20 g	浙贝母 15 g	炮山甲 10 g
淫羊藿 20 g	巴戟天 20 g	菟丝子 30 g	杜仲 15 g

狗脊 15 g	泽泻 15 g	枸杞子 30 g	蜈蚣 10 条
三七粉 10 g	生黄芪 30 g	当归 15 g	炒苍术 15 g
焦麦芽 30 g	生姜 15 g	党参 15 g	炒白术 15 g
焦神曲 30 g	焦山楂 30 g		

30 剂,水煎服,日服 2 次。

四诊(2010 年 7 月 30 日):昨日检查:A 级精子 24.25%,B 级 21.78%,精子活率 86.27%,原方去土茯苓、败酱草、连翘,加丹参 30 g,覆盆子 30 g,30 剂。

治疗结果:先后 5 次,计 150 剂药服后,A 级+B 级精子总数已达 50% 以上,后得悉,其妻于 2011 年春节前怀孕。

【按】弱精症是指精液参数中前向运动的精子(A 级和 B 级)小于 50% 或 A 级运动的精子小于 25% 的病症,又称精子活力低下。"弱精症"中医无对应病名,也无典型的临床症状,故多将其纳入"不育""精寒""精冷"等范畴,中医辨证认为,肾主生殖、藏精、化气,肾精对于精子的产生、数量、质量都是主要的物质基础,因此,补肾填精是传统的治疗大法;本病又多见继发于感染,如腮腺炎、前列腺炎、附睾炎等,待炎症消退后又容易遗留精窍瘀阻。综合上述两点,张氏以脾肾精亏、瘀滞阻络是为主要的辨治要点。

本案患者安逸少动,嗜酒熬夜,日久中气不振、肾精暗耗,加之湿热下注、瘀热互结,精窍阻滞。治疗时,以生地黄、熟地黄、山茱萸、山药、生黄芪、炒苍、白术、焦麦芽、焦山楂、焦神曲、淫羊藿、巴戟天、菟丝子、杜仲、狗脊、枸杞子等健脾补肾,固其根本;以炮山甲、三七、当归、蜈蚣等活血通络,破其瘀滞;或兼湿热浊毒者,以红藤、败酱草、连翘、浙贝母、泽泻、土茯苓等利湿解毒;或兼肝气郁结者,以郁金、香附、橘核疏肝解郁。

(唐勇)

甲状腺功能亢进

【案例】

张某,女,29 岁。2009 年 12 月 11 日初诊。

[主诉] 心悸怕热多汗 2 年。

[病史] 2 年前无明显诱因出现心悸气短,怕热多汗,多食易饥,颈下有包块,推之可动,随吞咽动作上下移动,至外院诊断为"甲状腺功能亢进",曾服用"甲亢平""心得安"等药(剂量不详)症状有好转,近期自觉症状有所加重,伴烦躁易怒。平素爱生气。刻下:心悸,怕热多汗,烦躁,苔薄白,脉弦数。

[检查] T_3 3.62 nmol/L,T_4 195 nmol/L,促甲状腺激素 0.01 mU/L,谷草转氨酶 94U。

[西医诊断] 甲状腺功能亢进。

[中医诊断] 心悸。

[辨证] 气阴两亏,痰火扰心。

[治则] 益气养阴,清热化痰。

[方药] 生脉散合消瘰丸加味。

太子参 30 g	麦冬 30 g	五味子 10 g	浙贝母 15 g
黑玄参 30 g	知母 20 g	茯苓 20 g	生牡蛎(先煎)30 g
炒白芍 30 g	当归 15 g	生黄芪 30 g	炒白术 15 g
防风 10 g	垂盆草 20 g	清半夏 10 g	炒黄芩 10 g

14 剂,水煎服,日服 2 次。

二诊(2009 年 12 月 30 日):药后诸症皆轻,谷丙转氨酶 38U/L,T_4 150 nmol/L,促甲状腺激素 0.25 mU/L,宜原方去垂盆草,加生地黄 15 g,7 剂,水煎服,日服 2 次。

三诊(2010 年 1 月 15 日):T_3 3.65 nmol/L,仍有乏力,心悸,脉细弱。

红参 10 g	麦冬 30 g	五味子 10 g	炙黄芪 30 g
制黄精 15 g	炙甘草 10 g	桂枝 20 g	生牡蛎(先煎)30 g
生地黄 15 g	当归 15 g	炒白术 15 g	生龙骨(先煎)30 g
炒白芍 20 g			

14 剂,水煎服,日服 2 次。

四诊(2010 年 2 月 3 日):近日心悸,时有烘热,舌淡红,苔白脉细数。

太子参 30 g	麦冬 30 g	五味子 10 g	生地黄 20 g
炙甘草 10 g	当归 15 g	炒白芍 15 g	生龙骨(先煎)30 g
炙黄芪 30 g	知母 20 g	炒黄柏 10 g	连翘 20 g
生牡蛎(先煎)30 g			

7 剂,水煎服,日服 2 次。

五诊(2010 年 2 月 17 日):心悸烘热已愈,宜原方继服,14 剂,水煎服,日服 2 次。

六诊(2010 年 3 月 2 日):时有惊悸,前方加珍珠母 30 g、琥珀 6 g,14 剂。

七诊(2010 年 7 月 30 日):T_3 2.8 nmol/L,T_4 158 nmol/L,促甲状腺激素 2.21 mU/L,谷草转氨酶 94U/L。临床症状基本消失,以丸药巩固。

生黄芪 300 g	生地黄 300 g	太子参 300 g	麦冬 300 g
五味子 200 g	当归 300 g	党参 300 g	炒白术 300 g
生牡蛎 400 g	知母 300 g	玄参 300 g	炒赤芍 300 g
制黄精 300 g	淫羊藿 300 g	巴戟天 300 g	炒白芍 300 g

上药制成浓缩丸,如绿豆大,每服 50 粒,日服 3 次。

【按】甲状腺功能亢进,简称"甲亢"。依据其临床表现属于中医"瘿瘤""心悸""气瘿""消渴""怔忡"等疾病的范畴。《诸病源候论》谓:"瘿者由忧患气结所生。"本病主要与情志内伤或正气不足,加之外邪入侵等因素有关。肝气郁结,条达不畅,气血失和,脏腑功能失调,导致气滞、痰凝、血瘀,结于颈前而成瘿。治宜疏肝健脾,化痰消瘿。

本案患者系痰气郁结日久,郁而化火,耗伤阴津,心阴心气亏耗所致。治宜益气养阴,化痰散结。方选生脉散(《内外伤辨惑论》)合消瘰丸加味,以太子参、麦冬、五味子益气养阴,玄参、牡蛎、浙贝母、半夏、知母清热化痰散结;白芍、当归滋阴养血;黄芪、茯苓、白术益气健脾;垂盆草、黄芩清化痰热。张氏认为内分泌类慢性疾病宜缓攻,不可图一时之快,故后以丸药巩固治疗,取"丸者缓也"。

(张晓军)

甲状腺囊性包块

【案例】

白某,女,55岁。2011年9月25日初诊。

[主诉] 颈前包块1年。

[病史] 颈前包块,大如鸡卵,肿块局部灼热,患者时有寒热发作,头目眩晕,口干口苦,烦躁易怒。

[检查] 2010年12月14日B超提示:甲状腺多发囊性包块,甲状腺左叶大小:3.1 cm×3.7 cm×8.2 cm,右侧3.0 cm×2.3 cm×5.6 cm,峡部厚0.5 cm,血压160/105 mmHg,舌紫黯,苔微黄腻,脉弦数。

[西医诊断] 甲状腺囊性包块。

[中医诊断] 瘿瘤。

[辨证] 气滞痰凝,瘀热互结。

[治则] 清热化痰,软坚散结。

[方药] 海藻玉壶汤加减。

海藻15 g	昆布15 g	山慈姑20 g	夏枯草60 g
清半夏15 g	茯苓30 g	连翘20 g	海蛤壳(先煎)30 g
黑玄参30 g	浙贝母15 g	柴胡10 g	生牡蛎(先煎)30 g
炒黄芩15 g	丹皮15 g	天麻15 g	钩藤(后下)20 g

7剂,水煎服,日服2次。

二诊(2011年10月2日):前药服后,包块消失过半,血压150/105 mmHg,原方继服,以资巩固,7剂,水煎服,日服2次。

三诊(2011年10月9日):二诊后,症状逐步缓解,前方加郁金15 g、赤芍20 g,7剂,水煎服,日服2次。

四诊(2011年10月16日):经过3周的治疗,症状及病情得到明显缓解,原方巩固,14剂,水煎服,日服2次。

【按】瘿病的发病原因,总的来说,不外乎正气不足,外邪入侵,而在疾病的发生过程中形成气滞、血瘀、痰凝等病理变化。患者气滞痰凝血瘀,搏结于颈,治以化痰散结,消瘿泻火,选用海藻玉壶汤加减。海藻、昆布、海蛤壳、牡蛎软坚散结,配浙贝母、夏枯草、半夏、山慈姑清热化痰,连翘、黄芩清热泻火,天麻、钩藤平肝阳。

(周雪梅)

子宫切除术后内分泌失调

【案例】

李某,女,42岁。2011年8月9日初诊。

[主诉] 畏寒怕风,烘热自汗,五心烦热,颜面黄褐斑,消瘦。

[病史] 子宫腺肌症行子宫切除术4个月后,出现畏寒怕风,烘热自汗,五心烦热,烦躁,颜面黄褐斑,消瘦。

[检查] 舌红苔薄白,脉细数。

[西医诊断] 内分泌失调。

[中医诊断] 脏燥。

[辨证] 阴阳两虚,营卫失调。

[治则] 滋阴补肾,调和营卫。

[方药] 二仙汤加减。

淫羊藿 20 g	仙茅 15 g	当归 15 g	知母 20 g
炒黄柏 15 g	巴戟天 15 g	炒白芍 15 g	柴胡 10 g
郁金 10 g	枸杞子 30 g	菟丝子 20 g	熟地黄 15 g

14剂,水煎服,日服2次。

二诊(2011年8月23日):症较前轻,前方加生地黄15 g,山茱萸15 g,白芷10 g,14剂,水煎服,日服2次。

三诊(2011年9月13日):原方巩固,14剂,水煎服,日服2次。

四诊(2011年10月10日):咽干咽痛,前方加炒牛蒡子15 g,黑玄参20 g,浙贝母15 g,14剂,水煎服,日服2次。

五诊(2012年5月6日):肾气亏虚,神疲乏力,伴黄褐斑,苔薄白舌淡红。

仙茅 15 g	淫羊藿 20 g	巴戟天 15 g	当归 15 g
知母 20 g	炒黄柏 10 g	锁阳 15 g	生地黄 15 g
白芷 15 g	党参 15 g	炒白术 15 g	生黄芪 30 g
杜仲 15 g	菟丝子 15 g	熟地黄 15 g	

7剂,水煎服,日服2次。

六诊(2012年5月14日):刻下眠差早醒已愈,烘热自汗,五心烦热,腰酸,前方服后乏力好转,脉细,前方加珍珠母30 g,茯神30 g,淮山药30 g,14剂,水煎服,日服2次。

【按】子宫腺肌症行子宫切除术损伤胞宫,导致肾阴阳两虚,畏寒怕风,烘热自汗,五心烦热,消瘦烦躁,脉弦,苔薄白舌红,冲任失和,营卫失调。方用二仙汤加减。方中仙茅、淫羊藿、巴戟天、锁阳、菟丝子、杜仲温肾阳,生地黄、熟地黄、枸杞子滋养阴精,知母、黄柏滋肾阴泻肾火;柴胡、郁金疏肝理气;当归温润养血而调冲任。

（黄震）

乳腺小叶增生

【案一】

梅某,女,34 岁。2011 年 10 月 9 日初诊。

[主诉]乳房胀痛反复发作 3 年余,加重 5 日。

[病史]双侧乳房胀痛,每于月经前及生气后加重,平素急躁易怒,口干略苦,月经量少,3 日左右干净,色黯有血块,白带正常,胃纳、二便自调。

[检查]B 超提示:双侧乳腺增生。舌尖红,苔薄白,脉弦。

[西医诊断]乳腺增生。

[中医诊断]乳癖。

[辨证]肝郁气滞,痰瘀互结。

[治则]疏肝解郁,化痰散结。

[方药]四逆散合丹栀逍遥散加减。

柴胡 10 g	炒枳实 10 g	炒白芍 15 g	全瓜蒌 15 g
郁金 15 g	制香附 15 g	浙贝母 15 g	生牡蛎(先煎)30 g
黑玄参 30 g	夏枯草 30 g	山慈姑 15 g	炒栀子 15 g
丹皮 15 g	赤芍 20 g	炒白芍 20 g	

14 剂,水煎服,日服 2 次。

二诊(2011 年 11 月 1 日):药后乳房胀痛已轻,伴尿频,前方加乌药 15 g,14 剂,水煎服,日服 2 次。

三诊(2011 年 12 月 8 日):此次月经来潮,乳房已不痛,尿频已愈,14 剂,水煎服,日服 2 次。

四诊(2012 年 1 月 5 日):复查 B 超提示乳房结节已消。

【案二】

秦某,女,45 岁。2011 年 2 月 25 日初诊。

[主诉]乳房刺痛 2 月余。

[病史]月经紊乱,或提前,或推迟,量中等,色暗红,有少量血块,本次月经 2 月 17 日来潮,经前乳房刺痛,心烦易怒,伴咽中不利,胃纳尚可,二便自调。

[检查]B 超提示:双侧乳腺增生,伴增生结节形成超声改变,最大者 8 mm×5 mm。苔薄白,舌淡黯,脉弦细。

[西医诊断]乳腺增生。

[中医诊断]乳癖。

[辨证]肝郁气滞,瘀血阻络。

[治则]疏肝理气,活血通络。

[方药]

柴胡 10 g	炒枳实 15 g	炒白芍 15 g	当归 15 g

郁金 15 g	制香附 15 g	炮山甲 10 g	全瓜蒌 15 g
黑玄参 30 g	浙贝母 15 g	昆布 20 g	夏枯草 30 g
川芎 10 g	淫羊藿 15 g	威灵仙 15 g	炒延胡索 15 g

14 剂,水煎服,日服 3 次。

二诊(2011 年 3 月 9 日):前方服后,烦躁减轻,同上方,14 剂,水煎服,日服 3 次。

三诊(2011 年 3 月 25 日):乳房刺痛未作,本次月经 3 月 20 日来潮,量中,色不鲜,血块较前减少,仍宗原意,前方加青皮 10 g,14 剂,水煎服,日服 3 次。

四诊、五诊、六诊同于上方。

七诊(2011 年 5 月 8 日):本次月经 4 月 26 日来潮,量中,5 日干净,色略黯红。今复查 B 超提示:双侧乳腺轻度增生。症见烘热自汗,纳、便自调,苔薄白,舌淡暗,拟疏肝理气,调补冲任之治善后。

当归 15 g	赤芍 15 g	柴胡 10 g	茯苓 15 g
浙贝母 15 g	全瓜蒌 15 g	淫羊藿 30 g	煅牡蛎(先煎)30 g
炒黄柏 10 g	知母 15 g	炒白芍 15 g	郁金 15 g

14 剂,水煎服,日服 3 次。

【按】乳房病多责之于肝脾,乳腺小叶增生与肝气不舒密切相关,四逆散、丹栀逍遥散、消瘰丸是治疗此病常用处方。此病尚在轻浅之时,逍遥散、四逆散加味多可获效;但迁延日久,结节多且硬实,或成纤维瘤者,必须重剂通络,化痰散结,辨证使用消瘰丸、仙方活命饮等亦可获佳效。浙贝母、生牡蛎、皂刺、瓜蒌、路路通等是张氏治疗此病常用药味。

（唐勇）

乳 房 溢 液

【案例】

骆某,女,40 岁。2010 年 4 月 28 日初诊。

[主诉] 双侧乳房肿块 8 年,加重 3 个月。

[病史] 双侧乳房包块,胀痛不适,经前疼痛加重,偶见右乳挤压时流黄水,西医曾诊断为双侧乳腺小叶增生。刻下伴见烦躁易怒,颜面黄褐斑。

[检查] 舌淡红,苔薄白,脉细弱。

[西医诊断] 乳腺小叶增生。

[中医诊断] 乳癖。

[辨证] 肝气郁结,气血瘀滞。

[治则] 疏肝理气,化瘀散结。

[方药] 逍遥散加减。

| 柴胡 10 g | 炒白芍 15 g | 炒枳实 15 g | 炙甘草 6 g |
| 浙贝母 15 g | 黑玄参 30 g | 郁金 15 g | 生牡蛎(先煎)30 g |

| 制香附 15 g | 夏枯草 30 g | 连翘 20 g | 青皮 10 g |
| 山慈姑 20 g | 土茯苓 20 g | 炒栀子 15 g | |

14 剂,水煎服,日服 2 次。

二诊(2010 年 5 月 12 日):前药后乳腺胀痛略缓解,前方加当归 10 g,14 剂,水煎服,日服 2 次。

三诊(2010 年 5 月 28 日):药后乳房胀痛缓解,但仍时有右乳挤压后流水,拟方如下。

当归 15 g	炒白芍 20 g	柴胡 10 g	茯苓 20 g
炒苍术 15 g	炒白术 15 g	薄荷 10 g	郁金 15 g
炒栀子 15 g	丹皮 20 g	丹参 20 g	夏枯草 30 g
浙贝母 15 g	黑玄参 20 g	橘叶 10 g	生牡蛎(先煎)30 g
鹿角霜 15 g	生地黄 15 g	川芎 10 g	制香附 15 g

14 剂,水煎服,日服 2 次。

四诊(2010 年 6 月 13 日):前药后乳房胀痛,右乳流黄水,面部黄褐斑等症状减轻,原方加白芷 15 g,14 剂,水煎服,日服 2 次。

五诊(2010 年 6 月 30 日):经过 2 个月治疗,乳房胀痛、右乳流黄水、面部黄褐斑等症状明显减少,刻下经前头痛,前方川芎加至 15 g,14 剂,水煎服,日服 2 次。

【按】乳房疾病多以气滞血瘀为基础,故治疗乳房疾病以理气通络为常用法则,临床辨证要观察局部病变,又需详究全身症状,从而审症求因,辨证论治。患者双侧乳腺增生伴疼痛,右乳流黄水,同时伴有烦躁易怒,面部黄褐斑,考虑为肝郁气滞血瘀,治以疏肝理气、活血化瘀散结。方用逍遥散加减。柴胡、枳实、青皮、郁金、香附疏肝理气,白芍、玄参养阴血柔肝,浙贝母、牡蛎消散癥积,配山慈姑、夏枯草、连翘且清热散结。二诊加当归养血活血。三诊以丹栀逍遥散加夏枯草、浙贝母、牡蛎、鹿角霜、丹参、川芎,在疏肝理气、健脾养血的基础上加强清热消瘀散结之功。

(周雪梅)

急性乳腺炎

【案例】

李某,女,28 岁。2011 年 4 月 26 日初诊。

[主诉] 左乳肿痛 5 日,加重 3 日。

[病史] 产后 1 个月,5 日前因睡觉压迫,左乳出现包块,近 3 日逐渐加重,出现皮肤发红、灼热,刺痛,夜寐欠安,胃纳不馨。

[检查] 苔薄微黄腻,舌红,脉滑。

[西医诊断] 急性乳腺炎。

[中医诊断] 乳痈。

[辨证] 气滞热壅,乳络不通。

[治则] 清热解毒,活血通乳。

[方药] 五味消毒饮、仙方活命饮合消瘰丸加减。

金银花 30 g	连翘 20 g	蒲公英 30 g	紫花地丁 20 g
漏芦 10 g	瓜蒌皮 10 g	浙贝母 15 g	王不留行 30 g
炮山甲 10 g	路路通 10 g	通草 10 g	白芷 10 g
皂刺 30 g	赤芍 15 g		

7 剂,水煎服,日服 2 次。

二诊(2011 年 5 月 3 日):前方效著,服药到第 5 日时诸症皆除,乳汁量亦大,然自第 6 日开始又出现局部刺痛,灼热,仍宜原方,7 剂,水煎服,日服 2 次。

三诊(2011 年 5 月 12 日):诸症皆轻,伴恶露未尽,前方加当归 15 g、生蒲黄(包)10 g,7 剂。

四诊(2011 年 5 月 24 日):恶露已净,乳房结块已消,原方巩固,7 剂。

【按】急性乳腺炎属中医学"乳痈"的范畴,多由忧思恼怒,肝气失于疏泄;或过食肥甘厚味,胃腑积热,致使肝气、胃热相互郁结,经络气血蕴热阻滞,结肿成痈;或因产妇乳头皲裂,乳汁不能吸尽而结聚壅塞乳络;或因产后虚弱外邪易于侵入;或因乳汁壅滞;或因胎气旺盛,胸满气胀,气机失于疏泄。

乳房本系于脾,又通于肝,既得脾胃水谷充养,又随肝气盈仄变化,新产妇人往往补益过甚,致脾胃充盈,气血涌动,此时如若因肝气郁结或脾胃壅滞或压迫瘀阻,致乳络不通,气血瘀滞,郁热内生而作病。故此病病机主要为"气滞、热郁、血瘀、乳络不通",其主要症状为红肿热痛,故以"理气通络,清热凉血,活血散结"为治疗大法,取五味消毒饮清热解毒之意,合仙方活命饮消痈散结之功,加消瘰丸软坚散结之用,三方糅合,各取其长,相须为用。

金银花、紫花地丁、蒲公英、连翘清热解毒;白芷辛散香窜既能消肿排脓,又是阳明经的引经药;当归养血活血,有去瘀生新之用意,亦合于新产妇人调补气血之机,稍抵寒凉药物之弊;皂角刺、穿山甲活血散结,消肿排脓,通经下乳,为疮科要药;赤芍、丹皮凉血散瘀;浙贝母、牡蛎、夏枯草既可清热,更可软坚散结;漏芦、王不留行、全瓜蒌等清热通络,是治疗急性乳腺炎常用的药组之一;焦山楂有化瘀之功,又可消导脾胃积滞,有助于回乳。全方共奏清热解毒、消肿止痛、散结排脓之功,是治疗急性乳腺炎的经验方药。待急性期症状得到控制,红肿热痛缓解,需减少清热解毒的苦寒之品,加大活血化瘀、理气散结药味的用量,防止瘀结的生成。

(唐勇)

玫 瑰 糠 疹

【案例】

陈某,女,36 岁。2009 年 7 月 1 日初诊。

[主诉]胸背部皮肤红色斑状损害伴脱屑 2 日。

[病史]前胸、背后出浅红色斑,伴潮红,鳞屑,出汗后痒甚。

[检查]苔薄白舌尖红,脉稍浮数。

[西医诊断]玫瑰糠疹。

[中医诊断]风热疮。

[辨证]风热郁表。

[治则]清热透表,祛风止痒。

[方药]麻黄连翘赤小豆汤加减。

生麻黄 10 g	连翘 20 g	赤小豆 30 g	地龙 20 g
防风 15 g	刺蒺藜 15 g	制何首乌 15 g	赤芍 15 g
蝉蜕 10 g	白鲜皮 15 g	僵蚕 10 g	薄荷 10 g

7 剂,水煎服,日服 3 次。

二诊(2009 年 7 月 10 日):药后瘙痒见轻,皮损略消,苔薄白,舌淡红,原方继服,7 剂,服法同上。

三诊(2009 年 7 月 17 日):皮损基本消退,瘙痒亦除,原方巩固,7 剂,水煎服,日服 2 次。

【按】玫瑰糠疹的皮肤表现多为潮红、脱屑,与日晒、食物等过敏有关,此病多属风热郁表,入而不得,出则不能,宜发散之法即可收功。取麻黄连翘赤小豆汤之意,仅用其麻黄、连翘、赤小豆三味,专主"热郁、热毒、湿热"三条病机,麻黄虽是辛温之品,但其透散表邪之功可谓第一,故张氏用其宣散之力,解表散邪;连翘既能清热解毒,又可散结消肿;赤小豆最善利湿而解毒。更可辅以刺蒺藜、蝉蜕、防风、薄荷等祛风之品;地龙、僵蚕通络;赤芍、丹皮凉血活血;首乌、当归养血活血,含蓄风气。诸药共济,从而使郁热得散、湿热得清、风热得敛。

(唐勇)

带 状 疱 疹

【案例】

翟某,男,34 岁。2012 年 7 月 24 日初诊。

[主诉]左臂内侧水泡伴疼痛 3 日。

[病史]3 日前无明显诱因左臂内侧出现成簇粟粒样小水泡,并逐渐蔓延成片至腋下,灼热疼痛,不能安睡,精神不振,纳谷不昌,口干苦,烦躁。

[检查]苔薄黄舌质红,脉弦。

[西医诊断]带状疱疹。

[中医诊断]蛇串疮。

[辨证]热郁血分,湿毒内伏。

[治则]清热凉血,解毒祛湿。

[方药]

金银花 15 g	连翘 20 g	炒牛蒡子 15 g	黑玄参 15 g
蒲公英 30 g	生甘草 10 g	紫草 20 g	紫花地丁 20 g
板蓝根 30 g	野菊花 10 g	生地黄 15 g	炒苍术 10 g
土茯苓 30 g			

7 剂,水煎服,日服 3 次。

二诊(2012 年 8 月 3 日):7 剂未尽,疱疹全消,唯患处瘙痒,灼热,前方去金银花(因其价贵),加防风 10 g、蝉蜕 10 g,7 剂,水煎服,日服 2 次。

三诊(2012 年 8 月 11 日):皮损已基本痊愈,前方去金银花、野菊花、土茯苓,加丹皮 15 g,7 剂,水煎服,日服 2 次。

【按】带状疱疹属中医"缠腰火丹""蛇串疮"等范畴,由疱疹病毒感染所致。临床表现为皮肤突然发生簇集性水泡,排列成带状,沿一侧周围神经分布区出现。皮疹多见于两胁,亦有发生于头面、四肢等处,并有刺痛灼痛,少数患者表现为灼痛缠绵难愈。张氏根据本病"热郁血分,湿毒内伏"的特点,以清热凉血、解毒祛湿为治法,以五味消毒饮为主方,或加板蓝根、大青叶、白花蛇舌草等清热解毒;以紫草、丹皮、赤芍、生地黄等凉血散瘀;并重用苍术、土茯苓、虎杖、白鲜皮等祛湿解毒。此方法不仅可治疗带状疱疹,而且对于其他热毒蕴结于营卫之间者,亦有佳效。需要注意的是带状疱疹虽为热毒致病无疑,但临床仍有虚实之分,且受此邪者多为气虚血弱之质,故辨治时不可只见病而不见人,寒凉重剂固能祛病,亦能伤人,需当根据患者体质及发病特点遣方用药,补虚之品可斟酌并用,以利扶正祛邪。

(唐勇)

带状疱疹后遗神经痛

【案一】

赵某,女,71 岁。2009 年 9 月 16 日。

[主诉] 右胁疼痛半年余。

[病史] 半年前右胁突发带状疱疹,经西医抗病毒治疗后,皮损已愈,但患处针刺样疼痛持续至今,痛势较剧,纳可,夜寐欠安,大便干。

[检查] 苔薄黄,舌暗红,脉细弦。

[西医诊断] 带状疱疹后遗症。

[中医诊断] 蛇串疮。

[辨证] 邪毒瘀滞经络。

[治则] 清热解毒,通络止痛。

[方药]

生地黄 20 g	炒栀子 15 g	炒黄连 10 g	丹皮 20 g

丹参 20 g	制乳香 10 g	炒延胡索 15 g	金银花 30 g
连翘 20 g	威灵仙 30 g	生甘草 10 g	浙贝母 10 g
赤芍 20 g	当归 15 g	蒲公英 30 g	炒没药 10 g

7 剂,水煎服,日服 2 次。

二诊(2009 年 9 月 23 日):药后痛轻,前方加地龙 20 g、桃仁(包)10 g、红花(包)10 g、川芎 10 g,14 剂,水煎服,日服 2 次。

三诊(2009 年 10 月 8 日):患处疼痛基本消失,惟余轻痒,同上方,继服 7 剂,以资巩固。

【案二】

翟某,男,84 岁。2010 年 4 月 1 日初诊。

[主诉] 带状疱疹 1 月余,遗留神经痛。

[病史] 右下颌及颈项,疱疹已消,遗留神经痛,疼痛较剧,发作时汗出黏稠,坐卧不安,如火炙烤,甚至哭泣转侧,夜不安睡。

[检查] 苔黄腻,舌暗红,脉细弦。

[西医诊断] 带状疱疹后遗症。

[中医诊断] 蛇串疮。

[辨证] 热毒未净,邪滞经络。

[治则] 清热解毒,活血止痛。

[方药]

金银花 30 g	连翘 30 g	当归 15 g	赤芍 20 g
炒白芍 30 g	生甘草 15 g	琥珀 10 g	制乳香 10 g
血竭 10 g	炒延胡索 30 g	白芷 20 g	生地黄 30 g
川芎 15 g	桃仁 15 g	红花 10 g	丹皮 20 g
丹参 20 g	荆芥 10 g	防风 15 g	薄荷 10 g
制没药 10 g	炒苍术 15 g	炒黄柏 15 g	

14 剂,水煎服,日服 3 次。

二诊(2010 年 4 月 16 日):服上方 3 剂疼痛即明显减轻,最近 6 日疼痛未作,患者甚是欣喜,苔仍黄腻,原方继服,14 剂,水煎服,日服 3 次。

随访(2010 年 7 月 3 日):患者求治伤食腹泻,追询前症,疼痛已愈。

【按】带状疱疹后遗神经痛的治疗从带状疱疹初得时就应着眼,因为本症的病机集中在"邪毒瘀滞经络,不通则痛",在大队寒凉败毒药物的基础上,加用凉血活血、祛风通络之品,既有利于减轻疼痛症状,又有助于防治带状疱疹后遗神经痛的发生。张氏从"瘀滞"上做文章,重用活血化瘀之品,新得者需虑及清解余毒,故以赤芍、丹皮、丹参等凉血散瘀为多用;病久者,瘀滞较甚而正气不足,故多宜川芎、桃仁、红花、当归等养血活血;并视疼痛程度轻重,酌加延胡索、乳香、没药、血竭等祛瘀止痛之品,辅以全蝎、僵蚕、地龙等引药入络,使壅滞经络之邪随血气流转而得以解散,故无论病程新久,用此法治之,多能获得满意疗效。

(唐勇)

湿　疹

【案一】

高某,男,20岁。2009年10月11日初诊。

[主诉]脸部湿疹2年余,加重近1月。

[病史]两颊、左下颌及前臂皮肤潮红、丘疹,局部皮肤增厚开裂,破损处渗黄水,瘙痒较甚,食鱼虾海鲜等加重,大便偏干。

[检查]苔薄黄腻,舌尖红,脉滑。

[西医诊断]慢性湿疹。

[中医诊断]湿疮。

[辨证]血分湿热挟风。

[治则]祛风清热,除湿止痒。

[方药]麻黄连翘赤小豆汤合防风通圣散加减。

生地黄20 g	丹皮15 g	赤芍15 g	白鲜皮30 g
刺蒺藜20 g	白芷10 g	炙麻黄10 g	连翘20 g
生甘草10 g	赤小豆30 g	炒苍术15 g	炒黄柏10 g
防风15 g	荆芥10 g	蝉蜕10 g	薄荷10 g
白僵蚕10 g			

14剂,水煎服,日服2次。

二诊(2009年10月25日):前方服后,潮红、丘疹、渗出明显减少,瘙痒亦大为减轻,宜守原方,击鼓再进,14剂,水煎服,日服2次。

三诊(2009年11月1日):近日皮损日渐消退,轻痒,但大便仍不畅,加焦大黄10 g,7剂,水煎服,日服2次。

四诊(2009年12月20日):湿疹基本消退,苔薄白,舌尖略红,脉滑,14剂,水煎服,日服2次。

随访:随访3月余,皮损已完全消退,未见反复。

【案二】

苏某,女,30岁。2011年4月5日初诊。

[主诉]口周湿疹6月余。

[病史]去年10月起无明显诱因口周皮肤出现丘疹、皲裂、瘙痒、流黄水,经左西替利嗪、激素、维生素等治疗未见明显好转。刻下:口唇四周反复起丘疹,流黄水,痛痒交加,伴白带量多色黄,大便黏滞不畅,胃脘胀满。

[检查]苔黄腻,舌暗红,脉滑。

[西医诊断]口周皮炎湿疹。

[中医诊断]湿疮。

[辨证]脾胃积热。

[治则] 祛风除湿,清热解毒,泄浊通腑。

[方药]

炒苍术 15 g	制厚朴 15 g	陈皮 10 g	生甘草 10 g
白芷 15 g	炒黄连 15 g	炒黄芩 15 g	焦大黄 10 g
生薏苡仁 30 g	山药 30 g	炒黄柏 15 g	焦麦芽 30 g
焦山楂 30 g	焦神曲 30 g	荆芥 10 g	防风 10 g
浙贝母 15 g	车前子(包)30 g		

14 剂,水煎服,日服 2 次。

二诊(2011 年 4 月 17 日):痛痒明显减轻,仍有少许渗出,大便日行 2 次,质溏,苔薄黄腻,舌暗红,脉滑。14 剂,水煎服,日服 2 次。

三诊(2011 年 5 月 2 日):皮损基本消退,但皮肤略有潮红,伴少许鳞屑,大便日行 1 次,稍成形,苔薄黄,舌暗,脉缓滑,仍宜前方 14 剂,水煎服,日服 2 次。

四诊(2011 年 5 月 17 日):口周皮肤已近正常,嘱忌食酒肉发物,善加调摄。

【按】中医认为本病多由于禀赋不耐,饮食失节,或过食辛辣刺激荤腥动风之物,脾胃受损,失其健运,湿热内生,又兼外受风邪,内外两邪相搏,风、湿、热邪浸淫肌肤所致。慢性者则多由病久而耗伤阴血,血虚风燥,气血运行不畅,湿热蕴阻,肤失濡养所致。

湿疹一症,乃由"风""湿""热"三邪裹挟为患,风有内外之别,湿有寒热之分,纠缠日久,终成"风毒""湿毒""湿热"诸邪,夹杂不清,而致本病缠绵难愈。根据"风""湿""热"三者在此病中的主次关系,拟定祛风为首、祛湿为辅、清热为补的治标方法,采用蝉蜕、荆芥、防风、刺蒺藜、地肤子祛风止痒;炒苍术、生薏苡仁、苦参、土茯苓、白鲜皮等祛湿解毒;生地黄、黄芩、连翘、赤芍、丹皮等清热凉血。以此为立方之法,或各取数味而成自拟方,或以成方如麻黄连翘赤小豆汤、防风通圣散等加减,不仅对最困扰患者的"瘙痒"一症颇为见效,皮损的进展也能得到有效控制。对于慢性湿疹,可酌加当归、鸡血藤等活血养血之品,促进肥厚粗糙皮损的消退。

湿疹是一种容易反复发作的疾病,延误治疗或治疗失当容易转变为慢性湿疹,其病程绵延,病势反复,中医药治疗此症有不易产生耐药、不易复发等优点,有正本清源之功。

(唐勇)

光 化 性 皮 炎

【案例】

朱某,男,50 岁。2013 年 8 月 7 日初诊。

[主诉] 头面双手皮肤红肿痛痒加重 10 日。

[病史] 2010 年诊断为日光性皮炎,反复发作,近日赴泰国旅游暴晒后皮炎发作,曾在当地住院 2 日。刻下:暴露在外的皮肤,包括颜面四肢等处皆暗红、浮肿、脱皮、瘙痒、

疼痛、开裂、渗出黄水,纳谷如常,小便偏黄,大便自调,夜寐尚安。

[检查] 苔薄舌边尖红,脉滑。

[西医诊断] 慢性光化性皮炎。

[中医诊断] 日晒疮。

[辨证] 风热湿毒郁表。

[治则] 祛风清热,凉血解毒。

[方药]

生地黄 30 g	丹皮 15 g	赤芍 20 g	刺蒺藜 30 g
生甘草 10 g	蝉蜕 10 g	僵蚕 10 g	白鲜皮 30 g
薄荷 10 g	防风 10 g	荆芥 10 g	金银花 30 g
连翘 20 g	紫草 10 g	赤小豆 30 g	炒黄柏 10 g

水牛角丝(先煎)30 g

7 剂,水煎服,日服 3 次。

二诊(2013 年 8 月 15 日):瘙痒颇甚,搔之流黄水,颜面及头皮色暗红浮肿,起皮皱裂,苔少舌黯红,加黑玄参 20 g、滑石(包)20 g,7 剂,水煎服,日服 3 次。

三诊(2013 年 8 月 22 日):瘙痒略轻,肤色仍暗红皱裂,渗出略少,舌脉如前,原方继服,7 剂,水煎服,日服 3 次。

四诊(2013 年 8 月 29 日):瘙痒又甚,搔破流黄水,苔薄黄舌质略红,另拟一方。

防风 15 g	焦大黄 10 g	荆芥 10 g	炙麻黄 10 g
赤芍 20 g	连翘 20 g	桔梗 15 g	川芎 10 g
当归 15 g	白芷 10 g	薄荷 10 g	生石膏(先煎)30 g
炒黄芩 15 g	炒苍术 15 g	紫花地丁 20 g	滑石(包)15 g
浙贝母 15 g	炒黄连 10 g		

14 剂,水煎服,日服 3 次。

五诊(2013 年 9 月 15 日):前方切中病机,瘙痒、渗出皆有改善,原方继服,7 剂,水煎服,日服 3 次。

六诊(2013 年 9 月 22 日):皮肤脱皮红痒渐愈,面部皮肤已基本恢复如常,近有眠差,前方加酸枣仁 30 g、柏子仁 10 g、白鲜皮 20 g,7 剂,水煎服,日服 3 次。

七诊(2013 年 9 月 29 日):前日因工作下乡日晒后又见反复,颜面暗红似猪肝色,浮肿,瘙痒流黄水,两手皮肤开裂流血水,伴口苦烦躁,苔薄黄腻,舌黯红。此为外有风热湿毒,内有肝胆郁火,拟龙胆泻肝汤加味。

龙胆草 15 g	炒栀子 15 g	炒黄芩 15 g	柴胡 10 g
生地黄 30 g	泽泻 15 g	生甘草 10 g	车前子(包)30 g
当归 15 g	刺蒺藜 20 g	白芷 10 g	防风 15 g
荆芥 10 g	白鲜皮 20 g	炒苍术 10 g	

10 剂,水煎服,日服 3 次。

八诊(2013 年 10 月 11 日)：前方服后,颜面皮肤红赤渐轻,浮肿已消,渗出已止,两手增厚皮肤已见软化变薄,大便日行 1 次,小便黄,加川木通 6 g、滑石(包)20 g、生石膏(先煎)30 g、赤芍 15 g,14 剂,水煎服,日服 3 次。

九诊(2013 年 10 月 25 日)：药中病机,颜面皮肤已基本恢复常色,渗出、瘙痒未见反复,原方巩固,14 剂,水煎服,日服 3 次。

随访(2014 年 7 月 6 日)：近介绍友人就诊,观其颜面及头皮肤色已正常,双手皮色亦基本正常,至今未再反复。

【按】光化性皮炎是由于皮肤暴露部位因日光过度照射后引起的皮肤急性光毒反应,中医学称之为"日晒疮"。其治疗原则以清热凉血解毒为主。本案患者虽经中西医多方治疗而罔效,确属疑难,回顾整个辨治过程可以发现,运用传统的清热疏风、凉血解毒之法,期望透发外来之邪热,加减治疗月余却收效甚微;继而改用防风通圣散,外疏风热、内清郁火、下泄湿热三法并进而仅有小效,稍有不慎,即恢复如前;直至以龙胆泻肝汤稍佐疏风之品,方收佳效。曾有《洞天奥旨》论此病"乃外热所伤,非内热所损也",经此一役可知,此言差矣。本案患者素多酒食,肝胆宿有湿热,日久蕴蒸内外,湿热弥漫,适逢乍然远游赤道极热之地,复受日光暴晒,外有炙烤,内有蕴蒸,热毒尽积聚于肌表,清热疏风之剂虽能见效,但内火灼炽,终是杯水车薪;通圣散之类虽为多法并进,却流于散乱,莫能一击溃敌;及龙胆泻肝汤加味,大队苦寒清肝之品,使内在湿热得以清利,又加清热疏风之品,火源即绝,流连肌表之风热无以为继,自然偃旗息鼓。历经数月,内服外用,中西医药,至此得告痊愈,实属不易,可资借鉴。

(唐勇)

顽 固 性 手 癣

【案例】

唐某,男,48 岁。2012 年 5 月 23 日初诊。

[主诉] 双手手癣 7 年余。

[病史] 双手皮肤干燥增厚,粗糙结节,新旧皮损累累并见,瘙痒,伴五心烦热。

[检查] 舌暗红,苔黄厚腻,脉弦滑。

[西医诊断] 手癣。

[中医诊断] 鹅掌风。

[辨证] 湿毒挟风。

[治则] 祛风除湿解毒。

[方药]

炒苍术 30 g	炒黄柏 20 g	生薏苡仁 30 g	白鲜皮 30 g
土茯苓 30 g	生甘草 10 g	威灵仙 20 g	防风 20 g
苦参 20 g	莪术 10 g	制乌梅 30 g	炒苍耳子 15 g

30 剂,水煎服,日服 3 次,并以药渣煎汤浸泡,每日 3 次,每次 30 分钟。

二诊(2012 年 6 月 27 日):药后粗糙结节处已见软化消退,手心仍热,前方土茯苓加至 60 g,加知母 20 g,30 剂,服法同前。

三诊(2012 年 8 月 4 日):药后症状明显好转,皮损已退大半,刻下自觉两手皮肤紧张,仍有瘙痒,似有小虫欲破皮而出,小便黄,苔薄黄腻,舌黯红,脉弦,宜原方土茯苓加至 90 g、加刺蒺藜 20 g,30 剂,水煎服,日服 2 次。

四诊(2012 年 9 月 22 日):双手患处皮肤已柔润如常,大便偏干,苔薄黄,舌边尖偏红,脉弦滑,宜原方加炒黄连 15 g、焦大黄 6 g,14 剂,以资巩固。

随访 6 个月,双手皮肤如常,未见复发。

【按】患者曾求诊于省内外各大医院,遍用中西药物,内服外用,未见小效,可谓难治。张氏明言:皮肤疾患,或凉或热,多从风治;新得者多在气分,热者为多;病久者多在血分,瘀者常见。患者病程迁延,用药庞杂,病机已与新发不同,就其症而言,此时患者苔黄厚腻,五心烦热,尿黄,为湿热内蕴之象,湿邪久郁可蕴毒,热邪炽盛能生风,湿热互结是病之本;又因病程日久,湿热蕴结,血脉被阻,瘀毒内聚,故见患处皮肤粗糙,结节增厚,为久病致瘀之象,是病之标。因此,首方中以苍术、黄柏、薏苡仁、苦参燥湿清热;白鲜皮、防风、苍耳子、土茯苓、乌梅祛风解毒;佐以莪术、威灵仙通络化瘀。尤其值得一提的是,张氏喜用土茯苓治疗牛皮癣、萎缩性胃炎、脂肪肝、癌症、妇人带下、前列腺炎等多种内外科疾病,谓其能治一切湿毒、风毒诸症,颇与《本草正义》之言相合:"土茯苓,利湿去热,能入络,搜剔湿热之蕴毒。其解水银、轻粉毒者,彼以升提收毒上行,而此以渗利下导为务,故专治杨梅毒疮,深入百络,关节疼痛,甚至腐烂,又毒火上行,咽喉痛溃,一切恶症。"

(唐勇)

神 经 性 皮 炎

【案例】

程某,男,20 岁。2012 年 8 月 26 日初诊。

[主诉]神经性皮炎 2 年余。

[病史]两肘内侧对称性皮损,颈部亦见少许皮损,皮肤增厚粗糙,呈苔藓样变,瘙痒颇甚。

[检查]苔薄白舌质嫩红,脉弦细。

[西医诊断]神经性皮炎。

[中医诊断]牛皮癣。

[辨证]湿毒挟风。

[治则]祛风透邪,化湿解毒。

[方药]麻杏苡甘汤加减。

炙麻黄 10 g	杏仁 10 g	生薏苡仁 30 g	炙甘草 10 g
荆芥 10 g	防风 10 g	炒苍术 15 g	炒黄柏 15 g
地肤子 10 g	蛇床子 10 g	薄荷 10 g	白芷 10 g
刺蒺藜 15 g	白鲜皮 20 g	生地黄 20 g	

7 剂,水煎服,日服 3 次。

二诊(2012 年 9 月 2 日):药后瘙痒已止,皮损如故,原方巩固,14 剂,水煎服,日服 3 次。

三诊(2012 年 9 月 16 日):皮损较前明显减少,增厚粗糙处已变薄,前方加当归 15 g、制乌梅 20 g、赤芍 20 g,14 剂,水煎服,日服 3 次。

四诊(2012 年 10 月 4 日):两肘关节内侧皮损已完全消退。

【按】神经性皮炎是一种皮肤功能障碍性疾病,具有明显的皮肤损害。且多发生在颈后部或其两侧、肘窝、腘窝、前臂、大腿、小腿及腰骶部等。因其瘙痒剧烈,病势缠绵,治疗困难而成为患者和医家颇为头痛的"顽癣"。本病乃"瘀毒"为患,发病多由于情志不舒,肝气郁结,气滞血瘀,瘀血阻络,内毒积聚肌肤,加之血瘀生风,风盛则痒,毒盛亦痒,故临床上可见皮肤瘙痒剧烈;又因瘀血阻滞,肌肤失养,皮肤增厚粗糙呈苔藓样变。麻杏苡甘汤原为《金匮要略》治疗风湿所致周身疼痛之方,"患者一身尽痛,日晡所剧者,名风湿。此病伤于汗出当风,或久伤取冷所致也,可与麻杏苡甘汤",似非本症所宜,然如张氏所云:"药随症,方随证,一方对多证,一药应多症,皆不可拘泥。"麻黄专入肺经,最能疏风散邪,透达内外,可与其他风药协力推动气血运行,疏通血络,消散瘀毒;杏仁既有宣肺之功,又有润肺之能;薏苡仁除湿而解毒,兼能运脾;甘草调和诸药。在此方义的基础上,重用荆芥、防风、白芷、苍术、刺蒺藜等祛风活血,透散瘀毒;蛇床子辛温燥湿而解毒,白鲜皮祛风除湿而解毒,地肤子清郁热而解毒,黄柏苦寒燥湿而解毒,此乃张氏解毒四味组药;经络腠理既已通达,更可益以当归、丹皮、首乌、赤芍、紫草等活血之品,一则佐助通利血脉,二则含蓄风气。

(唐勇)

痤 疮

【案一】

孙某,女,30 岁。2012 年 9 月 2 日初诊。

[主诉] 痤疮反复发作 4 月余。

[病史] 痤疮颜面散发,两下颌为甚,疖肿瘢痕累累,多脓头,色黯红。

[检查] 苔黄腻,舌黯红,脉弦滑。

[西医诊断] 痤疮。

[中医诊断] 粉刺。

[辨证] 湿热蕴毒,瘀热互结。

[治则] 清热活血,祛湿解毒。

[方药] 四妙散合五味消毒饮加减。

荆芥 10 g	防风 10 g	白芷 10 g	金银花 20 g
连翘 20 g	蒲公英 30 g	紫花地丁 20 g	龙葵 20 g
天花粉 20 g	皂刺 10 g	生甘草 10 g	炒苍术 15 g
炒黄芩 10 g	炒黄连 10 g	当归 15 g	赤芍 15 g
焦大黄 6 g			

14 剂,水煎服,日服 3 次。

二诊(2012 年 9 月 16 日):痤疮新起明显减少,脓头亦少,苔薄黄腻,舌黯红,脉弦滑,原意出入。

荆芥 10 g	防风 10 g	金银花 30 g	连翘 20 g
蒲公英 30 g	白芷 10 g	龙葵 20 g	紫花地丁 20 g
生甘草 10 g	天花粉 10 g	皂刺 10 g	焦大黄 10 g
丹皮 15 g	桑白皮 15 g	浙贝母 15 g	

14 剂,水煎服,日服 3 次。

三诊(2012 年 10 月 7 日):痤疮已愈强半,加生地黄 20 g,14 剂,水煎服,日服 3 次。

四诊(2012 年 10 月 29 日):原方巩固,14 剂,水煎服,日服 3 次。

【案二】

刘某,女,23 岁。2009 年 6 月 14 日初诊。

[主诉] 痤疮反复发作 2 个月余。

[病史] 痤疮散见于前额、口周、两颊,疹色细小鲜红,脓头少,伴月经淋漓不断,五心烦热。

[检查] 苔薄少,舌嫩红,脉细。

[西医诊断] 痤疮。

[中医诊断] 粉刺。

[辨证] 阴虚血热,瘀毒内聚。

[治则] 养阴清热,凉血散瘀。

[方药] 青蒿鳖甲散加减。

生地黄 30 g	地骨皮 30 g	丹皮 20 g	茯苓 20 g
炒黄柏 15 g	山茱萸 15 g	青蒿 20 g	连翘 30 g
浙贝母 15 g	蒲公英 30 g	白芷 15 g	赤芍 20 g
防风 10 g			

7 剂,水煎服,日服 3 次。

二诊(2009 年 6 月 21 日):药中病机,痤疮渐消,原方巩固,10 剂,水煎服,日服 3 次。

三诊(2009 年 7 月 9 日):痤疮渐消,无脓头,但仍有少量新起,前方加蝉蜕 10 g,

7 剂,水煎服,日服 3 次。

四诊(2009 年 7 月 17 日):痤疮基本消退,改拟调经之方,故不赘述。

【案三】

姜某,男,14 岁。2012 年 1 月 8 日初诊。

[主诉] 痤疮 1 年,加重 3 个月。

[病史] 痤疮以前额、两颊为甚,疹色暗红,新旧累叠,面色萎黄,四肢欠温,纳谷欠馨,平素多熬夜。

[检查] 苔薄白,舌胖淡红,脉细。

[西医诊断] 痤疮。

[中医诊断] 粉刺。

[辨证] 气虚寒湿,郁表化热。

[治则] 健脾活血,疏风散热。

[方药]

荆芥 10 g	防风 10 g	白芷 10 g	羌活 10 g
当归 15 g	生地 10 g	赤芍 15 g	浙贝母 15 g
连翘 15 g	党参 20 g	生甘草 10 g	蒲公英 30 g
生白术 15 g	茯苓 15 g	炒苍术 15 g	陈皮 8 g

7 剂,水煎服,日服 2 次。

二诊(2012 年 1 月 15 日):药后痤疮新起较少,原方继服,14 剂,水煎服,日服 2 次。

三诊(2012 年 3 月 4 日):两颊痤疮已基本消退,大便略稀,苔薄白,舌淡红,前方生地黄减为 12 g,14 剂,水煎服,日服 2 次。

四诊(2012 年 3 月 20 日):刻下痤疮已基本消退,未见新起,唯余少许瘢痕痘印,前方去龙葵、连翘,加丹皮 15 g、三七 6 g,14 剂,水煎服,日服 2 次,以资巩固。

【按】痤疮一症,中医认为属"肺风""粉刺"范畴,多为肺、胃、大肠经郁热所致;西医学认为是内分泌功能失调有关的毛囊、皮脂腺慢性炎症性皮肤病。近代又将此病分为肺胃积热、肝肾阴虚、湿热蕴结、脾虚肝郁等,不一而足。张氏根据多年的临床观察和实践总结,将此病从"热郁血瘀"和"浊毒淤积"两点辨证,拟"清热疏风"和"散瘀解毒"为治疗大法,并根据"虚则补之,实则泻之"的原则进行加减调摄,以麻黄、荆芥、防风、白芷、羌活、苍术等疏风透表,兼除湿滞;以丹皮、赤芍、当归、活血化瘀;以蒲公英、龙葵、生地黄、紫花地丁、连翘、金银花、白花蛇舌草、黄芩、黄柏、皂刺等清热解毒,以焦大黄、虎杖等清热泄浊等。

案一:患者湿热较甚,在传统四妙散、五味消毒饮的基础上,加用荆芥、防风、白芷等疏风透表,使郁热外散,并用风药除湿之功消减湿气;又加用焦大黄,通泻湿热浊毒,散上焦、清中焦、泻下焦,脏腑清灵,自然肌肤润泽。

案二:患者素体康健,但因熬夜操劳,伤及气阴,属阴虚血热,故取青蒿鳖甲散之意,方取养阴以清虚热、凉血以消瘀热、疏风以解郁热的治本之法,稍佐清热解毒的蒲公英、连翘、黄芩之类直折火势以治标。

案三：患者本为虚寒体质，中阳不运，此等痤疮非寻常热毒，乃由寒湿食积等转化而来，其病势不甚而病程绵绵，故遣方辛温之剂，疏风以散郁热，和表里；活血以畅血脉，行瘀滞；化湿以祛浊毒，建中焦。

（唐勇）

黄　褐　斑

【案一】

宫某，女，40岁。2008年11月30日初诊。

[主诉] 颜面黄褐斑4年余。

[病史] 眼周、口周外皆为深褐色大片状斑覆盖，月经先期，量多，本次月经淋漓半个月未净，色黯红，伴腰酸腰痛，胃纳、二便自调。

[检查] 苔薄微黄，舌质黯红。

[西医诊断] 黄褐斑。

[中医诊断] 蝴蝶斑。

[辨证] 肝郁血瘀，冲任不固。

[治则] 清热疏肝，化瘀调经。

[方药] 丹栀逍遥散、二至丸合六味地黄丸加减。

柴胡10 g	炒白芍15 g	丹皮15 g	当归10 g
炒白术15 g	山栀炭15 g	白芷15 g	泽泻15 g
仙鹤草30 g	山茱萸15 g	僵蚕10 g	制何首乌15 g
女贞子30 g	墨旱莲20 g	生地黄20 g	熟地黄20 g

20剂，水煎服，日服2次。

二诊(2009年3月1日)：腰痛已愈，月经仍时提前7～8日，黄褐斑如故，原方加刺蒺藜15 g，30剂，水煎服，日服2次。

三至八诊：颜面黄褐斑逐渐淡化，病机未变，仍宗原方之意加减治疗。

九诊(2009年8月9日)：黄褐斑已明显淡化，月事已调，伴心烦，易怒，宜疏肝补肾，活血祛斑。拟方如下。

当归15 g	柴胡10 g	茯苓15 g	赤芍15 g
薄荷10 g	党参15 g	郁金15 g	生地黄20 g
山药20 g	丹皮10 g	山茱萸15 g	丝瓜络10 g
白芷10 g	僵蚕10 g	桃仁10 g	炒苍术10 g
白芍15 g	熟地黄20 g	红花10 g	炒白术10 g

30剂，水煎服，日服2次。

随访(2010年5月23日)：前方服用30剂后，黄褐斑已基本淡化。

【案二】

范某,女,39 岁。2012 年 3 月 27 日初诊。

[主诉] 黄褐斑 7 年。

[病史] 两颧、前额淡褐色片状斑,面黄少华,纳谷欠馨,神疲乏力,肢体欠温,伴脱发。

[检查] 苔薄白舌淡暗,脉细弱。

[西医诊断] 黄褐斑。

[中医诊断] 蝴蝶斑。

[辨证] 脾肾两虚,气虚血瘀。

[治则] 健脾补肾,益气活血。

[方药] 人参养荣汤加减。

炙黄芪 30 g	党参 15 g	炒白术 15 g	茯苓 15 g
川芎 10 g	熟地黄 15 g	炒白芍 15 g	桃仁 10 g
当归 15 g	鹿角霜 15 g	淫羊藿 30 g	巴戟天 15 g
制首乌 15 g	枸杞子 30 g	桑椹 20 g	白芷 10 g
肉桂 6 g	红花 10 g		

14 剂,水煎服,日服 2 次。

二诊(2012 年 4 月 11 日):前方服后,气力有增,纳谷渐增,仍畏寒,伴眠差艰寐,前方加炒酸枣仁 20 g、五味子 10 g、桂枝 20 g,14 剂,水煎服,日服 2 次。

三诊(2012 年 4 月 26 日):黄褐斑已见淡化,面色转红润,睡眠已安,苔薄白舌淡红,脉细,前方去桂枝,14 剂,水煎服,日服 2 次。

四诊(2012 年 5 月 10 日):同 3 月 27 日方,21 剂,水煎服,日服 2 次。

五诊(2012 年 5 月 28 日):黄褐斑基本消退。

【按】张氏认为"虚、郁、瘀"是黄褐斑的主要病机,虚主要包括肝肾亏虚、气血不足;郁主要包括肝郁气滞、外邪郁滞;瘀既是导致本病的直接病因,也是贯穿本症的共同病机,即所谓"有斑必有瘀,无瘀不成斑"。

案一:患者初来求诊时,两颊、两颧、前额、眼周、口周皆为深褐色黄褐斑所覆盖,连结成片,如戴面罩,平素事务劳烦,肾阴暗耗,加之本性急躁,日积月累,肝气郁结,郁火上蒸熏灼颜面,火热下行扰动血室。诚如《普济方》所载:"肝肾阴血亏虚,水不制火,血弱不能外荣于肌肤,火燥结成黧斑。"

根据患者病机,张氏拟定丹栀逍遥散为主方,首诊更以二至丸、六味地黄丸加减,滋肾养肝,以补代清;稍佐僵蚕、白芷通络引经之用。守方 4 个月余,黄褐斑未见明显淡化,但月事已调,内热已清,故在逍遥散的基础上,重用丝瓜络、僵蚕、豨莶草祛风通络;桃仁、红花、丹皮、赤芍、郁金活血散瘀,虽历经 10 个月余,终得痊愈。期间患者数度欲放弃治疗,在张氏晓谕劝解下方才坚持至治愈,如今面部肤色红润,虽略有痕迹,但已然不足为虑。此病虽在颜面,但多内责肝肾,虚实寒热多错杂互见,辨证施治当牢记"有诸内者,必形诸外"的理念,秉持治病求本的原则,要充分考虑到病情较为复杂,治疗周期较长,对患者做好沟通解释工作,有助于患者配合治疗,避免半途而废的情况。

案二:患者气血不能上荣于面为其主要病机。脾为气血生化之源,胃纳水谷,脾主运化,脾气升发,输布气血津液,润泽颜面肌肤,脾气亏虚,气血生化乏源,气虚血弱,面失所养。气虚推动无力,血行瘀滞,则面容枯槁晦暗而导致色斑。肾主藏精,主命门火,是维持生命活动的动力源泉,滋养和推动各脏腑功能,谷气之生有赖于肾气的煦蒸,而精气又必生于谷气,两者之间存在着密切的关系,温补肾气可暖脾助运,促进气血津精互化,是一身枯荣之根本。《医宗金鉴》认为"属于忧思抑郁、血弱不华、火燥结滞而生于面上,如妇女多有之"。本案之黄褐斑病机为血弱不华,责之以脾肾亏虚。张氏以人参养荣汤为主方,以熟地黄、当归、白芍、川芎、桃仁、红花着重养血活血;血不足当补其气,取阳生则阴长之义,以炙黄芪、党参、白术、茯苓健脾补气;王清任有云:"元气即虚,必不达于血管,血管无气,必停留而瘀。"故以淫羊藿、巴戟天、首乌、桑椹、枸杞子等滋补肾精,更以桂心一味引火入肾,助肾气入营生血,血气化精;另以白芷引经上行。本案患者气血两亏无疑,用八珍汤亦可以治,但若不注重滋补肾精,脾气始终发动无力,气血难以长期为继,诚如《张聿青医案》所载"脾胃之腐化,尤赖肾中这一点真阳蒸变,炉薪不熄,釜爨方成",因此治疗气血亏虚型面部黄褐斑时必须重视补肾与健脾两个方面,以达到治病求本的目的。

(唐勇)

脱 发

【案例】

张某,女,23岁。2009年9月6日初诊。

[主诉] 头皮溢脂、脱发2年余。

[病史] 头发稀疏,头屑较多,五心烦热,腰酸腰痛,乏力神疲,大便溏薄,食生冷油荤易作,伴月经迟至,白带量多。

[检查] 苔薄白,舌边尖嫩红,脉细。

[西医诊断] 脂溢性脱发。

[中医诊断] 蛀发癣。

[辨证] 脾肾两虚,生化乏源,血虚不能养发。

[治则] 健脾益肾,养血生发。

[方药]

生黄芪 30 g	党参 15 g	炒白术 15 g	茯苓 15 g
川芎 15 g	当归 15 g	炒白芍 15 g	炙甘草 10 g
生地黄 12 g	熟地黄 15 g	山茱萸 15 g	山药 30 g
桑椹 30 g	墨旱莲 30 g	枸杞子 30 g	

14 剂,水煎服,日服 2 次。

二诊(2009 年 9 月 17 日):五心烦热、腰酸乏力等症见轻,纳谷有增,平素怕冷,苔薄白,舌尖红,脉细,14 剂,水煎服,日服 2 次。

三、四诊:方药同上。

五诊(2009 年 11 月 21 日):脱发已止,五心烦热、腰酸乏力,便溏等症皆除,月经仍有推迟,苔薄白舌淡红,脉细,时值冬令,正宜膏方调补。

生黄芪 300 g	熟地黄 300 g	当归 300 g	川芎 200 g
炒白芍 300 g	制何首乌 300 g	桑椹 300 g	山茱萸 300 g
桃仁 200 g	红花 200 g	炒白术 200 g	女贞子 200 g
益母草 300 g	怀牛膝 150 g	阿胶 300 g	蜂蜜 500 g

上药浓煎取汁,加胶、蜜收膏,每服 1 匙,日服 2 次。

【按】脱发作为临床常见病症之一,中医学称之为"油风""蛀发癣",属于西医学斑秃、脂溢性脱发等范畴,主要症状是头发油腻,或焦枯发蓬,缺乏光泽,或淡黄色鳞屑固着难脱,或灰白色头屑飞扬,自觉瘙痒等。此病病机较为复杂,常见的有肝血不足、肾精亏虚、湿热蕴蒸、气血两亏等不一而足,张氏根据多年实践观察,将脱发的病机分为血虚、血瘀、血热,并以此作为辨证论治的三个基本点。《诸病源候论》记载:"若血盛则荣于须发,故须发美;若血气衰弱,筋脉虚竭,不能荣润,故须发秃落。"血虚既是单独的病因,也是贯穿本病始终的病机,因此养血是基本治法,《金匮要略》曰"夫失精家发落",根据精血互生互化的理论,临床上以肝肾精亏、脾肾两虚等为主要表现的脱发从根本上来说,还是导致血虚不能养发的原因,因此,养肝、补肾、填精、健脾等治法最终都落在"养血"这一基本治疗目的上。《医林改错》记载:"皮里内外血瘀,阻塞血络,心血不能养发,故发脱落。"临床上,瘀血阻滞这一病机也比较常见,却容易被忽视,精神紧张、情绪压抑、湿浊阻滞、火热煎熬等都可致瘀,瘀阻经络,发失荣养而致脱发。《儒门事亲》说:"年少发白早落,此血热太过也,世俗只知发者血之余,血衰故耳!岂知血热而发反不茂;肝者木也,火多水少,水反不荣,火至于顶,炎上之甚也,热病汗后,发多脱落。"今人熬夜烦劳过甚,肝气郁结日久,水亏不能制火,火旺耗伤阴血,发失所养而致脱发,故血热多是虚实夹杂、虚多实少的虚火,或有湿热内盛者,亦多伴阴虚之象。

因此,养血活血、滋阴益肾是本病的基本治则,方药选择上,多从桃红四物汤、二至丸、逍遥散、六味地黄丸、龙胆泻肝汤等出入加减。

（唐勇）

斑 秃

【案一】

郭某,女,24 岁。2013 年 7 月 24 日初诊。

[主诉]脱发 1 月余。

[病史] 头顶及枕部 3 处脱发,大者 3 cm×3 cm 左右,心烦易怒,五心烦热,眠差易醒。

[检查] 苔薄微黄,舌嫩红,脉细弦。

[西医诊断] 斑秃。

[中医诊断] 油风。

[辨证] 肝郁化火,血不养发。

[治则] 清肝解郁,滋肾养血。

[方药] 丹栀逍遥散加减。

生地黄 15 g	熟地黄 15 g	当归 15 g	炒白芍 15 g
柴胡 10 g	郁金 10 g	制首乌 15 g	桑椹 30 g
丹皮 10 g	炒栀子 15 g	枸杞子 30 g	沙棘 30 g
酸枣仁 30 g	合欢皮 15 g		

21 剂,水煎服,日服 2 次。

二诊(2013 年 8 月 18 日):新发已生,烦躁已轻,睡眠亦安,仍宜原方继服,28 剂,水煎服,日服 2 次。

随访:治疗 2 个月后,原脱发处已被新发,遂告治愈。

【案二】

胡某,男,19 岁。2009 年 7 月 29 日初诊。

[主诉] 脱发 4 年,加重 1 年。

[病史] 头发几乎全脱,仅有巅顶及后脑残余少许,眉毛全脱近 1 年,曾用章光 101 生发剂、局部头皮注射等治疗未见好转,心情郁闷,伴盗汗遗精。

[检查] 苔薄白,舌嫩红,脉细弦。

[西医诊断] 全秃。

[中医诊断] 油风。

[辨证] 肾虚血弱,毛发失养。

[治则] 补肾养血生发。

[方药] 七宝美髯丹合六味地黄丸加减。

生地黄 20 g	熟地黄 20 g	山药 30 g	山茱萸 15 g
泽泻 10 g	丹皮 20 g	茯苓 20 g	当归 15 g
川芎 15 g	制何首乌 20 g	桑椹 20 g	知母 20 g
女贞子 30 g	墨旱莲 30 g	赤芍 15 g	沙苑子 30 g
白芍 15 g			

14 剂,水煎服,日服 2 次。

二诊(2009 年 8 月 12 日):盗汗已止,前方加黑芝麻 15 g,14 剂,水煎服,日服 2 次。

三诊(2009 年 9 月 2 日):眉毛已有少许新出,头顶少许新生软发,宜原方巩固,30 剂,水煎服,日服 2 次。

四诊(2009 年 10 月 7 日):新生头发较多,色黑,遗精服药后未再出现,苔薄白舌淡红略胖,原方加生黄芪 30 g,30 剂,水煎服,日服 2 次。

五诊(2010 年 1 月 1 日):眉毛已生 2/3 多,但较稀疏,但头发近 1 个月来新生不多,纳谷如常,二便自调,拟健脾养血,补肾生发之治。

党参 20 g	炒白术 15 g	茯苓 15 g	炙甘草 10 g
生地黄 20 g	熟地黄 20 g	山药 30 g	山茱萸 20 g
丹皮 20 g	丹参 20 g	泽泻 15 g	当归 20 g
川芎 15 g	赤芍 15 g	桑椹 30 g	制何首乌 20 g
炒白芍 15 g	女贞子 30 g	黑芝麻 20 g	郁金 15 g

30 剂,水煎服,日服 2 次。

六诊(2010 年 3 月 4 日):头发除原来注射部位未见新生,余部皆被致密黑发,眉毛略见稀疏,至此基本治愈,原方改汤为丸,以资巩固,不做赘述。

【按】斑秃,俗称"鬼舐头",系精神性脱发,多因情绪波动、失眠烦躁、受到惊吓等因素而导致突然脱发,脱发呈片状,大小不定、头皮光亮、无自觉症状,仅发于头部数片者称为斑秃,甚者有全秃、普秃者。

斑秃新得者以疏肝解郁为首要,辅以养血安神之品;病久者以补肾填精为首要,辅以益气活血之剂。

案一:患者刚参加工作,压力较大,情绪焦躁,甚至夜不安睡,乃以丹栀逍遥散为主方,辅以酸枣仁、合欢皮养心安神,生地黄、熟地黄、墨旱莲、桑椹、枸杞子等养阴滋肾,故而使肝肾虚火得以收敛,气血郁扼得以疏通,新发方得新生。

案二:患者病程日久,历经诸般治疗而罔效,虽有情绪抑郁、脉象弦细等肝郁之象,但病机却与新得之时已有不同,患者头皮光秃可以鉴人,如不毛之地,非一时汲灌可以滋养;脉弦却细,盗汗遗精,肾中精气已然亏乏,非开郁养血所能骤补。故施以补肾填精之剂,如七宝美髯丹、六味地黄丸等为主方,重用首乌、桑椹、菟丝子、沙苑子、补骨脂、枸杞子等,并以四君子汤助脾运化,赤芍、丹参、当归、川芎等活血养血,少佐郁金、香附、芍药等柔肝解郁,待肾精充沛,气血健旺,自能滋养荒芜,重现生机。

（唐勇）

寒冷性多形红斑

【案例】

吴某,女,60 岁。2012 年 2 月 23 日初诊。

[主诉]周身起散发大小不等红斑近半个月。

[病史]手足背、前胫、颜面两下颌、眼周片状红斑,局部红斑中央有小水泡,遇热加重,伴瘙痒,每年冬季发作。

[检查]苔薄白舌淡紫,脉细滑。

[西医诊断]寒冷性多形红斑。

[中医诊断] 猫眼疮。

[辨证] 风寒阻滞,瘀热蕴毒。

[治则] 祛风透表,清热解毒。

[方药]

防风 15 g	荆芥 10 g	炙麻黄 10 g	刺蒺藜 30 g
赤芍 15 g	连翘 20 g	生甘草 10 g	川芎 10 g
当归 15 g	炒黄芩 10 g	炒苍术 15 g	白鲜皮 20 g
焦大黄 10 g			

7 剂,水煎服,日服 2 次。

二诊(2012 年 3 月 1 日):前方服后,红丘疹已见消退,前方加丹皮 15 g、生地黄 10 g,7 剂,水煎服,日服 2 次。

三诊(2012 年 3 月 10 日):丘疹已消,肤色如常,不必再服药。

【按】寒冷性多形红斑是冬季常见的皮肤病,多因受寒冻伤所致,中医认为本病病机系寒冷侵袭,阻遏卫阳,或阳气不足,复受寒邪,致经脉阻隔,气血凝滞所致。此病因寒致病,故世人多从温阳散寒通脉考虑,以桂枝汤、麻黄附子细辛汤等治疗,亦可获佳效,但如本案患者斑疹鲜红、皮肤瘙痒、遇热为甚等症状亦不鲜见于临床,辨证当属瘀血阻络、浊毒积滞、气郁化热,若单纯以温阳散寒通脉之法治疗,恐有顾此失彼之虞。故治疗本证可借鉴北方地区处理冻伤的经验(冻伤之后多用雪摩擦发热或以微温之水使患处渐温,如骤然加热,必痛痒钻心,破皮溃烂),拟以清郁热、祛瘀滞、散风寒、泄浊毒为本案治则。邪在表者,宜发散之,故以辛温轻剂如麻黄、荆芥、防风、刺蒺藜等祛风通络,使表寒外散,卫阳宣畅,更有川芎、当归资助,使淤塞脉道渐通;以连翘、黄芩、金银花、生地黄、丹皮、赤芍等清解郁积热毒;佐以大黄、白鲜皮等清泄淤积之浊毒。诸药并用,标本兼顾,共奏祛风、散寒、清热、活血、通络、解毒之功。

(唐勇)

急性网状淋巴管炎

【案例】

张某,女,88 岁。2011 年 4 月 27 日初诊。

[主诉] 两下肢红肿热痛 2 日,伴低热。

[病史] 1998 年始发两下肢丹毒,近年来经常复发,2 日前出现两下肢胫部浮肿,肤色暗红,发热疼痛,伴低热。

[检查] 苔薄黄腻,舌黯红,脉细弱。

[西医诊断] 急性网状淋巴管炎。

[中医诊断] 丹毒。

[辨证] 高年气血亏虚,血分热毒。

[治则] 清热解毒,益气养阴。

[方药] 仙方活命饮加减。

生地黄 20 g	生黄芪 30 g	黑玄参 15 g	党参 15 g
炒苍术 15 g	炒白术 15 g	茯苓 30 g	地龙 30 g
赤芍 20 g	当归 15 g	皂刺 20 g	天花粉 20 g
连翘 20 g	金银花 30 g	蒲公英 30 g	紫花地丁 20 g
生甘草 15 g	浙贝母 10 g	泽漆 15 g	

7 剂,水煎服,日服 2 次,早晚服。

二诊(2011 年 5 月 15 日):6 剂后下肢红肿大为好转,低热已除,仍宜原方巩固,7 剂,水煎服,日服 2 次,早晚服。

2 周后随访,已然痊愈,嘱调适起居,不妄作劳。

【按】 丹毒多为热毒蕴结所致,临床发病时多有疲劳等诱因,故张氏多从本虚标实论治,此例患者年高体衰,丹毒反复发作,故扶正是治疗此病求本之法。复加仙方活命饮之意,张氏认为,似此患者病愈虽快,但高年气虚之人精血不足,外毒无以借力作祟,故药到则伏;待药力既去、正气再亏,伏邪必又反复,故治疗时不可中病即止,而应击鼓再进,以扶正之品缓缓补益,巩固改善患者体质,以防复发。

(唐勇)

冬季皮肤瘙痒

【案例】

王某,男,54 岁。2010 年 11 月 10 日初诊。

[主诉] 周身皮肤干燥瘙痒数年。

[病史] 周身皮肤干燥瘙痒,两下肢为甚,每年秋冬即发,天气转暖后自行消退,纳佳便调。

[检查] 苔薄黄腻,舌暗红,脉弦。

[西医诊断] 皮肤瘙痒症。

[中医诊断] 雁候疮。

[辨证] 血虚风燥。

[治则] 养血祛风润燥。

[方药] 消风四物汤加减。

川芎 15 g	炒白芍 15 g	生地黄 20 g	赤芍 15 g
防风 15 g	刺蒺藜 30 g	僵蚕 10 g	制何首乌 15 g
荆芥 10 g	白鲜皮 30 g	炒苍术 15 g	炒黄连 10 g

14 剂,水煎服,日服 2 次。

二诊(2011 年 1 月 6 日):前方服后瘙痒即愈,今入冬后又见皮肤瘙痒,伴大便偏干,苔薄微黄,舌黯红,脉弦,仍宜原意出入,前方加黑玄参 15 g,14 剂,水煎服,日服 2 次。

【按】患者平素嗜酒,大便黏滞,又见皮肤干燥瘙痒,其病机为酒热伤阴,湿热内蕴,故湿毒郁于肌表,热毒郁于皮下,燥热耗伤津血,加之秋冬天干物燥,肌肤内外受邪。张氏顺时应节,以养血活血之品抗御外燥,以祛风除湿解毒之品内消湿热风毒,故收桴鼓之效。冬季皮肤瘙痒症是常见病,但由于许多人没有采用合适的治疗方法,往往以外用润肤品,内服维生素等,竟使此病成了难治病,许多人也每年因此而饱受其苦。冬季皮肤瘙痒一症,总的病机都是血虚风燥,毒郁肌表。血虚生内风,秋日起外燥,风燥伤阴津,湿毒郁腠理,故而作痒难耐,搔之不退,虽痛难解。张氏自拟消风四物汤(生地黄或熟地黄、川芎、炒白芍、当归、刺蒺藜、制首乌、荆芥、防风、白僵蚕)专治血虚风燥诸病;兼郁毒者,多加用白鲜皮、土茯苓、僵蚕等;湿热偏重者,加用炒黄连、炒苍术、生薏苡仁等。但临证时还需注意不同年龄段、不同生活习惯带来的辨证上的不同,比如老年人偏于养血滋阴润燥,年轻人更加偏重于清热凉血解毒。

(唐勇)

毛 囊 炎

【案例】

韦某,女,28 岁。2011 年 4 月 5 日初诊。

[主诉] 头皮反复起丘疹 2 年余。

[病史] 头皮满布大小不一红色丘疹,多脓头,痒痛难当,搔破流滋水,大便黏滞不爽。

[检查] 苔黄腻,舌边尖红赤,脉弦滑。

[西医诊断] 毛囊炎。

[中医诊断] 发际疮。

[辨证] 血分郁热,湿热蕴毒。

[治则] 疏风清热,祛湿解毒。

[方药]

荆芥 10 g	防风 15 g	炙麻黄 10 g	白芷 15 g
赤芍 15 g	桔梗 15 g	生甘草 10 g	川芎 10 g
当归 15 g	炒苍术 15 g	炒黄芩 15 g	白鲜皮 30 g
焦大黄 10 g	苦参 15 g	土茯苓 50 g	

7 剂,水煎服,日服 2 次。

二诊(2011 年 4 月 12 日):前方效果颇佳,脓头仍有少量新起,瘙痒明显减轻,红肿渐消,但纳谷欠香,大便日行 1～2 次,较前已畅,苔薄黄腻,舌质偏红,脉弦滑,原方加焦山楂 20 g、焦麦芽 20 g、焦神曲 20 g,7 剂,水煎服,日服 2 次。

三诊(2011 年 4 月 19 日):前方服后瘙痒略轻,苔黄腻,舌质偏红,脉弦滑,前方加炒黄柏 15 g、炒黄连 15 g,14 剂,水煎服,日服 2 次。

四诊(2011年5月6日)：疖疹新起明显减少，苔薄微黄，舌质略红，脉滑，前方加刺蒺藜30 g、地肤子10 g、薏苡仁50 g，14剂，水煎服，日服2次。

五诊(2011年5月20日)：头部疖疮基本平复，仅零星新起，瘙痒、脓头、滋水皆除，苔薄黄，舌质略红，脉滑，仍宜原方继服，以资巩固，14剂，水煎服，日服2次。

【按】毛囊炎系由金黄色葡萄球菌侵犯毛囊口周围，局限于毛囊上部的炎症，分为化脓性与非化脓性两种，好发于头部、项部。中医学对本病早有记载：生于项后发际部位者称"发际疮"；生于下颌部者称"羊须疮"；发于眉间者称"眉恋疮"等。本病病机多为热郁血分，湿热上蒸，蕴于肌表，毛窍不得通达，日久酿为热毒、湿毒、脓毒、风毒等，张氏根据其"表郁、内湿、蕴毒"的特点，并取张子和三法之意，拟定"一透二清三下"之法，即透毛窍、清湿热、下浊毒。且湿浊毒邪属浊阴，循血脉而四布，故张氏专以活血药味疏通血脉，导邪外出，如丹皮、赤芍、紫草、莪术、丹参等皆是常用药味。

本案患者素体湿热较盛，加之工作烦劳，多有熬夜，致湿热内蕴，上蒸头顶，故以荆芥、防风、炙麻黄、白芷等温散之品，透邪外出；以苦参、黄柏、黄芩、黄连等苦寒之品，清热解毒；以炒苍术、白鲜皮、生薏苡仁、土茯苓等清利湿毒；以焦大黄、虎杖等下泄湿热；并辅以赤芍、川芎、当归等活血之品，配合他药荡涤邪毒。

（唐勇）

急性荨麻疹

【案例】

刘某，女，22岁。2011年2月28日初诊。

[主诉] 全身起疹块1日，伴瘙痒。

[病史] 患者昨日无明显诱因下，周身皮肤出现红白相间，大小不等的风团疹块，瘙痒不已，数小时后退去，消退后不留痕迹，此起彼伏，夜间更甚，遇风后症状加剧。

[检查] 苔薄白，舌质红，脉缓。

[西医诊断] 急性荨麻疹。

[中医诊断] 瘾疹。

[辨证] 血分郁热，风热外袭。

[治则] 清热凉血，疏风止痒。

[方药] 消风散加减。

荆芥10 g	防风10 g	炙麻黄10 g	薄荷10 g
蝉蜕10 g	地肤子15 g	刺蒺藜30 g	生地黄20 g
赤芍15 g	当归15 g	制何首乌15 g	

14剂，水煎服，日服2次。

二诊(2011年3月14日)：前方效如桴鼓，药后丘疹立消，未再新起，原方巩固，7剂，水煎服，日服2次。

【按】急性荨麻疹俗称"风疹块",是常见的一种过敏性皮肤病,临床表现为局限性风团,骤然发生,很快消退,愈后不留痕迹,有剧烈瘙痒及烧灼感,与中医文献记载的"瘾疹"相似。胃肠食滞,饮酒过量,复感风寒、风热之邪;或七情内伤,营卫失和,卫外不固,汗出当风,风邪郁于皮毛腠理之间而发病;也有因药物过敏而诱发荨麻疹型药疹的。慢性荨麻疹多因情志不遂,肝郁不舒,郁久化热,伤及津液,或因有慢性疾病,平素体弱,阴血不足,阴虚内热,血虚生风,或产后受风;或因皮疹反复发作,经久不愈,气血损耗,加之风邪外袭,以致内不得疏泄,外不得透达,郁于皮肤腠理之间,邪正相搏而发病。由此可见,本病初发多属实证,久病则多为虚证,而风邪是本病主要外因。"风为百病之长,善行而数变",风寒相合而为风寒之邪,风热相合而为风热之邪,两者又可互相转化。

本病系血分郁热,复受风热外邪所致,故张氏在治疗本病时以消风散加减,消风散也是治疗风疹、湿疹等皮肤病的常用方,方中荆芥、防风、炙麻黄、薄荷、地肤子、蝉蜕、刺蒺藜宣散透发,疏风解表;生地黄、赤芍凉血散血;当归、制首乌活血养血,取血行风自灭之用,全方配伍,共奏清热凉血、疏风透疹之功。

(杨佳)

慢性荨麻疹

【案例】

李某,女,66岁。2010年8月1日初诊。

[主诉] 全身反复起风团3年。

[病史] 患者3年前受凉后出现周身起风团,风团为白色,瘙痒难耐,口服抗组胺药后缓解,每遇冷或吹风后即发作,得温后略缓解,秋冬季节多发,伴形寒肢冷,每次发作必须服用抗组胺药或激素方能缓解,一旦停药后,用药部位原发病变加重。

[检查] 舌淡红,苔薄白,脉浮紧。

[西医诊断] 慢性荨麻疹。

[中医诊断] 瘾疹。

[辨证] 风寒袭表证。

[治则] 疏风散寒,调和营卫。

[方药] 麻黄汤加减。

炙麻黄10 g	苦杏仁10 g	炙甘草10 g	桂枝15 g
防风15 g	炙黄芪30 g	炒白术15 g	生龙骨(先煎)30 g
当归15 g	炒白芍15 g	刺蒺藜20 g	炒苍术10 g
僵蚕10 g	生牡蛎(先煎)30 g		

14剂,水煎服,日服2次。

二诊(2010年8月22日):前方服14剂,效果颇著,刻下荨麻疹基本控制,风团较前明显稀少,伴有大便时稀,睡眠较差。

炙麻黄 10 g	苦杏仁 10 g	炙甘草 10 g	桂枝 15 g
防风 15 g	炙黄芪 30 g	炒白术 15 g	生龙骨(先煎)30 g
当归 15 g	炒白芍 15 g	刺蒺藜 20 g	炒苍术 10 g
僵蚕 10 g	党参 15 g	炒酸枣仁 30 g	生牡蛎(先煎)30 g

7 剂,水煎服,日服 2 次。

三诊(2010 年 8 月 29 日):二诊后患者诉风团基本消退,未再服用抗组胺药或激素,大便成形,睡眠亦有所改善,舌淡红,苔薄白,脉浮。原方继服 7 剂。

【按】慢性荨麻疹属中医"风疹"范畴,又称"瘾疹""赤白游风"。风为百病之长,风性善行而数变且易兼邪致病。风邪是本病的主要病因,其又分外风与内风。外风致病是因先天禀赋不足,卫外不固,风寒、风热之邪乘虚侵袭,营卫失和所致。正如《医宗金鉴》所云:"由汗出受风,或露卧乘凉,风邪多中表虚之人,初起皮肤作痒,次发扁疙瘩,形如豆瓣,堆累成片……"张氏认为本病病因有虚、实、寒、热、内风、外风之错杂,初发多属实证,延久则由实转虚,但其发生不外乎"风""湿""虚""瘀"四者。

本病以表虚卫外不固为本,外感风寒或风热为标,慢性荨麻疹大多是本虚标实,表现为时发时止,迁延不愈。病案中的患者病程 3 年余,证属风寒袭表所致营卫不和,治疗上以麻黄汤为主方。风寒侵袭肌表,毛窍闭塞,肺气不宣,营卫不和,肺主皮毛,此时,当发汗解表,使肺气宣,毛窍开,营卫通畅,汗出而使得在表之风寒得解,配以刺蒺藜、僵蚕祛风止痒,黄芪、白术健脾益气、益卫固表,苍术燥湿健脾、祛风散寒,方药对症,疗效颇佳。

以上方剂中的中药,在现代的药理研究中有较好的抗炎、抗过敏、减少血管通透性的作用。例如,麻黄抗炎收缩皮肤、黏膜血管,僵蚕、刺蒺藜、杏仁具有抗炎的功效,桂枝具有较强的抗过敏作用,防风有抑制 2,4 -二硝基氯苯所致的迟发型超敏反应的作用,当归、白芍可调节机体免疫功能,各种药物相互作用,可以提高免疫复合物的清除,减轻炎症水肿的产生。

(杨佳)

银屑病

【案一】

高某,男,49 岁。2011 年 5 月 13 日初诊。

[主诉] 全身多处起红斑有脱屑,瘙痒半年余。

[病史] 患者半年前头皮、四肢、躯干多处出现大小不一红斑,边界清楚,周围有炎性红晕,覆盖银白色皮屑,瘙痒较甚,纳食尚可,夜寐因瘙痒欠安,二便自调。

[检查] 舌红,苔薄白,脉弦。

[西医诊断] 银屑病。

[中医诊断] 白疕。

[辨证] 风热袭表证。

[治则] 祛风止痒,凉血化瘀。

[方药]

生地黄 20 g	制乌梅 20 g	莪术 15 g	苦参 15 g
威灵仙 15 g	防风 15 g	丹皮 15 g	赤芍 20 g
紫草 20 g	白鲜皮 30 g	炒苍术 15 g	刺蒺藜 30 g
白花蛇舌草 30 g	连翘 30 g	土茯苓 30 g	

20 剂,水煎服,日服 3 次。

二诊(2011 年 6 月 9 日):前方服用 20 剂后皮损明显减轻,仍有皮屑,瘙痒较前减轻,纳食尚可,夜寐安,二便自调。继续服原方 20 剂。

三诊(2011 年 7 月 11 日):前方效著,上方加白蚤休 20 g,20 剂,水煎服,日服 3 次。

【案二】

程某,女,21 岁。2009 年 6 月 24 日初诊。

[主诉] 牛皮癣 3 年。

[病史] 患者 3 年前罹患牛皮癣,初起发于头皮,后渐弥漫至四肢及躯干部位,覆盖银白色皮屑,瘙痒难耐。刻下:头皮上皮损较多,瘙痒,伴搔抓后皮损,四肢亦有散在皮癣。

[检查] 舌红,苔薄黄,脉浮。

[西医诊断] 银屑病。

[中医诊断] 白疕。

[辨证] 湿热内蕴兼夹瘀毒。

[治则] 清热泻火,凉血解毒。

[方药]

制乌梅 300 g	苦参 300 g	土茯苓 300 g	莪术 200 g
白鲜皮 300 g	槐花 300 g	丹皮 300 g	水牛角片 300 g
炒苍术 400 g	防风 400 g	白花蛇舌草 300 g	何首乌 300 g
白芷 300 g	当归 300 g	赤芍 300 g	蝉蜕 300 g

上药制成浓缩丸,如绿豆大,每服 50 粒,每日 2 次。

二诊(2009 年 11 月 3 日):诸症皆轻,前方加生地黄 400 g,制法如前,日服 3 次。

三诊(2010 年 2 月 26 日):药后牛皮癣已轻,唯头皮内尚有少量皮损,宜原方继服。

【按】 银屑病又名牛皮癣,是一种常见的、易复发的慢性炎症性皮肤病,特征性损害是红斑、丘疹,表面有多层银白色鳞屑。与遗传、感染、变态反应、代谢障碍、自身免疫等有关。中医称为"白疕"。清代祁坤所著的《外科大成》首次提出"白疕"的病名:"白疕,肤如疹疥,色白而痒,搔起白疕,俗呼蛇虱。"因其病缠绵顽固,亦称顽癣。中医学中记载的"干癣""癣""白疕""白壳疮""蛇虱""顽癣""疕风"等与本病有一定的相关性。相当于西医的神经性皮炎。

隋代巢元方在其所著《诸病源候论》中记载:"干癣,但有匡郭,枯索,痒,搔之白屑出是也。""皆是风湿邪气,客于腠理,复值寒湿,与血气相搏所生。若其风毒气多,湿气少,则风沈(疹)入深,故无汁,为干癣也。"认为外来风、湿、寒邪,侵袭机体,与气血相搏,发而为病,是其病因病机。明代《外科正宗》说:"牛皮癣如牛项之皮,顽硬且坚,抓之如朽木。"银屑病外因以风邪为主,或夹热、夹湿、夹寒,内因主要在于血分的变化,有血热、血燥、血虚之分,在中医古代文献中,因其好发于颈项部,又称摄领疮;其特点是皮损多是圆形或多角形的扁平丘疹融合成片,剧烈瘙痒,搔抓后皮损肥厚,皮沟加深,皮嵴隆起,极易形成苔藓样变。本病的形成,多属血分热毒炽盛,营血亏耗,生风生燥,肌肤失养所致。

病初风湿热之邪阻滞肌肤或硬领等外来机械刺激所引起血分热盛,毒入营血,蕴伏血络则红斑泛布,疹色鲜红;血热伤阴,脉络阻滞,气血运行不畅则起丘疹斑块;湿热燥盛,热伤营血,阴液被耗,肤失濡养则皮肤干燥,叠起鳞屑,病久反复发作;阴血被耗,气血失和,化燥生风或脉络阻滞,气血凝结不通则斑块顽厚,日久不消,缠绵难愈。总之,情志内伤、风邪侵扰是本病发病的诱发因素,辨证属血热、血瘀、血燥所引起。中医对本病的辨证分型,各家不一,临床根据患者的脉症,因人辨证,灵活运用。治疗上辨别皮疹的寒、热、风、湿对于立法是非常重要的。皮损分布颜色、性质的不同是银屑病辨证的依据。如皮疹分布在四肢伸面则属阳,屈面则属阴;头面、上肢及躯干上部的多属风,下肢的多属湿;皮疹基底潮红,多属热燔营血。同时还应结合脉、舌的变化加以全面分析,苔黄燥为热在气分,黄腻为热在肝胆;脉沉细或濡细则为虚寒等。

病案中患者高某病程尚短,证属风热侵袭,血热外壅。治疗上以清热解毒、凉血祛风为主方,方中连翘、白花蛇舌草、土茯苓解毒清热,防风、苍术祛风解表,生地黄、丹皮、赤芍、紫草重在清血分郁热,白鲜皮、苦参清热燥湿,配以刺蒺藜祛风止痒,莪术破血活血,以期"血行风自灭",另添一味乌梅,取其酸涩收敛,专蚀恶肉死肌,诸药配伍,疗效颇佳。而程某病程3年,邪毒已深入血分,伤津耗气,故除大队清热凉血之品外,更添水牛角等大寒之品祛热泻火,凉血解毒,槐花凉血止血,清肝泻火,当归、何首乌以养血和营,化瘀行气,总以清营解毒、凉血养阴为法,故收效甚显。

现代的药理研究也发现凉血解毒中药内服或内服加外用能诱导表皮颗粒层的形成,增加小鼠模型中的颗粒细胞,使皮损趋于正常。紫草、丹参、川芎、赤芍、黄芪等均能抑制上皮细胞增殖和表皮细胞分化及血浆内皮素-1的分泌。

(杨佳)

扁平苔藓

【案例】

董某,女,57岁。2010年3月5日初诊。

[主诉] 周身反复发作散在性扁平苔藓2年。

[病史] 患者2年前周身反复发作高出皮面的扁平丘疹,约米粒大,界限清楚,颜色多

为暗红色,部分融合成大小不等、形状不一的斑块,有轻度瘙痒,伴双手冰冷、口干、口苦。

[检查] 苔白舌红,脉弦。

[西医诊断] 扁平苔藓。

[中医诊断] 紫癜风。

[辨证] 血分瘀毒证。

[治则] 祛风止痒,活血软坚。

[方药] 防风通圣散加减。

炙麻黄 10 g	连翘 20 g	荆芥 10 g	防风 15 g
制何首乌 15 g	炒苍术 15 g	生薏苡仁 30 g	白鲜皮 30 g
桂枝 15 g	白芷 15 g	乌梅 20 g	莪术 10 g
威灵仙 20 g	当归 15 g	刺蒺藜 20 g	僵蚕 10 g
生地黄 20 g			

14 剂,水煎服,日服 2 次。

二诊(2010 年 3 月 19 日):前方效著,加土茯苓 30 g、苦参 15 g,14 剂,水煎服,日服 2 次。

三诊(2010 年 4 月 18 日):前方效著,仍有两手冰凉伴掌心汗出较多,此阳气郁闭。

柴胡 10 g	炒白芍 15 g	炒枳实 10 g	生甘草 10 g
生地黄 20 g	川芎 15 g	当归 15 g	赤芍 15 g
郁金 10 g	片姜黄 10 g		

7 剂,水煎服,日服 2 次。

四诊(2010 年 5 月 21 日):扁平苔藓已轻,时有燥热之证,此血分湿毒未尽。

炙麻黄 10 g	连翘 20 g	赤小豆 30 g	荆芥 10 g
防风 15 g	炒苍术 15 g	炒黄柏 10 g	生薏苡仁 30 g
当归 15 g	白鲜皮 20 g	白芷 15 g	刺蒺藜 15 g
威灵仙 20 g	土茯苓 30 g	生甘草 10 g	生地黄 20 g
制何首乌 15 g			

7 剂,水煎服,日服 2 次。

【按】 扁平苔藓是一种常见的慢性炎症性皮肤病,好发于青年及成人。由于其皮损表现千变万化,常常被误诊。自身免疫、神经精神和感染是近代流行最广的发病学说。其他还有药物过敏、遗传因素、内分泌及慢性病灶如肝病等也被视为其可能致病的原因。中医病名为"紫癜风"。《证治准绳》记载:"夫紫癜风者,由皮肤生紫点,搔之皮起。"口腔扁平苔藓则认为与中医的"口蕈"类似。因七情失调、五志化火,则血热生风,蕴于肌肤;或饮食失节,脾胃不调,湿热内生,外受风邪侵扰,则风湿热邪,阻于肌腠,壅滞经络,外发体肤;或肝肾两亏,虚火上炎灼络均能致病。

中医认为本病是因素体阴血不足,脾失健运,运化不足,复感风邪,风湿客于肌肤腠理,凝滞于血分;或因肝肾不足,阴虚内热,虚火上炎于口而致病。本病的外因多为"风""湿",风胜则痒,湿胜则缠绵不愈。内因体虚,肝肾阴虚则虚火上炎致暗红或紫红片状扁平苔藓,阴血不足动风而致痒。正气不足无力祛邪,致使风湿凝滞,郁于肌肤,久而不去化毒成瘀成热发为本病。总的看来本病当从风、湿、热、瘀、虚五方面辨证。皮疹的色泽、分布及多形态变化是辨证指导的依据。如皮疹色红属血热风盛;色紫暗属气滞血瘀;发于口腔黏膜者,属阴虚内热,虚火上炎;发于皮肤者属风湿凝滞经络,气滞血瘀,成瘀化热,遍发全身;发于阴部下肢者属肝肾不足,湿热下注。

病案中患者初起风盛,血虚风燥,治以祛风止痒,活血软坚。方以防风通圣散加减,表里双解。荆芥、防风、蝉蜕、麻黄、桂枝、连翘、苍术、白芷等药物均能疏风解表,清热解毒;白鲜皮、威灵仙清热燥湿;当归、莪术、制首乌活血化瘀,和血调营;刺蒺藜、僵蚕祛风止痒,诸药相配,疏风退热,宣通气血。病中血热渐退,但肝郁气滞,阳气郁闭,故以舒肝散配合郁金、姜黄以疏肝解郁,生地黄、川芎、当归、赤芍以活血行气,养阴清热和营。待病情基本控制,血分湿毒蕴郁未尽之时,予麻黄连翘赤小豆汤加减以辛温宣发,解表散邪,既散外邪又内清湿热。

(杨佳)

结 节 性 红 斑

【案例】

杜某,男,5岁。2010年5月9日初诊。

[主诉] 两下肢散在性红斑,伴皮肤瘙痒半个月。

[病史] 患者半个月前有腹泻,时有低热,继而出现双下肢胫前散在性红斑,直径1～3 cm,略高于皮肤,边界不清,周围有水肿,局部触痛和压痛,见风即咳嗽。

[检查] 舌红苔黄腻脉数。

[西医诊断] 结节性红斑。

[中医诊断] 梅核丹。

[辨证] 血分风热。

[治则] 清热凉血,疏散风热。

[方药]

生地黄 8 g	防风 8 g	连翘 10 g	丹皮 8 g
生甘草 8 g	生黄芪 15 g	当归 10 g	赤芍 8 g
炙麻黄 6 g	刺蒺藜 12 g	僵蚕 6 g	蝉蜕 8 g
紫草 10 g	白茅根 15 g	侧柏叶 10 g	

7剂,水煎服,日服2次。

二诊(2010年5月16日):两下肢红斑已退,刻下仍有皮肤瘙痒,宜原方加荆芥8 g、仙鹤草15 g,7剂,水煎服,日服2次。

三诊(2010年5月23日):红斑未见复发,唯时有轻咳,前方加前胡8 g,7剂,水煎服,日服2次。

【按】结节性红斑是一种疼痛性、结节性血管炎综合征,累及真皮血管和脂膜组织的反应性炎性疾病,常见小腿胫前部皮肤呈红色或紫红色疼痛性炎性结节。其性质为非化脓性结节性红斑性皮肤损害的自身免疫性疾病。与中医学文献中记载的"湿毒流注""瓜藤缠"相似。因数枚结节,犹如藤系瓜果绕腿胫生而得名。《医宗金鉴·外科心法要诀》云:"此证生于腿胫,流行不定,或发一二处,疮顶形似牛眼,根脚漫肿……若绕胫而发,即名瓜藤缠。"一般认为与感染,尤其是链球菌感染和药物反应有关。

中医认为本病的形成,是因为素有蕴湿,郁久化热,湿热蕴结于血脉肌肤,致使经络阻隔,气血凝滞而发病;或因脾虚蕴湿不化,兼感寒邪,寒湿凝结,阻滞血脉而致。病初湿热之邪,蕴结于血脉,致气血凝滞则见肌肤起红色结节,局部灼热,肿胀;病久反复发作,脾虚蕴湿不化,寒湿阻于经脉则反复缠绵不愈。总之,辨证属湿热或寒湿阻于血脉而发。

病案中患者年幼,正气尚未充实,外邪易侵袭入内,化湿化热,进而瘀阻血脉,属血分风热。故治当清热利湿,凉血解毒。究其病制在于湿热、血瘀。湿为重浊有质之邪,《温热论·外感温热篇》曰"湿胜则阳微";热易伤津耗气,影响气的升降,使气机郁滞,从而影响血的运行。而血瘀的形成,易于阻滞气机,血为气之母,血能载气,所谓"血瘀必兼气滞",同时瘀血亦能郁而化火生热。两者相互影响,进一步影响血液运行,导致血行不利,瘀而为结。因此清热解毒与活血化瘀当并重。方中连翘清热解毒,消肿散结,为治疮疡肿毒之要药;炙麻黄、防风祛风解表;生地黄、丹皮清热养阴而不致邪去而阴伤;赤芍善活血化瘀,当归补血调经,活血止痛;紫草清热凉血,活血,解毒透疹,其功长于凉血活血,利大小肠;刺蒺藜、僵蚕、蝉蜕除热透疹,祛风定惊,化痰散结;白茅根、侧柏叶凉血止血;甘草清热解毒,调和诸药。

(杨佳)

口 周 疱 疹

【案例】

章某,女,27 岁。2009 年 6 月 21 日初诊。

[主诉] 口唇起疱疹 1 周。

[病史] 患者平素喜食辛辣刺激食物,1 周前食用火锅后出现口唇周围起数个疱疹,自觉瘙痒及烧灼感,伴有颜面黄褐斑多年。

[检查] 舌红苔薄黄脉弦。

[西医诊断] 口周疱疹。

[中医诊断] 唇风。

[辨证] 胃火上炎证。

[治则] 清胃泻火。

[方药]

| 生地黄 20 g | 升麻 10 g | 炒黄连 10 g | 赤芍 20 g |

丹皮 15 g	炒栀子 15 g	连翘 20 g	白芷 15 g
蒲公英 30 g	生甘草 10 g	地骨皮 20 g	薏苡仁 20 g
炒苍术 15 g	浙贝母 10 g		

7 剂,水煎服,日服 2 次。

二诊(2009 年 9 月 13 日):药中病机,口唇周围疱疹及面部黄褐斑皆消,刻下月经先期,量多,有血块,伴白带,五心烦热,此为肝经郁热。

清胃散合丹栀逍遥散加减。

生地黄 20 g	当归 15 g	赤芍 15 g	柴胡 10 g
茯苓 20 g	炙甘草 10 g	薄荷 10 g	炒苍术 15 g
丹皮 15 g	炒栀子 15 g	制香附 15 g	浙贝母 15 g
白芷 15 g	荆芥炭 10 g	土茯苓 20 g	炒黄柏 10 g
炒白芍 15 g	炒白术 15 g		

14 剂,水煎服,日服 2 次。

【按】单纯性疱疹主要是单纯疱疹病毒所引起的一种急性疱疹性皮肤病,此病毒存在于患者、恢复者或者是健康带菌者的水泡疱液、唾液及粪便中,传播方式主要是直接接触传染,亦可通过被唾液污染的餐具而间接传染。多发生在口周、鼻孔周围。

中医认为其病因病机多为饮食劳倦,损伤脾胃,湿热内生,外感风热毒邪,客于肺胃二经,热毒蕴结,上蒸头面形成肺胃风热证;或情志内伤,肝郁气滞,郁久化热,冲任失调形成肝经郁热证;或素体阴虚,感受毒邪,或反复发作,耗气伤津,虚热内生,头面肌肤失养形成阴虚内热证。治法总属疏风清热解毒、疏肝清热解毒、养阴清热解毒。

病案中患者口周水疱伴月经先期、量多,属胃中积热,胃火上攻,肝经郁热,冲任失调。疏肝清热,调理冲任。方以清胃散合丹栀逍遥散为加减。清胃散中黄连苦寒泻火,以清胃中积热;升麻散火解毒,兼为阳明引经之药。黄连苦寒泻胃火,得升麻之升散则泻火而无凉遏之弊;升麻清胃解毒,升散郁遏之伏火,得黄连苦寒沉降相制,则散火而无升焰之虞。两药相配,使上炎之火得散,内郁之热得降。生地黄、丹皮滋阴凉血清热;当归养血和血;共奏清胃凉血之功。丹栀逍遥散中柴胡、薄荷疏肝解郁,使肝气得以条达;当归活血行气,清心凉血,解郁;香附疏肝解郁,调经止痛,理气调中;白术健脾益气;生地黄清热凉血,养阴生津;丹皮、栀子清热凉血,活血祛瘀;赤芍、白芍清热凉血,柔肝散瘀止痛;荆芥炭止血;土茯苓、黄柏清热解毒;炙甘草解毒和中,调和诸药。全方共奏疏肝清热、调理冲任之功。

(杨佳)

复发性口腔溃疡

【案例】

孟某,女,69 岁。2012 年 4 月 1 日初诊。

[主诉]口腔黏膜溃疡反复发作 3 年余,加重 1 周。

[病史]此次发病,因劳累诱发。溃疡面持续不愈合,痛甚,进食受限,灼热感,睡眠受影响,口干,口热欲漱冷水,咽干略痛,大便干,两日一行,小便黄。素有糖尿病、高血压、甲亢病史。曾因舌体左侧中部一大溃疡灶,行手术切除,病理呈良性。

[检查]右侧口腔黏膜上出现一黄豆大小之溃疡,色白,左侧出现一绿豆大小溃疡面,苔薄黄,舌红,脉细数。

[西医诊断]复发性口腔溃疡。

[中医诊断]口疳,口疮。

[辨证]心胃郁火,真阴亏虚。

[治则]益气养阴,清热泻火。

[方药]

太子参20 g	麦冬20 g	炒黄连10 g	当归15 g
生黄芪15 g	炒黄柏15 g	知母15 g	生地黄20 g
炒吴茱萸3 g	浙贝母15 g	生薏苡仁30 g	土茯苓30 g
苦参10 g	熟地黄20 g		

7剂,水煎服,日服2次。

二诊(2012年4月9日):服药后,口疮疼痛缓解,溃疡面基本愈合,无欲漱冷水,纳食基本如常,大便日行1次,为成形正常便,小便转清,夜寐较安,舌质略红,舌苔薄白,脉沉细略数,前方效著,原方继服。再进7剂。

三诊(2012年4月16日):口疮溃疡已愈,刻下口干,入夜为甚,舌质偏红略干,舌苔薄,脉细数,守前方加玉竹15g、石斛15g。再进7剂,服法同上。

四诊(2012年4月23日):上述诸症皆愈,舌脉无异常。为巩固疗效,守三诊方继服7剂。

【按】患者口疮反复发作3年余,加重1周,虽经中西医药物治疗,效果不显,求治于张氏。该病中医诊断为"口疳""口疮"。西医诊断为"反复性口腔炎"。《素问·气厥论》曰:"膀胱移热于小肠,鬲肠不便,上为口糜。"《口齿类要》载:"口疮,上焦实热,中焦虚寒,下焦阴火,各经传变所致。"上述论述均指出该病的病因。口疮离不开"火""热"两字,但火热有虚实之分,实火皆由心胃之热熏蒸所致;虚火因阴分不足,虚火内生,上炎灼燥所致。患者素有糖尿病等病史,年寿已高,久病必虚,久病必瘀,此次发病又因劳累引发,劳则伤气,累及心脾,阴血暗耗,心胃火旺上炎,发为口疮。辨证当属心胃郁火,真阴亏虚,治以益气养阴,清热泻火,选用太子参、生黄芪、麦冬、熟地黄益气养阴,补气扶正;当归、生地黄养血活血清热;炒黄连、知母、黄柏、浙贝母清心火、降相火;用薏苡仁健脾,合苦参、土茯苓引热于小便中,妙在用炒吴茱萸3g起引火归源之作用。三诊时,患者口干明显,再加玉竹、石斛以助养阴之效,本病是个虚实夹杂之证,在治疗中,如单补虚,而不清热,必致虚难复邪更盛;若单清热而不同时补虚,则虚必更虚,即使邪热暂去也会复至,虚与热胶着存在是口疮难愈反复发生的症结。治疗必两者兼顾,方能取得满意疗效。

(牛忠军)

红斑型天疱疮

【案例】

陆某,女,44岁。2011年2月20日初诊。

[主诉] 头皮及胸背部反复发作皮损1年余。

[病史] 患者1年前无明显诱因下出现头皮及胸背部皮损,面部时有对称性红斑,至综合性西医院,经免疫病理检查确诊为"红斑型天疱疮",服用激素及免疫抑制剂后病情大减,停药后时有反复。背部皮损较前为甚,局部瘙痒,破后流黄水,伴五心烦热,口干失眠,月经先期。

[检查] 血沉33 mm/h,苔薄白,舌黯,脉细涩。

[西医诊断] 红斑型天疱疮。

[中医诊断] 天疱疮。

[辨证] 血分瘀热证。

[治则] 清热凉血,解毒清营。

[方药]

生地黄30 g	赤芍30 g	丹皮15 g	当归15 g
荆芥10 g	防风15 g	白鲜皮20 g	刺蒺藜30 g
炒苍术15 g	炒黄柏15 g	蝉蜕10 g	僵蚕10 g
白芷15 g	生薏苡仁30 g	连翘20 g	

14剂,水煎服,日服2次。

二诊(2011年3月6日):月经来时身痒加重,宜原方白鲜皮加至30 g,加黑玄参30 g、白蚤休30 g,14剂,水煎服,日服2次。

三诊(2011年3月21日):症如前述,病变皮肤瘙痒,伴盗汗,失眠,苔薄白舌红,此为血分湿热毒邪,血热生风。

生地黄30 g	赤芍15 g	丹皮15 g	荆芥10 g
防风15 g	白鲜皮30 g	刺蒺藜30 g	炒黄连15 g
生甘草10 g	炒苍术15 g	炒黄柏15 g	生薏苡仁30 g
焦大黄10 g	炙麻黄10 g	赤小豆30 g	连翘30 g
蝉蜕10 g	僵蚕10 g	白芷10 g	当归10 g

14剂,水煎服,日服2次。

四诊(2011年4月5日):病情较前减轻,背部散在新发天疱疮3个,结痂后干痒,月经前加重,伴胃部隐痛,畏寒喜热食。

生黄芪30 g	党参20 g	防风15 g	炒苍术15 g
炙甘草10 g	生地黄15 g	当归15 g	赤芍15 g
丹皮10 g	白芷15 g	白鲜皮20 g	山药30 g
生薏苡仁30 g	广木香10 g	刺蒺藜20 g	制香附15 g

炒白术 15 g

14 剂,水煎服,日服 2 次。

五诊(2011 年 4 月 21 日):本周未见新起天疱疮,前方生地黄加至 30 g,加黑玄参 20 g,14 剂,水煎服,日服 2 次。

六诊(2011 年 5 月 30 日):天疱疮加重,月经先期,五心烦热,口苦,尿黄口干。

生地黄 20 g	丹皮 15 g	赤芍 15 g	党参 15 g
防风 10 g	焦大黄 10 g	荆芥 10 g	炙麻黄 8 g
连翘 20 g	生甘草 20 g	升麻 10 g	生石膏 30 g
薄荷 6 g	白芷 15 g	天花粉 20 g	白花蛇舌草 30 g
炒苍术 10 g	蒲公英 30 g	紫花地丁 20 g	

7 剂,水煎服,日服 2 次。

七诊(2011 年 6 月 7 日):天疱疮好转,新起不多不明显,仍有五心烦热,口干,宜前方生地黄加至 30 g,7 剂,水煎服,日服 2 次。

八诊(2011 年 7 月 1 日):近期未见新发皮损,仍宜原方,另配丸剂。

生黄芪 300 g	党参 300 g	防风 200 g	炒苍术 200 g
炙甘草 200 g	生地黄 300 g	当归 200 g	赤芍 200 g
丹皮 200 g	白芷 200 g	白鲜皮 300 g	山药 300 g
生薏苡仁 200 g	广木香 80 g	刺蒺藜 200 g	制香附 200 g
黑玄参 300 g	浙贝母 200 g	炒白术 200 g	

上药制成浓缩丸,如绿豆大,每服 50 粒,日服 2 次。

【按】红斑型天疱疮是落叶型天疱疮的良性型。本病亦称 Senear - Usher 症候群、脂溢性天疱疮,是落叶型天疱疮的异型,以红斑、小水疱为主,Nikolsky 氏征阳性,可覆有鳞屑、结痂,好发于头部、面颊及胸背部。面部皮损分布多为蝶形红斑,酷似红斑狼疮。头部、胸背部多覆有脂溢性结痂,和脂溢性皮炎相像。属中医"天疱疮""火赤疮""蜘蛛疮"等范畴。临床分为毒热、阴伤、湿热、风湿热等型论治。

西医治疗此类疾病,大多长期、大量应用激素,病情虽暂时控制,但依赖强,稍减量后病情加重。又因使用激素时间过长,产生不良反应并发药源性血糖升高,以致皮损部位难以愈合。故患者多阴液亏虚,相火内燔,肝木克脾,湿热内生,湿热相火相交为病,蕴结为毒,为风为瘀,所以肝火旺盛,肺热阻塞,脾湿伤络,风毒伤经而伏于血分,凝滞肌肤,故皮肤红肿脱屑瘙痒,出现红斑,起水疱,大量渗液,结痂。病位在肌肤,涉及肺、脾、肝肾、心。

案中患者发病急,属毒热炽盛,血分瘀热,治以清热凉血,解毒清营,予生地黄、赤芍、丹皮以清营凉血,荆芥、防风、苍术祛风解表,黄柏、白芷燥湿止痒。病中湿热交阻,且耗气伤津,阴虚火旺明显,故加用麻黄、连翘、赤小豆等以清热燥湿,凉血解毒,更以薏苡仁、木香清肝泻火,健脾利湿。后期病程较长,气阴两伤,故以益气养阴为主,兼顾清除余毒。现代研究也提示白鲜皮、大黄、丹皮等清热凉血,泻火解毒,能抑制各种细菌,减少毛细血管通透性,有明显抗菌消炎的作用,可防治继发性感染。生地黄、玄参益气养阴生津,可影响肾上腺皮质功能及皮质醇分解代谢,改善肾上腺皮质的功能,部分替代皮质激素类药物。苦参、皂刺、牡蛎、制乳香、制没药等主治疮疡未愈,防腐收敛生肌,能抑制微生物细胞呼吸酶系统的活性,对各种真菌有不同程度的抑制作用;刺蒺藜、僵蚕、防风、蝉蜕等祛风定惊,止痛止痒,清热透疹,平肝潜阳,可防治药物及食物性过敏。白茯苓、炒白术、陈皮、扁豆、生黄芪等健脾补中祛湿,宁心安神,升阳发表,益气养阴。可促进末梢血液循环,改进局部营养状况,促进组织吸收,减少渗液,刺激 T 淋巴细胞与B 淋巴细胞,增强免疫功能。

(杨佳)

<h2 align="center">肛 周 脓 肿</h2>

【案例】

毕某,男,32 岁。2012 年 9 月 23 日初诊。

[主诉] 肛门坠痛 3 月余。

[病史] 3 个月前无明显诱因出现肛周肿块、硬结,肛门坠痛,外院诊断为"肛周脓肿",建议住院手术治疗,患者惧怕手术而求之中医。刻下:肛门坠痛坠胀,口中黏腻,舌质红,舌苔黄腻,脉弦。

[西医诊断] 肛周脓肿。

[中医诊断] 肛痈。

[辨证] 大肠湿热。

[治则] 清热利湿,凉血排脓。

[方药] 当归贝母苦参丸加减。

槐花 30 g	黄柏 20 g	炒栀子 15 g	浙贝母 15 g
苦参 15 g	当归 15 g	赤小豆 30 g	生地黄 30 g
连翘 30 g	黄芩 15 g	生甘草 10 g	蒲公英 30 g
紫花地丁 20 g			

7 剂,水煎服,日服 3 次。

二诊(2012 年 10 月 3 日):肛门坠痛近无,自述脓肿已消,刻下胃脘胀满。舌苔微黄腻,脉弦。

炒苍术 15 g	厚朴 15 g	陈皮 10 g	炙甘草 10 g
莱菔子 30 g	焦大黄 10 g	浙贝母 10 g	苦参 10 g
当归 15 g	槐花 20 g	青皮 10 g	

7 剂,水煎服,日服 3 次。

【按】 肛周脓肿发病与湿热有密切关系,其病因病机多为饮食辛辣厚味、久坐久站、外感风热邪气、正气亏虚及他病相传等,致湿浊不化,湿热内生,湿热酿毒蕴于大肠,流注于肛周,治疗上以清热利湿、凉血消肿为法,兼有正气亏虚者当以扶正祛邪。

本案张氏以当归贝母苦参丸加味,当归贝母苦参丸出自于《金匮要略·妇人妊娠病脉证并治》,用以主治妇人妊娠小便难。张氏认为该方当归活血排脓,浙贝母、苦参清热利湿,适宜于清利下焦大肠湿热,临床用于溃疡性结肠炎、肛周脓肿等病证属下焦大肠湿热者多获良效,亦能紧扣本案病机。故张氏本案以此方为基础方,加槐花、生地黄凉血,槐花主"肠风泻血""痔漏""泻心火"等,为"凉血要药",以赤小豆排脓解毒、凉血,连翘清热解毒,为"疮家之圣药",为疮痈必用之药;栀子清利三焦之湿热,使邪气无所留地;黄芩、黄柏清利大肠湿热;蒲公英、紫花地丁、甘草加强清热解毒之力。诸药相合,共奏解毒、清热、排脓、凉血之力。

(张晓军)

前 列 腺 炎

【案例】

王某,男,28 岁。2009 年 9 月 9 日初诊。

[主诉] 反复小便涩痛 2 年,加重 3 日。

[病史] 小便时涩痛,尿色黄,余溺不尽,小腹胀坠,口干口苦,偶有呕恶,大便干结,阴囊潮湿。

[检查] 前列腺常规:卵磷脂(＋＋),白细胞(＋),舌黯淡紫,苔白腻,脉细数。

[西医诊断] 前列腺炎。

[中医诊断] 淋证。

[辨证] 湿热下注,瘀血留滞。

[治则] 清热利湿,活血化瘀。

[方药] 六味地黄丸加减。

生地黄 15 g	山茱萸 15 g	山药 30 g	泽泻 15 g
丹皮 15 g	土茯苓 30 g	苦参 15 g	肉桂 10 g
炒苍术 20 g	炒黄柏 15 g	红藤 20 g	败酱草 30 g
瞿麦 20 g	王不留行 20 g	泽漆 15 g	

30 剂,水煎服,日服 2 次。

【按】前列腺炎属于中医学的"淋证""精浊""白淫"等病的范畴。本病的病机特点可以概括为本虚标实,本虚为肾虚、脾虚等,标实为湿热、气滞、血瘀等。一般来讲,初期以湿热为主,多为精室受湿热毒邪所侵,壅滞于内,疏泄失常;或因三焦气化不利,湿阻化热,湿热互结,则精气时有外溢,出现尿白浊的症状。病久不愈可导致脾虚、肾虚、肝郁等,常常虚实夹杂。本案患者壮年患病,辨证为肾虚湿热下注,瘀血留滞。治以清热利湿、活血化瘀。方用六味地黄丸加减,六味地黄丸补肾养阴,苦参、土茯苓、黄柏、苍术清热利湿,配败酱草、丹皮、红藤清热活血,泽漆、王不留行利水通淋。

(周雪梅)

前列腺增生

【案例】

周某,男,67 岁。2012 年 11 月 11 日初诊。

[主诉] 小便点滴不通 6 小时。

[病史] 刻下小腹胀满,疼痛,小便不通,口渴口苦。平素小便时有点滴不畅,既往有前列腺增生病史,曾于 2012 年 10 月 19 日下午因小便点滴不出腹胀甚而行导尿术治疗。

[检查] 2012 年 10 月 23 日 B 超示:前列腺大小约 45 cm×33 cm×36 cm,包膜光整,回声欠均匀。血常规:白细胞 $16.91×10^9$/L。舌红,苔黄厚,脉弦。

[西医诊断] 前列腺增生。

[中医诊断] 癃闭。

[辨证] 阳明腑实,湿阻瘀滞。

[治则] 泄热散结,行气化瘀。

[方药] 大承气汤加减。

| 枳实 20 g | 制厚朴 15 g | 焦大黄 15 g | 芒硝 30 g |
| 炮山甲 15 g | 水蛭 15 g | 莱菔子 50 g | 赤芍 20 g |

2 剂,每日 1 剂,分 4 次喝,每 6 小时 1 次。

二诊(2012 年 11 月 15 日):药后效如桴鼓,1 剂未尽,小便已通,刻下纳差不欲食,面色萎黄,消瘦较甚,再行健脾益气之法调治。

【按】前列腺增生症属于中医学"癃闭"范畴,其基本病理变化为膀胱气化失调,病位主要在膀胱与肾,发病前提主要是体虚久病、肾气亏虚,主要发病条件是饮食不节、劳累过度、情绪刺激、外邪侵袭,病理因素是湿热、热毒、气滞及痰瘀,本虚标实是基本病机特点。前列腺增生在病机上尤重血瘀,治疗上以疏通为第一要义。患者小便癃闭,小腹胀满,疼痛,大便不通,苔黄厚,脉弦,此阳明腑实挟湿阻瘀滞。方用大承气汤加减,药用枳实、厚朴、大黄、芒硝峻下热结,配穿山甲、水蛭、赤芍活血化瘀,莱菔子行气攻下,效如桴鼓。二诊在活血化瘀的基础上,用小承气汤轻下热结,配太子参补益气阴,瞿麦、萹蓄利水通淋,知母、黄柏清利下焦湿热。

(周雪梅)

痔　疮

【案一】

杨某,男,70 岁。2012 年 2 月 8 日初诊。

[主诉] 大便下血 3 日。

[病史] 痔疮旧疾多年,反复发作,近 3 日来,大便带血,量多,色鲜大便偏干,2～3

日一行。

[检查] 苔薄微黄,舌暗红,脉滑。

[西医诊断] 痔疮出血。

[中医诊断] 肠风。

[辨证] 气虚湿热,迫血妄行。

[治则] 益气清热,凉血止血。

[方药] 三物黄芩汤合当归贝母苦参丸加减。

生地黄 50 g	苦参 20 g	炒黄芩 20 g	生地榆 30 g
地榆炭 20 g	槐花 30 g	大黄炭 10 g	生甘草 10 g
浙贝母 15 g	连翘 10 g	炒黄柏 10 g	炒黄连 15 g
阿胶珠 10 g			

7 剂,水煎服,日服 3 次。

二诊(2012 年 2 月 15 日):药后下血已止,原方巩固,7 剂,水煎服,日服 2 次。

7 剂服后未见下血,嘱休息调养,忌劳累,少油荤。

【案二】

钟某,女,44 岁。2011 年 8 月 25 日初诊。

[主诉] 大便下血半月余。

[病史] 宿有内痔痼疾,此次大便下血色鲜,量多,迁延至今已有半月余,面色萎黄,气短乏力,胃纳不昌,二便尚调。

[检查] 苔薄白少津舌淡红,脉细。

[西医诊断] 痔疮出血。

[中医诊断] 肠风。

[辨证] 气虚不固,血不归经。

[治则] 补中益气,养血活血。

[方药] 补中益气汤加减。

生黄芪 30 g	生地炭 30 g	生地黄 20 g	槐花 50 g
仙鹤草 50 g	地榆炭 20 g	生地榆 20 g	炒黄柏 10 g
藕节 30 g	当归 10 g	党参 15 g	炒白术 15 g
茜草 15 g	三七 6 g	阿胶珠 10 g	

5 剂,水煎服,日服 3 次。

二诊(2011 年 9 月 7 日):上药服后痔疮出血即止,肛门坠胀亦除,前方去生地炭、地榆炭、炒黄柏,加陈皮 6 g、茯神 20 g、酸枣仁 30 g,7 剂,水煎服,日服 2 次。

患者此后药食调养,面色转润,纳谷有增,随访半年未有复发。

【按】痔是直肠末端黏膜下和肛管皮下的静脉丛发生扩张,迂曲成团所形成的柔软静脉团。中医传统认为痔疮乃本虚标实之症,如《丹溪心法》指出的:"痔者皆因脏腑本虚,以致气血下坠,结聚肛门,宿滞不散,而冲突为痔。"由饮食失节、久行劳伤、腑气滞下而作病,因其瘀滞之标易见,而中虚之本难顾,临证时往往重视清热凉血化瘀,而失于补中养血益气。

案一:患者罹患痔疮数十年,每每于劳累后发作,加之高年气阴两亏,虚火内生,故以三物黄芩汤为主方,重用生地黄、黄芩养阴清虚热;以当归贝母苦参丸加连翘、黄连等药味为辅助,养血清热燥湿,以求迅速除却湿热而止血;此处用阿胶珠而非阿胶,取其养血补虚之用,又无碍胃助湿热之弊。

案二:患者自幼体弱多病,神疲乏力,纳谷不昌,加至内痔出血日久,乃气血俱虚,中气下陷之证无疑。治疗时补气养血与凉血止血并重,用补中益气汤之黄芪、白术、党参填补中气,以期健脾摄血;止血与化瘀并用,以生地黄、地榆炭、藕节等重剂止血的同时,加用茜草、当归、三七等活血之品,既可助止血,又可防瘀化瘀。待血止之后,仍宗病机,以归脾汤之意加减调理,固其根本,防止复发。

痔疮治疗时需紧扣病机,需注意患者体质特点调整用药,切记张氏"湿热耗气血、苦寒伐真阳"的告诫,防止苦燥寒凉太过,伤及中阳。

(唐勇)

月 经 先 期

【案一】

方某,女,27 岁。2009 年 7 月 3 日初诊。

[主诉] 近半年来月经每次提前。

[病史] 月经先期而至,21～23 日一行,月经量多,色褐,7～9 日干净,伴口干,乏力,心慌,不思饮食,大便稀,寐差,梦多,小腹隐痛,经西药治疗效果欠佳。

[检查] B 超检查子宫、附件、盆腔未见异常,孕酮偏低,苔薄白舌嫩,脉细数。

[西医诊断] 月经失调。

[中医诊断] 月经先期。

[辨证] 心脾两虚,血分郁热。

[治则] 补益心脾,养阴清热。

[方药] 归脾汤合二地汤加减。

生地黄 20 g	太子参 20 g	炒白术 15 g	生黄芪 20 g
当归 15 g	炙甘草 10 g	茯神 20 g	远志 10 g
柏子仁 15 g	广木香 10 g	酸枣仁 30 g	蒲黄炭(包)15 g
地骨皮 30 g	丹皮 15 g	土茯苓 20 g	炒白芍 20 g
青蒿 15 g	熟地黄 20 g	山茱萸 15 g	

7 剂,水煎服,日服 2 次。

二诊(2009 年 8 月 10 日):药后月经周期已正常,纳差,前方加焦山楂 30 g、神曲 30 g、炒麦芽 30 g,7 剂,水煎服,日服 2 次。

三诊(2009 年 9 月 15 日)：药后孕酮复查已正常,月经周期已正常,月经中等,色红,5 日干净,纳谷尚可,他症也轻,原方继服,14 剂,水煎服,日服 2 次。

【案二】

蔡某,女,27 岁。2009 年 7 月 26 日初诊。

[主诉] 月经 22～23 日一行已 1 年。

[病史] 月经 22～23 日一行,量多,色红,有血块,小腹冷痛作坠,1 周以上干净,伴白带色黄,量多,有异味。人工周期治疗有效,停药后不久效果不理想。

[检查] B 超检查未见异常,舌淡暗苔薄黄,脉数。

[西医诊断] 月经失调。

[中医诊断] 月经先期。

[辨证] 胞宫虚寒挟瘀,瘀久化热。

[治则] 温经暖宫,清热化瘀。

[方药] 温经汤加减。

生黄芪 30 g	当归 15 g	川芎 15 g	党参 15 g
桂枝 20 g	丹皮 15 g	麦冬 15 g	阿胶(烊冲)10 g
姜半夏 15 g	炮姜 15 g	炒吴茱萸 6 g	炒蒲黄(包)15 g
炒苍术 15 g	炒黄柏 10 g	生薏苡仁 30 g	白芷 15 g
红藤 30 g	败酱草 30 g		

14 剂,水煎服,日服 2 次。

二诊(2009 年 8 月 13 日)：药后月经量略减少,有血块,伴腰痛,白带仍黄。前方加熟地黄 15 g、山药 30 g、川断 15 g,14 剂,水煎服,日服 2 次。

三诊(2009 年 9 月 9 日)：经期应时而至,量中等,8 日干净,白带恢复正常,前方加荆芥炭 10 g,14 剂,水煎服,日服 2 次。

【案三】

徐某,女,38 岁。2009 年 9 月 21 日初诊。

[主诉] 月经提前而至,20 日左右一行已 1 年余。

[病史] 月经 20 日左右一行,3～4 日干净,畏寒,下肢冷,面色无华,色黯有块,月经先期,量一般,小腹疼痛,白带色黄量多,有异味。服避孕药治疗 3 个月,周期正常,停药2 个月,月经还是提前,因担心西药不良反应,改延中医治疗。

[检查] B 超检查未见异常,舌淡暗苔薄白,脉沉。

[西医诊断] 月经失调。

[中医诊断] 月经先期。

[辨证] 虚寒凝滞,瘀阻冲任。

[治则] 温经散寒,养血祛瘀。

[方药] 温经汤加减。

生黄芪 30 g	炒白芍 15 g	当归 15 g	川芎 10 g

桂枝 20 g	麦冬 20 g	姜半夏 10 g	阿胶(烊冲)10 g
炒吴茱萸 10 g	制香附 15 g	白芷 15 g	炒蒲黄(包)15 g
熟地黄 15 g	党参 15 g	浙贝母 15 g	炒苍术 15 g
红藤 20 g	败酱草 20 g	荆芥炭 10 g	炮姜 15 g
炒白术 15 g			

14 剂,水煎服,日服 2 次。

二诊(2009 年 10 月 12 日):药后月经 27 日一行,原方继服,加枸杞子 30 g,14 剂,水煎服,日服 2 次。

三诊(2009 年 11 月 2 日):白带色黄如水,量多,痛经,时有胃脘隐痛,畏寒四肢冷,苔薄白,脉弦。此脾肾虚寒。

炙黄芪 30 g	党参 20 g	茯苓 30 g	炒苍术 15 g
泽泻 15 g	覆盆子 30 g	金樱子 30 g	车前子(包)20 g
淮山药 30 g	桂枝 20 g	炮姜 20 g	炮附子(先煎)15 g
当归 15 g	炒白芍 15 g	制何首乌 10 g	炒吴茱萸 6 g
广木香 10 g	白芷 15 g	炒枳壳 15 g	炒蒲黄(包)15 g
炒白术 15 g			

14 剂,水煎服,日服 2 次。

四诊(2009 年 12 月 2 日):前方效果尚可,治当膏方调补以巩固疗效。

炙黄芪 300 g	红参 300 g	茯苓 300 g	炒苍术 300 g
茯神 300 g	淮山药 300 g	覆盆子 300 g	金樱子 300 g
肉桂 200 g	炮附子 200 g	炮姜 200 g	炒吴茱萸 200 g
当归 300 g	炒白芍 300 g	广木香 200 g	制何首乌 300 g
白芷 300 g	炒蒲黄 300 g	炒酸枣仁 300 g	鹿角胶 200 g
鹿茸粉 30 g	蜂蜜 1 000 g	炒白术 300 g	

上药浓煎取汁,加胶、蜜收膏,每服 1 匙,日服 2 次。

【案四】

武某,女,45 岁。2009 年 7 月 31 日初诊。

[主诉] 月经每月提前 10 日而至已 8 个多月。

[病史] 月经先期而至,服避孕药和人工周期正常,停药又如前。刻下月经提前,经量多,色深红,有血块,8~9 日干净,伴心烦易怒,口苦,经前乳房胀痛,小腹发胀。

[检查] B 超检查子宫、附件、盆腔未见异常,孕酮偏低,苔薄黄,脉弦。

[西医诊断] 月经失调。

[中医诊断] 月经先期。

[辨证] 肝郁化热,冲任不固。

[治则] 疏肝清热,凉血调冲。

[方药] 丹栀逍遥散加减。

生地黄 20 g	当归 15 g	炒白芍 15 g	柴胡 10 g
茯苓 20 g	薄荷 6 g	丹皮 15 g	炒栀子 15 g
炒白术 15 g	地骨皮 30 g	山茱萸 15 g	仙鹤草 20 g
青蒿 15 g	制香附 10 g	阿胶(烊冲)10 g	

7 剂,水煎服,日服 2 次。

二诊(2009 年 8 月 6 日):本次月经 24 日,症状均已减轻,原方继服,7 剂,水煎服,日服 2 次。

三诊(2009 年 8 月 14 日):正如前述,原方继服,7 剂,水煎服,日服 2 次。

四诊(2009 年 8 月 21 日):月经周期已正常,诸症已轻,原方继续巩固,7 剂,水煎服,日服 2 次。

【案五】

程某,女,38 岁。2009 年 8 月 28 日初诊。

[主诉] 月经每月提前 8～9 日,已有 6 个多月。

[病史] 用西药治疗效果欠佳。刻下面色萎黄,乏力神疲,有黄褐斑,伴脘腹痞胀,畏寒,便秘,月经先期,量一般,有血块,5～6 日干净,白带量多色黄。

[检查] 性激素检查正常,苔薄白,脉细涩。

[西医诊断] 月经失调。

[中医诊断] 月经先期。

[辨证] 脾气亏虚,不能摄血。

[治则] 温阳健脾,理气活血。

[方药] 四君子汤加减。

党参 15 g	炒白术 15 g	茯苓 10 g	炙甘草 6 g
炮姜 15 g	肉苁蓉 20 g	制厚朴 15 g	火麻仁 30 g
淮山药 30 g	荆芥炭 10 g	白芷 15 g	当归 20 g
川芎 10 g	生地黄 20 g	大腹皮 20 g	赤芍 15 g
莪术 10 g	制香附 15 g	白芍 15 g	

7 剂,水煎服,日服 2 次。

二诊(2009 年 9 月 4 日):药后脘腹胀满已消,白带亦明显减少,但大便仍 2～3 日一行,宜加丝瓜络 15 g、桃仁 10 g、红花 10 g、枸杞子 30 g,14 剂,水煎服,日服 2 次。

三诊(2009 年 9 月 23 日):诸症皆轻,大便干燥,原方加芦荟 0.3 g,14 剂,水煎服,日服 2 次。

四诊(2009 年 11 月 6 日):月经已恢复正常。刻下胃脘不适,胀满,腰痛,四肢冷,大便每日 1 次,不干,苔薄白,脉细弱。此中阳不足,脾胃两虚,气血两亏证。

党参 15 g	炒白术 15 g	茯苓 10 g	炙甘草 6 g
干姜 20 g	桂枝 15 g	制厚朴 15 g	草豆蔻 10 g
陈皮 10 g	当归 15 g	淫羊藿 20 g	川芎 10 g

炒白芍 15 g	八月札 20 g	佛手 15 g	生姜 15 g
大枣 7 枚	姜半夏 10 g		

7 剂,水煎服,日服 2 次。

【按】本病的病因病理,主要是气虚和血热。因为气有摄血功能,气虚则不能摄血,冲任二脉失去调节和固摄功能;血得热则妄行,故血热可使经血运行紊乱而妄行,均可导致月经提前而至。

经期提前、量多,此属水火俱旺之征。火为邪火,火旺则血热,热伤冲任,迫血妄行,水则为正水(肾水),故治疗上应注意邪火不可任其有余,正水不可使之不足。应少清其热,勿泄其水,故采用清经汤治之,不可过用寒凉。若口渴甚者,宜加知母、玉竹以生津止渴。若经期提前、量少,甚或只有点滴,此为阴虚火旺之征。治疗时宜专补其水,不必泄热,水足而火自灭,故采用两地汤主之。切不可水火俱泄,不能使用寒凉之品。若经期提前,其色淡,量甚少,或有块者,此属气虚而血为寒凝之征。色淡属血失阳化,量少或有块为寒凝之象,一般应表现为月经后期,甚或闭经,今反提前而来,是气虚而不能摄血所致。故临诊时可在益气固摄的同时佐加吴茱萸、艾叶、炮姜以温经散寒。若经期提前,来时几滴而止,过五六日或十余日又来几点,每月行经两三次,面青黄,脉虚细,此属中气不足、血分大虚所致。临诊也可选用举元煎加熟地黄、白芍、川芎以双补气血。

案一:患者为心脾两虚,血分郁热,干扰冲任所致。治疗宜补益心脾,养阴清热。方用归脾汤合二地汤化裁。太子参、炒白术、生黄芪、当归、炙甘草、炙黄芪补气摄血;茯神、远志、炒酸枣仁、柏子仁养心安神;生地黄、熟地黄、山茱萸、蒲黄炭、地骨皮、丹皮、土茯苓、炒白芍、青蒿滋阴清热止血。使心脾不虚,郁热清除,月经恢复正常。

案二:患者为虚实夹杂,寒热错杂证。治疗既要温经暖宫也要清热化瘀。方用温经汤加减。炒吴茱萸、桂枝温经散寒兼通血脉以止痛;当归、川芎养血活血止痛;阿胶、麦冬养血滋阴,丹皮活血散瘀,又能清血分郁热;半夏、炮姜温中和胃安冲气;生黄芪、党参益气建中;炒蒲黄活血止血;炒苍术、黄柏、薏苡仁、白芷、红藤、败酱草清热除湿,活血止痛。

案三:患者本有冲任虚寒,又伤于寒邪,寒搏于血,血为寒凝,瘀阻冲任,新血不安,冲任不固,遂致月经先期而行。冲任虚寒为本,瘀血为标。当以温经散寒与养血祛瘀并用,仍以温经汤加减治之。继以益气养血,温补冲任巩固。

案四:患者系情志不畅,肝气不舒,郁久化热,热伏冲任,冲任不固,经血妄行,故见月经先期;热灼于血,故量多色深红,气滞血瘀,经行不畅,月经有血块,肝火上炎则伴心烦易怒,口苦,苔薄黄,脉弦。治疗宜疏肝清热,凉血固冲,方用丹栀逍遥散加减。柴胡、香附疏肝解郁散热;当归、白芍、山茱萸、阿胶养血补肝;茯苓、炒白术补中健脾;薄荷助柴胡疏达肝气;生地黄、地骨皮、仙鹤草滋阴清热止血;丹皮、炒栀子、青蒿清肝解郁,泻热除烦。诸药合用,使肝郁得解,血虚得补,脾虚得健,郁热得除,月经恢复正常。

案五:患者为中阳不运,见脘腹痞胀,畏寒,便秘;脾气亏虚,不能摄血,月经先期,面色萎黄;脾虚运化失调则便秘,脾虚湿浊内生见白带量多;肝郁气滞血瘀见黯斑(黄褐斑),月经有血块,脉细涩。药用四君子汤加减。淮山药、大腹皮健脾利湿;炮姜、肉苁蓉温补脾肾;当归、赤芍、白芍、川芎、莪术养血活血;香附、厚朴疏肝理气;生地黄、火麻仁润肠通便;荆芥炭、白芷止血消斑。继以温阳健脾,补益气血善后。

(黄震)

月 经 后 期

【案一】

毛某,女,38岁。2009年9月9日初诊。

[主诉]月经40日一行已半年。

[病史]服当归益血膏、益母草冲剂治疗2个月无效。刻下月经迟至,腹中冷,畏寒,小腹下坠,月经色黯黑,6~7日干净,腰痛。

[检查]超声波、性激素检查未见异常,舌淡黯苔白,脉沉迟。

[西医诊断]月经失调。

[中医诊断]月经后期。

[辨证]胞宫虚寒,瘀阻冲任。

[治则]温经散寒,活血行滞。

[方药]温经汤加减。

当归20 g	川芎15 g	赤芍15 g	熟地黄20 g
益母草15 g	炮姜15 g	补骨脂15 g	炮附子(先煎)15 g
炙黄芪30 g	淫羊藿20 g	炒吴茱萸10 g	杜仲15 g
肉桂10 g	白芷15 g	制香附15 g	巴戟天15 g
桑寄生20 g	炒白芍15 g		

7剂,水煎服,日服2次。

二诊(2009年9月30日):症如前述,此胞宫虚寒,治宜温养通经。

当归20 g	川芎15 g	益母草30 g	肉桂15 g
白芷20 g	炒白芍30 g	丹参15 g	阳起石(先煎)30 g
枸杞子30 g	红参20 g	炙黄芪15 g	炙龟板(先煎)20 g
炒白术15 g	枳实20 g	淫羊藿25	补骨脂20 g
淮山药20 g	鸡内金15 g	杜仲15 g	葫芦巴20 g
炮山甲5 g	生姜20 g	炮附子(先煎)15 g	

5剂,水煎服,日服2次。

三诊(2009年10月14日):前方服后月经如期而至,诸症已轻,原方继续巩固,7剂,水煎服,日服2次。

【案二】

程某,女,31岁。2011年5月30日初诊。

[主诉]月经每月退后约9个月。

[病史] 月经38日一行,3日干净,量少,色黯,少量血块,小腹发冷,畏寒肢冷,小腹作坠,腰腿酸痛,白带量多,质稀,畏寒怯冷。服西药人工周期月经正常,停药后效果不佳。

[检查] 苔薄白舌淡,脉沉。

[西医诊断] 月经失调。

[中医诊断] 月经后期。

[辨证] 胞宫虚寒,冲任失调。

[治则] 温经暖宫,养血调经。

[方药] 温经汤加减。

熟地黄 20 g	当归 15 g	川芎 15 g	炒白芍 15 g
桂枝 20 g	红参 10 g	炙甘草 10 g	阿胶(烊冲)10 g
鹿角片 10 g	淫羊藿 20 g	菟丝子 30 g	炒苍术 15 g
巴戟天 15 g	肉苁蓉 20 g	益母草 15 g	炒白术 15 g

14 剂,水煎服,日服 2 次。

二诊(2011 年 7 月 17 日):前方治疗后月经周期已恢复正常,上方加枳壳 15 g、桃仁(包)10 g,红花(包)10 g,14 剂,水煎服,日服 2 次。

三诊(2011 年 9 月 14 日):服药期间,月经按月来潮,量中等,现月经量少,色黑,畏寒肢冷,前方加益母草 15 g、葫芦巴 15 g、锁阳 15 g,14 剂,水煎服,日服 2 次。

【案三】

俞某,女,28 岁。2010 年 3 月 24 日初诊。

[主诉] 月经每月迟至约有 11 个月。

[病史] 月经 40～45 日一行,3 日干净,量中等,色黯,有血块,平素患者性格内向,精神抑郁,易烦躁生气,两目干涩作痒,面部黄褐斑,月经量多,有血块。服逍遥丸、柴胡疏肝散效果不佳。

[检查] 性激素检查提示泌乳素增高,苔薄白,脉弦。

[西医诊断] 月经失调。

[中医诊断] 月经后期。

[辨证] 肝郁气滞,冲任失调。

[治则] 理气行滞,活血通经。

[方药] 四逆散合桃红四物汤加减。

当归 20 g	川芎 15 g	熟地黄 20 g	赤芍 15 g
益母草 15 g	桃仁 10 g	红花 10 g	丹皮 20 g
丹参 20 g	柴胡 10 g	炒苍术 15 g	白芷 15 g
制香附 15 g	郁金 15 g	炒白芍 15 g	制何首乌 15 g
炒橘核 15 g			

14 剂,水煎服,日服 2 次。

二诊(2010 年 4 月 27 日):此次月经准时来,然 1 日即净,眠差梦多,前方去丹皮,加炒酸枣仁 20 g,14 剂,水煎服,日服 2 次。

三诊(2010 年 7 月 30 日):正如前述,3 月 24 日方,14 剂,水煎服,日服 2 次。

四诊(2010 年 9 月 1 日):精神抑郁,烦躁,两目干涩作痒已轻,泌乳素已正常,前方加泽兰 10 g、生麦芽 30 g,14 剂,水煎服,日服 2 次。

五诊(2010 年 9 月 21 日):月经周期基本正常,4 日干净,量中等,色红,少量血块,他症已轻,前方巩固,14 剂,水煎服,日服 2 次。

【按】月经后期主要是指月经周期延迟后 7 日以上,甚至三五个月才行一次,中医认为月经后期主要发病机制是精血不足或邪气阻滞,血海不能按时满溢,遂致月经后期。常见的分型有肾虚、血虚、血寒、气滞和痰湿。

张氏认为作为女性,发现病情,一定要及时治疗,对于月经后期,中医治疗原则在于温经养血,活血行滞。属虚属寒者,宜温经养血;属瘀属滞者,宜活血行滞;虚实相兼者,则分别其主次而兼治之。并根据在肝、在脾、在肾选用适当方药。

案一:患者系经行产后,冲任虚寒,外感寒凉,或内伤生冷寒邪乘虚侵袭与血相搏,血为寒凝运行不畅,阻滞冲任,血海不能及时满泄,则经期延后。寒邪客于胞中,凝血滞气,则经血黯黑,气血不充则小腹下坠感,治宜温经散寒,活血行滞。方用温经汤加减,方中炮附子、炮姜、炒吴茱萸温经散寒;当归补血调经,又能活血止痛,川芎活血行气,红参补气扶正,助当归、川芎宣通阳气而散寒邪;益母草、丹参活血调经,炒补骨脂、淫羊藿、杜仲、肉桂、巴戟天、桑寄生温肾壮阳,温养冲任,全方有益气通阳、温经散寒、活血祛瘀之效,则月经自调。

案二:患者系阳气虚弱,或久病伤阳,阳气不能温养脏腑,脏腑功能衰减,血生化不足,运行迟滞,使冲任不充血海不能及时满溢,则月经延后。阳虚血失温煦则质稀,畏寒怯冷,腿酸痛,阳气虚弱气失推动,血失生化,血脉不充,运行无力,故苔薄白舌淡。治宜温经暖宫,养血调经。方用温经汤加减,方中桂枝温经散寒兼通血脉以止痛,当归、川芎、熟地黄、白芍、阿胶养血益阴;红参、炙甘草、炒苍术、炒白术益气健脾;鹿角片、淫羊藿、菟丝子、巴戟天、肉苁蓉有温肾暖宫,温养冲任功效,月经恢复正常。

案三:患者系抑郁伤肝,疏泄不及,气机不畅,血为气滞,运行迟涩,冲任欠通,血海不能如期而满,则经期迟后,脉弦。肝郁化热,则经量多,有血块,伴心烦易怒,两目干涩作痒,气滞血瘀见黄褐斑。治宜理气行滞,活血通经。四逆散合桃红四物汤化裁。方中柴胡、香附、郁金疏肝解郁;橘核行气止痛;当归、川芎、白芍、首乌、熟地黄补阴养血;丹皮、赤芍、桃仁、红花、丹参、益母草清热活血调经。

(黄震)

月经先后无定期

【案一】

丁某,女,22 岁。2011 年 7 月 5 日初诊。

[主诉] 月经或前或后已 1 年半。

[病史] 月经或 20 日一行,或 40 日一至已有 7 个月,月经量少,3～5 日干净,色淡,无血块,乏力神疲,胸闷气短,心烦易怒,经前乳房胀痛,腰酸。服避孕药和人工周期正常,停药又如前。

[检查] 性激素检查:雌激素下降,泌乳素升高,苔薄白略厚,脉弦。

[西医诊断] 月经失调。

[中医诊断] 月经先后无定期。

[辨证] 肝郁肾虚,痰气交结。

[治则] 疏肝补肾,理气调经。

[方药] 益母胜金丹加味。

当归 15 g	炒白芍 15 g	熟地黄 15 g	川芎 10 g
益母草 15 g	炒苍术 15 g	制香附 15 g	姜半夏 10 g
淫羊藿 20 g	巴戟天 15 g	枸杞子 30 g	柴胡 10 g
茯苓 15 g			

7 剂,水煎服,日服 2 次。

二诊(2011 年 8 月 20 日):前后服后月经周期正常,诸症已轻,近日又迟至,脉细,畏寒,前方加鹿角片 10 g、红参 10 g、桃仁(包)15 g、红花(包)15 g,14 剂,水煎服,日服 2 次。

三诊(2011 年 10 月 6 日):复查性激素,雌激素、泌乳素已恢复正常,月经周期正常,诸症已轻,上方巩固,14 剂,水煎服,日服 2 次。

【案二】

郭某,女,35 岁。2010 年 8 月 25 日初诊。

[主诉] 月经先后无定期已有 8 个月。

[病史] 刻下月经先后无定期,或提前 7 日,或推迟 9 日,月经量中等,4～5 日干净,色红,少量血块,心烦易怒,经前乳房胀痛,小腹胀坠,畏寒,颜面黄褐斑,腰酸。

[检查] 性激素检查未见异常,苔薄白,脉沉。

[西医诊断] 月经失调。

[中医诊断] 月经先后无定期。

[辨证] 肝郁肾虚,冲任失常。

[治则] 疏肝补肾,温补冲任。

[方药] 逍遥散加减。

当归 15 g	炒白芍 15 g	柴胡 10 g	茯苓 15 g
炒白术 15 g	炙甘草 10 g	熟地黄 20 g	川芎 15 g
桃仁 10 g	制香附 15 g	淫羊藿 20 g	巴戟天 15 g
炮姜 15 g	丹皮 15 g	白芷 15 g	鹿角霜 15 g
红花 10 g			

20 剂,水煎服,日服 2 次。

二诊(2010 年 9 月 12 日):黄褐斑有所减退,烦躁稍减,原方加枸杞子 30 g,20 剂,水煎服,日服 2 次。

三诊(2010 年 10 月 23 日):月经周期恢复正常,黄褐斑有所减退,经量中等,4～5 日干净,色红,少量血块。心烦易怒,经前乳房胀痛,小腹胀坠,畏寒,腰酸均已减轻。原方继服,20 剂,水煎服,日服 2 次。

【案三】

陆某,女,45 岁。2010 年 8 月 26 日初诊。

[主诉] 月经先后无定期。

[病史] 月经或 22 日一行,或 40 日一至,每次 7～8 日方净,量中等,服戊酸雌二醇片,黄体酮正常,停药 3 个月又如当初。刻下乏力神疲,腰酸,心烦易怒,经前乳房胀痛,小腹发胀,眠差,伴白带色黄量多,质中等。

[检查] 性激素检查正常,超声波检查未见异常,苔薄白,脉弦细。

[西医诊断] 月经失调。

[中医诊断] 月经先后无定期。

[辨证] 气滞血瘀,冲任失调。

[治则] 疏肝理气,活血调经。

[方药] 逍遥散加减。

当归 15 g	炒白芍 15 g	柴胡 10 g	茯苓 20 g
丹皮 15 g	炙甘草 10 g	白芷 15 g	炒苍术 20 g
制香附 15 g	川断 15 g	生黄芪 30 g	党参 20 g
山茱萸 20 g	焦山楂 30 g	神曲 30 g	炒麦芽 30 g
郁金 10 g	淫羊藿 20 g	淮山药 30 g	炒白术 20 g

20 剂,水煎服,日服 2 次。

二诊(2010 年 9 月 19 日):乏力神疲,腰酸,眠差均已减轻,白带减少,原方继服,20 剂,水煎服,日服 2 次。

三诊(2010 年 10 月 11 日):月经 25 日一行,5 日干净,量中等,经前乳房胀痛,小腹发胀已减轻,白带正常,原方巩固,20 剂,水煎服,日服 2 次。

【按】 月经不按周期来潮,时或提前时或延后在 7 日以上者称为月经先后无定期。病机主要在于气血失调、冲任功能紊乱导致血海蓄溢失常,其病因则有肾气亏虚、肝气失调、脾气虚弱等,而肾虚肝郁为多见。

案一:患者系禀赋不足,或致病因素损伤肾气,使藏泄失司,冲任失调,血海蓄溢失常,故月经周期紊乱先后无定,肾气亏虚,精血不足,见量少,色淡,乏力神疲,肝司血海,抑郁忿怒损伤肝气,气机紊乱,疏泄失调,肝失调达则心烦易怒,胸闷气短,脉弦。肝主疏泄,脾主运化,肝气郁结,疏泄失常,导致脾失健运,痰浊内生见苔薄白略厚。方用程钟龄的益母胜金丹加味,方中四物汤养血调经,益母草活血行滞,柴胡、香附疏肝理气;

半夏、苍术、茯苓健脾利湿;加巴戟天、淫羊藿、枸杞子补肾益精,俾气血冲和,冲任充盈,其经血自循常道,按时而下。

案二、案三:患者系抑郁忿怒,损伤肝气,使疏泄太过,则血不循经而妄行,血海不当满而满,遂致月经先期而来,疏泄不及则血海应满而不满,遂致月经后期而至,若疏泄失常,时而太过,时而不及则气机紊乱,气乱血亦乱,而血海蓄溢失常,遂致月经周期紊乱时前时后。肝为肾之子,肝之疏泄失常,子病及母,则肾之封藏失司。又可导致肝肾同病,正如《傅青主女科》所说"肝气之或开或闭,即肾气或去或留,相因而致,又何疑焉"。此例为肝郁血瘀,肝司血海,抑郁忿怒,损伤肝气,气机紊乱,疏泄失常,血海溢满失其常度,故月经先后无定,肝气郁结,气滞血瘀。症见心烦易怒,颜面黄褐斑,腹中胀坠,时有血块;肾阳亏虚,淋漓7~8日方净,冲任失煦见畏寒。方用逍遥散加味,健脾益肾,疏肝解郁,药用当归、炒白芍养血揉肝;茯苓、炒苍术、炒白术、焦山楂、神曲、炒麦芽、淮山药、生黄芪、党参、炙甘草益气培补脾土;柴胡、郁金、香附疏肝解郁;丹皮、桃仁、红花、白芷活血消斑;淫羊藿、巴戟天、炮姜、鹿角霜、川断、山茱萸补肾填精。使肝气舒畅,气血调和,经水按期而至。

(黄震)

月 经 量 多

【案一】

王某,女,28岁。2009年7月1日初诊。

[主诉] 月经量多4个月。

[病史] 每次月经提前7日,量多,色黑,有血块,或淋漓不断,约10日干净,经前疼痛,脱发严重,服断血流、宫血停等止血药无效,曾做2次诊断性刮宫治疗,疗效不持久。

[检查] 超声波检查提示有双侧乳腺小叶增生,子宫内膜增厚,舌淡红苔薄白,脉弦数。

[西医诊断] 月经失调。

[中医诊断] 月经量多。

[辨证] 肝郁血虚,冲任郁热。

[治则] 疏肝养血,清热调经。

[方药] 丹栀逍遥散加减。

当归15 g	生地黄20 g	赤芍15 g	柴胡10 g
茯苓15 g	丹皮20 g	丹参20 g	炒苍术15 g
夏枯草20 g	皂刺15 g	炮山甲5 g	杜仲15 g
川续断15 g	仙鹤草30 g	制何首乌15 g	炒蒲黄(包)10 g
泽泻15 g	泽兰15 g	制香附15 g	炒白芍15 g
炒白术15 g	郁金15 g		

14 剂,水煎服,日服 2 次。

二诊(2009 年 7 月 22 日):正如前述,前方加山茱萸 20 g,14 剂,水煎服,日服 2 次。

三诊(2009 年 8 月 19 日):药后月经已正常,刻下经前乳房胀痛,落发,宜前方化裁。

当归 15 g	炒白芍 15 g	柴胡 10 g	茯苓 15 g
炒白术 15 g	炙甘草 10 g	丹皮 15 g	炒栀子 10 g
制何首乌 15 g	川芎 15 g	女贞子 30 g	墨旱莲 15 g
皂刺 15 g	郁金 10 g	制香附 15 g	山茱萸 20 g
桑椹 20 g			

14 剂,水煎服,日服 2 次。

四诊(2009 年 9 月 22 日):月经 29 日,量较前减少,色红,6 日干净,经前疼痛轻微,落发减少,子宫内膜厚 9 mm,前方继服,14 剂,水煎服,日服 2 次。

【案二】

陈某,女,45 岁。2009 年 6 月 23 日初诊。

[主诉]月经量多。

[病史]月经量多,血块多,色鲜红,乏力,经西药治疗未效。刻下口干,血小板多,月经量多,色鲜红,黏稠血块多,伴乳房胀痛,烦躁易怒,乏力神疲。

[检查]体检:双侧乳腺增生,卵巢囊肿,脉沉细,苔薄黄。

[西医诊断]月经失调。

[中医诊断]月经量多。

[辨证]冲任瘀热,经血不固。

[治则]养血清热,活血调经。

[方药]

丹皮 15 g	茯苓 20 g	地骨皮 30 g	熟地黄 20 g
炒黄柏 15 g	山茱萸 20 g	淮山药 30 g	当归 15 g
仙鹤草 30 g	生地榆 15 g	炙黄芪 30 g	党参 15 g
炒白芍 20 g	浙贝母 15 g	制香附 15 g	夏枯草 30 g
生地黄 20 g	白芷 15 g	制何首乌 15 g	煅牡蛎(先煎)30 g

14 剂,水煎服,日服 2 次。

二诊(2009 年 7 月 12 日):正如前述,前方继服,14 剂,水煎服,日服 2 次。

三诊(2009 年 8 月 19 日):月经 26 日一行,6 日干净,量中等,血块减少,经前乳房胀痛,烦躁易怒,乏力神疲,小腹发胀已减轻,白带正常,原方巩固,20 剂,水煎服,日服 2 次。

【案三】

顾某,女,41 岁。2010 年 5 月 21 日初诊。

[主诉]半年来月经量多。

[病史]月经量多,先期而至,用断血流、宫血停等治疗未效。刻下月经量多,先期,

色黯紫,经行畏寒,小腹凉痛,淋漓 10 日方净,伴乏力神疲。

[检查] 苔薄舌嫩,脉细弱。

[西医诊断] 月经失调。

[中医诊断] 月经量多。

[辨证] 冲任虚寒,经血不固。

[治则] 胞宫虚寒挟瘀,冲任不固。

[方药] 温经汤加减。

炙黄芪 30 g	当归 15 g	炒白芍 15 g	生地黄 20 g
川芎 5 g	桂枝 10 g	丹皮 15 g	阿胶(烊冲)10 g
麦冬 20 g	炒吴茱萸 10 g	炮姜 15 g	仙鹤草 30 g
山茱萸 20 g	鹿角霜 15 g	姜半夏 10 g	熟地黄 20 g

7 剂,水煎服,日服 2 次。

二诊(2010 年 8 月 19 日):本次月经 29 日一行,5 日干净,量中等,色红,经行畏寒,小腹凉痛已轻,原方巩固,14 剂,水煎服,日服 2 次。

【按】月经量多,多见于气虚、血热、血瘀、痰湿等证,治则以虚者补之,热者清之,瘀者逐之,湿者温之,并以安冲固冲为本,慎用温燥走而不守之品,以防动气耗血。

张氏指出,发现自己月经过多时,应该到正规医院进行系统的检查,找出过多的原因。因为月经过多若没有及时治疗,可能会转为崩漏,应该引起注意。

案一:患者为肝气郁结,郁久化热,血热迫血妄行则月经量多,淋漓不尽,肝气郁结,气滞血瘀,郁久化热,故见经色黑,乳房胀痛,经量过多,淋漓不断,十日方净;久则血虚,精血同源,精血亏虚,毛发失养,故见脱发严重。病机为肝郁血虚,冲任郁热为患。用丹栀逍遥散加减。柴胡、夏枯草、香附、郁金疏肝解郁;当归、生地黄、白芍、制何首乌滋阴养血;炒苍术、炒白术、茯苓、泽泻健脾利湿;赤芍、丹皮、丹参、泽兰、皂刺、炮山甲凉血活血,清利郁热;女贞子、墨旱莲、山茱萸、桑椹、杜仲、川续断滋补肝肾;炒蒲黄、仙鹤草活血止血调经。使郁热清,冲任调和,经量正常。

案二:患者月经量多,色鲜红,乏力神疲属气血不足,冲任亏虚,经血不固;黏稠,血块多,血小板多为有瘀热。双侧乳腺增生,卵巢囊肿为痰瘀互结。方中炙黄芪、党参、茯苓、淮山药、当归、炒白芍、生地黄、熟地黄、山茱萸、制何首乌健脾益气,滋阴养血;丹皮、地骨皮、黄柏、仙鹤草、生地榆、浙贝母、香附、夏枯草、煅牡蛎、白芷清热凉血止血,化痰化瘀散结。

案三:患者月经量多,先期,色黯紫,经行畏寒,淋漓十日方净,伴乏力神疲,苔薄舌嫩,脉细弱,属于冲任虚寒,经血不固;有血块,此为挟瘀,冲任不固。用仲景温经汤加减,方中黄芪益气养血,活血调经;吴茱萸、桂枝、炮姜温经散寒;生地黄、麦冬养阴清热,亦防姜桂吴茱萸之燥;丹皮清热散瘀;阿胶、仙鹤草、鹿角霜温养止血;山茱萸合生地黄、熟地黄补肾填精,敛肝固冲;半夏辛开散结;全方温而不燥,补而不滞,共奏温经散寒、养血祛瘀固冲之功。

(黄震)

痛　经

【案一】

彭某,女,33岁。2009年6月26日初诊。

[主诉]经行小腹疼痛约5个月。

[病史]月经37～38日一行,畏寒,小腹疼痛,发凉,得热则舒,服月月舒、元胡止痛片能缓解疼痛。刻下经行腹痛,按之则缓,有血块。

[检查]B超检查未见异常,舌见瘀点苔薄白,脉沉缓。

[西医诊断]经行痛经。

[中医诊断]痛经。

[辨证]寒凝胞中,气血瘀滞。

[治则]温经散寒,理气止痛。

[方药]少腹逐瘀汤加减。

当归15 g	赤芍15 g	川芎15 g	熟地黄20 g
炒小茴香15 g	丹参20 g	丹皮20 g	制香附15 g
五灵脂10 g	党参15 g	炒苍术15 g	炒蒲黄(包)15 g
益母草15 g	炒白芍15 g	炒白术15 g	炮姜10 g

14剂,水煎服,日行2次。

二诊(2009年7月17日):经行小腹疼痛明显好转,前方加炒延胡索10 g,14剂,水煎服,日服2次。

三诊(2009年8月12日):经行小腹疼痛又有减轻,前方继服,14剂,水煎服,日服2次。

四诊(2009年9月3日):经行小腹疼痛明显减轻,白带减少,前方加炙黄芪30 g,14剂,水煎服,日服2次。

【案二】

孙某,女,19岁。2010年7月10日初诊。

[主诉]月经时小腹疼痛已5年。

[病史]月经14岁来潮,伴月经延迟,每次月经来时小腹疼痛,伴畏寒,喜揉按,乏力,腰酸,手脚凉,经行有血块,色暗红,经中西医治疗效果不好。

[检查]B超检查未见异常,舌淡苔薄白,脉沉细。

[西医诊断]原发性痛经。

[中医诊断]痛经。

[辨证]冲任虚寒,胞宫失煦。

[治则]温经暖宫,调血止痛。

[方药]温经汤合少腹逐瘀汤加减。

当归15 g	炒白芍30 g	炮姜15 g	炒小茴香30 g

乌药 15 g	制香附 15 g	炒延胡索 15 g	熟地黄 15 g
川芎 15 g	五灵脂 10 g	丹皮 10 g	炒蒲黄(包)10 g
益母草 10 g			

7 剂,水煎服,日服 2 次。

二诊(2009 年 11 月 18 日):月经来时小腹疼痛明显减轻,原方继服,14 剂,水煎服,日服 2 次。

三诊(2009 年 12 月 26 日):小腹发凉,小腹胀,月经前白带量多,痛时得温则缓,刻下眼圈色黯,脸色㿠白,此冲任虚寒、脾肾两虚之象。此冲任虚寒挟瘀,前意化裁。

炙黄芪 15 g	党参 12 g	炒白术 10 g	炮姜 6 g
炒小茴香 6 g	五灵脂 10 g	当归 10 g	炒蒲黄(包)10 g
炒白芍 15 g	肉桂 6 g	制香附 10 g	乌药 10 g
刘寄奴 10 g	益母草 10 g	川芎 6 g	熟地黄 10 g
制乳香 10 g	白芷 10 g		

14 剂,水煎服,日服 2 次。

四诊(2010 年 2 月 18 日):经行小腹疼痛已不明显,无腰酸,原方继服巩固,14 剂,水煎服,日服 2 次。

【案三】

邹某,女,18 岁。2009 年 3 月 8 日初诊。

[主诉] 月经时小腹疼痛已 5 年。

[病史] 月经 12 岁来潮,每次月经来时小腹疼痛难忍,经服中药治疗 3 次,基本控制,停药数月后又疼痛如初。刻下经色暗红有血块,痛时得温得按痛减轻,伴恶心呕吐,大便次数增多,1~2 日后缓解,严重影响正常学习,非常痛苦。

[检查] 经 B 超检查子宫、附件、盆腔未见异常,舌见瘀点,苔薄白,脉沉缓。

[西医诊断] 原发性经行痛经。

[中医诊断] 痛经。

[辨证] 冲任虚寒挟有瘀血。

[治则] 温经暖宫,活血止痛。

[方药] 少腹逐瘀汤加减。

当归 10 g	赤芍 10 g	炮姜 10 g	炒延胡索 12 g
肉桂 6 g	炒小茴香 6 g	川芎 6 g	制香附 10 g
乌药 10 g	五灵脂 10 g	炙甘草 6 g	炒蒲黄(包)10 g
炒白芍 15 g			

7 剂,水煎服,日服 2 次。

二诊(2009 年 3 月 15 日):症如前述,上方继服,7 剂,水煎服,日服 2 次。

三诊(2009 年 4 月 12 日):此次月经未见腹痛,唯平素腰部时痛,3 月 8 日方加熟地黄 15 g、杜仲 15 g、锁阳 15 g,14 剂,水煎服,日服 2 次。

四诊(2009 年 5 月 16 日):经行痛经、腰痛皆愈,他症均明显减轻,宜 8 月 12 日方巩固,14 剂,水煎服,日服 2 次。

【按】痛经病机主要为冲任气血运行不畅,经血流通受阻,以致"不通则痛";或冲任子宫失于濡养而"不荣而痛"。之所以随月经周期发作,是与经期前后特殊的生理环境变化有关。因为平时子宫藏精气而不泻,血海由空虚到满盈,变化缓慢,致病因素对冲任、子宫影响表现不明显。而经前、经期血海由满盈到溢泻,应以通为顺。若受致病因素影响,冲任子宫阻滞,不通则痛;经血下泄必耗气伤血,冲任子宫失养则不荣而痛。痛经病位在冲任、子宫,变化在气血,表现为痛证。临床分类有虚实之别,虚证多为气血虚弱、肝肾亏损;实证多为气滞血瘀、寒湿凝滞或湿热下注等。

案一:患者为寒邪袭于下焦,累及冲任,客于胞中,留滞胞络,寒邪搏结经血,血气不运,导致痛经,血为寒凝,月经有血块、色暗红为瘀虚之征。治宜温经散寒,理气止痛。方用少腹逐瘀汤加减。方中炮姜、炒小茴香温经散寒;香附、赤芍、炒蒲黄、五灵脂理气活血止痛;当归、白芍、川芎、熟地黄、丹参、丹皮、党参、炒苍术、炒白术、益母草补气养血,活血通经。张氏认为此症为虚寒挟瘀明确,可放心承诺,必效佳。

案二:肾为冲任之本,胞脉系于肾而络于胞中,肾阳虚弱,虚寒内盛,冲任、胞宫失煦,虚寒滞血,故见经行腹痛,有血块,色暗红,伴畏寒,寒得热化,故得温则舒,非实寒凝血,故喜揉按。治宜温经暖宫,调血止痛。方用温经汤加少腹逐瘀汤。当归、炒白芍、川芎、熟地黄养血调血止痛;炮姜、炒小茴香温经散寒;乌药、香附、炒延胡索活血止痛;炒蒲黄、五灵脂、丹皮、益母草理气活血调经。

案三:患者为冲任虚寒挟有瘀血之证。瘀大于虚,故用王清任少腹逐瘀汤,温经暖宫,活血止痛。用炮姜、肉桂、炒小茴香温经散寒;当归、白芍、川芎养血调血止痛;赤芍、炒延胡索、香附、炒蒲黄、五灵脂、乌药理气活血止痛;白芍配炙甘草缓急止痛。

(黄震)

闭　　经

【案例】

王某,女,41 岁。2011 年 7 月 13 日初诊。

[主诉]月经 8 个月未行。

[病史]月经已 8 个月未行,经用当归益血膏、河车大造丸、黄体酮治疗月经仍然未来。刻下月经数月已行,白带减少,伴烦躁郁闷,乳房胀痛,失眠,多梦,口干,面色欠华,乏力神疲,有时小腹胀痛或刺痛。

[检查]雌激素、孕酮偏低,舌淡苔薄黄,脉弦。

[西医诊断]闭经。

[中医诊断]闭经。

[辨证]气滞血瘀,冲任不通。

[治则] 解郁清心,养血调经。

[方药] 四逆散加减。

柴胡 10 g	炒白芍 12 g	炒枳实 10 g	制香附 15 g
淫羊藿 10 g	巴戟天 10 g	当归 15 g	郁金 15 g
炒黄连 10 g	酸枣仁 30 g	五味子 10 g	炒栀子 15 g
生地黄 20 g	陈皮 10 g	炙甘草 10 g	煅龙骨(先煎)30 g
炒牡蛎(先煎)30 g			

14 剂,水煎服,日服 2 次。

二诊(2011 年 8 月 10 日):药后诸恙悉除,月经已来潮,睡眠已安稳,前方去酸枣仁,加丹皮 15 g、知母 15 g,14 剂,水煎服,日服 2 次。

三诊(2011 年 9 月 20 日):月经周期基本正常,其他症状均明显减轻,性激素检查提示:雌激素、孕酮正常,超声波检查子宫内膜 9 mm,8 月 10 日方继服巩固,14 剂,水煎服,日服 2 次。

【按】明代张景岳将闭经的原因分为两类,一类是血枯闭经,另一类是血隔闭经。血枯闭经就是指因为肾虚或血虚,体内造血不足,血海不能按时满溢而出现空虚的情况,导致无血可下,发生闭经。血隔闭经则是体内血液本来较为充足,只因一些外来因素的阻隔,比如素体肥胖多痰多湿、感受寒气或心情不畅,引发肝郁气滞等,导致血液运行障碍,无法下行供给月经。本例患者为虚实夹杂证,气以宣通为顺,气机抑郁,不能行血,冲任不通则经闭不行,气滞不宣,则烦躁郁闷。积劳虚损,血不养心则心烦失眠,血虚精少,血海空虚则经水不行。治宜解郁清心,养血调经。以四逆散加减治疗。其中柴胡、郁金、香附、枳实疏肝解郁,调和肝脾;炒黄连、栀子、炒酸枣仁、五味子、煅龙骨、煅牡蛎清心安神;淫羊藿、巴戟天温阳补肾;当归、生地黄滋阴养血调经。使肝郁解,心火清,气血旺,冲任盛,月经自然来潮。

张氏认为不能一见经闭,不分虚实即滥施通利的做法。他这种正确的治疗原则和认真负责的态度,都是值得我们学习的。至于具体的治疗,又当根据不同的情况,采取"虚者补之,实者泻之,劳者温之,损者益之,结者散之,留者攻之,客者除之"等法,辨证施治。如因失血而引起者,宜补血益气;脾虚者,宜补脾和胃;劳损者,大都阴亏火旺,灼肺伤肝,宜养肝滋肾润肺;血瘀者,宜攻瘀通经;风冷凝滞者,宜温寒行血;气郁者,宜调气舒郁;痰阻者,宜化痰行血。临诊应随机应变,随证变通,才会收到良好的效果。

(黄震)

崩　漏

【案一】

毛某,女,47 岁。2009 年 9 月 9 日初诊。

[主诉] 月经周期紊乱,经量较多已 8 月余。

［病史］月经周期或提前,或延迟,每月月经量约2～3包卫生巾,伴大量血块,用断血流、宫血停等止血药治疗效果不理想。刻下患者平素畏风乏力,易感冒,眠差,四肢欠温,背部寒冷。

［检查］促卵泡生成素7.72 mu/ml、黄体生成素增高11.22 U/L,雌激素水平下降22.85 pg/ml,舌暗红,苔薄白,脉细弱。

［西医诊断］功能性出血。

［中医诊断］崩漏。

［辨证］心脾两虚,虚寒夹瘀,冲任不固。

［治则］补益心脾,温经活血止血。

［方药］黄芪建中汤、归脾汤合玉屏风散加减。

桂枝10 g	炒白芍30 g	炙甘草10 g	生姜10 g
防风15 g	生黄芪30 g	炒白术15 g	大枣10枚
姜半夏15 g	炒酸枣仁30 g	党参15 g	炙远志10 g
当归15 g	茯苓20 g	茯神20 g	广木香10 g
砂仁(后下)6 g			

7剂,水煎服,日服2次。

二诊(2009年9月16日)：药后症轻,唯腹胀,大便黏滞不畅,前方加制厚朴15 g、炒枳实10 g、焦大黄8 g,7剂,水煎服,日服2次。

三诊(2011年10月9日)：冲任不固,月经淋漓不净半个月,经色红,质时稠时稀,有血块,伴怕冷,四肢冷,腰酸,苔薄白脉细弱。

当归15 g	川芎10 g	炒白芍15 g	生地黄20 g
阿胶珠10 g	地榆炭30 g	艾叶炭10 g	茜草15 g
党参20 g	炒白术15 g	柴胡10 g	川续断15 g
生黄芪30 g	熟地黄20 g		

7剂,水煎服,日服2次。

四诊(2011年11月10日)：前症反复,加仙鹤草50 g、蒲黄炭(包)15 g,7剂,水煎服,日服2次。

五诊(2011年11月17日)：药后漏下已止,伴畏寒,心脾两虚,冲任不固,苔薄白脉细弱。

炙黄芪30 g	生晒参10 g	炒白术15 g	当归15 g
炙甘草10 g	茯神30 g	远志10 g	炒酸枣仁30 g
广木香10 g	五味子10 g	阿胶(烊冲)10 g	仙鹤草30 g
山茱萸20 g	川续断15 g	生地黄20 g	熟地黄20 g

7剂,水煎服,日服2次。

【案二】

董某,女,36岁。2011年3月13日初诊。

[主诉] 月经淋漓 2 月余未净。

[病史] 最后一次月经于 2011 年 2 月 10 日，淋漓至今未净，经用西医治疗未效。刻下经色暗红，量少，血块不多，伴头昏、失眠多梦，畏寒肢冷，小腹凉痛，乏力神疲，气短。

[检查] 超声波、性激素检查未见异常，苔薄黄，脉细。

[西医诊断] 功能性出血。

[中医诊断] 崩漏。

[辨证] 冲任虚寒，经血不固。

[治则] 益气养血，活血止血。

[方药] 固本止崩汤加减。

炙黄芪 30 g	党参 20 g	炒白术 15 g	生地黄 20 g
炙甘草 10 g	当归 15 g	茯神 30 g	远志 10 g
仙鹤草 30 g	山茱萸 20 g	川续断 15 g	蒲黄炭(包)15 g
地榆炭 30 g	茜草 15 g	乌贼骨 30 g	熟地黄 20 g

7 剂，水煎服，日服 2 次。

二诊(2011 年 3 月 20 日)：症如前述，前方未见寸功，仍有月经淋漓畏寒肢冷，乏力神疲，仍宜傅青主固本止崩汤加味，重用益气健脾、温中固涩之品。

炙黄芪 100 g	红参 15 g	炒白术 15 g	煅龙骨(先煎)40 g
仙鹤草 15 g	炮姜炭 20 g	生地黄 20 g	阿胶(烊冲)15 g
山茱萸 30 g	地榆炭 30 g	茜草 15 g	乌贼骨(先煎)30 g
熟地黄 20 g	神曲 15 g	煅牡蛎(先煎)20 g	

7 剂，水煎服，日服 2 次。

三诊(2011 年 3 月 27 日)：月经渐止，血块亦少，原方巩固，7 剂，水煎服，日服 2 次。

四诊(2011 年 4 月 3 日)：崩漏已愈，刻下面色萎黄，咽痛，乏力，烦躁，怯寒，脉细。

炙黄芪 50 g	红参 10 g	当归 10 g	生地黄 20 g
炒白芍 15 g	炒白术 15 g	仙鹤草 60 g	炮姜炭 15 g
山茱萸 20 g	茜草 15 g	党参 15 g	阿胶(烊冲)15 g
神曲 15 g	郁金 10 g	制香附 10 g	煅龙骨(先煎)30 g
熟地黄 20 g	煅牡蛎(先煎)30 g		

7 剂，水煎服，日服 2 次。

【案三】

徐某，女，24 岁。2012 年 10 月 14 日初诊。

[主诉] 月经来潮 2 个月未净。

[病史] 最后一次月经于 2012 年 8 月 11 日，至今淋漓未净，经色淡，有血块，面白唇白，倦怠乏力，头昏头晕，手心出汗，畏寒肢冷，纳谷不馨。

[检查] B 超检查子宫、附件、盆腔未见异常，性激素检查正常。舌淡红苔白，脉细。

[西医诊断] 功能性出血。

[中医诊断] 崩漏。

[辨证] 冲任亏虚,兼有瘀血。

[治则] 益气养血,温经止血。

[方药]

炙黄芪 50 g	生地炭 30 g	熟地黄 20 g	山茱萸 30 g
当归 10 g	川芎 10 g	炒白芍 15 g	炒艾叶 10 g
阿胶珠 10 g	仙鹤草 50 g	地榆炭 30 g	蒲黄炭(包)10 g
炒白术 15 g	丹皮 15 g	党参 15 g	

7 剂,水煎服,日服 2 次。

二诊(2012 年 10 月 24 日):经量已少,但未能止住,前方加炮姜炭 10 g、荆芥炭 10 g、棕榈炭 30 g,7 剂,水煎服,日服 2 次。

三诊(2012 年 11 月 7 日):经血已止,倦怠乏力,头昏头晕改善,刻下胸闷脘痞,纳少,10 月 14 日方加炒苍术 15 g、厚朴 15 g、陈皮 10 g、焦山楂 30 g、神曲 30 g、炒麦芽 30 g,7 剂,水煎服,日服 2 次。

【按】崩漏病因可归纳为虚、热、瘀。因虚者,有因脾肾之虚,有因气血两虚,有因脏腑俱虚,前者常是致病之本,后两者常是结果又成病因,故而崩漏反复。因热者,有因虚热,有因实热,热伤冲任,迫血妄行。因于瘀者,有因"怀抱甚郁",有因"冷积胞中,经脉凝寒";成瘀可因热甚灼阴燥涩成瘀,亦可由湿热壅遏致瘀,瘀滞冲任经脉,新血不得归经,乃成崩漏之疾。

案一:患者属中医的"崩症",为虚寒夹瘀,冲任不固。治以补益心脾,温经活血止血。方用黄芪建中汤、归脾汤合玉屏风散化裁,补益心脾,温经散寒,调和营卫。血多者加仙鹤草、炮姜炭、阿胶、地榆炭、乌贼骨、茜草养血止血,待血止,以归脾汤固本安冲。

案二:患者属中医的"漏症",系脾虚失统,中阳不足,冲任虚寒,经血不固所致。先以益气养血、活血止血治之,未效,仍有月经淋漓、畏寒肢冷,遂党参易红参,炙黄芪由 30 g 增加至 100 g 增强益气固摄之功,加炮姜炭、阿胶珠温经散寒,养血止血而获效。

案三:患者属中医的"漏症",为崩漏日久,气虚血弱,冲任不固,兼有瘀血。重用炙黄芪益气固摄,党参、炒白术益气健脾;生地炭、熟地黄、山茱萸、当归、川芎、炒白芍、炒艾叶、阿胶珠、地榆炭、仙鹤草养血止血;蒲黄、丹皮活血止血;血止加炮姜炭、荆芥炭、棕榈炭温经止血;苍术、厚朴、陈皮、焦山楂、神曲、炒麦芽、党参、炒白术理气健脾,和中固冲。张氏治疗崩漏之症,不拘常法,随证变通,辨证灵活,有方有守,效如桴鼓。

(黄震)

子宫肌瘤合并卵巢囊肿

【案例】

冯某,女,40 岁。2012 年 8 月 28 日初诊。

[主诉] 发现子宫肌瘤、卵巢囊肿半年。

[病史] 曾用桂枝茯苓丸治疗 3 个月无效。刻下月经量多,有血块,白带有异味,小腹胀坠,伴鼻炎。

[检查] 彩超提示:子宫肌瘤大小为 2.8 cm×2.5 cm,左侧卵巢囊肿(大小为 2.1 cm×1.7 cm),舌淡红苔黄,脉滑数。

[西医诊断] 子宫肌瘤;卵巢囊肿。

[中医诊断] 癥瘕。

[辨证] 痰湿化热,湿瘀内聚。

[治则] 清热利湿,破瘀消癥。

[方药] 桂枝茯苓丸合四妙散。

桂枝15 g	茯苓15 g	生地黄20 g	当归15 g
赤芍15 g	丹皮15 g	炒苍术15 g	炒黄柏10 g
仙鹤草30 g	泽泻15 g	生薏苡仁30 g	蒲黄炭(包)10 g
辛夷10 g	莪术10 g	浙贝母15 g	煅牡蛎(先煎)30 g
红藤30 g	败酱草30 g	制香附15 g	制鳖甲(先煎)15 g
白芷15 g	车前子(包)20 g		

20 剂,水煎服,日服 2 次。

二诊(2012 年 10 月 17 日):经量多,有血块,前方加益母草 15 g、川芎 10 g、阿胶珠 10 g,14 剂,水煎服,日服 2 次。

三诊(2012 年 11 月 14 日):药后月经量已正常,色正,子宫肌瘤缩小至 1.0 cm× 0.7 cm,原左侧附件卵巢囊肿已消失,原方加郁金 15 g,20 剂,水煎服,日服 2 次。

【按】本病属中医的"癥瘕"范畴。癥瘕的形成不仅是局部气血阻滞壅塞的结果,而且与脏腑经络的功能失调密切有关。临床上以气滞、血瘀、痰湿致癥瘕者为多。本例患者为痰湿内蕴日久化热,致湿热与瘀血相并为癥者,治宜清热利湿,破瘀消癥。

张氏从气滞血瘀痰阻论,以补肾温润行血通经治疗,用桂枝茯苓丸合四妙散加减。其中桂枝温经行气通阳;生地黄、赤芍、丹皮、莪术凉血活血;茯苓、泽泻、薏苡仁、车前子、炒苍术化痰利湿;蒲黄炭、仙鹤草活血止血;红藤、败酱草、黄柏清热解毒,活血祛瘀;鳖甲、煅牡蛎、浙贝母软坚散结消癥瘕;辛夷、白芷散风发表,通窍止痛治鼻炎。

(黄震)

多囊卵巢综合征

【案一】

陈某,女,28 岁。2011 年 9 月 4 日初诊。

[主诉] 婚后 1 年多,同居未避孕至今未孕。

[病史] 月经 13 岁来潮,2～3 个月一行,量少,色黑,4～5 日干净,经行时小腹胀坠,

腰酸,经两家医院诊断为多囊卵巢综合征,炔雌醇环丙孕酮片治疗 3 个月后,用克罗米芬、来曲唑促排卵治疗,卵泡发育不良,不能排卵,或子宫内膜较薄,已用过 3 个疗程治疗,仍未能受孕。

[检查]B超检查:双侧卵巢窦卵大于 12 个,性激素检查:LH/FSH>2,苔薄白,脉弦。

[西医诊断]月经不调,多囊卵巢综合征,不孕症。

[中医诊断]月经后期,癥瘕,不孕。

[辨证]痰湿瘀血,脉络受阻。

[治则]活血温通,化痰调经。

[方药]

生地黄 20 g	当归 15 g	川芎 15 g	赤芍 15 g
益母草 15 g	白芥子 10 g	莪术 10 g	葛根 30 g
桃仁 10 g	红花 10 g	刘寄奴 20 g	淫羊藿 15 g
巴戟天 15 g	虎杖 15 g	天花粉 20 g	炒白芍 15 g
石斛 15 g

14 剂,水煎服,日服 2 次。

二诊(2011 年 9 月 18 日):月经已来潮,色鲜,量多,伴扁平疣,前方加薏苡仁 30 g,14 剂,水煎服,日服 2 次。

三诊(2011 年 10 月 11 日):症如前述,前方继服,14 剂,水煎服,日服 2 次。

四诊(2011 年 11 月 6 日):月经未行,正如前述,原方继服,14 剂,水煎服,日服 2 次。

五诊(2011 年 11 月 27 日):月经未行,原方继服,14 剂,水煎服,日服 2 次。

六诊(2011 年 12 月 19 日):11 月 25 日月经来潮,量中等,乳房胀痛,胃寒,前方加鹿角霜 15 g、制香附 15 g、郁金 15 g、熟地黄 20 g,14 剂,水煎服,日服 2 次。

七诊(2012 年 1 月 17 日):月经 12 月 25 日来潮,色、量皆已正常。

【案二】

张某,女,23 岁。2009 年 4 月 3 日初诊。

[主诉]月经迟至,不用黄体酮不来。

[病史]月经 13 岁来潮,月经或数月一行,或不用黄体酮则不行,西医诊为多囊卵巢综合征,曾用炔雌醇环丙孕酮片、人工周期治疗有效,疗效不能持久,停药后月经仍 2～3 个月一行,伴体胖,乏力,痰多,畏寒,量少。

[检查]B超检查:双侧卵巢窦卵大于 12 个,性激素检查:LH/FSH>2.5,苔薄白,脉弦。

[西医诊断]月经失调,多囊卵巢综合征。

[中医诊断]月经后期,癥瘕。

[辨证]痰湿瘀阻,经水不利。

[治则] 温通化痰,活血调经。

[方药]

当归 15 g	赤芍 15 g	熟地黄 20 g	川芎 15 g
制香附 15 g	姜半夏 15 g	莪术 10 g	桂枝 20 g
土茯苓 20 g	刘寄奴 30 g	淫羊藿 20 g	炮附子(先煎)15 g
巴戟天 15 g	炒白芍 15 g		

7 剂,水煎服,日服 2 次。

二诊(2009 年 4 月 24 日):月经推迟半个月方来潮,前方加䗪虫 15 g、细辛 3 g、通草 6 g、桃仁 15 g、焦大黄 6 g,14 剂,水煎服,日服 2 次。

三诊(2009 年 5 月 10 日):刻下月经淋漓不断,自 22 日至今半个多月未净,白带色暗红。

生地黄 20 g	炒白芍 20 g	川芎 15 g	当归 15 g
仙鹤草 50 g	地榆炭 20 g	白芷 10 g	浙贝母 20 g
熟地黄 20 g			

7 剂,水煎服,日服 2 次。

四诊(2009 年 5 月 17 日):本次月经提前,拟方如下。

生地黄 20 g	当归 15 g	赤芍 15 g	柴胡 10 g
炒白术 15 g	茯苓 20 g	炙甘草 10 g	川芎 15 g
益母草 15 g	丹皮 15 g	刘寄奴 20 g	浙贝母 15 g
白芷 15 g	荆芥炭 10 g	土茯苓 30 g	白芍 15 g

7 剂,水煎服,日服 2 次。

五诊(2009 年 5 月 24 日):症如前述,原方继服,7 剂,水煎服,日服 2 次。

六诊(2009 年 6 月 24 日):这次月经周期正常,色正无血块,白带色黄绿,量一般,前方改炒白术为生白术,另加炒苍术 20 g、炒黄柏 15 g,生地黄加至 30 g,7 剂,水煎服,日服 2 次。

七诊(2009 年 9 月 6 日):月经提前 7 日,量正常,色黯,颜面起痤疮,宜原方加紫花地丁 20 g,14 剂,水煎服,日服 2 次。

八诊(2010 年 3 月 6 日):去年妊娠 2 次,均在 3~4 个月之间自然流产,刻下月经量少,色黯,苔薄白舌红,脉细弱,当补肾调冲任。

熟地黄 20 g	当归 15 g	炒白芍 15 g	川芎 10 g
益母草 15 g	炙黄芪 30 g	红参 10 g	炒白术 15 g
桑寄生 30 g	杜仲 15 g	淫羊藿 20 g	巴戟天 15 g

14 剂,水煎服,日服 2 次。

【案三】

陆某,女,27 岁。2012 年 4 月 13 日初诊。

[主诉] 已婚 2 年多同居未避孕至今未孕。

[病史] 月经 13 岁来潮,月经 2～3 个月一行,量少,色黑,4～5 日干净,经行时小腹胀坠,西药治疗仍未孕,刻下子宫壁薄 3.8 mm,月经迟至,量少,色黯,白带黄,腹胀坠,畏寒,腰部凉,面色㿠白。

[检查] B 超检查:双侧卵巢窦卵较多,每侧大于 12 个,性激素检查:LH/FSH>2.1,苔薄白,脉细弱。

[西医诊断] 月经失调,不孕症,多囊卵巢综合征。

[中医诊断] 月经后期,不孕,癥瘕。

[辨证] 痰湿瘀血,脉络受阻。

[治则] 活血温通,化痰调经。

[方药]

熟地黄 20 g	山茱萸 20 g	淮山药 30 g	红参 10 g
炙黄芪 30 g	桂枝 15 g	炮姜 15 g	炒苍术 15 g
益母草 15 g	当归 15 g	炒白芍 15 g	川芎 15 g
莪术 10 g	淫羊藿 20 g	巴戟天 15 g	阿胶(烊冲)10 g
菟丝子 30 g	桃仁 10 g	红花 10 g	炒白术 15 g

14 剂,水煎服,日服 2 次。

二诊(2012 年 4 月 27 日):腰部发凉,前方加杜仲 15 g、葫芦巴 15 g,14 剂,水煎服,日服 2 次。

三诊(2012 年 5 月 15 日):月经量仍少,伴白带色黄,量稍多,原方加白芷 15 g、浙贝母 15 g、车前子(包)30 g,14 剂,水煎服,日服 2 次。

四诊(2012 年 7 月 15 日):冲任虚寒挟瘀,月经后期,上次月经 4 月 25 日,此次月经 5 月 29 日,7 月 15 日 B 超:子宫内膜厚 9 mm,盆腔积液未见。

红参 10 g	炙黄芪 30 g	川芎 15 g	桂枝 20 g
阿胶珠 10 g	丹皮 10 g	麦冬 20 g	姜半夏 10 g
炮姜 15 g	益母草 15 g	炒吴茱萸 6 g	淫羊藿 20 g
巴戟天 15 g	土茯苓 20 g	炒白芍 15 g	生地黄 20 g
女贞子 20 g	桃仁 15 g	赤芍 15 g	炒苍术 15 g
红花 15 g	炒白术 15 g	熟地黄 20 g	

14 剂,水煎服,日服 2 次。

五诊(2012 年 10 月 2 日):近 3 个月月经皆如期而至,量中等,原方巩固,14 剂,水煎服,日服 2 次。

【按】多囊卵巢综合征是妇科临床常见的内分泌紊乱性疾病,以月经稀发,或闭经、不孕为主,伴有多毛和痤疮等症状。属于中医"月经病""不孕""癥瘕"范畴。素体肾阳不足,不能温化水湿,聚湿成痰,痰湿日久,痰湿瘀血互结,脉络受阻而经水闭止不行,故治疗上应先予引经来潮,治宜活血温通、化痰调经之法。用当归、赤芍、白芍、熟地黄养血活血;刘寄奴、莪术、蟅虫、通草、桃仁、红花、赤芍、刘寄奴、大黄活血化瘀;川芎行血中之气,香附、郁金理气中之血;白芥子、半夏化痰除湿,消皮里膜外之痰;淫羊藿、巴戟天、鹿角片、枸杞子补肾温阳;细辛、桂枝、炮姜、炮附子温煦阳气,推动、温通气血津液运行,加速瘀血化,痰湿消,从而月经来潮。正如丹溪云:"善治痰者,不治痰而先治气,气顺则一身津液亦遂气顺。"患者经水行,平素治疗标本兼顾,治拟益肾健脾、化痰调冲为基础。方用淫羊藿、巴戟天、鹿角霜、枸杞子补肾;炙黄芪、党参、炒苍术、白术、淮山药益气健脾利湿;当归、赤芍、白芍、熟地黄活血养血调经;白芥子、半夏、浙贝母化痰除湿。从而肾气足,痰湿化,冲任调,经脉通,故而月经正常。

(黄震)

不 孕

【案一】

吴某,女,29岁。2011年12月7日初诊。

[主诉] 已婚后4年,同居未避孕而未孕。

[病史] 月经13岁来潮,28~32日一行,量中等,色黑红,4~5日干净,经行时小腹胀痛,有慢性附件炎病史。刻下月经正常,白带不多,时有畏寒腰酸。

[检查] 性激素检查正常,输卵管造影显示:双侧输卵管通而不畅。舌黯苔薄白,脉弦。

[西医诊断] 不孕,输卵管不通。

[中医诊断] 不孕。

[辨证] 虚寒挟瘀,胞脉阻滞。

[治则] 活血通经,调补冲任。

[方药] 温经汤合下瘀血汤加减。

炙黄芪30 g	赤芍20 g	当归15 g	川芎15 g
红参10 g	桂枝30 g	丹皮15 g	阿胶(烊冲)10 g
麦冬15 g	姜半夏15 g	炮姜15 g	炒吴茱萸10 g
益母草15 g	熟地黄15 g	茺蔚子10 g	莪术10 g
桃仁10 g	红花10 g		

14剂,水煎服,日服2次。

二诊(2012年1月4日):药症相安,原方继服,14剂,水煎服,日服2次。

三诊(2012年3月22日):畏寒、腰酸、两侧小腹疼痛已轻,原方加淫羊藿30 g、巴戟天20 g、菟丝子30 g,14剂,水煎服,日服2次。

四诊(2012年9月9日):今日其丈夫来语,其妻已怀孕。

【案二】

李某,女,26岁。2012年2月5日初诊。

[主诉] 人流后1年,同居未避孕而未孕。

[病史] 曾人流 1 次,此后月经 26~33 日一行,量减少,色黯,5~7 日干净,经期腰酸,小腹凉痛。

[检查] 输卵管造影显示:双侧输卵管不通,苔薄白,脉细弱。

[西医诊断] 继发不孕,输卵管不通。

[中医诊断] 继发不孕。

[辨证] 寒凝血瘀,胞脉受阻。

[治则] 温养冲任,活血化瘀。

[方药] 温经汤合下瘀血汤加减。

生黄芪 20 g	赤芍 15 g	川芎 15 g	党参 15 g
桂枝 30 g	丹皮 20 g	丹参 20 g	阿胶(烊冲)10 g
麦冬 15 g	姜半夏 15 g	炮姜 20 g	炒吴茱萸 10 g
当归 20 g	蟅虫 10 g	焦大黄 10 g	桃仁 15 g
炒白芍 20 g			

14 剂,水煎服,日服 2 次。

水蛭 100 g、紫河车 100 g,共为细末,每次 3 g,日服 3 次冲服。

二诊(2012 年 2 月 15 日):症如前述,原方继服,14 剂,水煎服,日服 2 次。

三诊(2012 年 3 月 16 日):月经 28 日一行,量一般,色黯红,5 日干净,经期腰酸,腹痛不明显。原方去大黄,加王不留行 20 g、路路通 10 g、石见穿 10 g,14 剂,水煎服,日服 2 次。

四诊(2012 年 5 月 22 日):今日来电称,已孕。

【按】中医学认为,肾气盛,天癸成熟,并使任脉流通,冲脉气盛,作用于子宫、冲任,使之气血调和,男女适时交合,两精相搏,则胎孕乃成。若肾气虚衰,损及天癸,冲任失调,气血失和,均能影响胎孕之形成。不孕症的常见的证候有肾虚、肝郁、痰湿、血瘀等。

两例患者均为冲任亏虚,胞脉阻滞引起的不孕症,属虚寒挟瘀证。肾阳虚弱,冲任失于温养,血海不充故见月经量减少,腰为肾府,肾阳不足,命门火衰故见畏寒腰酸,寒凝血瘀,气血失和,胞脉受阻,冲任不通,不能成孕。治宜温肾养血益气,活血化瘀,调理冲任。张氏抓住"虚"和"瘀"这个根据病机,治疗上 2 例患者均以温经汤合下瘀血汤加补肾之品获效。桃仁、红花、当归、川芎、赤芍、白芍、丹皮、丹参、蟅虫、大黄养血活血调经;温经汤温经散寒,养血祛瘀;加淫羊藿、巴戟天、菟丝子、紫河车补肾填精。使气血调和,胞脉通畅,冲任调和,自能摄精成孕。

案二患者加用紫河车、水蛭两味研粉装入胶囊,取效甚捷,方名"水车散",乃新安名医、全国第一批名老中医学术经验继承人导师胡翘武先生所创,原治慢性阻塞性肺疾病之肺肾两虚、痰瘀阻滞之虚喘,张氏借用于此,取水蛭祛瘀通经,破血消癥,紫河车温补肾阳,补益精血。

(黄震)

继 发 不 孕

【案一】

马某,女,23 岁。2010 年 12 月 1 日初诊。

[主诉] 自然流产后 1 年多,同居未避孕一直未孕。

[病史] 曾自然流产 2 次,现 1 年多未避孕未孕,刻下胃脘胀满嗳气,肠鸣,痛经,畏寒肢冷,腰酸,月经迟至,量少,色淡,5～6 日干净。

[检查] 输卵管造影通畅,性激素、抗体等检查未见异常,苔薄白,脉细弱。

[西医诊断] 继发不孕。

[中医诊断] 继发不孕。

[辨证] 冲任虚寒,脾虚气滞。

[治则] 温补脾肾,调理冲任。

[方药]

红参 10 g	党参 15 g	炒白术 15 g	炮姜 20 g
广木香 10 g	制厚朴 15 g	陈皮 10 g	砂仁 10 g
当归 15 g	淫羊藿 20 g	巴戟天 15 g	川续断 15 g
桑寄生 20 g	杜仲 15 g	姜半夏 10 g	焦山楂 30 g
神曲 30 g	炒麦芽 30 g	八月札 20 g	佛手 15 g

14 剂,水煎服,日服 2 次。

二诊(2011 年 1 月 5 日):正如前述,原方,14 剂,水煎服,日服 2 次。

三诊(2012 年 11 月 1 日):前年曾因胚停后人流 2 次,服中药后成功受孕,去年生一健康男婴。

【案二】

路某,女,35 岁。2012 年 4 月 15 日初诊。

[主诉] 流产后 1 年多,同居未避孕一直未孕。

[病史] 曾两次妊娠 2 月余停止发育,月经 26～28 日 1 次,量少,色淡黯,乏力神疲,面色欠华,头昏头晕,腹中冷,腰酸。

[检查] 性激素、Torch、抗体等检查均未见异常,苔薄白,脉细弱。

[西医诊断] 继发不孕。

[中医诊断] 继发不孕。

[辨证] 肾阳亏虚,气血不足,冲任虚寒。

[治则] 益气养血,温养冲任。

[方药] 四物汤加减。

熟地黄 30 g	当归 15 g	川芎 15 g	炒白芍 15 g
阿胶珠 10 g	炮姜 15 g	桂枝 15 g	淫羊藿 30 g
巴戟天 15 g	菟丝子 20 g	五味子 10 g	益母草 15 g

芜蔚子 10 g 炙黄芪 30 g 党参 15 g 炒苍术 15 g

炒白术 15 g

30 剂,水煎服,日服 2 次。

二诊(2012 年 5 月 18 日):药后乏力神疲,头昏头晕,腰酸减轻,原方继服,14 剂,水煎服,日服 2 次。

三诊(2012 年 7 月 25 日):月经未行,测尿 HCG 为阳性。

【按】不孕症是妇科常见病的一种。但它本身并不是一种独立的疾病,而是很多疾病引起的结果。不孕可分为原发性和继发性不孕两种。婚后同居 1 年以上未避孕而不受孕者,称为原发性不孕;分娩或流产后 1 年以上不孕者,称为继发性不孕。中医学称本病为"全不产""无子""断绪"。受孕是一个复杂的生理过程,必须"女子肾气盛,任脉通,太冲脉盛,月事以时下"和"男子肾气盛,精气溢泻,阴阳和,两精相搏,才能有子"。

两例患者均属于中医的"断绪",为胞宫虚寒不能摄精成孕。

案一:患者为脾肾两虚,肾阳虚弱,冲任失于温养。血海不充见月经量少,色黯,腹中冷,痛经;脾阳虚弱,不能温养四肢,故见畏寒肢冷;腰为肾府,肾阳不足,肾府失养,故见腰酸;脾虚运化无力,出现胃脘胀满嗳气,肠鸣。治疗宜温脾肾,调冲任。红参、党参、炒苍术、白术、炮姜、广木香、厚朴、陈皮、砂仁、半夏、焦山楂、神曲、炒麦芽、八月札、佛手温中健脾,理气和胃;淫羊藿、巴戟天、川续断温阳补肾;当归补血。全方使先天后天得养,生血旺盛,自能摄精成孕。

案二:患者系肾阳亏虚,气血不足,冲任虚寒。用四物汤养血活血;炮姜、桂枝、炙黄芪、党参、炒苍术、白术益气温中健脾;益母草活血调经;淫羊藿、巴戟天、菟丝子、五味子温养肝肾调补冲任,补阴益精。全方既温养先天肾气以养精,又培补后天脾胃以生血,并佐以调和血脉之品,使经血充足,冲任有养,胎孕易成。

(黄震)

慢 性 附 件 炎

【案例】

王某,女,39 岁。2012 年 6 月 13 日初诊。

[主诉] 小腹疼痛伴白带增多约 1 年。

[病史] 原罹附件炎,宫颈炎史。刻下小腹压痛,房事疼痛,带黄,阴痒。

[检查] B 超检查:盆腔有积液,苔薄白,脉滑数。

[西医诊断] 慢性附件炎。

[中医诊断] 腹痛,带下病。

[辨证] 湿热下注,带脉失约。

[治则] 清热利湿,燥湿止痒。

[方药]

炒苍术 20 g	炒黄柏 15 g	生薏苡仁 30 g	土茯苓 30 g
苦参 15 g	白芷 15 g	荆芥 10 g	车前子(包)30 g
制香附 10 g	生地黄 20 g	瞿麦 20 g	生甘草 10 g
浙贝母 15 g			

7 剂,水煎服,日服 2 次。

炒苍术 30 g	地肤子 15 g	炒黄柏 15 g	苦参 20 g

3 剂,煎水外洗,每日 1～2 次。

二诊(2012 年 7 月 11 日):前方外洗内服后,诸症悉除,刻下偶有左下腹隐痛不适,按之痛,此为瘀阻胞宫。

炒黄柏 15 g	红藤 30 g	炒苍术 15 g	生薏苡仁 30 g
败酱草 30 g	丹皮 15 g	五灵脂 10 g	炒蒲黄(包)15 g
赤芍 15 g	白芷 15 g	土茯苓 20 g	车前子(包)30 g
当归 15 g	益母草 15 g	炙甘草 10 g	炒白术 15 g

7 剂,水煎服,日服 2 次。

三诊(2012 年 8 月 26 日):白带色黄质稠量不多,舌淡红苔薄白,此为湿热下注。

炒苍术 15 g	炒黄柏 15 g	生薏苡仁 30 g	淮山药 30 g
炒黄芩 15 g	白芷 15 g	苦参 15 g	车前子(包)30 g
土茯苓 30 g	制香附 15 g		

7 剂,水煎服,日服 2 次。

【按】妇女内生殖器官和盆腔组织炎症中,以输卵管炎最为多见。由于输卵管与卵巢邻近,输卵管发生炎症时,卵巢往往同时受累,一般把输卵管和卵巢统称为附件,因此,输卵管卵巢炎就叫做附件炎。慢性附件炎较为多见,常常是先有急性炎症过程再转为慢性,也有的急性炎症过程不明显,一般发现就已经是慢性的了。

根据慢性附件炎的不同发病原因分为气滞血瘀型、寒湿瘀滞型、气虚血瘀型、热盛瘀阻型、痰湿瘀滞型等。但是,"瘀"是主要的,不同原因形成的"瘀",可用不同的方法化瘀、散瘀、祛瘀等。如气滞血瘀用行气活血化瘀法;寒湿瘀滞用温经祛寒散瘀法;气虚血瘀用益气补血活血祛瘀法;热盛瘀阻用清热凉血散瘀法;痰湿瘀滞用化痰祛瘀法等。无论是口服、灌肠还是热敷,均按上述治疗原则进行。上述 2 个案例为湿热之邪直犯阴中或流注下焦,累及任带二脉,任脉失固,带脉失约,故见带多色黄,阴痒。治宜清热利湿,燥湿止痒。用炒苍术、黄柏、土茯苓、浙贝母、地肤子、黄柏、苦参、生甘草清热除湿,燥湿止痒;荆芥、白芷祛风,取风能胜湿;瞿麦、车前子利湿;湿热兼有瘀血者,用蒲黄、五灵脂、赤芍、益母草、红藤、败酱草、香附清热解毒,理气活血;生地黄养阴,使燥而不伤阴。配合清热燥湿止痒的中药外用,内外合用,疗效更佳。

(黄震)

盆 腔 炎

【案例】

蔡某,女,37 岁。2011 年 3 月 16 日初诊。

[主诉]少腹隐痛 1 年余。

[病史]慢性盆腔炎病史,刻下少腹隐痛,白带多,质如水,色黄,月经量偏多,乏力神疲,纳谷不昌,大便偏稀,畏寒肢冷。

[检查]B 超提示:盆腔炎,子宫浆膜层肌瘤,苔薄黄,脉弦数。

[西医诊断]慢性盆腔炎。

[中医诊断]腹痛,带下病。

[辨证]脾虚湿热下注。

[治则]健脾益气,清利湿热。

[方药]

桂枝 20 g	茯苓 20 g	丹皮 15 g	赤芍 15 g
红藤 30 g	败酱草 30 g	莪术 10 g	生薏苡仁 30 g
淮山药 30 g	当归 15 g	白芷 15 g	炒苍术 15 g
制香附 15 g	益母草 15 g	白芍 15 g	炒白术 15 g

14 剂,水煎服,日服 2 次。

二诊(2011 年 3 月 30 日):白带减少,质中等,色白,上方加炒蒲黄(包)15 g,14 剂,水煎服,日服 2 次。

三诊(2011 年 4 月 16 日):少腹隐痛不显,白带正常,月经量一般,乏力神疲,纳谷不昌,大便偏稀,畏寒肢冷减轻。上方巩固 14 剂,水煎服,日服 2 次。

【按】盆腔炎是一种妇科常见病,是指女性盆腔生殖器官、子宫周围的结缔组织及盆腔腹膜的炎症。盆腔炎以腹痛为主症,临床多见实象、热象,辨证时当以腹痛的程度、伴有的症状及舌苔、脉象为依据,详加审证,尤其应与内、外科的腑实证相鉴别,本病除有发热及腹痛外,常兼见带下异常。

盆腔炎多因湿热邪毒侵及盆腔,气血瘀滞所致。本病的成因,主要是邪毒侵入胞脉后,与败血搏结,进一步发展所致。由于邪气盛实,瘀热内结,正邪交争剧烈,而致腹痛较重,并有高热、寒战。当瘀热阻于肠道时,可致腑气不通、热结旁流,而见呕吐、腹泻等。《傅青主女科》有"带下俱是实症"之说,而内湿致生,首当责脾。本案系脾虚湿热下注,久则化热,损伤冲任见少腹隐痛,白带如水。治疗上采用健脾益气、清利湿热之法。方中桂枝、淮山药、苍术、白术、薏苡仁、茯苓温中健脾化湿;红藤、败酱草、赤芍、丹皮、蒲黄、莪术、白芷清热解毒,活血化瘀;白芍、当归滋阴养血;香附、益母草理气止痛,活血调经。

张氏认为中医治疗盆腔炎不仅疗效好,一般没有什么不良反应,而且还可以起到对身体调节的作用,要比西医治疗效果更明显,要提醒患者,一定要注意坚持,一定要等彻底治愈之后才可以停药。

（黄震）

宫 颈 糜 烂

【案一】

张某,女,35岁。2011年8月24日初诊。

[主诉] 罹患宫颈糜烂1年未愈。

[病史] 原罹宫颈糜烂,用甲硝唑、氧氟沙星、妇炎净胶囊、制糜灵栓等治疗,效果不理想。刻下白带量多色黄,质稠,房事时带血,有异味,伴小腹胀坠,疼痛,月经提前,经期较长。

[检查] 西医检查:宫颈糜烂(Ⅱ度),舌淡苔薄黄,脉滑数。

[西医诊断] 宫颈糜烂。

[中医诊断] 带下病。

[辨证] 湿热下注。

[治则] 清利湿热。

[方药] 三妙散加减。

炒苍术 15 g	炒黄柏 15 g	生薏苡仁 30 g	白芷 20 g
土茯苓 30 g	苦参 15 g	浙贝母 15 g	车前子(包)30 g
荆芥 10 g	红藤 30 g	败酱草 30 g	椿根皮 15 g
蒲公英 30 g	紫花地丁 20 g		

7剂,水煎服,日服2次。

二诊(2011年9月10日):药后白带量减少,色白,无异味,体力增加,前方加丹皮10 g、莪术10 g、仙鹤草15 g,14剂,水煎服,日服2次。

三诊(2011年9月25日):白带正常,月经到月而至,其他症状均已不明显,上方巩固,14剂,水煎服,日服2次。

【案二】

吴某,女,35岁。2012年11月14日初诊。

[主诉] 罹患宫颈糜烂2年余。

[病史] 原罹宫颈糜烂,刻下月经淋漓,7日干净,白带色白量多,有异味,伴畏寒肢冷,乏力神疲,纳差,大便不成形,腰酸,经治疗效果不佳。

[检查] 阴道镜检查:宫颈糜烂Ⅱ级,舌淡苔薄白,脉沉。

[西医诊断] 宫颈糜烂。

[中医诊断] 带下病。

[辨证] 脾肾两虚,水湿下注。

[治则] 补肾温阳,健脾化湿。

[方药] 完带汤加减。

炙黄芪 30 g	党参 20 g	茯苓 15 g	炒苍术 15 g
熟地黄 15 g	当归 15 g	川芎 10 g	炒白芍 15 g
白芷 15 g	制香附 15 g	荆芥炭 10 g	浙贝母 15 g
淫羊藿 20 g	巴戟天 15 g	蛇床子 10 g	炒黄芩 10 g
炒白术 15 g			

14 剂,水煎服,日服 2 次。

二诊(2012 年 12 月 1 日):药白带量减少,异味好转,体力增加,前方继服,14 剂,水煎服,日服 2 次。

三诊(2012 年 12 月 15 日):白带正常,其他症状均已不明显,前方巩固,14 剂,水煎服,日服 2 次。

【案三】

江某,女,30 岁。2012 年 11 月 20 日初诊。

[主诉] 白带色黄量多,有异味。

[病史] 白带色黄量多,有异味,月经提前,量少,5～6 日干净,色黯,经前乳胀,烦躁,小腹胀痛,腰酸,用中西药内服,外用治疗未效。

[检查] 11 月 13 日 B 超:宫颈肥大,厚 38 mm。阴道镜:宫颈糜烂Ⅲ级,宫颈肥大,11 月 16 日病理:黏膜慢性炎,宫颈上皮内瘤变Ⅰ～Ⅱ级,HPV 感染不能排除。舌淡苔薄黄,脉滑数。

[西医诊断] 宫颈糜烂。

[中医诊断] 带下病。

[辨证] 肝胆湿热,浊毒下注。

[治则] 清利肝胆湿热。

[方药] 龙胆泻肝汤加减。

龙胆草 10 g	炒栀子 15 g	炒黄芩 15 g	柴胡 10 g
生地黄 15 g	泽泻 15 g	当归 15 g	车前子(包)30 g
炒苍术 15 g	苦参 15 g	炒黄柏 15 g	土茯苓 30 g
生黄芪 20 g	威灵仙 15 g	白芷 15 g	制香附 15 g
浙贝母 15 g	淫羊藿 20 g		

20 剂,水煎服,日服 2 次。

二诊(2012 年 12 月 12 日):上次月经 10 月 23 日,本次月经 22 日来潮,药后月经量增多,5～6 日干净,白带亦少无异味,苔薄白舌尖红,12 月 6 日复查 B 超:宫颈肥大,厚 32 mm,子宫大小 47 mm×32 mm×45 mm,前方加生黄芪 30 g、党参 20 g、炒酸枣仁 30 g、五味子 6 g,30 剂,水煎服,日服 2 次。

【按】宫颈糜烂是妇女最常见的一种疾病,多由急、慢性宫颈炎转变而来,在已婚体虚的妇女更为多见。其病因大多是由于性生活或分娩时损伤宫颈,使细菌侵入而得病。

也有因为体质虚弱,经期细菌感染,而造成。宫颈糜烂发生后,经常会出现白带增多、黏稠,偶尔也可能出现脓性、血性白带,腰酸、腹痛及下腹部重坠感也常常伴随而来,性生活时也可能会引起接触性出血、异味的出现。

宫颈糜烂属于中医"带下"病,多因湿邪为患,湿热、寒邪为多见。

案一:患者为下焦湿热,侵及冲任胞宫,伤及血络,致白带量多色黄,有异味,时带血,气滞血瘀见伴小腹胀坠。治宜清热利湿,活血化瘀。方用三妙散加减取效。

案二:患者为脾肾两虚,脾肾功能失调,水津内停成湿,湿流下注,任脉失固,带脉失约所致。治宜补肾温阳,健脾化湿。完带汤加减,方中淫羊藿、巴戟天、蛇床子补肾温阳;炙黄芪、党参、炒苍术、白术、茯苓、浙贝母、白芷益气健脾化湿;熟地黄、当归、川芎、炒白芍滋阴养血;香附理气;荆芥炭、黄芩燥湿清热为佐药。

案三:患者为肝胆湿热,浊毒下注,任脉失固,带脉失约所致。治宜清利肝胆湿热。用龙胆泻肝汤加减收效。

张氏认为中药治疗宫颈糜烂的优点:根据患者的不同表现及身体状况,辨证治疗,有针对性地选择用药,采取内服外用。既能改善症状,又不伤正气,无不良反应。带下病应有湿除湿,无湿扶正,或健脾或补肾固本。

(黄震)

霉菌性阴道炎

【案一】

梁某,女,40 岁。2009 年 9 月 4 日初诊。

[主诉] 白带量多有块,阴痒。

[病史] 霉菌性阴道炎史,白带量多,呈豆腐渣状,瘙痒,用小苏打冲洗阴道,苦参碱栓、达克宁栓纳阴等治疗,白带减少,瘙痒减轻,但不久反复,症状如初,十分痛苦。

[检查] 白带常规检查念珠菌阳性,豆腐渣样,舌淡苔薄黄,脉濡数。

[西医诊断] 霉菌性阴道炎。

[中医诊断] 带下病。

[辨证] 下焦湿热。

[治则] 清利湿热。

[方药] 三妙散加减。

炒苍术 30 g	炒黄柏 15 g	生薏苡仁 30 g	浙贝母 15 g
白芷 15 g	红藤 30 g	败酱草 30 g	蛇床子 15 g
淮山药 30 g	荆芥炭 10 g	车前子(包)30 g	

14 剂,水煎服,日服 2 次。

二诊(2009 年 9 月 19 日):阴痒已除,白带亦少,霉菌检查阴性,原方巩固,7 剂,水煎服,日服 2 次。

【案二】

杨某,女,38 岁。2009 年 8 月 28 日初诊。

[主诉] 白带增多,瘙痒,反复发作。

[病史] 霉菌性阴道炎 3～4 年,经西药制霉菌素片、达克宁软膏外用治疗治愈,感冒、劳累、房事后又反复,白带量多如豆腐渣样,伴腰酸。

[检查] 白带常规检查念珠菌阳性,舌淡苔薄黄,脉儒数。

[西医诊断] 霉菌性阴道炎。

[中医诊断] 带下病。

[辨证] 肾虚有湿热。

[治则] 补肾清利下焦湿热。

[方药] 当归贝母苦参丸合三妙散加减。

生地黄 20 g	当归 15 g	浙贝母 15 g	苦参 15 g
炒苍术 20 g	黄柏 15 g	薏苡仁 30 g	淮山药 30 g
白芷 15 g	炒栀子 15 g	荆芥炭 15 g	蛇床子 15 g
车前子(包)30 g			

14 剂,水煎服,日服 2 次。

苦参 20 g	炒苍术 30 g	炒黄柏 20 g	蛇床子 30 g

7 剂,煎水外洗,每日 1～2 次。

二诊(2009 年 9 月 12 日):阴道瘙痒已无,白带量减少,白带常规检查,念珠菌阴性,原方巩固,14 剂,水煎服,日服 2 次。

【按】 霉菌性阴道炎或念珠菌性阴道炎是由念珠菌引起的一种常见多发的外阴阴道炎症性疾病。见白带增多、阴部瘙痒等症状。中医认为生殖器念珠菌病是由于湿热在体内蕴结,加上外受毒邪所致。湿热是内因,而毒邪是外因,内因、外因相互作用使病情缠绵。日久湿热之邪必然要伤阴,出现阴伤、湿热阻滞的虚实夹杂的证候。

两例患者均属摄生不慎,湿毒乘虚直犯阴器、胞宫,损伤冲任二脉而为带下病。

案一:患者以湿热为主,用三妙散加味治疗。其中炒苍术、黄柏、蛇床子、薏苡仁、浙贝母、白芷、荆芥炭清热除湿,燥湿止痒;红藤、败酱草清热解毒,活血化瘀;淮山药、车前子健脾利湿。

案二:患者为肾虚有湿热。以当归贝母苦参丸合三妙散加减治加补肾之品。方中炒苍术、黄柏、浙贝母、车前子、白芷、蛇床子、荆芥清热除湿,燥湿止痒;红藤、败酱草清热解毒,活血化瘀;淮山药、薏苡仁健脾利湿;生地黄、当归养血益肝,使燥而不伤阴。配以苦参、炒苍术、黄柏、蛇床子清热燥湿止痒之品外洗,内外合用,提高疗效。

(黄震)

老年性阴道炎

【案例】

郑某,女,70岁。2010年12月12日初诊。

[主诉] 白带量多2月余。

[病史] 食道癌术后2年。刻下白带量多,色微黄,质稠,有异味,外阴部偶有瘙痒,无明显的尿频、尿急、尿痛等症。患者平素体弱,胃脘时热时凉,饮食稍有不慎则痞滞不适。

[检查] 舌色红,苔薄白腻,脉沉细。

[西医诊断] 老年性阴道炎。

[中医诊断] 带下病。

[辨证] 脾胃虚弱,湿毒内蕴。

[治则] 健脾益气,清利湿毒。

[方药] 半夏泻心汤合二妙丸加减。

清半夏15 g	干姜15 g	炒黄连10 g	炒黄芩15 g
党参15 g	炒苍术15 g	炒黄柏10 g	白芷15 g
红藤30 g	败酱草30 g	椿根皮20 g	车前子(包)30 g
土茯苓30 g	苦参15 g	当归15 g	浙贝母15 g

14剂,水煎服,日服2次。

二诊(2011年10月5日):前方14剂后,白带量多即除,今胃脘仍有胀满,气机不畅,畏寒喜暖,吐冷沫,苔白腻舌黯红,脉沉细。宜健脾和胃、行气消胀。拟方如下。

党参10 g	炒白术15 g	茯苓15 g	炙甘草10 g
木香10 g	砂仁10 g	草豆蔻10 g	藿香10 g
青皮10 g	陈皮10 g	制厚朴15 g	莪术10 g
干姜15 g	灵芝10 g	乌药15 g	荜茇10 g
三棱10 g			

7剂,水煎服,日服2次。

【按】 正常带下说明肾气充盛、脾气健运,任、带脉功能正常。患者老年食道癌术后,中气虚弱,寒热错杂,湿邪内生,故见胃脘时时寒热交错,带下量多,方用半夏泻心汤合二妙丸加减。半夏泻心汤半夏散结消痞,党参、干姜益气健脾、温中散寒,黄芩、黄连泄热开痞,诸药辛开苦降以去中焦脾胃不适;二妙丸苍术、黄柏清热燥湿,合白芷、红藤、败酱草、车前子、椿根皮、土茯苓、苦参加强清热利湿杀虫之功,浙贝母化痰散结,当归活血补血以扶正气。二诊患者述前药后带下即除,但胃脘胀满,畏寒喜暖,用四君子汤健脾益胃,草豆蔻、藿香、青皮、陈皮、厚朴行气燥湿,三棱、莪术破血祛瘀,干姜、乌药、荜茇温中散寒,灵芝抗肿瘤提高免疫。考虑患者为老年食管癌术后,正气虚损,邪浊化毒,瘀阻脉络,张氏始终立足以扶助中焦脾胃之气为本,辨证论治,疗效勘验。

(周雪梅)

阴　痒

【案例】

丁某,女,44岁。2010年5月10日初诊。

[主诉] 外阴瘙痒3月余。

[病史] 外阴及肛门时有瘙痒,瘙痒呈阵发性,夜间和遇热为重,瘙痒剧烈时难以忍受,甚则坐卧不安。因不断搔抓,局部皮肤时有破溃,同时伴有白带量多,色微黄。

[检查] 舌红苔薄腻,脉弦。

[西医诊断] 外阴瘙痒。

[中医诊断] 阴痒。

[辨证] 湿热下注。

[治则] 清热利湿,杀虫止痒。

[方药] 四妙丸加减。

炒苍术20 g	炒黄柏15 g	生薏苡仁30 g	怀牛膝15 g
土茯苓30 g	苦参15 g	蛇床子10 g	浙贝母15 g
白芷15 g	刺蒺藜20 g	防风15 g	车前子(包)20 g

7剂,水煎服,日服2次。

炒苍术30 g	炒黄柏30 g	蛇床子30 g	苦参30 g
土茯苓30 g	车前子(包)30 g		

5剂,煎水外洗,每日1~2次。

二诊(2010年5月18日):前内服外用方药后,瘙痒症状减轻,前内服方加当归15 g、白鲜皮30 g,再进7剂。

三诊(2010年5月25日):二诊后,瘙痒已经大为减轻,前内服方加地肤子15 g,再进7剂。

回访(2010年9月19日):患者带友人来诊,得悉前方服后湿疹已愈。

【按】本病的发生主要是肝、肾、脾功能失常,肝脉绕阴器,又主藏血,肾主藏精,开窍于二阴,脾主运化水液。患者肝经湿热之邪,随经下注,蕴结阴器。法以清热利湿、杀虫止痒。方用四妙丸加减,药用苍术、薏苡仁健脾化湿,黄柏清下焦湿热,土茯苓、苦参、蛇床子、白芷、车前子清热利湿杀虫,刺蒺藜、防风祛风,怀牛膝补益肝肾、引血下行,诸药共奏清热化湿止痒之功。二诊加白鲜皮加强清热燥湿、祛风止痒,当归补血活血,以防血燥生风。三诊加地肤子与苦参、蛇床子、白鲜皮共奏清热利湿止痒之效。外洗选用炒苍术、黄柏、蛇床子、苦参、土茯苓、车前子亦奏清热利湿杀虫止痒之效。

(周雪梅)

妊 娠 恶 阻

【案一】

李某,女,34 岁。2010 年 2 月 2 日初诊。

[主诉] 恶心呕吐 1 周。

[病史] 末次月经为 2009 年 12 月 20 日,停经 44 日。刻下:呕吐较剧,尤以晨起明显,饮食难下,甚则食入即吐,伴身倦、乏力、头晕。

[检查] 尿 HCG(＋),舌色淡白,苔薄白,脉细弱。

[西医诊断] 早孕反应。

[中医诊断] 妊娠恶阻。

[辨证] 脾胃虚弱,冲气上逆。

[治则] 和胃降逆,养血平冲。

[方药] 四物汤加减。

当归 10 g	川芎 10 g	炒白芍 10 g	炙甘草 10 g
川续断 15 g	桑寄生 15 g	炒黄芩 10 g	炒杜仲 10 g
山药 20 g	姜半夏 10 g		

20 剂,水煎服,日服 2 次。

二诊(2010 年 2 月 23 日):前方服 20 剂,呕吐减轻,但仍时有欲呕,苔薄白,脉细弱。宜健脾和胃,养血安胎。

当归 10 g	川芎 10 g	炒白芍 10 g	党参 15 g
炒白术 15 g	炒黄芩 15 g	姜半夏 10 g	砂仁(后下)6 g
竹茹 10 g	陈皮 10 g	生姜 15 g	蒲公英 15 g

14 剂,水煎服,日服 2 次。

三诊(2010 年 3 月 10 日):妊娠 80 日,服前方呕吐已止,刻下仍有疲乏倦怠。B 超提示:早孕,宜养血安胎。

熟地黄 15 g	当归 15 g	炒白芍 10 g	川芎 10 g
桑寄生 15 g	炒白术 10 g	炒黄芩 10 g	川续断 10 g
姜半夏 10 g	西洋参 10 g	砂仁(后下)6 g	

14 剂,水煎服,日服 2 次。

【按】受孕以后,阴血聚于冲任以养胎,孕妇机体处于阴血偏虚、阳气偏充的生理状态,因此妊娠病的治疗以治病与安胎并举,脾肾为先后天之本,安胎以补肾培脾为主,本固血充,则胎可安。初诊以养血安胎为主,方用四物汤加减,当归、川芎、白芍补阴养血,川续断、桑寄生、黄芩、杜仲、山药补肾安胎,姜半夏降逆平冲。二诊,患者时有呕吐,因孕后胎元初凝,血聚养胎,胞宫内实,冲气偏旺,冲气上逆犯胃所致。本病初起常为脾胃虚弱,胃气上逆而呕,渐则胃气受损,脾运不力,生化不足,肝血愈虚,肝郁犯脾,加重呕吐。如此反复,屡伤阴液,导致阴损液伤,胃失所濡,甚则肾阴受损,水不涵木,肝脾肾同病,使呕吐日剧,反复不愈。胃弱是妊娠恶阻发生的根本,发病主要机制为冲脉之气上逆犯胃,胃失和降。在养血的基础上,健脾和胃,降逆止呕,用当归、川芎、白芍养阴血,党参、白术和脾胃,砂仁、半夏、生姜、陈皮、竹茹降逆止呕。三诊,患者呕吐已止,仍以四物汤、桑寄生、黄芩等养血安胎为主,佐以白术、半夏、砂仁、西洋参健脾和胃化湿。

【案二】

严某,女,38 岁。2012 年 11 月 18 日初诊。

[主诉] 人流术后呕吐 3 日。

[病史] 妊娠后,呕吐严重,直至饮食不下,食入即吐,行人流术中止妊娠。人流后仍有恶心欲吐,纳少不食。

[检查] 舌淡红苔白,脉细弱。

[西医诊断] 早孕反应。

[中医诊断] 妊娠恶阻。

[辨证] 脾胃虚弱,冲气上逆。

[治则] 和胃降逆。

[方药]

党参 20 g	炒白术 15 g	茯苓 15 g	代赭石(先煎)30 g
干姜 20 g	姜半夏 20 g	竹茹 10 g	炒枳实 10 g
石斛 20 g	佛手 15 g	生姜 10 g	砂仁(后下)6 g

7 剂,水煎服,日服 2 次。

【按】本病的主要病机是冲气上逆,胃失和降。孕后经血停闭,血聚养胎,冲脉气盛,挟胃气、肝火、痰饮上逆犯胃,胃失和降,致恶心、呕吐。妇人在妊娠之后,经血停闭,胎元初凝,血聚冲任以养胎,冲脉气盛,而冲脉起于胞宫隶于阳明,冲脉气壅则上逆。若胃气素虚,失于和降,冲气挟胃气上逆,故致恶心呕吐。《金匮要略》有"妊娠呕吐,谓之恶阻,恶阻者,谓胃中素有寒饮恶阻其胎,而妨饮食也""妊娠呕吐不止,干姜人参半夏丸主之"。患者妊娠恶阻较重,人流后仍感恶心欲吐,考虑脾胃虚弱,痰饮阻滞,选用干姜祛寒,半夏止呕,佐人参、白术、茯苓益气健脾,助姜夏以温胃化饮,代赭石、生姜、竹茹止呕,砂仁、枳实、佛手温中行气燥湿,诸药合用,以降胃气。

(周雪梅)

先 兆 流 产

【案例】

臧某,女,29 岁。2012 年 5 月 21 日初诊。

[主诉] 间歇性阴道出血 1 个月。

[病史] 停经 2 个月,今无明显诱因见阴道出血,量少,色淡红,白带色黄量多,无明显腹痛,同时伴见神疲肢倦,面色萎黄,晨起恶心欲吐。

[检查] 尿 HCG(＋),舌色淡白,苔薄白,脉细弱。

[西医诊断] 先兆流产。

[中医诊断] 胎漏。

[辨证] 气血亏虚,冲任不固。

[治则] 健脾利湿,养血安胎。

[方药]

生黄芪 15 g	党参 15 g	炒白术 15 g	茯苓 10 g
炙甘草 10 g	当归 15 g	炒白芍 10 g	熟地黄 15 g
白芷 10 g	荆芥炭 10 g	浙贝母 10 g	炒黄芩 15 g
桑寄生 15 g	砂仁(后下)6 g		

7 剂,水煎服,日服 2 次。

二诊(2012 年 5 月 29 日):前方服 7 剂后,未见出血,原方再进 7 剂。

【按】《诸病源候论》曰:"漏胞者,谓妊娠数月而经水时下。此由冲脉、任脉虚,不能约制太阳、少阴之经血故也。"后世主要为阴阳失调、气血失和、脏腑功能失调、正气虚弱、正邪相引等原因所致。《万氏妇人科》曰"如脾胃素弱,不能管束其胎,气血素衰,不能滋养其胎,不以日月多少常堕者,安胎饮主之",提出了补气、补血、清热、止血的治法。患者第二胎仍见胎动不安,伴见白带色黄量多,因此健脾利湿,养血安胎。药用黄芪、党参、白术、茯苓、甘草健脾益气渗湿,配白芷、荆芥炭燥湿止带,当归、白芍、熟地黄养血,配黄芩、砂仁、桑寄生安胎,1 周见效,二诊原方巩固 1 周。

(周雪梅)

恶 露 不 绝

【案一】

孙某,女,33 岁。2009 年 10 月 27 日初诊。

[主诉] 阴道出血 3 个月余。

[病史] 自剖腹产后阴道一直有紫黯色恶露排出,淋漓量少,偶有血块,有臭气,小腹偶有疼痛拒按,血块下后痛减,伴烘热,自汗。

[检查] 舌色淡白边有瘀点,苔白,脉细弱。

[西医诊断] 产后出血。

[中医诊断] 恶露不绝。

[辨证] 冲任亏虚,郁热瘀滞。

[治则] 补气益血,凉血止血。

[方药] 生化汤加减。

| 生黄芪 30 g | 当归 15 g | 川芎 10 g | 赤芍 15 g |
| 生地黄 20 g | 地榆炭 20 g | 炮姜炭 10 g | 炒苍术 15 g |

| 炒黄柏 10 g | 地骨皮 30 g | 丹皮 15 g | 炒栀子 15 g |
| 仙鹤草 30 g | 三七 10 g | 炒白芍 15 g | |

7 剂,水煎服,日服 2 次。

二诊(2009 年 11 月 3 日):前方服 7 剂后,恶露已止,但仍有疲乏、自汗,夜尿多,仍宜养气血。拟方如下。

炙黄芪 30 g	当归 15 g	川芎 10 g	生地黄 15 g
炒白芍 20 g	党参 20 g	炒白术 15 g	阿胶(烊冲)10 g
炮姜炭 10 g	山药 30 g	山茱萸 20 g	覆盆子 30 g

7 剂,水煎服,日服 2 次。

三诊(2009 年 11 月 10 日):前药后诸症皆轻,仍宜原方继服,30 剂,水煎服,日服 2 次。

【案二】

王某,女,38 岁。2010 年 10 月 3 日初诊。

[主诉] 阴道出血 20 余日。

[病史] 人流后阴道持续出血不止,淋漓量少,咖啡色,同时小腹胀坠不适,伴有畏寒,胃脘痞胀不适,大便稀溏。

[检查] 舌淡红,苔薄白,脉细弱。

[西医诊断] 阴道出血待查。

[中医诊断] 恶露不绝。

[辨证] 脾气亏虚,瘀血阻滞。

[治则] 健脾益气,活血止血。

[方药] 生化汤合六君子汤加减。

当归 15 g	赤芍 15 g	川芎 15 g	炮姜 20 g
桃仁 10 g	红花 10 g	益母草 15 g	党参 20 g
茯苓 15 g	陈皮 10 g	清半夏 10 g	佛手 15 g
炒白术 15 g	炒苍术 15 g	炒白芍 15 g	

7 剂,水煎服,日服 2 次。

随访(2010 年 10 月 24 日):前方服 3 剂后,出血即止。

【按】冲为血海,任主胞胎,恶露为血所化,产后恶露不尽,主要是冲任为病,气血运化失常。《诸病源候论》曰:"产伤受于经血,其后虚损未平复,或劳役损动,而血暴崩下,遂因淋漓不断时来,故为崩中恶露不尽。"指出本病可由"虚损"或"内有瘀血"所致。《胎产心法》认为:"产时伤其经血,虚损不足,不能收摄,或恶血不尽,则好血难安,相并而下,日久不止。"

案一:患者剖腹产后,气血不足,冲任不固,又出血日久,阴血不足,虚热内生,郁热瘀阻。首诊方用生化汤加减,补益气血、凉血止血、活血化瘀。用黄芪、当归、川芎、赤芍、白芍、生地黄、炮姜补气益血活血,黄柏、地骨皮、丹皮、栀子、地榆炭、仙鹤草、三七凉血止血,首诊效著。二诊郁热瘀血已去,培本益气血为主,三诊巩固。

案二：人流后，胞脉空虚，寒邪乘虚而入，与血相搏，瘀血内阻，影响冲任，血不归经，故恶露不尽，且有胃脘不适，首诊方用生化汤合六君子汤加减，活血化瘀、益气健脾，药用当归、赤芍、白芍、川芎、桃仁、红花、益母草活血化瘀，党参、茯苓、苍术、白术、陈皮、半夏健脾化湿，炮姜温通经脉，诸药合用，效著。二诊述恶露已净，症见咳嗽，考虑患者人流后正气不足，外邪入侵，郁热内阻，故见胃胀、口苦，药用麻黄、杏仁、炙甘草辛温散寒、宣降肺气，桔梗、前胡、紫菀、橘红、浙贝母、百部、枇杷叶止咳化痰，宣肺降逆，半夏、黄芩辛开苦降，以调脾胃升降气机。

（周雪梅）

产 后 自 汗

【案一】

夏某，女，30 岁。2009 年 6 月 11 日初诊。

[主诉] 反复阵发性出汗 1 个月余。

[病史] 产后 1 个月，反复阵发性自汗，汗多，动则加重，伴有畏寒，疲乏倦怠，面色苍白，气短懒言，语声低弱。

[检查] 舌暗红苔白腻，脉细弱。

[西医诊断] 产褥期疾病。

[中医诊断] 产后自汗。

[辨证] 肌表空虚，卫阳不固。

[治则] 益气固表，和营止汗。

[方药]

炙黄芪 30 g	熟地黄 20 g	山茱萸 20 g	桂枝 20 g
炒白芍 20 g	党参 15 g	当归 15 g	炒白术 15 g
红参 10 g	麦冬 30 g	五味子 10 g	煅龙骨(先煎)30 g

煅牡蛎(先煎)30 g

7 剂，水煎服，日服 2 次。

二诊(2009 年 7 月 9 日)：前药后自汗症减，停药后又出现自汗，伴多食易饥，前方加淮小麦 30 g、知母 20 g、麦冬 30 g、生石膏 30 g，再进 7 剂，水煎服，日服 2 次。

【案二】

程某，女，37 岁。2011 年 1 月 12 日初诊。

[主诉] 反复阵发性出汗 10 余日。

[病史] 人流后反复阵发性出汗，伴畏寒肢冷，关节疼痛，遇冷痛甚，面色苍白，气短懒言，疲乏倦怠。

[检查] 舌淡白，苔薄白，脉沉细。

[西医诊断] 产褥期疾病。

[中医诊断] 产后自汗。

[辨证] 气血亏虚,营卫不和。

[治则] 益气行血,调和营卫。

[方药] 黄芪桂枝五物汤加减。

炙黄芪 30 g	炒白芍 30 g	桂枝 30 g	生姜 15 g
当归 20 g	鸡血藤 30 g	红参 10 g	大枣 10 枚
炒白术 15 g	防风 10 g	熟地黄 20 g	山茱萸 20 g

14 剂,水煎服,日服 2 次。

二诊(2011 年 4 月 17 日):前方服 14 剂后出汗、畏寒、关节冷痛等症皆愈,今又见乏力神疲,困倦,汗出,前方加枸杞子 30 g,淫羊藿 15 g,再进 14 剂,水煎服,日服 2 次。

【按】《诸病源候论》认为产后汗出是"阴气虚而阳气加之,里虚表实,阳气独发于外"。

案一:产后气虚,卫阳不固,畏寒自汗,不能自止,治以补气固表,和营止汗。药用黄芪、白术、党参、红参补气固表,熟地黄、山茱萸、白芍、麦冬、五味子养阴滋阴,桂枝调和营卫,龙骨、牡蛎固摄敛汗。二诊患者自汗易饥,胃火炽盛,前方加淮小麦增强固摄,知母、麦冬养阴清热,石膏配知母清阳明有余之火。

案二:产后百节空虚易受外寒,患者畏寒自汗,关节疼痛,遇冷加重,产后宜温,以黄芪桂枝五物汤益气温经,和血通脉。用当归、鸡血藤、白芍、熟地黄、山茱萸养血活血通络,黄芪、红参、白术益气行血,桂枝温经通脉,防风散风祛风,生姜、大枣调和营卫。二诊时前方效著,但又见乏力困倦,加枸杞子、淫羊藿温补肾气肾阳。

(周雪梅)

产 后 缺 乳

【案例】

张某,女,33 岁。2012 年 3 月 25 日初诊。

[主诉] 乳汁稀少 1 个月余。

[病史] 剖腹产后乳汁稀少,乳房无胀感,伴自汗,身倦乏力,面色萎黄,气短懒言。

[检查] 舌色淡白,苔薄腻,脉细弱。

[西医诊断] 产后缺乳。

[中医诊断] 产后缺乳。

[辨证] 气血亏虚,乳汁稀少。

[治则] 补气益血通乳。

[方药]

生黄芪 30 g	当归 15 g	熟地黄 15 g	炮山甲 6 g
漏芦 10 g	党参 20 g	王不留行 20 g	

7 剂,水煎服,日服 2 次。

二诊(2012年4月2日)：前方服7剂后乳汁明显增多,去漏芦10g,加通草10g、炒白术10g、枸杞子20g,再进3剂,水煎服,日服2次。

【按】乳汁为血所化生,而赖气以运行。《诸病源候论》认为缺乳皆因津液暴竭、经血不足而导致。《三因极一病证方论》分虚实论缺乳:"产妇有两种乳脉不行,有气血盛而壅闭不行者,有血少气弱涩而不行者,虚当补之,盛当疏之。"张子和《儒门事亲》云:"妇人本生无乳者不治,或因啼哭悲怒郁结,气溢闭塞,以致乳脉不行。"因此,气血虚弱以致乳汁化源不足或情志抑郁致肝气不舒影响乳汁生成,是导致乳汁缺乏的主要发病机制。故产后缺乳主要分为两大类型:一是气血亏虚型,主要是由于脾胃素虚,气血生化乏源,或因分娩失血过多,气随血耗,气血衰少,影响乳汁的生成。二是肝郁气滞型,是由于产后情志抑郁,肝失调达,经脉壅滞,遂致乳汁不通致乳汁少。患者乳汁稀少,辨证为气血不足,以益气补血通乳为法,黄芪、当归、熟地黄、党参补益气血,穿山甲、王不留行、漏芦通乳。二诊时诉前方效著,去苦寒之漏芦,加温补之品枸杞子、肉苁蓉以固本。

(周雪梅)

产 后 呕 吐

【案例】

王某,女,31岁。2010年3月14日初诊。

[主诉] 阵发性呕吐1年余。

[病史] 产后1年余,时有呕吐,呕吐清水,偶夹不消化食物,胃脘畏寒喜暖,伴头晕,面色萎黄,倦怠神疲,白带质稠色黄。

[检查] 胃镜检查:浅表性胃炎。舌淡白,苔薄白,脉细如线。

[西医诊断] 慢性浅表性胃炎。

[中医诊断] 呕吐。

[辨证] 气血亏虚,脾胃虚寒。

[治则] 益气健脾,温中祛寒。

[方药] 吴茱萸汤加减。

红参15g	干姜15g	炒吴茱萸10g	炙甘草10g
生姜15g	当归15g	生黄芪30g	姜半夏15g
炒苍术15g	炒白术15g		

7剂,水煎服,日服2次。

二诊(2010年3月21日):前药7剂服后呕吐头晕症状减轻,伴腰痛膝软,前方加杜仲15g、狗脊15g、淫羊藿20g,14剂,水煎服,日服2次。

【按】产后气血亏虚,虚寒内生,症见时有呕吐清水,面色萎黄。《伤寒论·辨阴阳易差后劳复病脉证并治》:"大病差后,喜唾,久不了了,胸上有寒,当以丸药温之,宜理中丸。"《伤寒论·辨厥阴病脉证并治》:"干呕,吐涎沫,头痛者,吴茱萸汤主之。"本方所治诸证皆由脾胃虚寒所致。中阳不足,寒从中生,浊阴上逆,阳虚失温,治宜温中祛寒,益气健脾。方用吴茱萸汤加减,方中干姜、吴茱萸温脾阳,祛寒邪;红参、黄芪、当归补气健脾养血,苍术、白术健脾燥湿,半夏、生姜和中止呕。二诊述前方效著,酌加杜仲、狗脊、淫羊藿补肾固本。

(周雪梅)

产 后 头 痛

【案例】

何某,女,28 岁。2010 年 8 月 15 日初诊。

[主诉] 偏头痛约 1 个月。

[病史] 产后受凉致左侧偏头痛,痛甚时有恶心欲吐,伴见面色萎黄,头晕目眩,腰痛。

[检查] 舌淡红,苔薄白,脉细缓。

[西医诊断] 血管神经性头痛。

[中医诊断] 产后头痛。

[辨证] 营血亏虚,风寒入络。

[治则] 疏风散寒,养血止痛。

[方药] 川芎茶调散加减。

川芎 20 g	荆芥 10 g	防风 15 g	羌活 15 g
白芷 15 g	藁本 15 g	当归 15 g	炒白芍 20 g
威灵仙 20 g	天麻 15 g	杜仲 15 g	细辛 3 g

7 剂,水煎服,日服 2 次。

二诊(2010 年 8 月 22 日):前药服后头痛症状已经减轻,前方川芎加为 30 g,加炙黄芪 30 g,7 剂,水煎服,日服 2 次。

三诊(2010 年 8 月 29 日):前方效著,头痛腰痛已愈,原方巩固,7 剂,水煎服,日服 2 次。

【按】产后体虚,营血亏虚,不能上荣脑髓,正气不足,更易受外寒入侵。故辨证以营血不足,风寒入侵,治以疏散风寒,养血止痛。方用川芎茶调散加减,方中川芎、荆芥、防风、羌活、白芷、藁本、细辛疏风散寒止痛,当归、白芍养血补血,天麻、杜仲、威灵仙补肝肾,祛风湿。二诊述前方效著,加大川芎剂量,配黄芪补气血,祛风散寒。三诊,原方巩固。

(周雪梅)

产 后 抑 郁 症

【案例】

孙某,女,32 岁。2011 年 2 月 13 日初诊。

191

[主诉] 烦躁易怒 8 个月余。

[病史] 产后 8 个月,烦躁易怒,焦虑不安,头昏头痛,失眠梦多,记忆力下降,做事强迫重复,伴见月经行经期延长,齿衄。

[检查] 舌淡白,苔薄白,脉弦。

[西医诊断] 抑郁症。

[中医诊断] 产后抑郁症。

[辨证] 气郁痰火瘀滞。

[治则] 行气解郁,和解泄热。

[方药] 越鞠丸合四逆散加减。

炒苍术 15 g	川芎 15 g	制香附 15 g	炒栀子 15 g
神曲 15 g	清半夏 15 g	柴胡 10 g	炒枳实 10 g
炒白芍 15 g	当归 15 g	郁金 10 g	茯神 20 g

30 剂,水煎服,日服 2 次。

二诊(2011 年 3 月 13 日):前药后烦躁易怒、头昏头痛、失眠梦多等症皆轻,尤其做事强迫重复症状改观明显。前方加生黄芪 30 g,30 剂,水煎服,日服 2 次。

三诊(2011 年 4 月 24 日):前药后烦躁易怒、头昏头痛、强迫重复等症状皆明显减轻,但仍有失眠多梦,月经行经期延长没有改善,前方加熟地黄 15 g、石菖蒲 15 g、杜仲 10 g,30 剂,水煎服,日服 2 次。

四诊(2011 年 11 月 27 日):烦躁易怒、头昏头痛、做事强迫重复等症状基本治愈,刻下梦多,睡眠稍差,月经淋漓不断,乏力神疲,呵欠,苔薄白,脉细弱。

熟地黄 20 g	当归 15 g	川芎 15 g	炒白芍 15 g
益母草 15 g	山茱萸 15 g	炒苍术 15 g	制香附 15 g
神曲 20 g	炒栀子 15 g	郁金 15 g	仙鹤草 30 g
五味子 10 g	炒酸枣仁 20 g		

20 剂,水煎服,日服 2 次。

【按】产后 1 年内发病的所有抑郁症,主要症状为情绪低落、落泪和不明原因的悲伤、易激惹、焦虑、害怕和恐慌等症状。中医认为郁病是由于情绪不遂,气机郁滞所引起的一类病证。产后病的病因病机可实可虚,临症治疗需辨其虚实。患者产后 8 个月,烦躁易怒,头昏头痛,做事强迫重复,苔薄白脉弦,考虑为实证,结合患者产后这个特殊时期,气郁为先,而后湿、痰、热、血、食等郁而成,故方用越鞠丸合四逆散加减。越鞠丸行气解郁,方中香附辛香入肝,行气解郁为君药,以治气郁;川芎辛温入肝胆,为血中气药,既可活血祛瘀治血郁,又可助香附行气解郁;栀子苦寒清热泻火,以治火郁;苍术辛苦性温,燥湿运脾,以治湿郁;神曲味甘性温入脾胃,消食导滞,以治食郁。四逆散透邪解郁、内泄热结。用柴胡疏泄郁热,枳实理气除满,半夏和胃降逆,当归、白芍养血安神,郁金理气解郁,茯神健脾宁心安神。二诊患者症减,加生黄芪补益脾气。三诊患者症状皆轻,加熟地黄补血滋阴、石菖蒲化痰湿,益神智,杜仲补益肝肾、调理冲任。四诊患者产后抑郁基本治愈，但梦多，眠差，月经淋漓不净，乏力神疲，考虑气血不足，冲任不固，治以补益气血，行气解郁安神，方用四物汤合越鞠丸加酸枣仁、五味子、党参。张氏考虑患者产后抑郁，以气郁为主，选用越鞠丸为主，患者虽没有六郁并见，但宜"得古人之意而不泥古人之方"，使方证相符，诸法并举，重在调理气机，贵在治病求本，切中病机。

（周雪梅）

产 后 泄 泻

【案例】

吴某，女，33 岁。2012 年 8 月 8 日初诊。

[主诉] 泄泻 3 个月余。

[病史] 产后食油荤即腹痛腹泻，脘腹畏寒喜暖，偶有便秘，伴见消瘦乏力，面色萎黄，下肢浮肿。

[检查] 舌淡白，苔薄白，脉缓。

[西医诊断] 泄泻待查。

[中医诊断] 产后泄泻。

[辨证] 脾肾阳虚，运化失职。

[治则] 温肾健脾，补益气血。

[方药]

红参 6 g	党参 15 g	炒苍术 15 g	茯苓 15 g
炙甘草 10 g	山药 30 g	生黄芪 20 g	当归 10 g
熟地黄 15 g	山茱萸 20 g	炒白术 15 g	补骨脂 10 g
肉豆蔻 10 g	神曲 20 g	炒麦芽 20 g	车前子(包)20 g
焦山楂 20 g	淫羊藿 20 g	巴戟天 15 g	

14 剂，水煎服，日服 2 次。

二诊（2012 年 8 月 26 日）：前方服后，食油荤即泻症状明显缓解，刻下见舌体薄瘦，苔薄白，原方继服，再进 14 剂，水煎服，日服 2 次。

【按】患者产后气血不足，脾肾阳虚，症见消瘦乏力，下肢浮肿，治以补益气血，温肾健脾。药用补骨脂、肉豆蔻、山茱萸补肾涩肠，淫羊藿、巴戟天温补肾阳，黄芪、红参、党参、白术、山药、当归、熟地黄健脾益气补血，车前子、茯苓、苍术燥湿利湿。二诊时原方巩固。

对产后病的认识：综合以上产后自汗、恶露不尽、呕吐、头痛、泄泻、抑郁症等产后病的病因病机可实可虚，归纳为：一是亡津伤血，由于产时伤血、产后育儿哺乳、出汗等导致气血虚衰，可变生他病；二是产后瘀血内阻，或胞衣残留或感染邪毒，均可导致瘀血内阻变生他病；三是外感或饮食房劳所伤。产后气血俱虚，元气受损，抵抗力下降，所谓产后百节空虚。景岳在《妇人规》中指出"凡产后气血俱去，诚多虚证。然有虚者，有不虚者，有全实者"。产后气血耗损，虽然产后多虚，但并非全然是虚证。

产后病有虚证、有实证、有虚实兼夹证。因此治产后病是以气血亏损为出发点,但败血未除,不可补虚,在补虚之余,不忘除瘀。《陈素庵妇科补解》指出产后调理,宜小心谨慎,"以气血二虚,周身筋骨动摇,外感内伤,易于侵犯,况瘀血留者尚多,新血生者尚少,玉门未闭,产疮未愈,七日内致病最易"。又提出产后以百日为准,"凡百日内得病,皆从产后气血二亏"。若有伤寒、伤食等症,应于补气养血药中略加。其用药方向大致是以补虚配合化瘀、祛风寒为主。临症治疗需辨其虚实,不得拘泥产后大补气血之说,概行大补,以致助邪。

(周雪梅)

子 宫 脱 垂

【案例】

董某,女,68 岁。2010 年 10 月 31 日初诊。

[主诉] 子宫脱垂 10 年余,加重 2 个月。

[病史] 生产 5 个孩子,51 岁绝经后子宫开始脱垂,近 2 个月加重,尤在劳累或大便努力后脱垂症状加重,并伴有会阴部瘙痒,小腹坠胀,体倦乏力,少气懒言。

[检查] 舌色淡白,苔薄腻,脉细缓。

[西医诊断] 子宫脱垂。

[中医诊断] 阴挺。

[辨证] 中气亏虚,湿热下注。

[治则] 补中益气,清利湿热。

[方药] 补中益气汤加减。

生黄芪 50 g	炒苍术 15 g	炒白术 15 g	陈皮 10 g
升麻 10 g	柴胡 15 g	红参 10 g	党参 15 g
当归 15 g	炒黄柏 15 g	山茱萸 30 g	车前子(包)20 g
山药 30 g			

7 剂,水煎服,日服 2 次。

二诊(2010 年 11 月 7 日):子宫脱垂症状减轻,会阴部瘙痒也有缓解,刻下伴有腰痛,前方加肉苁蓉 30 g、狗脊 15 g、杜仲 15 g,7 剂,水煎服,日服 2 次。

三诊(2010 年 11 月 14 日):仍有子宫脱垂症状及会阴部瘙痒等症状,且小便频数,加覆盆子 30 g,7 剂,水煎服,日服 2 次。

四诊(2010 年 11 月 21 日):子宫脱垂症状,会阴部瘙痒、体倦乏力、小便频数等症状缓解。前方加川续断 20 g,7 剂,水煎服,日服 2 次。

五诊(2010 年 11 月 28 日):经过 1 个月的治疗,子宫脱垂、会阴部瘙痒等症状明显缓解,原方继服 14 剂,水煎服,日服 2 次。

六诊(2010 年 12 月 26 日):服中药 2 个月后,症状基本缓解,加桑螵蛸 15 g 研粉冲服,14 剂,水煎服,日服 2 次。

【按】《诸病源候论》曰:"胞络伤损,子脏虚冷、气下冲则令阴挺出,谓之下脱。亦有因产而用力偃气,而阴下脱者。"老年妇女绝经后雌激素减低,盆底组织萎缩退化而薄弱,因此易发生子宫脱垂。症见患者子宫脱垂,应补气升提,补中益气汤加减。黄芪、党参、红参、白术益气升提,且重用黄芪,升麻、柴胡升提阳气,当归补血和营,陈皮理气和胃,苍术、车前子、黄柏清热利湿,山茱萸、山药补益脾肾。二诊述药后症轻,伴见腰痛,加肉苁蓉、狗脊、杜仲补肾强筋骨。三诊伴见小便数,加覆盆子固肾涩尿。四诊、五诊仍以补气升提、补益脾肾为主。六诊加桑螵蛸补肾固摄以巩固疗效。

(周雪梅)

外 感 发 热

【案例】

俞某,女,7 岁。2009 年 8 月 30 日初诊。

[主诉] 感冒 3 日,高热 39℃以上 2 日。

[病史] 3 日前贪凉感冒,即发高热,经对乙酰氨基酚、头孢克洛等药物治疗及物理降温后热势略减,旋即又复高热,至今已是第三日,症见体热无汗,微恶风寒,咳嗽,喉中痰声较重,精神萎靡,面赤少华,嗜睡,不欲饮食。

[检查] 体温 39.5℃,苔薄黄腻,舌红,脉滑数。

[西医诊断] 急性上呼吸道感染。

[中医诊断] 感冒。

[辨证] 风寒内郁,里热炽盛。

[治则] 解表祛风,清热解毒。

[方药] 升降散加减。

葛根 20 g	羌活 6 g	前胡 8 g	赤芍 8 g
生甘草 8 g	桔梗 8 g	金银花 30 g	生石膏(先煎)20 g
连翘 12 g	板蓝根 15 g	升麻 8 g	僵蚕 10 g
焦大黄 6 g	蝉蜕 8 g	片姜黄 8 g	炒黄芩 8 g

3 剂,水煎服,日服 3 次。

二诊(2009 年 9 月 2 日):高热已退,惟咳嗽较剧,痰多,色淡黄,苔薄黄腻,舌质偏红,脉弦滑。

炙麻黄 8 g	苦杏仁 8 g	炙甘草 8 g	生石膏(先煎)15 g
前胡 8 g	炙紫菀 15 g	炙款冬花 15 g	炙桑白皮 12 g
姜半夏 10 g	炙枇杷叶 15 g	蝉蜕 8 g	南沙参 10 g
北沙参 10 g			

5 剂,水煎服,日服 3 次。

回访(2009 年 9 月 5 日):来电得悉咳嗽咯痰等皆已痊愈。

【按】外感热病,是指由外邪侵入人体、以发热为主要症状的一类疾病。这类疾病在西医学中主要为急性传染病,并包括以发热为主要症状,由细菌或病毒等引起的疾病。《医学三字经》说:"稚阳体,邪易干。"《温病条辨》也指出:"脏腑薄,藩篱疏,易于传变;肌肤嫩,神气怯,易于感触。"小儿阳气健旺而稚嫩,外邪侵犯,最易从阳化热而见高热,即使外感风寒,亦传变迅速,很快化热,临床上多卫气营血诸症间杂互见,且当前医疗环境,凡小儿外感,多不问寒热,一概以清热解毒、抗生素治疗,使症情愈加复杂,故详询病史、细查症状尤为重要。

《黄帝内经》云"火郁发之""其在皮者,汗而发之";叶天士提出"在卫汗之可也""入营犹可透热转气""入血直须凉血散血"的治则。张氏认为外感者,无论寒热,皆宜发而散之,此为顺势而治,乃四两拨千斤之计,如妄投寒凉重剂,恐致邪实深陷又误伤元阳,故辛散之剂、透达之法贯穿小儿外感发热的各个阶段。

本案患儿因暑天贪凉,久居空调房间,外受风寒,内热郁闭,故而突发高热、咳嗽等症,继而赴儿科门诊求治,乃以急性上呼吸道感染进行对症治疗,殊不知,此症得之于风寒,借天时、元阳而发为高热,实非外来风热,抗生素能镇火热于一时,却助风寒郁扼表卫,故表寒不清,内热反重。张氏以升降散为主方,升清降浊、散风清热为主旨,加入羌活,以散太阳风寒;葛根、升麻清热散风,解肌退热;生石膏、连翘、金银花、黄芩、板蓝根清热解毒;以前胡、桔梗清肺化痰;赤芍清热凉血,营卫两便之用;生甘草利小便而和诸药。全方药味以清热为多,以升散为要,兼顾营卫,故能一击即中。

(张晓娟)

扁 桃 体 炎

【案例】

殷某,女,5 岁。2011 年 12 月 11 日初诊。

[主诉] 咽喉肿痛 1 年余。

[病史] 患者自幼体弱,急性扁桃体炎频发,本次就诊前已在省内某三甲儿童专科医院治疗近 7 个月,反复使用抗生素治疗,未见明显好转,一旦停药后 7～10 日又出现咽喉肿痛、发热等症状。刻下咽痛,胸闷,鼻塞,流少许清涕,轻咳少痰,面黄少华,纳谷不馨,大便干少。

[检查] 双侧扁桃体Ⅱ°肿大,色黯红,体温 37.6℃,苔薄黄,舌淡红,脉细。

[西医诊断] 扁桃体炎。

[中医诊断] 乳蛾。

[辨证] 风痰郁热,上冲咽喉。

[治则] 清热化痰,疏风利咽。

[方药] 自拟普济清毒饮加减。

金银花 20 g	连翘 10 g	炒牛蒡子 10 g	浙贝母 10 g
防风 8 g	桔梗 10 g	生甘草 10 g	僵蚕 10 g
炙麻黄 6 g	升麻 6 g	白芷 8 g	苦杏仁 6 g
赤芍 10 g	蝉蜕 6 g	焦大黄 6 g	

5 剂,水煎服,日服 3 次。

二诊(2012 年 1 月 13 日):药未尽剂咽喉肿痛、胸闷、鼻塞诸症皆除,低热亦未见起,面色转红润,扁桃体Ⅰ°肿大,色淡红,苔薄白舌淡红,脉细,乃拟健脾益气、养阴化痰之法调治,以防反复。

太子参 15 g	生白术 15 g	防风 8 g	白芷 8 g
川贝 6 g	北沙参 10 g	神曲 12 g	当归 10 g
苦杏仁 6 g	生甘草 8 g		

7 剂,水煎服,日服 2 次。

随访(2012 年 3 月 7 日):前方服后至今未见前症反复。

【按】扁桃体炎属中医"乳蛾"范畴,根据病程长短又分为"急乳蛾"和"慢乳蛾"。咽喉为肺胃通道,风热邪毒犯肺,咽喉首当其冲;脾胃积热、肝胆郁火亦假咽喉而出,诸般热气熏灼,火毒壅结于喉核,气血燔炽,阴津亏耗,故喉核肿赤,咽干咽痛,甚至肌膜腐化成脓。小儿阳气偏旺,易为内外热邪所伤,加之调治适当,过用寒凉,正气为药毒、邪毒交替损伤,导致正虚邪恋,反复难愈。本案即类于此,患儿面黄肌瘦,纳差便少,较之同龄人偏于瘦小,张氏本着急则治标的原则,首诊以清热化痰、疏风利咽为治法,方用自拟加味普济消毒饮,以金银花、连翘、牛蒡子、桔梗、升麻等辛凉散热,加入辛温的麻黄、白芷、防风可助发散之力,又防寒凉郁闭,使积热随风外散;僵蚕、浙贝母、赤芍、杏仁相伍消肿散结化痰,使痰热瘀结得以消解;焦大黄与牛蒡子相配,可助通腑泻热解毒,使热毒从下而泄;三焦热毒之功;本方"上散、内消、下泄"三路各有侧重,随证加减,治疗扁桃体急性发作。考虑到慢性扁桃体炎多病久而正虚,诸邪盘踞喉核,痰瘀结聚难消,故张氏用药时在前方基础上,以黄芪、太子参、党参、白术等健脾益气之品扶正御邪,将清热解毒之品减量或弃置,代之以养阴生津之品,如北沙参、全瓜蒌、天花粉等,并增加活血散瘀、化痰散结之力,如皂刺、生牡蛎等。

(张晓娟)

咳 嗽

【案一】

苏某,男,6 岁。2009 年 6 月 21 日初诊。

[主诉] 咳嗽 4 日。

[病史] 4 日前吃冰西瓜后出现咽痒咳嗽,鼻塞,痰白。

[检查] 苔薄白腻,舌淡红,脉细。

[西医诊断] 上呼吸道感染。

[中医诊断] 咳嗽。

[辨证] 风寒郁肺。

[治则] 祛风散寒,宣肺止咳。

[方药]

炙麻黄 6 g	苦杏仁 10 g	干姜 6 g	橘红 10 g
姜半夏 10 g	炙甘草 10 g	生姜 10 g	白前 8 g
防风 10 g	浙贝母 10 g	白芷 6 g	太子参 15 g

4 剂,水煎服,日服 2 次。

二诊(2009 年 6 月 27 日):咳嗽、鼻塞诸症已悉数蠲除,今因患儿宿来胃纳不昌,故求方药调理。

【案二】

窦某,男,5 岁。2012 年 5 月 25 日初诊。

[主诉] 反复咳嗽 1 年余。

[病史] 咳嗽阵作,痰多时黄时白,曾予阿奇霉素等抗生素治疗未效。

[检查] 微生物检查:支原体感染。苔薄黄腻,舌淡红,脉细。

[西医诊断] 上呼吸道感染、变异性哮喘。

[中医诊断] 咳嗽。

[辨证] 寒痰久郁化热。

[治则] 疏风清热化痰。

[方药]

炙麻黄 6 g	苦杏仁 6 g	生姜 8 g	炙甘草 8 g
细辛 1 g	姜半夏 10 g	五味子 5 g	炒白芍 10 g
桂枝 8 g	浙贝母 8 g	前胡 6 g	紫菀 10 g
炒黄芩 6 g			

5 剂,水煎服,日服 2 次。

二诊(2012 年 8 月 26 日):今日求治黄水疮,乃得悉前方服后,咳嗽立愈。

【按】当今之际,小儿咳嗽似乎成为儿科顽难之证,常有患儿咳嗽数月,甚至衍变为变异性哮喘,实多为医患也。初得时多为风寒所致,若以荆防败毒散、桂枝汤、羌蓝汤等辛温发散之剂,多三两日即可痊愈而不致遗留咳喘诸症。奈何当今社会,动辄输液,抗生素、激素滥用,杀敌一千,自损八百,小儿自身正气被伐,而风寒外邪深踞。小儿咳嗽,外感者十之八九,内伤者百无一二,近年来所诊小儿顽咳、久咳,主要病机几乎皆为风寒内郁,继则出现寒痰阻肺、痰热内蕴、肺肾两虚等兼症等。小儿肺脏娇嫩,卫气薄弱,易为风寒所伤。

案一:患儿偏嗜生冷,射伤肺阳,故急投干姜、生姜温中散寒,麻黄、防风、白芷等祛风透表,一驱一纵,贼邪远遁;橘红、半夏、杏仁三者温化寒痰,又合太子参、生姜温中益气,一补一化,正气来复。幼儿正气虽弱,但御外邪多有余力,只是不耐久耗,若妄投、过投寒凉重剂,势必正邪两伤,病势缠绵难愈。

案二:患儿因感受风寒而患咳嗽,实为小恙,经长期输液、抗感染、清热解毒等中西药物多般治疗,竟而迁延1年余未能治愈,近来西医诊断为"变异性哮喘",令家长颇为焦虑,张氏遵循中医理论,从寒饮内伏,郁久化热辨证,投小青龙汤加味,了了数剂而"顽疾"尽去,也许在西医理论看来未必能解个中奥妙,亦非三言两语所能蔽之,正如张氏所言:中西共存,各施所长,造福大众,方为盛事!

（张晓娟）

过敏性鼻炎

【案例】

张某,女,5 岁。2009 年 5 月 31 日初诊。

[主诉] 鼻塞、流涕 3 日。

[病史] 患过敏性鼻炎 1 年余,遇风寒易发,刻下鼻塞、前额及眼周闷胀、擤涕黄白相兼,咽干不适,胃纳尚可,大便偏干。

[检查] 苔薄微黄,舌尖红,脉细滑。

[西医诊断] 过敏性鼻炎。

[中医诊断] 鼻鼽。

[辨证] 风寒郁热,肺窍不利。

[治则] 祛风散寒,通窍透热。

[方药] 苍耳子散加减。

炙麻黄 8 g	苦杏仁 6 g	蝉蜕 8 g	炒苍耳子 6 g
炒牛蒡子 8 g	辛夷 8 g	白芷 6 g	连翘 12 g
浙贝母 10 g	薄荷 6 g	川芎 8 g	生甘草 8 g
炒黄芩 10 g			

7 剂,水煎服,日服 2 次。

二诊(2009 年 6 月 8 日):前方服后鼻塞已通,流涕明显减少,仅能擤出少量清涕,前额闷胀亦除,前方去黄芩、连翘、牛蒡子,加生白术 15 g、神曲 10 g、防风 6 g,5 剂,健脾助运,以资肺卫,服法同前。

【按】过敏性鼻炎自古病机多为禀赋不耐,时下污染日甚、远离自然、衣被空调等状况皆与古时不同,致本病多发,且多有患者治疗不当,以苦寒之剂"消炎"治疗,导致患者正气更虚,更易为外邪惊扰,从而病势、病程都绵延加重。中医药治疗此病具有独特的优势,具有攻补兼备、防治一体的特点。张氏治疗此症,必循"一透肺窍,二清郁热,三补脾肺"的原则。透肺窍者,苍耳子散乃经典方剂。本案患儿自幼体质尚好,因前年外感后,鼻流清涕反复不愈,遇风寒、刺激性气味等易发,至今 1 年有余,时重时轻,曾服千柏鼻炎片、鼻炎康等,均疗效不稳定。

(张晓娟)

哮 喘

【案例】

徐某,男,4岁半。2009年7月7日初诊。

[主诉] 过敏性哮喘2年,加重1周。

[病史] 2年前受寒外感后突发哮喘,遇冷易发,刻下胸闷憋气,哮喘并作,伴咳嗽,痰黄白相兼,消瘦乏力,气短自汗,动则为甚,纳谷欠馨,二便自调。

[检查] 苔白腻,舌淡红,指纹淡红。

[西医诊断] 过敏性哮喘。

[中医诊断] 哮病。

[辨证] 寒痰郁肺,脾肾两虚。

[治则] 散寒化痰,健脾益肾。

[方药] 小青龙汤加减。

党参10 g	炒白术10 g	茯苓10 g	炙甘草10 g
炙麻黄6 g	苦杏仁10 g	姜半夏10 g	橘红10 g
苏子8 g	熟地黄10 g	蝉蜕6 g	地龙10 g
北沙参10 g	五味子6 g		

7剂,水煎服,日服2次。

二诊(2009年7月14日):前方效著,憋气、咳嗽明显缓解,痰仍多,前方加前胡10 g、炙紫菀15 g、白芥子6 g,7剂,水煎服,日服2次。

三诊(2009年10月20日):前方服后诸恙皆愈,近来因夏日贪凉,入夜受寒后又有咳嗽、喘息,此为风寒作祟,仍宜投小青龙汤加味。

炙麻黄6 g	苦杏仁10 g	炙甘草10 g	防风6 g
地龙15 g	蝉蜕6 g	干姜6 g	桂枝6 g
炒白芍10 g	细辛1 g	姜半夏6 g	五味子5 g
前胡6 g	炙紫菀15 g	炒黄芩10 g	炙桑白皮10 g

7剂,水煎服,日服2次。

四诊(2009年10月27日):咳嗽、喘息等症皆平,原方继服,7剂,水煎服,日服2次。

五诊(2009年11月23日):诸证悉除,拟膏方善后调摄。

党参200 g	炒白术150 g	茯苓100 g	炙甘草100 g
炙麻黄80 g	苦杏仁100 g	姜半夏150 g	橘红100 g
苏子60 g	熟地黄150 g	蝉蜕60 g	地龙60 g

| 桂枝 150 g | 淫羊藿 150 g | 炙黄芪 300 g | 炒白芍 150 g |
| 五味子 80 g | 阿胶 250 g | 鹿角胶 250 g | 蜂蜜 500 g |

上药浓煎取汁,加胶、蜜收膏,每服1匙,早晚空腹,开水冲服。

【按】 过敏性哮喘是小儿常见肺系疾病,反复发作的哮鸣气喘疾病。临床以发作时喘促气急,喉间痰吼哮鸣,严重者不能平卧,呼吸困难,摇身撷肚,唇口青紫为特征。《金匮要略》:"咳而上气,喉中水鸡声,射干麻黄汤主之。"朱丹溪在《丹溪心法》中首创"哮喘"病名,提出哮喘已发者以攻邪为主,未发者以扶正为要。

哮喘为本虚标实之症,唯标本兼顾方为万全。治疗此症恒以小青龙汤加减,妙而不玄。小青龙汤,乃麻黄汤、桂枝汤变化而来,既有麻黄汤的温散定喘,又有桂枝汤的温通调和,加上芍药、五味子和细辛、干姜一收一散,全方攻补兼备,内外有责,堪为治疗哮喘病之首方。张氏通过调整药味药量,将诸多经方时方以小青龙汤为骨干进行调和,既保留了小青龙汤透达平喘之功,又兼顾了庞杂的变症、兼症。如痰热郁肺者,去干姜,减桂枝量,重用石膏,而成麻杏石甘汤;如肺肾阳虚者,去干姜,减麻黄量,加熟地黄、山茱萸、炮附子、淫羊藿等;卫气不足者,益以玉屏风散;咳喘甚者,加前胡、杏仁;痰少者,减半夏,加紫菀、桔梗等;喘甚者,加制厚朴、地龙、三子养亲汤等。凡此种种,不一而足。小儿哮喘稍异于成人,因小儿脏腑娇嫩,形气未充,不耐病邪久耗、药物久伐,故治疗宜准而速,因此,紧扣哮喘病机、可覆盖多种变症的小青龙汤成了不二之选,且在保证安全的前提下,张氏治疗小儿急性外感病和慢性病急性发作的用药剂量也高于普通治疗剂量,以求速去病邪,扶正固元。

(张晓娟)

病毒性脑炎后遗症

【案例】

孙某,女,7岁。2009年6月12日初诊。

[主诉] 癫痫反复发作3年余。

[病史] 2005年底因患病毒性脑炎,后遗右侧肢体偏瘫、癫痫、失语,曾用丙戊酸钠缓释片、苯巴比妥等西药治疗,控制不佳。刻下癫痫频发,每日少则三四次,多则五六次,发作时多为上肢不自主轻微颤抖,意识不清,片刻后自行缓解,间或有大发作每月1~2次,发作时两目上视,口吐少量黏沫,肢体抽搐,平素易受惊吓,神情呆滞,纳谷不昌,二便尚调。

[检查] 苔白腻,舌淡红,脉细弦。

[西医诊断] 病毒性脑炎继发癫痫。

[中医诊断] 癫痫。

[辨证] 高热伤及元神,痰瘀阻络,脾虚湿滞。

[治则] 健脾祛湿,化痰祛瘀通络。

[方药]

生黄芪 15 g	党参 15 g	炒白术 10 g	茯苓 12 g
胆南星 10 g	郁金 10 g	全蝎 10 g	禹白附 10 g
僵蚕 10 g	茯神 20 g	天麻 10 g	钩藤(后下)15 g
清半夏 12 g	焦大黄 8 g	焦山楂 10 g	

14 剂,水煎服,日服 3 次。

二诊(2009 年 6 月 26 日):前方服后,发作次数明显减少,大约每日发作 1～2 次,烦躁亦减轻,原方继服,14 剂,水煎服,日服 3 次。

三诊(2009 年 7 月 10 日):发作次数明显减少,唯易受惊,受惊则摔倒,药中病机,诸症皆轻,原方继服,14 剂,水煎服,日服 3 次。

四诊(2009 年 8 月 7 日):药症相安,症状如前,同上方,14 剂,水煎服,日服 3 次。

五诊(2009 年 8 月 21 日):目下已能自己玩耍,抽搐大为减少,但受惊吓后仍易抽搐,前方加生龙骨(先煎)30 g、生牡蛎(先煎)30 g,14 剂,水煎服,日服 3 次。

六诊(2009 年 9 月 4 日):近两月来,大发作仅 1 次,小发作已明显减少,仅受惊吓刺激后易发,纳佳便调,苔薄白水滑,舌淡红,脉细带弦。拟方如下。

生黄芪 15 g	茯苓 12 g	清半夏 12 g	胆南星 10 g
天麻 10 g	郁金 10 g	全蝎 10 g	钩藤(后下)15 g
禹白附 10 g	僵蚕 8 g	焦大黄 8 g	

14 剂,水煎服,日服 3 次。

七诊(2009 年 9 月 18 日):9 月 15 日大发作 1 次,但程度较前为轻,持续数秒,口中吐少许黏沫,同上方,加僵蚕 10 g,14 剂,水煎服,日服 3 次。

八诊(2009 年 10 月 2 日):症轻平稳,持续好转,癫痫基本得到控制,神志发育皆有明显进步,苔薄白舌淡红,脉细弦,仍拟投健脾养肝、化痰通络、镇惊安神之丸药,缓缓图之。

天麻 200 g	钩藤 300 g	清半夏 200 g	胆南星 300 g
郁金 200 g	禹白附 300 g	僵蚕 200 g	全蝎 300 g
茯神 300 g	丹参 300 g	炒白芍 150 g	生龙骨 300 g
党参 150 g	炒白术 150 g		

上方制成浓缩丸,如绿豆大,每服 20 粒,日服 3 次。

【按】病毒性脑炎继发颅内感染,容易继发癫痫等一系列后遗症,中医病机多为疫毒热邪,羁留清空,生风挟痰,阻塞脑络,损伤元神,而有错乱百出之象。据此,张氏确立"风、痰"为治疗本病的关键,所谓邪去正方安,以全蝎、僵蚕、地龙、钩藤等搜风剔络;以白附子、半夏、胆南星、石菖蒲等化痰通窍;以天麻、白芍、郁金等配合龙骨、牡蛎、石决明等敛降虚风;此皆为专治"风、痰"之策。况患儿多稚体未充,全凭后天滋养,方能御邪复元,故必得党参、白术、黄芪、茯苓等健脾益气,一则充养气血,填补肝肾之亏耗,二则脾为生痰之源,运脾亦可助祛痰。张氏另外喜用焦山楂配伍焦大黄,借两者消导下行之力而顺达腑气,亦为釜底抽薪之计。临证时灵活运用上述方药,多能取得显著的疗效,相对于单纯用西药治疗,具有无不良反应、不会对小儿生长发育造成不良影响等明显优势。

(张晓娟)

遗　尿

【案例】

路某,男,6岁8个月。2012年6月24日初诊。

[主诉] 遗尿近3年。

[病史] 自幼遗尿,三四岁时一夜1~2次,近两年来平均两三日1次,发育稍显迟缓,刻下体重19 kg,身高115 cm,纳谷欠馨,二便自调。

[检查] 舌淡红,苔薄白腻,脉细。

[西医诊断] 原发性遗尿症。

[中医诊断] 小儿遗尿。

[辨证] 肾精不足,固摄无权,气化不利。

[治则] 补肾填精,温阳固涩。

[方药] 金匮肾气丸加减。

熟地黄 200 g	山茱萸 200 g	山药 200 g	泽泻 100 g
丹皮 100 g	茯苓 100 g	桂枝 200 g	炮附子 80 g
党参 200 g	桑螵蛸 400 g	覆盆子 300 g	炒白术 200 g
鹿角胶 200 g	蜂蜜 500 g	神曲 200 g	

上药熬膏,每服1匙,日服2次,温水冲服。

二诊(2014年2月12日):前方服后遗尿已愈,刻下体重24 kg,身高124 cm,近日入夜易惊,伴偶有遗尿,苔薄白舌淡红,脉细,同上方,加炒白芍120 g,熬膏,服法同上。

【按】小儿遗尿病临床上多指5岁或5岁以上小儿夜间不能从睡眠中醒来而发生无意识的排尿,目前西医治疗遗尿症常用盐酸丙米嗪、遗尿丁等,有一定不良反应,且停药后易复发,实非治本之策。此病主要病机为先天禀赋不足,肾精亏虚,固摄不力,气化无权所致。《素问·灵兰秘典论》云:"膀胱者,州都之官,津液藏焉,气化则能出矣。"《灵枢·九针论》云:"膀胱不约为遗溺。"肾为水脏,膀胱为水腑,两者密切相连,互为表里。肾司开合,开窍于二阴,膀胱贮存尿液,排泄小便。膀胱的气化功能取决于肾气的盛衰,肾气充足则水液能够正常气化,尿液能够自然生成,并贮存于膀胱,膀胱得肾气之制而开合排泄。因此,肾气充盛与否,直接决定气化和开合这两个关键点。张氏多以金匮肾气丸为主方,改肉桂为桂枝,借桂枝行散之功,布达肾阳,以利气化;桑螵蛸、覆盆子、煅龙骨、煅牡蛎补肾涩精,固脬止遗;以党参、炒白术、神曲、黄芪、茯神等健脾益气,以后天养先天,以中气补肾气。本案患者年幼时以此方法治疗,疗效颇为显著,后因上学后,压力骤增,情绪紧张,遗尿旧疾复作,张氏乃以炒白芍柔肝,而获佳效,亦可借此管窥遗尿症从肝郁论治之枢机。

（张晓娟）

多发性抽动症

【案例】

李某,男,17岁。2012年4月15日初诊。

[主诉]四肢不自主抽动1年。

[病史]肢体抽动,频频清嗓,曾于某三甲医院神经内科诊治,予镇静药及天麻散等治疗,未见疗效,精神紧张时症状加重。

[检查]苔薄白,舌尖红,脉略弦滑。

[西医诊断]多发性抽动症。

[中医诊断]肝风症。

[辨证]肝经痰热,虚风内动。

[治则]清热化痰,平肝息风。

[方药]

天麻20 g	当归15 g	怀牛膝15 g	钩藤(后下)30 g
制首乌15 g	赤芍30 g	炒白芍30 g	生牡蛎(先煎)30 g
清半夏15 g	炒黄芩15 g	琥珀10 g	珍珠母(先煎)30 g
制南星15 g	代赭石(先煎)30 g		

14剂,水煎服,日服3次。

全蝎100 g	蜈蚣50条g	白附子100 g

上药研细粉,每服3 g,日服3次。

二诊(2012年4月29日):药后症轻,无明显抽动,仍不自觉清嗓,频率较前减少,学习时注意力较前集中,苔薄白舌淡红,前方汤药加桔梗10 g,14剂水煎服,日服3次。

三诊(2012年5月12日):抽动基本未发,清嗓仍有,纳食、二便自调,舌淡红,苔薄白少津,脉细弦,原意出入。

天麻15 g	赤芍15 g	茯神30 g	钩藤(后下)30 g
麦冬15 g	清半夏15 g	炒白芍15 g	珍珠母(先煎)30 g
琥珀10 g	制厚朴10 g	胆南星15 g	代赭石(包)30 g
炙远志10 g	丹参30 g	生牡蛎(先煎)30 g	

30剂,水煎服,日服3次。

散剂续服,服完停用。

随访(2013年5月28日):前方汤药加减调治4个月后停药,近日因他疾求诊,追问抽动症,得知自2012年9月停药后至今未复发抽动,仅偶有清嗓。

【按】多发性抽动症临床表现复杂多样,中医记述此病多散见于"瘛疭""慢惊风""抽搐""肝风症""郁病"等症。《素问·至真要大论》云："诸暴强直,皆属于风……诸风掉眩,皆属于肝。"小儿肝常有余,情绪易有波动,家长若宠惯溺爱,或来自社会、学习、生活的压力大,则肝气不舒,气郁生痰,久郁化热,肝风内动,热扰心神。故本病之机乃肝风挟痰,阻脑络扰心神。痰乃邪实,得肝风而阻络,得火热而扰心。故治当平肝息风,化痰通络,宁心安神。轻者多用天麻钩藤饮,重者常用镇肝熄风汤加减;重用石菖蒲、浙贝母、胆南星、清半夏、远志等化痰开窍,启发神志;以珍珠母、琥珀、龙骨、牡蛎、青龙齿等震慑心神,平定肝风;以丹参、赤芍配合麦冬、五味子,通脉养心,敛阴安神;其余兼症不一而足,随症加减即可,不做赘述。

(张晓娟)

盗　汗

【案例】

郑某,男,6岁。2009年7月5日初诊。

[主诉] 盗汗1个月。

[病史] 入夏以来,每晚入睡后出汗,以额头及背部尤甚,曾于外院用维生素D、葡萄糖酸钙、玉屏风颗粒等治疗,效果不佳。手心较烫,纳谷欠馨,大便偏干,余无不适。

[检查] 苔薄白,舌嫩红,脉细。

[西医诊断] 自主神经功能紊乱。

[中医诊断] 盗汗。

[辨证] 肾阴亏耗,阳失潜藏。

[治则] 清热益气,育阴敛汗。

[方药]

生地黄10 g	熟地黄10 g	山茱萸10 g	山药15 g
浮小麦15 g	生甘草8 g	五味子5 g	煅牡蛎(先煎)20 g
太子参20 g	麦冬10 g	生白术15 g	煅龙骨(先煎)20 g

5剂,水煎服,日服2次。

随访(2009年11月5日):来求治风寒外感之咳嗽,追询前症,得知药未尽剂,盗汗即愈,至今未作。

【按】《证治准绳》:"伤损阴血,衰惫形气,阴气既虚,不能配阳,于是阳气内蒸,外为盗汗。"小儿稚阴稚阳之体,气血未充,或因禀赋亏虚,或因胃肠积热,或因玩耍过劳,皆可令阳气张而阴血惫,甚至于盗汗不收。小儿盗汗远非肾阴一端,心阴亏虚、脾阴不足皆是常见病机。幼稚纯阳,心火独旺,且汗为心液,最易乘虚外越;小儿胃纳健旺,而运化不足,脾阴多易耗损而失于濡润,临证多见大便秘结,久则中焦阳热独盛,迫津外泄。而且,考虑到小儿服药困难,张氏会尽量以甘润之品代替苦寒之剂。如本案以六味地黄丸的"三补"育阴清热;取太子参、麦冬、五味子益气养心;浮小麦、龙骨、牡蛎收敛止汗;

并用生白术的油润,健脾滋阴;最后以甘草调和诸药,酸甘适口,疗效显著。

(张晓娟)

脑 瘫

【案例】

钟某,男,9个半月。2009年8月26日初诊。

[主诉] 发育迟缓。

[病史] 新生儿黄疸后,发育迟缓,坐立不稳,项软,易发抽搐,喉中有痰声,胃纳欠佳。

[检查] CT提示:脑容量不足。苔少薄白,舌嫩红,指纹淡紫。

[西医诊断] 脑瘫。

[中医诊断] 五迟五软病。

[辨证] 先天禀赋不足,肝肾精亏,风痰阻络。

[治则] 补肾填精,息风化痰,健脾益智。

[方药] 牵正散合玉真散加减。

生地黄6g	山茱萸8g	山药15g	丹皮6g
茯苓8g	泽泻6g	补骨脂6g	天麻6g
僵蚕5g	禹白附5g	全蝎5g	钩藤(后下)10g
郁金6g	制南星8g	焦山楂10g	清半夏8g

30剂,水煎服,日服3次。

二诊(2009年9月29日):药中病机,抽搐明显减少,余症同前,原方加炒白芍10g、炒白术10g、太子参12g,15剂,水煎服,日服3次。

三诊(2009年10月14日):受惊后偶有抽搐,喉中痰声已轻,仍守原方,30剂,水煎服,日服3次。

四诊(2009年11月17日):患儿眼睛较前有神,已能独自稳坐片刻,纳食增多,同上方,加益智仁10g,30剂,水煎服,日服3次。

随访:上方加减调治半年,患儿抽搐基本不发,颈软状况亦有较大改善,单手扶着可以独自行走数米。

【按】本病属中医"五迟""五软"范畴,多因先天不足,后天养护失当所致,是临床上颇为棘手的疑难病。此病需要及早施治,并总结前人的经验,主张禀赋不足者以补肾填精、健脾益气为主;兼夹风、痰者,以祛风化痰为主,补虚为辅,风痰不去,则气血难复,清空既扰,终究混沌难开,且祛风通络之品多有助于通行血脉,可助精气上达脑络,滋养神明。

本案患者因新生儿黄疸而致大脑受损,发育不全,张氏以祛风通络的两个成方牵正散(全蝎、僵蚕、白附子)和玉真散(天南星、防风、白芷、天麻、羌活、白附子)糅合,去温燥的羌活、白芷,加入具有平肝镇静作用的钩藤、化痰健脾的半夏、化痰开郁的郁金,全力化痰祛风,并得六味地黄丸平补肝肾、养阴敛肝的作用下,使上旋之虚风得以含蓄,阻络之痰气得以消散。随着治疗的进展,内外诸邪逐渐消除,健脾益肾转而成为主要的治疗目的,用药上也逐渐由祛风化痰转向健脾益肾。

(张晓娟)

口 臭

【案一】

刘某,男,7岁。2009年10月28日初诊。

[主诉]口臭、便秘半年余。

[病史]近3年来纳差不欲食,消瘦,盗汗,口中异味,大便偏干,量少,1～2日一行。

[检查]苔薄黄厚腻,舌暗红,脉细弦滑。

[西医诊断]口臭。

[中医诊断]疳积。

[辨证]脾胃虚弱,食积化热。

[治则]健脾益气,清热除积。

[方药]保和丸加减。

党参10 g	茯苓15 g	神曲10 g	生白术15 g
焦山楂10 g	清半夏10 g	陈皮10 g	连翘12 g
炒莱菔子10 g	莪术10 g	槟榔8 g	生牡蛎(先煎)20 g
炒黄芩10 g	鸡内金10 g	生龙骨(先煎)20 g	

7剂,水煎服,日服2次。

二诊(2009年11月6日):口臭减轻,纳谷有增,盗汗近两日未作,前方去龙骨、牡蛎,加玄参10 g,7剂,水煎服,日服2次。

三诊(2009年11月13日):口臭、盗汗皆除,纳谷渐馨,大便润畅,苔薄微黄,舌淡红,仍同上方,再进14剂,以资巩固。

【案二】

朱某,女,33岁。2013年8月15日初诊。

[主诉]口苦口臭1年余。

[病史]口苦口臭,抑郁不快,五心烦热,月经量少,色黯,有血块,白带量多,如豆腐渣样,色黄臭秽。

[检查]苔薄黄腻,舌暗,脉细弦。

[西医诊断]口臭。

[中医诊断]口臭。

[辨证]肝经郁热,脾虚湿盛。

[治则]疏肝健脾,清热祛湿。

[方药]丹栀逍遥散加减。

生地黄 20 g	当归 15 g	赤芍 15 g	炒白芍 15 g
柴胡 10 g	茯苓 15 g	丹皮 15 g	炒苍术 15 g
炒栀子 15 g	制香附 15 g	郁金 10 g	红藤 30 g
白蒺藜 15 g	土茯苓 30 g	桃仁 10 g	红花 10 g
炒黄柏 10 g	炒白术 15 g		

14 剂,水煎服,日服 3 次。

二诊(2013 年 11 月 23 日):前方服后,诸症悉除,今日求膏方进补。

【按】口臭一症,除口腔疾病以外,多与饮食失节、脏腑失调有关,《杂病源流犀烛》:"虚火郁热,蕴于胸胃之间则口臭,或劳心味厚之人亦口臭,或肺为火灼口臭。"张氏认为:口臭者必有湿热,无热不臭,湿重臭甚。

案一:患者素体脾虚,加之饮食失节,消导不力,食湿积聚肠胃之间,腐化不运,浊气弥漫,加之氤氲化热,湿热相搏,故而口苦口臭。此病理同于疳积,故治疗亦多相似,取保和丸为基础,加用鸡内金、槟榔等促进消导,用黄芩、苍术配合连翘,加大清热除湿之功;以龙骨、牡蛎潜镇虚阳、敛汗固表;加以四君子汤健脾补虚,以固其本;便干者,可加用玄参、瓜蒌仁、生地黄、焦大黄等,润肠导滞、通腑泄热;积滞去则湿热自除,脾气健则运化自如。

案二:患者生活多不遂心,肝气郁滞,脾气被遏,运化失职,脾虚生湿,肝郁化热,湿热内蕴,故上见口臭,下有黄带;加之气滞血瘀,脾虚血少,故虚热瘀结而见月经量少、色黯。乃投以丹栀逍遥散,清热疏肝,健脾养血,标本兼顾,并重用清热除湿解毒之土茯苓、白蒺藜、红藤、黄柏等。血不利则为水,治疗湿邪之患,在祛湿的基础上,加用活血化瘀之品,如桃仁、红花等,可促进湿浊气化,预防新邪滋生,于本案又有活血通经之用。

(张晓娟)

白血病

【案例】

冯某,男,71 岁。2011 年 5 月 23 日初诊。

[主诉]咳嗽气短伴乏力神疲 3 个月。

[病史]3 个月前因感冒后出现咳嗽气短,伴乏力神疲,入夜低热伴出汗,自觉受凉所致,未引起重视,曾自服"感冒药"(具体不详),后逐渐加重,至外院诊断为"慢性淋巴细胞白血病""肺部感染""肝损伤",住院治疗(用药不详)后症状未能缓解。刻下:咳嗽,咳声低微,声低气怯,食欲减退,近期每日下半夜有低热、盗汗。苔薄白舌红,脉细弱。

[检查]白细胞 33.5×10⁹/L,中性粒细胞 70.27%,淋巴细胞 18.54%,单核细胞 18.30%,红细胞 3.22×10¹²/L,血红蛋白 78 g/L,血小板 451×10⁹/L。

[西医诊断] 慢性淋巴细胞白血病。

[中医诊断] 虚劳。

[辨证] 气阴两虚,郁毒痰浊内聚。

[治则] 益气养阴,化痰逐瘀,清热解毒。

[方药]

生黄芪 30 g	炒白术 15 g	防风 15 g	生地黄 20 g
金荞麦 30 g	石见穿 30 g	冬凌草 30 g	白花蛇舌草 60 g
半枝莲 30 g	生薏苡仁 30 g	浙贝母 15 g	柴胡 10 g
炒黄芩 15 g	地骨皮 30 g	当归 15 g	制鳖甲(先煎)15 g
青蒿 20 g	北沙参 20 g	生牡蛎(先煎)30 g	

14 剂,水煎服,日服 2 次。

二诊(2011 年 6 月 7 日):药后乏力气短,低热盗汗改善,调方如下。

生黄芪 30 g	防风 10 g	炒白术 15 g	生地黄 20 g
金荞麦 30 g	石见穿 30 g	冬凌草 30 g	白花蛇舌草 60 g
半枝莲 30 g	薏苡仁 30 g	浙贝母 15 g	地骨皮 30 g
炒黄芩 20 g	当归 15 g	银柴胡 10 g	制鳖甲(先煎)15 g
青蒿 15 g	党参 15 g	生牡蛎(先煎)30 g	

14 剂,水煎服,日服 2 次。

三诊(2011 年 6 月 27 日):低热盗汗已消,咳嗽咳痰较前有力,7 剂,水煎服,日服 2 次。

四诊(2011 年 8 月 17 日):症如前述,刻下失眠,原方加炒酸枣仁 30 g,半夏 20 g,7 剂,水煎服,日服 2 次。

五诊(2011 年 9 月 6 日):9 月 1 日血液实验室检查:白细胞 8.44×10⁹/L,中性粒细胞 61.74%,淋巴细胞 18.54%,单核细胞 16.44%,白细胞 3.64×10¹²/L,血红蛋白 88 g/L,血小板 169×10⁹/L。刻下前胸后背皮肤瘙痒,宜 6 月 7 日方加刺蒺藜 30 g,14 剂,水煎服,日服 2 次。

上方共服药百余剂,随访至今,症情稳定。

【按】根据临床症状体征慢性淋巴细胞性白血病大致归属于中医"虚劳""血证""积聚"等范畴。早在《灵枢·五变》言"人之善病肠中积聚者……皮肤薄而不泽,肉不坚而淖泽",其所描述积聚证候与慢粒伴贫血临床表现相似。慢性粒细胞性白血病治疗较为难,治疗时先辨别标本,其病机特点多为正气不足为本,邪毒瘀结为标,在早、中期阶段,正气仍存,瘀毒尤甚之时,当祛其标实,祛"毒"化瘀,以祛邪而达到扶正作用,让正气自然恢复,中、晚期,瘀毒热邪强盛,正气衰败,不宜强攻强泻,注意攻补兼施。在治疗上,应以调整患者整体身体状态,恢复机体阴阳平衡,改善生存质量为目标。

本案由于脾胃运化无权,气血来源不足,出现形体消瘦,神疲倦怠,不思饮食,面色萎黄,唇甲少华等。气虚卫外不固,阴液外泄,见自汗阴虚则盗汗。血虚血瘀肌肤失其营养则肌肤甲错,皮下瘀点,舌红、脉细为气阴两亏挟瘀之象。治以益气养阴,解毒消瘀。张氏治虚劳宗仲景之法,多从脾肾入手,盖肾为先天之本,脾为后天之本,且大病久病多虚多瘀,因此组方以黄芪、党参、白术、当归健脾益气养血,扶助正气,对于白血病等癌性疾病,张氏多从毒瘀论治,故方中以白花蛇舌草、半枝莲、石见穿、薏苡仁等清热解毒抗肿瘤之剂,以牡蛎、浙贝母、鳖甲之类化痰散结,以柴胡、黄芩、青蒿、银柴胡清解余热。

（张晓军）

类风湿关节炎

【案例】

周某,男,74 岁。2010 年 11 月 16 日初诊。

[主诉] 双手指关节肿痛 2 年,加重 1 周。

[病史] 2 年前无明显诱因下出现左手第二近端指间关节、第二掌指关节肿痛不适,伴有左手第二指晨僵,活动后可稍好转,阴雨天加重,至外院就诊,考虑"类风湿关节炎",予新癀片口服,双氯芬酸二乙胺乳胶剂外敷,关节肿痛稍有好转,但时有反复。1 周前自觉症状加重,关节出现红肿热痛。刻下：左手第二近端指间关节、第二掌指关节红肿热痛,苔薄白舌淡红,脉弦数。

[检查] 类风湿因子(RF)20 U/ml,C 反应蛋白(CRP)20.06 mg/L,抗环瓜氨酸肽抗体(CCP)825 RU/ml。

[西医诊断] 类风湿关节炎。

[中医诊断] 痹病。

[辨证] 风寒湿痹,郁而化热,寒热互结,流注经络,气血瘀痹。

[治则] 祛风除湿,清热散寒止痛。

[方药] 桂枝芍药知母汤加减。

生黄芪 30 g	桂枝 20 g	炒赤芍 30 g	知母 20 g
炙麻黄 10 g	炒苍术 15 g	炙甘草 10 g	炮附子(先煎)15 g
羌活 10 g	防风 15 g	生地黄 30 g	雷公藤 15 g
威灵仙 20 g	透骨草 15 g	伸筋草 15 g	秦艽 15 g
炒白芍 30 g	炒白术 15 g	独活 10 g	

7 剂,水煎服,日服 2 次。

二诊(2010 年 12 月 1 日)：关节疼痛已无,前方加生薏苡仁 30 g,7 剂,水煎服,日服 2 次。

三诊(2010 年 12 月 15 日)：今查 RF 16 U/L,CRP 12.3 mg/L,CCP 380 RU/ml;无关节疼痛,原方继服,14 剂,水煎服,日服 2 次。

四诊(2010 年 12 月 30 日)：无关节疼痛,原方继服,7 剂,水煎服,日服 2 次。

【按】类风湿关节炎病因病机复杂,属于机体自身免疫功能紊乱,体内产生抗体攻击自身组织细胞,从而引起体内一系列病理改变。类风湿关节炎属于中医"痹病""尫痹"范畴,中医对此认识较早,《素问·痹论》有"风寒湿三气杂至,合而为痹"的认识,说明风、寒、湿邪三气在本病的发生发展中起着关键的作用。本案由于阴阳失调,脏腑蕴热,复感外邪,内外合邪,痹阻脉络,流注骨关节而至。治宜清热解毒,凉血通络。张氏以经方桂枝芍药知母汤为基础方,运用雷公藤、秦艽行清热解毒,祛湿止痹之功;黄芪、桂枝、麻黄,附子温阳通经行痹;白芍、生地黄、赤芍、知母养阴清热;苍术、白术、羌活、独活、威灵仙、防风、薏苡仁、炙甘草增强祛风除湿之力量;透骨草、伸筋草加强舒筋通络之效,用药周全,故疗效明显。

（张晓军）

肠系膜淋巴结炎

【案一】

李某,女,5岁。2012年10月7日初诊。

[主诉] 腹痛3个月。

[病史] 呼吸道感染后,出现咽痛,倦怠不适,继之腹痛,恶心、呕吐,发热,用抗生素和调节肠道的药物治疗疼痛减轻,但是不久又腹痛。刻下脐周腹部疼痛,呈阵发性发作,质软,按之则舒。

[检查] B超检查提示:肠系膜淋巴结数枚,舌淡苔薄白。

[西医诊断] 肠系膜淋巴结炎。

[中医诊断] 腹痛。

[辨证] 脾胃虚寒,寒湿阻滞。

[治则] 温中散寒,化湿止痛。

[方药] 香砂六君子汤加减。

党参10 g	炒白术15 g	炒白芍15 g	炙甘草10 g
陈皮10 g	广木香6	炮姜10 g	乌药10 g
制香附10 g	桂枝10 g	焦山楂10 g	神曲10 g

7剂,水煎服,日服2次。

二诊(2012年11月18日):服药以后腹痛逐渐减轻,近1个月没有出现疼痛,超声复查提示肠系膜淋巴结减小,精神好转,体力增加,嘱多饮水,注意休息。可多喝粥,多吃易消化食物,避免食用羊肉、鱼类、海鲜等发物及辛辣食物。

【案二】

崔某,男,6岁。2012年7月22日初诊。

[主诉] 腹痛4个月。

[病史] 刻下肚脐上阵痛,痛时较剧,晨起,饭后易疼痛发作,呕吐,大便干结,两三日

1次,腹部发胀,不思饮食。

[检查] B超检查提示:肠系膜淋巴结数枚,舌淡苔薄白。

[西医诊断] 肠系膜淋巴结炎。

[中医诊断] 腹痛。

[辨证] 肝脾失调,胃肠积滞。

[治则] 消食导滞,缓急止痛。

[方药]

炒白芍 20 g	炙甘草 10 g	陈皮 10 g	防风 10 g
槟榔 10 g	莱菔子 15 g	党参 15 g	炒苍术 15 g
浙贝母 10 g	白芷 10 g	连翘 10 g	姜半夏 10 g

7剂,水煎服,日服2次。

二诊(2012年8月3日):服药以后腹痛逐渐减轻,近1个月没有出现疼痛,超声复查提示肠系膜淋巴结减小,精神好转,体力增加。前方继服,7剂,水煎服,日服2次。

三诊(2012年8月23日):今日来语,诸症皆愈。

【按】引起小儿腹痛的原因以感受寒邪,饮食积滞,热结胃肠,气滞血瘀为多见。小儿脾胃柔弱,饮食不知自节,寒温不知自调。六腑以通为用,经脉以流畅为和,脾胃为气机升降之枢纽,肝喜条达而恶抑郁,小儿经脉未盛,易受邪扰。若调护失宜,邪阻经脉,气血运行不畅,则致腹痛。由于感邪不同,体质差异,临床有腹部中寒、饮食停滞、热结胃肠、气滞血瘀等证候之不同。

案一:儿童患者为脾胃虚弱,运化失调,胃肠积滞之虚实夹杂证,治疗宜温中散寒,化湿止痛,方用香砂六君子汤理气健脾;炮姜、桂枝温中散寒;乌药、香附理气止痛;焦山楂、神曲健脾和胃。

案二:患者为肝脾失调,饮食积滞停于中脘,气机阻滞,出现肚脐上阵痛,浊气上犯则呕吐,治疗宜抑木扶土,调和肝脾,佐以消食导滞,行气止痛,方中芍药甘草汤缓急止痛,柔肝理脾;党参、苍术、炙甘草健脾化湿和中;陈皮、半夏化痰降逆;莱菔子、槟榔消导畅中;防风、白芷疏风走表;浙贝母、连翘清泻郁热。

(黄震)

发 育 不 良

【案例】

吴某,女,9岁。2010年8月11日初诊。

[主诉] 发育不良。

[病史] 自小消瘦,纳谷不昌,痞满,乏力,手心热,精神萎靡,不耐疲劳,学习成绩差,精力不集中,容易感冒发烧。

[检查] 身体瘦小,面黄,舌淡苔薄白,脉细数。

[西医诊断] 发育不良。

[中医诊断] 五迟。

[辨证] 先天禀赋不足,后天失于调养。

[治则] 健脾培元。

[方药] 调元散加减。

党参 10 g	炒白术 15 g	茯苓 10 g	炙甘草 10 g
淮山药 20 g	焦山楂 30 g	神曲 30 g	炒麦芽 30 g
淫羊藿 20 g	当归 10 g	炒白芍 10 g	连翘 20 g
地骨皮 10 g	莱菔子 10 g	生黄芪 20 g	

14 剂,水煎服,日服 2 次。

二诊(2010 年 8 月 25 日):纳谷增加,精神好转,原方继服,14 剂,水煎服,日服 2 次。

三诊(2010 年 9 月 10 日):手心发热已无,原方加黄精 10 g,14 剂,水煎服,日服 2 次。

四诊(2010 年 9 月 26 日):纳谷尚可,精神好转,未见感冒发烧,上方继服,14 剂,水煎服,日服 2 次。

【按】先天禀赋不足,后天失于调养所致。肾主骨,脾主肌肉。若脾肾不足,筋骨肌肉失养发育不良,消瘦,精血亏少,阴虚内热则手心热。治宜健脾培元补益气血。张氏以调元散加减治疗,其中党参、炒白术、茯苓、炙甘草、淮山药、焦山楂、神曲、炒麦芽益气健脾和胃;当归、炒白芍、连翘、地骨皮养血清热;莱菔子理气;淫羊藿温煦元阳。

（黄震）

颈 椎 病

【案一】

张某,女,36 岁。2009 年 7 月 12 日初诊。

[主诉] 反复头目昏沉 3 个月余。

[病史] 头目昏沉,颈项僵硬,肩背酸,上肢偶有麻木,无恶心呕吐。追问患者为长期电脑前工作,近期工作量大,连续加班,空调凉风下久坐所致。

[检查] X 线片示:颈椎退行性病变。舌淡红,苔薄白,脉沉缓。

[西医诊断] 颈椎病。

[中医诊断] 眩晕。

[辨证] 风寒湿邪,凝滞经脉。

[治则] 祛风散寒,胜湿止痛。

[方药] 羌活胜湿汤加减。

羌活 15 g	川芎 15 g	炒苍术 15 g	防风 15 g
葛根 30 g	蔓荆子 15 g	藁本 10 g	当归 15 g
姜半夏 15 g	天麻 10 g	丹参 20 g	赤芍 15 g

炒白芍 15 g

14 剂,水煎服,日服 2 次。

【案二】

赵某,男,46 岁。2009 年 10 月 18 日初诊。

[主诉] 头晕头痛 1 周。

[病史] 头晕头痛伴头胀,两侧肩背及手指酸胀痛麻,症见面赤,烦躁易怒,口干口苦,夜间睡眠欠安,两目视物模糊,时有腰酸耳鸣。

[检查] 颈椎片:第六、七颈椎椎间孔变窄,部分椎体边缘见骨质增生。舌淡红,苔薄白,脉弦。

[西医诊断] 颈椎病。

[中医诊断] 头晕,头痛。

[辨证] 肝阳上亢,瘀血阻络。

[治则] 平肝潜阳,活血通络。

[方药] 天麻钩藤饮加减。

天麻 15 g	桑寄生 30 g	炒栀子 15 g	钩藤(后下)30 g
夜交藤 30 g	知母 20 g	怀牛膝 15 g	生石决明(先煎)30 g
炒黄芩 15 g	茯神 30 g	川芎 15 g	生牡蛎(先煎)30 g
防风 10 g	葛根 30 g	丹参 30 g	生龙骨(先煎)30 g
菊花 10 g	生地黄 20 g		

7 剂,水煎服,日服 2 次。

二诊(2009 年 10 月 21 日):头晕头痛已轻,仍两目视物模糊,颈项发凉,时有震颤,测量血压正常。拟方如下。

天麻 15 g	泽泻 30 g	炒白术 15 g	川芎 20 g
葛根 30 g	桂枝 30 g	炒白芍 20 g	生牡蛎(先煎)30 g
赤芍 20 g	羌活 10 g	炙甘草 10 g	生龙骨(先煎)30 g

7 剂,水煎服,日服 2 次。

三诊(2009 年 10 月 30 日):二诊后头晕头痛好转,其余症状也有减轻,刻下伴有口咽干燥。拟方如下。

天麻 15 g	葛根 30 g	泽泻 30 g	炒白术 15 g
茯苓 30 g	神曲 20 g	焦山楂 20 g	炒麦芽 20 g
赤芍 20 g	炒牛蒡子 15 g	板蓝根 20 g	生牡蛎(先煎)30 g

7 剂,水煎服,日服 2 次。

四诊(2009 年 11 月 7 日):头晕头痛等症状缓解。拟方如下。

天麻 15 g	葛根 30 g	泽泻 30 g	炒白术 15 g
茯苓 30 g	川芎 15 g	赤芍 20 g	桂枝 20 g
白芍 20 g			

14 剂,水煎服,日服 2 次。

【案三】

李某,男,35 岁。2011 年 3 月 6 日初诊。

[主诉] 一过性晕厥 2 次。

[病史] 无明显诱因下曾突发晕厥 2 次,平素头晕目眩,严重时天旋地转,无法站立,恶心呕吐,平素时有颈肩部酸痛,倦怠乏力,少气懒言。

[检查] X 片提示:颈椎增生。舌淡白,苔薄白,脉弦。

[西医诊断] 颈椎病。

[中医诊断] 眩晕。

[辨证] 气虚湿胜,风痰上扰。

[治则] 健脾燥湿,化痰息风。

[方药] 半夏白术天麻汤加减。

生地黄 20 g	生黄芪 30 g	清半夏 15 g	炒白术 15 g
天麻 15 g	山茱萸 20 g	泽泻 30 g	茯苓 20 g
川芎 15 g	丹参 30 g	桂枝 20 g	赤芍 20 g
当归 15 g	五味子 10 g	生牡蛎(先煎)30 g	
葛根 30 g	炒白芍 20 g	生龙骨(先煎)30 g	

14 剂,水煎服,日服 2 次。

二诊(2011 年 3 月 27 日):前方后头痛头晕目眩明显好转,舌苔微腻,加生姜 20 g、陈皮 15 g,14 剂,水煎服,日服 2 次。

【案四】

张某,女,41 岁。2012 年 8 月 25 日初诊。

[主诉] 头目眩晕 1 周。

[病史] 眩晕宿疾,近日复发,发作时头晕目眩,无法站立,甚则呕吐,患者体丰,平素咳吐痰多,身倦乏力,少气懒言。

[检查] X 线片:颈椎增生。舌淡红,苔薄腻,脉弦。

[西医诊断] 颈椎病。

[中医诊断] 眩晕。

[辨证] 气虚痰瘀,风痰上扰。

[治则] 行气燥湿,化痰息风。

[方药] 半夏白术天麻汤加减。

姜半夏 30 g	炒白术 15 g	茯苓 30 g	炙甘草 10 g
天麻 15 g	陈皮 10 g	炒吴茱萸 6 g	炒黄连 10 g
泽泻 30 g	生姜 15 g	丹参 30 g	川芎 15 g
葛根 30 g	当归 15 g	党参 15 g	代赭石(先煎)15 g

14 剂,水煎服,日服 2 次。

二诊(2012年8月29日)：前方服后眩晕未见发作，原方巩固14剂，水煎服，日服2次。

随访5个月，眩晕未发。

【按】《医碥》所云："项强痛，多由风寒邪客三阳，亦有痰滞湿停，血虚闪挫，久坐失枕所致。"《顾松园医镜》云："有因风伤卫气，气凝不行而致者，有因寒伤荣血，皮肤不荣而致者，有因湿伤肌肉，脉理不通而致者。"《丹溪心法》云"无痰不作眩""头眩，痰挟气虚并火，治痰为主，挟补气药及降火药"。《素问·至真要大论》云："诸风掉眩，皆属于肝。"肝肾亏虚，阳亢于上则头目眩晕胀痛，肝主筋，肾主骨，肝肾等脏腑功能衰退或失调可以引起颈部筋肉骨骼衰惫而出现颈项强痛，如不注意调摄，过度劳累可能会加速或加重肝肾筋骨的退行性改变。

案一：患者感受风寒湿邪，外邪侵袭上肢肌肉、经脉，导致经络闭阻，不通则通。治疗以祛风散寒、胜湿止痛为主，选用羌活胜湿汤加减。羌活辛温苦燥，善除上部寒湿，祛风除湿止痛，配以苍术除湿；防风、藁本入太阳经，祛风胜湿，善止头痛；当归、川芎、丹参、赤芍、白芍活血行气，祛风止痛；蔓荆子祛风止痛；天麻配半夏化痰湿止头目昏沉，也可祛风湿止痛；恐辛散苦燥之品太过，佐以葛根生津养阴，同时现代研究表明葛根也有改善头痛、眩晕、项强、肢体麻木等功效。

案二：患者头胀头晕头痛，此瘀血阻络，风阳上旋。治以平肝息风、补益肝肾、活血通络，选用天麻钩藤饮加减。天麻、钩藤平肝息风；怀牛膝归肝肾经，入血分以引血下行，与桑寄生补益肝肾；龙骨、牡蛎、生地黄、葛根益阴潜阳，镇肝息风；栀子、黄芩、知母清热；茯神、夜交藤安神除烦；川芎、丹参补血活血，配防风、菊花以平肝息风。二诊时诉头晕头痛，视物模糊，重用泽泻利水，《本草蒙筌》"泽泻多服，虽则目昏，暴服亦能明目，其义何也？盖泻伏水，去留垢，故明目……"配用桂枝温脉通阳，渗湿利水，天麻平肝息风，而止头眩，白术健脾祛湿，川芎、赤芍、白芍、葛根活血通络，羌活渗湿通络。三诊述头晕好转，但咽赤口干，去桂枝，加用牛蒡子、板蓝根清热解毒，白术、茯苓、健脾化痰。四诊述前方效著，以天麻平肝息风；川芎、赤芍、白芍养血活血息风；茯苓、白术健脾；泽泻利水渗湿；桂枝、葛根散寒解肌。

案三：本案患者头晕甚，平素头脑昏沉，无力，神疲，苔薄白脉弦，考虑气虚生痰湿，痰湿中阻，清阳不升，浊阴不降，则眩晕。治以燥湿祛痰、健脾益气，方用半夏白术天麻汤加减。半夏、茯苓燥湿祛痰，白术健脾，配泽泻、桂枝增强化湿利水，天麻息风，生地黄、生黄芪、山茱萸、白芍补益气血，与赤芍、川芎活血通脉，龙骨、牡蛎、五味子补肾涩精。二诊加生姜、陈皮温中和胃。

案四：患者发作时头晕，呕吐，苔薄白，脉弦，此痰浊为患，治以燥湿祛痰，方用半夏白术天麻汤加减。半夏、陈皮、茯苓、甘草燥湿祛痰，白术健脾，天麻息风，代赭石、吴茱萸、生姜降逆止呕，丹参、川芎、当归、党参补气行血活血，现代药理研究葛根可改善头痛、眩晕、项强、耳鸣、肢麻等症状。

（周雪梅）

痉挛性斜颈

【案例】

孙某,男,38岁。2009年9月29日初诊。

[主诉] 阵发性痉挛性斜颈2年。

[病史] 2年前患者无明显诱因下出现阵发性颈项痉挛,发作时向右歪斜,经西医骨科、神经内科多方诊治无效。刻下患者神志清楚,对答切题,颈项时有痉挛性向右侧抽动,发作频繁,舌体不停吐弄出口外,伴有睡眠不安,易醒。

[检查] 舌淡红吐弄,苔薄白,脉弦。

[西医诊断] 痉挛性斜颈,颈椎病(混合型)。

[中医诊断] 痉病。

[辨证] 肝风上扰,痰瘀阻络。

[治则] 祛风化痰,通络止痉。

[方药] 桂枝加葛根汤合牵正散、玉真散加减。

葛根60 g	桂枝30 g	炒白芍30 g	炙甘草10 g
天麻15 g	丹参30 g	制南星15 g	钩藤(后下)30 g
僵蚕15 g	郁金15 g	羌活10 g	防风15 g
全蝎10 g			

14剂,水煎服,日服2次。

二诊(2009年10月18日):前方服后,症状未见改善,原方葛根加至90 g,木瓜30 g、当归15 g,14剂,水煎服,日服2次。

三诊(2009年11月8日):症如前述,仍时有痉挛发作,前方加制何首乌15 g、三七10 g,20剂,水煎服,日服2次。

四诊(2009年11月29日):三诊药后,转头较前灵活,已能向左转头,仍宜祛风柔肝,活血通络。

葛根100 g	炒白芍30 g	木瓜30 g	当归15 g
天麻15 g	僵蚕15 g	禹白附15 g	全蝎2条
川芎15 g	制何首乌20 g	三七10 g	丹参30 g
制南星15 g	防风15 g	钩藤(后下)30 g	

14剂,水煎服,日服2次。

五诊(2009年12月13日):颈项痉挛性向右侧抽动、舌体不停吐弄、睡眠不安等症状均有明显改善,原方继服,14剂,水煎服,日服2次。

随访(2010年5月16日):患者家属今日特意来告知,斜颈已愈,欣喜不已。

【按】西医诊断为痉挛性斜颈,观其表现属于中医"痉病"的范畴。痉病的病因病机,可分为外感和内伤两个方面。《素问·至真要大论》说"诸痉项强,皆属于湿""诸暴强直,皆属于风"。《灵枢·经筋》说:"经筋之病,寒则反折筋急。"《灵枢·热病》说:"热而痉者死。"《金匮要略》在继承《黄帝内经》理论的基础上,不仅以表实无汗和表虚有汗分为刚痉、柔痉,并提出了误治致痉的理论,即表证过汗、风病误下、疮家误汗以及产后血虚、汗出中风等,致使外邪侵袭,津液受伤,筋脉失养而引发本病。《景岳全书》"凡属阴虚血少之辈,不能养营筋脉,以致搐挛僵仆者,皆是此证。如中风之有此者,必以血随脓出,营气涸也……凡此之类,总属阴虚之证"。外感责之风寒湿邪,侵入人体,阻滞经络,气血不畅,或热盛动风;内伤则阴虚血少,虚风内动,筋脉失养。治疗上,《伤寒论》中"太阳病,项背强几几,反汗出恶风者,桂枝加葛根汤主之""寒病,骨痛,阴痹,腹胀,腰痛,大便难,肩背颈项引痛,脉沉而迟,此寒邪干肾也,桂枝加葛根汤主之"。经文中描述肌肉挛急与寒邪凝滞有关,用桂枝加葛根汤治疗。

患者颈项向右歪斜,苔薄白,脉弦,此为肝风上扰,痰瘀阻络。治疗以解肌舒筋、祛风化痰、通络止痉为原则,选用桂枝加葛根汤合牵正散、玉真散加减。重用葛根、桂枝解肌舒筋,天麻、钩藤平肝息风,僵蚕、天南星、防风、羌活、全蝎祛风化痰止痉,白芍、丹参养血活血柔肝。二诊加重葛根,配木瓜增强舒筋活络之效,当归补血活血柔筋。三诊考虑患者阴血不足,筋脉失养,用制何首乌补肝肾,益精血,强筋骨,三七养血活血通络。四诊时患者症状减轻,仍以疏风柔肝、养血活络为大法,终获佳效。本案中张氏以葛根为解痉主药,现代药理研究证明葛根含葛根素、葛根素木糖苷、大豆黄酮等多种成分。其有效成分能扩张血管,改善微循环,降低血管阻力,使血流量增加,也有实验研究证明葛根对小鼠离体肠管具有罂粟碱样解痉作用。

(周雪梅)

腰椎间盘突出

【案一】

程某,女,31岁。2011年8月25日初诊。

[主诉]腰痛及右侧下肢疼痛、麻木,加重3日。

[病史]3年前腰部外伤后出现腰部及右下肢疼痛时作,遇阴天下雨加重。刻下腰部强直疼痛,难以活动转侧,右腿外侧冷麻疼痛,畏寒肢冷,以背部为甚,精神萎靡,便溏而细。

[检查]腰椎MR示：L4/5、L5/S1间盘膨出。苔薄白舌淡暗,脉弦细。

[西医诊断]腰椎间盘突出症。

[中医诊断]腰腿痛。

[辨证]寒湿痹阻。

[治则]温经散寒,通络止痛。

[方药]独活寄生汤加减。

桂枝30 g	茯苓20 g	炒苍术15 g	干姜15 g
独活15 g	威灵仙30 g	伸筋草20 g	制草乌(先煎)10 g

透骨草 20 g	制乳香 10 g	赤芍 30 g	木瓜 30 g
桑寄生 20 g	防己 15 g	细辛 5 g	制没药 10 g
川芎 15 g	当归 15 g	川牛膝 15 g	怀牛膝 15 g
白芍 30 g	炒白术 15 g	制川乌(先煎)10 g	

14 剂,水煎服,日服 3 次。

二诊(2011 年 9 月 8 日):服药 2 剂后疼痛渐止,刻下疼痛已十去其九,仍宗原意。

炙黄芪 30 g	赤芍 20 g	防己 15 g	制川乌(先煎)10 g
独活 15 g	桑寄生 20 g	秦艽 15 g	制草乌(先煎)10 g
防风 15 g	细辛 3 g	川芎 15 g	泽泻 20 g
桂枝 20 g	炒白芍 15 g	杜仲 15 g	

7 剂,水煎服,日服 2 次。

随访(2012 年 7 月 5 日):前来求治月经不调,追询前症,上 7 剂服后腰痛至今未再发作。

【案二】

林某,女,43 岁。2011 年 1 月 10 日初诊。

[主诉] 腰痛 8 年,加重 1 周。

[病史] 慢性腰腿痛近 8 年,近年来症状反复发作,并呈加剧之势,腰部坠痛,以左侧为甚,行走时呈间歇性跛行。刻下形体消瘦,肤色苍白,腰腿隐痛麻木,腰部前屈与后伸受限。左膝关节酸痛,畏风。

[检查] X 片提示:L4/5 椎间盘中央型突出,伴半月板损伤。苔薄白脉细弱。

[西医诊断] 腰椎间盘突出,半月板损伤。

[中医诊断] 腰腿痛。

[辨证] 督脉寒湿,肾阳不足。

[治则] 温阳补肾,散寒通络。

[方药] 独活寄生汤加减。

羌活 10 g	桑寄生 20 g	秦艽 15 g	防风 15 g
细辛 3 g	川芎 15 g	当归 15 g	熟地黄 20 g
炒白芍 15 g	桂枝 30 g	杜仲 15 g	怀牛膝 15 g
川牛膝 15 g	威灵仙 20 g	炮附子(先煎)20 g	炙黄芪 30 g
独活 15 g	狗脊 15 g	锁阳 15 g	肉苁蓉 20 g
淫羊藿 20 g			

14 剂,水煎服,日服 2 次。

二诊(2011 年 4 月 26 日):前方效著,腰部及左膝疼痛已止,近日左臂疼痛,前方加片姜黄 10 g,7 剂,水煎服,日服 2 次。

【按】腰椎间盘突出症在中医学里没有相应病名,散见于"腰腿痛""痹病"范畴。《素问·脉要精微论》云:"腰者,肾之府,转摇不能,肾将惫矣。"肝肾亏虚是腰椎间盘突出症发病的根本原因,此病常在体力劳动者中间多发。随着时代的发展,现代人从事的工作以脑力劳动为多,长时间久坐,缺乏必要的锻炼,气血运行缓慢,肌肉松弛,腠理空虚,寒湿诸邪乘虚而入,血气为之壅塞。

因此,从虚、瘀、寒、湿着眼,虚为病本,虚多兼寒,寒多兼湿,血滞成瘀,凡此种种,纠结为患。故治疗此症,张氏认为补肾壮腰是贯穿始终的治疗大法,也是治疗的最终目的,急性期用散寒通络、活血止痛法;亚急性期用祛风除湿、活血补肾法。常以独活寄生汤为主方,急性发作期以通为要,通则不痛,立驱寒除湿、活血止痛之法,选用伸筋草、透骨草、威灵仙、川乌、草乌、乳香、没药等通络活血除痹;一旦疼痛缓解,疾病进入亚急性期和缓解期,则以补为主,重用狗脊、肉苁蓉、淫羊藿、巴戟天、仙茅、川续断、杜仲、怀牛膝、桑寄生等补肾填精壮腰,疗效良好。

(唐勇)

青睫综合征

【案例】

冯某,男,15岁。2011年10月16日初诊。

[主诉] 右眼视物模糊1年余。

[病史] 患者1年前右眼时有视物模糊,视力未见明显异常,至西医综合医院眼科诊断为青睫综合征,曾使用皮质类固醇药物,时有复发,伴有盗汗,乏力。

[检查] 舌红,苔薄黄,脉细。

[西医诊断] 青睫综合征。

[中医诊断] 青盲。

[辨证] 肝肾阴虚证。

[治则] 滋补肝肾,养肝明目。

[方药] 杞菊地黄丸加减。

生地黄 12 g	山茱萸 15 g	山药 20 g	丹皮 10 g
茯苓 10 g	泽泻 10 g	菊花 6 g	枸杞子 30 g
麦冬 10 g	五味子 10 g	当归 15 g	炒白芍 15 g
炒黄芩 10 g	夏枯草 20 g	生甘草 10 g	

20剂,水煎服,日服2次。

二诊(2011年10月30日):药中病机,视物模糊症状较前好转,原方继服28剂。

三诊(2011年11月11日):前方效著,刻下两眼视力基本一致,视物清晰,改汤为丸,继续巩固。

生地黄 400 g	山茱萸 200 g	山药 200 g	牡丹皮 200 g
茯苓 200 g	泽泻 200 g	菊花 200 g	枸杞子 300 g
谷精草 200 g	五味子 100 g	当归 200 g	炒白芍 200 g

炒黄芩 200 g　　　　夏枯草 300 g　　　　生甘草 200 g

上药制成浓缩丸,如绿豆大,每服 50 粒,日服 2 次。

【按】青睫综合征即青光眼睫状体炎综合征,是常见的继发性青光眼,临床表现多为单眼发病且是同一眼反复发作,偶有双眼受累。发作性眼压升高且反复性发作,视力一般正常,如角膜水肿则视物模糊。本病是由于房水生成增多和房水流畅系数降低所致。并发现疾病发作时房水中前列腺素(PGS)的含量显著增加,病情缓解后降至正常。相当于中医学的绿、青、黄、乌、黑五风内障,又名"五风之症""五风变"。在五轮学说中,瞳神属水轮,内应于肾,近代名家陈达夫教授"内眼结构与六经相属学说"认为,视神经、视网膜属足厥阴肝经,肝肾同源,故本病与肝肾关系密切。

中医认为本病多由郁、风、火、痰、虚等导致气血失和,气滞血瘀,目中玄府闭塞,神水瘀积为病,病久则肝肾两亏,神光衰微甚至泯灭、不睹三光而成"青盲",所以肝肾虚损、脉络瘀滞是青光眼视神经病理改变的主要病机,滋养肝肾、活血化瘀为防治青光眼视神经损害的基本方法。

案中患者属肝肾阴虚,方以杞菊地黄丸加减。杞菊地黄丸是在六味地黄丸的基础上加上枸杞子、菊花而成,六味地黄丸出自《小儿药证直诀》,方中重用熟地黄,滋阴补肾,填精益髓,山茱萸补养肝肾并能涩精,山药补脾固精,称为"三补"。泽泻清泄肾火,并防熟地黄之滋腻,茯苓健脾渗湿,以助山药之健运,丹皮清泄肝火,并制山茱萸之温,谓之"三泻"。六药合用,补中有泻,寓泻于补,相辅相成,补大于泻,共奏滋补肝肾之效。杞菊地黄丸在此基础上加枸杞子、菊花。菊花味辛、苦、甘,性微寒,归肺、肝经,善清利头目,宣散肝经之热,平肝明目。两者皆起养肝明目的作用,所以杞菊地黄丸更偏重于治疗肝肾阴虚、精血不足所致的目疾,偏阴血虚者加当归、白芍滋阴养血平肝,明目之力加强。《祁宝玉眼科方药心得》中指出,既往诸医家,多从瞳神疾病论治本病,而瞳神属肾,其治又多局限在单纯的补益肝肾,方取六味,药用杞地,而未考虑视功能即神光的保护,不单有赖于阴精,亦要考虑气与阳即元阳的作用。且瞳神疾病中病症复杂者多非简单的阴或阳而为,临床上阴损及阳、阴阳互损者甚是多见。故在本症的治疗中,应在补阴的基础上辅以补阳,使"阴得阳助,泉源不竭"。

现代药理研究也显示:许多补益肝肾、活血化瘀的中药在改善微循环、降低血液黏稠度、提高机体抗氧化能力、改善青光眼视神经轴浆流、视盘微循环状况等方面有明显优势。且临床在青光眼视神经保护方面也或补益肝肾,或活血化瘀,尤其在活血化瘀方面无论是临床还是实验研究均进行了大量有益的探索。

(杨佳)

淋 巴 结 炎

【案例】

张某,男,80 岁。2012 年 4 月 15 日初诊。

[主诉] 右耳后淋巴结肿大 1 个月。

[病史] 患者 1 个月前触碰右耳后发现一蚕豆大硬结,逐渐长大至如鸡蛋黄大小,按之坚硬,有压痛,至西医院诊为淋巴结炎,经住院予以抗生素静滴治疗未见好转。

[检查] 苔少舌红有裂痕。

[西医诊断] 淋巴结炎。

[中医诊断] 痰核。

[辨证] 痰火郁结证。

[治则] 清热泻火,消痰散结。

[方药] 消瘰丸加减。

黑玄参 30 g	浙贝母 15 g	生地黄 20 g	生牡蛎(先煎)30 g
赤芍 15 g	连翘 20 g	夏枯草 40 g	山慈姑 20 g
石见穿 20 g	半夏 15 g	牛蒡子 15 g	马勃(包)10 g
炒栀子 15 g	丹皮 15 g		

7 剂,水煎服,日服 3 次。

二诊(2012 年 4 月 29 日):硬结已消强半,舌见光红干裂,阴虚之象显现,前方加麦冬 20 g、知母 20 g、乌梅 20 g,7 剂,水煎服,日服 3 次。

【按】淋巴结炎的病因主要是由于金黄色葡萄球菌和溶血性链球菌等致病菌从损伤破裂的皮肤或黏膜侵入,或从其他感染病灶侵入相关部位的淋巴结所造成的,大多继发于其他化脓性感染病灶。若病情继续发展,淋巴结炎症波及周围组织时,导致疼痛加剧,进一步发展为腺源性蜂窝织炎;若炎症未能及时控制,扩散到淋巴结且互相粘连,最后形成脓肿,严重者还会引起败血症。属于中医"痰核""瘰疬"范畴。指皮下肿起如核的结块,多由湿痰流聚而成,结块多少不一,不红不肿,不硬不痛,用手触摸,如同果核状软滑而能移动,一般不会化脓溃破。痰核大多生于颈、项、下颌部,亦可见于四肢、肩背。

痰之为病,既顽且幻,痰核乃其一例。《丹溪心法附余》指出:"凡人头面颈颊身中有结核,不痛不红不作脓者,皆痰注也,宜随处用药消之。总因素体阴虚,邪热内生,津血被烁,不得泄津,聚于皮肉关节间,而成有形之物。"《疡科心得集》对本病的认识:"夫风热痰,皆发于颈项间,以风湿(指细菌)阻于少阳梢络(指淋巴结)而发,初起寒热,项间酸痛,结核形如鸡卵……如热不退,即项间渐转微红,而成脓矣。"本病位属肝胆,多因外感六淫邪毒,侵入肌肤,邪毒流注于经脉,与内蕴之痰湿交结,致使营卫不和,邪郁化热,气血凝滞,经脉阻遏而成痰毒。若发于颈部者,多因风热、风温之邪侵袭所致;发于腋下等处,则以内蕴火热之邪而生;发于腹股沟等处,多为湿热、湿火为患。《黄帝内经》有"结者散之""损者益之"可遵,而攻邪则恐伤正,扶正又畏助邪,选方用药,稍有不当,即成抱薪救火。脏腑积热,内有湿热火毒,致使气血被毒邪塞于皮肉之间,继而炼液成痰,痰毒胶缠,结块而肿。病初痰火凝结,治宜以清痰和气为主;若痰火邪热循心脾二经上炎,则见舌红干裂,舌上生疮。本案患者年事已高,多因肝肾阴亏,肝火郁结,虚火灼津,炼液为痰,痰火凝结,聚于颈项或腋下所致。阴虚内热,虚火内蒸,营阴不守,故可兼见潮热,盗汗,舌质红,脉弦滑或弦细等。本证病机为阴虚内热,痰火结滞,故治宜清润化痰,软坚散结。方以消瘰丸加味。

消瘰丸是《医学心悟》中治疗瘰疬的代表方,方中贝母以浙贝母为佳。浙贝母苦辛微寒,善消痰散结,且兼开郁清热,为君药。牡蛎味咸微寒,可助贝母软坚散结,兼能潜阳益阴,为臣药。玄参苦甘咸寒,既可滋肺肾之阴,又可清降虚火,使液充火降则痰无由生,其咸能软坚也助君臣散结消瘰,为方中之佐药。肿块大而坚硬,加用夏枯草以清泄肝火、散结消肿;辅以山慈姑化痰,石见穿、马勃清热解毒,活血镇痛;阴虚明显者,可加知母、地骨皮;兼肝气郁滞胁肋满闷者,加青皮、香附、陈皮;肝火上炎见目赤口苦者,可加菊花、夏枯草。

(杨佳)

胸 胁 胀 满

【案例】

朱某,女,70 岁。2012 年 1 月 8 日初诊。

[主诉] 右胁及上脘胀气半个月。

[病史] 患者平素性情急躁易怒,时欲太息,半个月前自觉右胁及上脘胀气,矢气少,口苦,呃逆嗳气,食欲不振,吞酸嘈杂,自服多潘立酮片后稍缓解。

[检查] 舌红,苔薄黄,脉弦。

[西医诊断] 胃动力不足。

[中医诊断] 气郁。

[辨证] 肝胃气滞证。

[治则] 疏肝解郁,理气畅中。

[方药] 四逆散加味。

柴胡 10 g	炒白芍 15 g	炒枳实 10 g	生甘草 10 g
焦大黄 10 g	制厚朴 15 g	莪术 10 g	陈皮 10 g
青皮 10 g	干姜 10 g	威灵仙 15 g	清半夏 10 g
炒黄芩 10 g			

7 剂,水煎服,日服 2 次。

二诊(2012 年 2 月 8 日):药后症轻,两胁胀满不适,前方加郁金 15 g、制香附 15 g、白芥子 10 g。7 剂,水煎服,日服 2 次。

三诊(2012 年 2 月 15 日):诸症皆轻,两胁胀满已轻,苔薄黄腻,原方继服,7 剂,水煎服,日服 2 次。

四诊(2012 年 2 月 29 日):诸症皆除,原方巩固,7 剂,水煎服,日服 2 次。

【按】本案患者系老年女性,或体质素弱,复加情志刺激,肝郁抑脾;或饮食渐减,生化乏源,日久气血不足,心脾失养;或郁火暗耗营血,阴虚火旺,心病及肾,而致心肾阴虚。总体始于肝失条达,疏泄失常,故以气机郁滞不畅为先。拟方以四逆散加味调和肝脾,柴胡既可疏解肝郁,又可升清阳以使郁热外透,用为君药;芍药养血敛阴,与柴胡相配,一升一敛,使郁热透解而不伤阴,为臣药;佐以枳实、厚朴、青皮、陈皮、郁金、香附等疏肝行气散结,以增强疏畅气机之效;其中尤其以大黄下行,通达肠府,以泻中满,《药品化义》指出:"大黄气味重浊,直降下行,走而不守,有斩关夺门之力,故号将军。"专攻心腹胀满,胸胃蓄热,积聚痰实。顺势利导使气血通畅气机升降出入有序,而胸胁胀满自消。

(杨佳)

耳　闭

【案例】

曹某,男,76 岁。2011 年 6 月 10 日初诊。

[主诉] 反复耳闭伴听力下降 3 年余。

[病史] 患者 3 年前自觉听力逐渐下降,伴有双耳闭塞,右耳为甚,时有耳内胀闷堵塞感,伴低耳鸣声,伴有头昏,至西医院听力检查呈传导性耳聋。伴有腰膝酸软,手足心热,失眠梦多。

[检查] 苔黄腻,舌暗红,脉涩。

[西医诊断] 耳聋。

[中医诊断] 耳闭。

[辨证] 湿浊瘀闭。

[治则] 补肾益精,祛瘀化浊。

[方药] 耳聋左慈丸合都气丸加味。

生地黄 20 g	山茱萸 15 g	山药 20 g	泽泻 15 g
茯苓 15 g	丹皮 10 g	五味子 10 g	葛根 30 g
川芎 15 g	丹参 30 g	石菖蒲 10 g	灵磁石(先煎)30 g
骨碎补 15 g			

7 剂,水煎服,日服 2 次。

二诊(2011 年 6 月 29 日):头晕耳闭,服都气丸加味,耳闭好转,头晕依旧,苔黄腻脉弦,此高年肾阴不足,湿浊痰瘀阻闭清窍。

生地黄 20 g	山茱萸 15 g	山药 20 g	泽泻 30 g
茯苓 30 g	丹皮 15 g	五味子 20 g	葛根 30 g
川芎 15 g	丹参 30 g	石菖蒲 15 g	灵磁石(先煎)30 g
骨碎补 15 g	天麻 10 g	菊花 10 g	清半夏 10 g

7 剂,水煎服,日服 2 次。

三诊(2011 年 9 月 18 日):前方效著,药后头晕耳背皆愈,近日复发,前方加菟丝子

20 g、制黄精 15 g,7 剂,水煎服,日服 2 次。

【按】耳闭症是指以耳内闭塞,胀闷堵塞感,听力下降为特征的耳病。隐袭性、渐进性耳聋为本病主要症状。相当于西医的非化脓性中耳炎、卡他性中耳炎、渗出性中耳炎、浆液性中耳炎、咽鼓管不良症等。隐袭性、渐进性耳聋为本病主要症状。中医认为耳胀为病之初,多由于外邪侵袭、经气痞塞而致;耳闭,多为耳胀反复发作,迁延日久,由于邪毒滞留而致,并与脏腑失调有关,多为虚实夹杂之证。《素问·生气通天论》:"耳闭不可以听。"耳闭者,乃属少阳三焦之经气之闭也。听力下降,耳内闭塞感而闻声不真,外感内伤皆可致之。《景岳全书》:"耳聋哑,诸家所论虽悉,然以余之见,大都其证有五:曰火闭,曰气闭,曰邪闭,曰窍闭,曰虚闭。"

总的治疗原则是遵循耳胀宜祛风散邪、宣肺通窍,耳闭宜行气活血、祛瘀通窍,有湿邪者健脾利湿或祛痰化浊,或清肺祛湿。治疗时又需根据不同的病因病机、证候,予以热则寒之,寒则热之,实则泻之,虚则补之,兼祛痰,利湿,行气,活血,并结合患者素体情况,或清肺,或调肝,或扶脾,或益肾,使之浊祛窍通,耳窍清灵。

本案患者系老年男性,两耳闭气为肾虚,属肾虚邪滞,经脉痞塞,精血不足,不能上充清窍。故治当补肾益精,活血通窍。故治宜耳聋左慈丸或合都气丸加味以补肾健脾,通窍渗液。耳聋左慈丸出自清代凌奂的《饲鹤亭集方》,是由六味地黄丸加柴胡、磁石组成。《重订广温热论》曰:"尚有耳鸣耳聋者,其因有三……三因肾虚精脱,则耳鸣而聋,宜常服耳聋左慈丸。"其中六味地黄丸滋养肝肾之阴,佐以柴胡、葛根升阳,磁石潜阳,标本同治,补泻兼施,藉升潜逆向之妙。都气丸则为六味地黄丸基础上合用五味子补肾纳气归元,辅以天麻、石菖蒲养血息风,醒神开窍,川芎、丹参活血行气,骨碎补补肾强骨,共收耳窍得聪之功。欲降阴虚之虚火上亢,当治以养阴之法,滋阴以潜阳,而欲得阳潜,需配以引火归元之法,则更得其妙。

根据"久病必入络,久病必有瘀"的理论,邪毒滞留者,必致经络有瘀阻,故耳胀、耳闭症状更为突出。由于脉络阻滞,精气不能上奉耳窍,形成邪实正虚,缠绵难愈。正气虚,主要在于脾肾,脾虚则清气不能上升耳窍,兼之耳部经脉痞塞,故成耳闭。肾虚则耳窍失养,抗邪能力减弱,则邪毒易于滞留而为病。治疗上,若脾虚邪滞,则健脾益气,兼顾活血通窍;若肾虚邪滞,清窍久闭,则宜补肾益精,兼顾活血通窍。

(杨佳)

不明原因腹水

【案例】

伍某,女,68 岁。2011 年 7 月 25 日初诊。

[主诉] 不明原因腹水 3 个月余。

[病史] 患者 3 个月前无明显诱因下出现腹水,呈渐进性加重,小腹胀满,坠痛,纳少,口苦,尿少,腹部 CT、消化系统 B 超均未发现异常。

[检查] 苔黄腻,舌红,脉滑。

[西医诊断] 不明原因腹水。

[中医诊断] 水臌。

[辨证] 肝脾血瘀兼湿热蕴结。

[治则] 温阳化气,燥湿利水,活血化瘀,清热解毒。

[方药] 五苓散加味。

桂枝 20 g	连皮苓 50 g	猪苓 20 g	赤芍 20 g
丹皮 15 g	当归 15 g	泽泻 20 g	川芎 15 g
桃仁 10 g	益母草 20 g	防己 15 g	莪术 10 g
广木香 15 g	干姜 15 g	炒苍术 15 g	炒黄芩 15 g
柴胡 10 g	制厚朴 10 g	炒枳壳 15 g	

7 剂,水煎服,日服 3 次。

二诊(2011 年 8 月 1 日):药后腹围已缩小 7 cm,仍有腹痛,原方继服,7 剂,水煎服,日服 3 次。

三诊(2011 年 8 月 8 日):腹水渐消,原方加车前子(包)30 g,7 剂,水煎服,日服 3 次。

四诊(2011 年 8 月 16 日):前方效著,加生黄芪 30 g,7 剂,水煎服,日服 3 次。

【按】腹水是临床上的常见病症,其鉴别诊断比较困难。以癌性腹水为最多,包括胃癌、胰腺癌、卵巢恶性肿瘤、腹膜间皮瘤、肝癌、小肠间质瘤、阑尾癌等。其次为肝硬化和 Budd - Chiari 综合征,肝源性腹水是临床最常见的腹水病因。其次还有结核性腹膜炎、炎症性肠病、嗜酸细胞增多症、心衰、系统性红斑狼疮、POEMS 综合征、急性盆腔腹膜炎、阑尾炎等。中医称此病为"臌胀""水臌"。《灵枢·水胀》有谓:"臌胀何如? 岐伯曰:腹胀身皆大,大与腹胀等也,色苍黄,腹筋起,此其候也。"此病病变复杂,缠绵难愈,中医学视为四大难证之一。病因虽多,但形成本病的病机首先在于肝脾的功能失调,肝气郁滞,疏运失常,气血交阻,致水气内停,出现腹满胀大为主要临床表现的病症,脾失健运,迁延日久必累及肾,肾阳虚无以温脾土则脾肾阳虚,阳虚水泛,腹胀,水湿下注,最终肝脾肾功能失调。临床大致分为气滞湿阻、寒湿困脾、湿热蕴结、肝脾血瘀、脾肾阳虚、肝肾阴虚几类。

中医学认为,水臌多因湿毒、疫毒、蛊毒等外邪侵袭,留着不去所引起,脾主运化,当脾受损时,脾土衰败使气滞、水结、血瘀聚于中焦而产生腹水。除了与三焦气化密切相关外,还与血液瘀阻有关。三焦气化不利,水液代谢失常,血液瘀滞难行,致水、气、血互结而成本病。本虚标实是臌胀基本的病机特点。本虚包括肝、脾、肾功能虚衰。早期以气虚为主,继则阴血日亏;邪盛则以湿热、气滞、水停、血瘀等并见者为多。只是不同患者、不同病程中的主要矛盾各有侧重。

本案患者属肝脾血瘀型兼湿热蕴结,选方以五苓散加味,五苓散温阳化气,渗湿利水,阳虚不在补而在通,即通过宣通阳气的方法,提高机体阳气的行水、化湿功能。更加黄芪、干姜补益中土,温养脾胃,符合《金匮要略》"知肝传脾,当先实脾"之意旨;木香、枳壳行气,气行则血行,气行则水行,气血运行通畅,水湿之邪无处藏身。此人又合并有瘀热、湿热之标实,所以又需配伍清热、利湿、理气、活血软坚,故加入黄芩、丹皮、防己等清肝燥湿,当归、川芎、桃仁、莪术等活血破血,逐瘀通络。诸药共起温阳化气、燥湿利水、活血化瘀、清热解毒之功。邪去水消,气血流畅,肝脾肾运行正常则诸症自消。

血不利则为水。血瘀助湿而水停,血瘀碍气而气滞,血瘀日久而化热,以及胃络瘀阻而脾运呆滞等都是临床必须重视的环节。因此,活血软坚法应贯穿于治疗臌胀的始终。

对于病程长,久治不愈的腹水患者,有"毒聚久,成顽疾"之扰,对肝硬化腹水患者的治疗,从一开始就要顾及"胃气",一旦攻伐太过,伤及"胃气",将对以后治疗带来被动。因此在辨证施治的基础上加入健脾护胃药是大有必要考虑的。治疗中要注意"至虚有盛候,大实有羸状",合理使用扶正和祛邪,要掌握好祛邪不伤正,扶正不碍祛邪的原则。

现代药理研究发现五苓散既能利尿消水,又不破坏水、电解质平衡。此外,许多研究证明常用消臌中药有调控腹膜淋巴孔的作用,中药方剂除对肝纤维化小鼠腹膜淋巴孔有开启作用外,对小鼠尿 Na^+ 的排泄也有作用;促进尿 Na^+ 排泄降低血管离子渗透压;增加血管的离子通透性,使组织液及腹水中的 Na^+ 主动归转血液,从而消除钠潴留现象;同时可作用于毛细淋巴管内皮,舒张毛细淋巴管内皮间隙、腹膜淋巴孔,利用淋巴系统的强大引流功能将含有大分子物质的腹水引流归转血液,从而利水消臌。

(杨佳)

线 粒 体 肌 病

【案例】

张某,男,54 岁。2011 年 9 月 4 日初诊。

[主诉] 全身乏力伴耳鸣头晕 1 年余。

[病史] 患者 1 年前自觉全身乏力,至西医院诊断为线粒体肌病,予以激素治疗,服用醋酸泼尼松 60 mg/日,持续服用 3 个月未见明显效果,刻下畏寒便溏,伴有头晕、耳鸣,此元阳亏虚。

[检查] 2010 年 4 月 6 日肌肉病理报告:病理改变:① 肌纤维大小轻度不等,可见大量不整边纤维。② 可见大量 RRF。③ CCO 染色:可见部分纤维酶活性缺失。结论:所检肌肉病理符合线粒体肌病病理改变。舌淡,苔薄白,脉细弱。

[西医诊断] 线粒体肌病。

[中医诊断] 虚劳,痿病。

[辨证] 脾肾两虚证。

[治则] 温肾健脾,益气活血。

[方药] 补中益气汤加减。

| 生黄芪 30 g | 炒白术 15 g | 陈皮 10 g | 红参 10 g |

柴胡 10 g	升麻 10 g	当归 10 g	熟地黄 15 g
桂枝 15 g	五味子 10 g	淫羊藿 15 g	肉豆蔻 15 g
补骨脂 15 g	广木香 10 g	山药 30 g	

7 剂,水煎服,日服 3 次。

二诊(2011 年 9 月 12 日):脾主肌肉,脾运失健则湿滞痰阻,宜前方加半夏 10 g、焦山楂 20 g、茯苓 15 g,7 剂,水煎服,日服 3 次。

三诊(2011 年 9 月 18 日):患者四肢乏力症状较前明显好转,体力渐增,大便不成形,眼痒,前方加炙麻黄 10 g、防风 10 g,7 剂,水煎服,日服 3 次。

四诊(2011 年 10 月 4 日):患者遇冷风时觉关节酸楚,宜前方去半夏、陈皮、焦山楂,加炮附子(先煎)20 g、川续断 15 g、巴戟天 15 g、石楠叶 15 g,7 剂,水煎服,日服 2 次。

五诊(2011 年 10 月 11 日):患者体力渐增,痰亦减少,大便成形,仍宜健脾升阳,化痰祛湿为法。

生黄芪 30 g	党参 30 g	当归 15 g	炒苍术 15 g
陈皮 10 g	升麻 10 g	柴胡 10 g	姜半夏 15 g
茯苓 20 g	生薏苡仁 30 g	杜仲 15 g	熟地黄 15 g
桂枝 15 g	淫羊藿 20 g	补骨脂 15 g	肉豆蔻 10 g
山药 30 g	广木香 10 g	焦山楂 20 g	炙麻黄 10 g
防风 10 g	石楠叶 15 g	炒白术 15 g	

7 剂,水煎服,日服 3 次。

六诊(2011 年 10 月 18 日):前方加怀牛膝 15 g,7 剂,水煎服,日服 3 次。

七诊(2011 年 10 月 28 日):药后体力有增,大便成形,日行 2 次,能控制住,宜原方巩固,温补脾肾,升阳化湿,前方继服,28 剂,服法同前。

八诊(2011 年 12 月 11 日):前方加制马钱子粉 0.3 g(冲服),14 剂,水煎服,日服 3 次。

九诊(2012 年 1 月 31 日):经中药治疗后,患者四肢乏力症状较前明显好转,刻下行动自如,仅天冷时两膝酸软,下肢凉,苔薄白,脉沉迟。

熟地黄 300 g	山药 300 g	党参 300 g	炒苍术 300 g
茯苓 200 g	杜仲 300 g	怀牛膝 200 g	石楠叶 200 g
狗脊 300 g	锁阳 300 g	葫芦巴 300 g	巴戟天 300 g
淫羊藿 300 g	补骨脂 200 g	骨碎补 200 g	鹿角片 200 g
当归 300 g	炙麻黄 100 g	制马钱子 40 g	生黄芪 400 g
炒白术 300 g			

上药制成浓缩丸如绿豆大,每服 50 粒,日服 3 次。

【按】线粒体疾病是线粒体结构和功能异常引起的多系统受累的一组疾病。单纯线粒体肌病是选择性累及骨骼肌,表现为肌无力症状的一组线粒体肌病。多表现为骨骼肌的易疲劳性,临床主要表现为全身乏力和肌肉酸胀,进行性肌肉萎缩。易发生在活动后,休息可缓解,部分患者除肌无力外,还可伴有慢性进行性眼外肌麻痹,并发脂质代谢障碍或糖原代谢异常。中医从"痿病""虚劳"辨证。指肢体筋脉弛缓,软弱无力,不能随意运动,或伴有肌肉萎缩的一种病症。临床以下肢痿弱较为常见,亦称"痿躄"。

历代医家有很多有关痿病的记载,其中以《黄帝内经》的记载最为久远,也为后世的发展奠定了坚实的基础。《素问·痿论》提出了"治痿独取阳明"的基本治则:"论言治痿者独取阳明,何也?岐伯曰:阳明者,五藏六府之海,主润宗筋,宗筋主束骨而利机关也……故阳明虚则宗筋纵,带脉不引,故足痿不用也。""治痿者独取阳明"其意乃主因后天脾胃的病变所致,"脾主肌肉、四肢""脾气健运则血气充足,肌肉丰富;脾虚则肌肉消瘦、四肢痿软"。脾胃为水谷气血之海,后天气血生化之源,五脏六腑都赖其濡养,若脾胃健运失常,阳明经气血虚少,难以营运精微物质至经脉之中,则可致五脏失养,肌肉失充,表现为"痿病"。因此治疗需以治脾胃为重,通过调理后天气血生化之源以达到治疗痿病的目的。近来对痿病的治法不断增多,概括起来不外有清热润肺、清热化湿、补益脏腑、活血行瘀四个方面。脾主四肢肌肉,脾胃虚弱,运化失司,则气血生化乏源,四肢肌肉筋脉失养,则宗筋弛纵,可见倦怠乏力,甚或痿弱不用。肾为先天之本,主藏精,生之本也。先天禀赋不足,则易出现某些遗传病。

此病西医病理不明,药物缺乏,以其症状为辨证用药依据,拟定温肾健脾、益气活血之法。本案患者首以补中益气汤加减。方中重用黄芪,味甘微温,入脾肺经,补中益气、升阳固表为君药;配伍人参、白术补气健脾为臣,与黄芪合用,以增其补中益气之效,山药平补肺脾肾,薏苡仁健脾祛湿除痹,兼顾先天之本而补益后天之本;升麻、柴胡两者升发力强,陈皮、半夏降逆和胃,一升一降,调和整体气机,配以木香、焦山楂理气和胃,使诸药补而不滞,共为佐药。更加淫羊藿、肉豆蔻、补骨脂等补肾之品,让元气下归于肾,固本培元。后期,肾虚之状渐现。则转以益肾健脾为主,熟地黄、山茱萸、山药配合,肾肝脾三阴并补,重在滋肾阴;狗脊、锁阳、怀牛膝、杜仲、葫芦巴、巴戟天、淫羊藿、补骨脂、骨碎补、鹿角片等大队药物重在温阳益肾,阴阳互根,元气乃足;黄芪、当归、苍术、茯苓健脾养血,培补中气;炙麻黄开泄腠理、透发毛窍,石楠叶祛风通络益肾,制马钱子通络,直达经络肌腠。现代药理研究证实,马钱子中的主要成分士的宁能选择性地提高脊髓兴奋功能,治疗剂量能使脊髓反射的应激性提高,反射时间缩短。神经冲动容易传导,骨骼肌的紧张度增加,从而使肌无力状态得到改善,在治疗重症肌无力等方面更有奇效。

(杨佳)

药物引起的末梢神经炎

【案例】

季某,女,40岁。2012年3月29日初诊。

[主诉] 四肢麻木7个月。

[病史] 7 个月前,患者服用西药后(具体药物不详)后自觉两手如戴手套,两脚如穿袜子,夜不能寐,生活难以自理,经针灸及药物治疗后稍缓解。

[检查] 舌淡,苔薄白,脉细弱。

[西医诊断] 末梢神经炎。

[中医诊断] 血痹。

[辨证] 瘀血阻络。

[治则] 活血通络。

[方药] 桂枝汤合麻黄附子细辛汤加减。

桂枝 30 g	炒白芍 30 g	赤芍 30 g	炙甘草 15 g
生姜 15 g	当归 15 g	炙麻黄 10 g	大枣 7 枚
细辛 3 g	生黄芪 30 g	片姜黄 10 g	炮附子(先煎)15 g
党参 15 g	清半夏 15 g		

7 剂,水煎服,日服 3 次。

二诊(2012 年 4 月 11 日):症如前述,前方加生地黄 20 g、秦艽 10 g、桃仁(包)10 g、红花(包)10 g,7 剂,水煎服,日服 3 次。

三诊(2012 年 4 月 19 日):前方未立寸功,手脚如套手套袜子一般,麻木不仁,苔薄黄舌红,仍宜活血通络为法。

当归 15 g	生地黄 20 g	川芎 15 g	赤芍 15 g
片姜黄 15 g	地龙 20 g	桂枝 20 g	桃仁(包)10 g
白芍 15 g	红花(包)10 g		

7 剂,水煎服,日服 3 次。

四诊(2012 年 5 月 3 日):药后麻木依旧,但自觉周身轻松,前方加荆芥 10 g、防风 10 g、刺蒺藜 20 g,7 剂,水煎服,日服 3 次。

五诊(2012 年 5 月 16 日):身痒依旧,但手麻已从肘上退至腕上,宜养血活络祛风。

炙麻黄 10 g	桂枝 15 g	防风 10 g	赤芍 15 g
威灵仙 15 g	当归 15 g	川芎 15 g	地龙 20 g
生黄芪 30 g	桃仁 10 g	刺蒺藜 15 g	片姜黄 10 g
生姜 10 g	红花 10 g	白芍 15 g	大枣 7 枚

14 剂,水煎服,日服 3 次。

【按】末梢神经炎系由多种原因引起的多发性末梢神经损害的总称,表现为肢体远端对称性感觉、运动和自主神经功能障碍,故亦称多发性神经炎或多发性周围神经炎。常见病因包括重金属或有机磷农药等有机化合物中毒、机体营养代谢障碍、感染、过敏等。多数病例仅有轻度运动障碍或感觉异常,病情逐步停止发展,2～3 周后开始恢复,少数病例病情迅速发展,早期颅神经即受影响,四肢瘫痪,出现呼吸困难和心动过速。西医该病尚属疑难病,缺乏肯定疗效。中医认为本病当属"血痹""痿病""不仁""麻木"等范畴。其基本病机是气血亏虚,日久阴损及阳,元阳亏损,温煦不足,阳虚寒凝,推动无力,瘀阻脉络,不通则痛,血脉凝滞则肢体失养而手足逆冷、麻木。

本病系由于素体气血虚弱,寒湿留着,壅阻气机,气血运行不畅,经络不得疏通所致。治宜补气养血,祛寒除湿,下气降浊,疏通经络。大多病例在发病过程中都有不同程度的肢体麻木疼痛,手足冷,舌质淡苔白薄,脉紧的阳虚寒证,因此阳虚寒湿阻络也是导致本病的一个原因。因此在治疗上,宜温阳益气、调和营卫、养血活血、舒筋活络为主。

本例患者即属阳气不达四肢,瘀血阻络,故选方桂枝汤和麻黄附子细辛汤加减以温阳通络。桂枝汤功用是解肌发表、调和营卫,是调和营卫代表方。麻黄附子细辛汤功用助阳解表,是为素体阳虚、复感外邪而设。桂枝汤以桂枝温经散寒,助阳化气;白芍益阴敛营且有监制桂枝发散的作用,使汗勿伤津液。麻黄附子细辛汤则以附子温肾壮阳以祛里寒,用麻黄宣肺降气以解外寒,佐细辛既能助附子以解在里陈寒,又能助麻黄解外寒,使由太阳直入少阴之寒仍由太阳作汗而解,即给邪以出路。合方中桂枝汤既增强了麻黄附子细辛汤的祛邪及温里作用,同时桂枝汤中的白芍、大枣、甘草又起到了养血营阴,兼补中益气作用;加用黄芪甘温补气行气。使气旺血行,祛瘀而不伤正;当归、川芎养血活血,片姜黄破血行气,通经止痛,以增强活血化瘀通脉之力;更加地龙活血通络,直达病所。诸药合用既可温阳补气,又能活血通络,使气旺血行,祛瘀通络,筋肉得养。因此,全方温阳通络,益气养血,理法方药契合本病之症机,临床使用疗效满意。

现代药理学研究表明,桂枝汤对体温、汗腺分泌、肠蠕动、免疫功能等具有双向调节作用,具有扩张血管和促进发汗、解热、镇痛镇静、抗菌抗病毒、抗惊厥、抗过敏、健胃、增强肾上腺皮质功能等作用。麻黄附子细辛汤具有抗炎、抗过敏、抗氧化、镇痛、免疫调节的作用。均对此病有良好的治疗作用。

(杨佳)

黄药子中毒引起药物性肝炎

【案例】

乔某,女,59岁。2012年2月5日初诊。

[主诉] 黄药子中毒引起药物性肝损伤。

[病史] 患者日前因丧母悲伤过度,近来时觉咽中不利,有气阻于咽喉不能出入,自觉有痰,难咯出,予以中药对症治疗后,其中黄药子引起药物性肝炎。

[检查] 舌红,舌尖痛,苔黄厚腻,脉细弦。

[西医诊断] 药物性肝炎。

[中医诊断] 药邪。

[辨证] 湿热内蕴证。

[治则] 清热利湿,疏肝利胆。

[方药] 茵陈蒿汤加减。

| 炒苍术 15 g | 川芎 15 g | 制香附 15 g | 炒枳壳 10 g |

炒枳实 10 g	神曲 15 g	当归 15 g	赤芍 15 g
清半夏 15 g	郁金 15 g	柴胡 10 g	浙贝母 15 g
广木香 10 g	党参 15 g	茯苓 15 g	茯神 15 g
麦冬 15 g	白芍 15 g		

7 剂,水煎服,日服 2 次。

二诊(2012 年 2 月 20 日):双侧甲状腺结节。

黑玄参 30 g	浙贝母 20 g	山慈姑 20 g	生牡蛎(先煎)30 g
炒栀子 15 g	昆布 15 g	海藻 15 g	黄药子 10 g
炒苍术 15 g	清半夏 15 g	郁金 15 g	蛇舌草 40 g
麦冬 20 g	太子参 20 g	炒枳壳 15 g	赤芍 20 g
焦大黄 8 g	白芍 20 g		

7 剂,水煎服,日服 2 次。

三诊(2012 年 3 月 16 日):3 月 8 日 B 超:双侧颈部低回声结节(淋巴结),右侧较大的 11 mm×16 mm。左侧较大的 6 mm×4 mm,未见明显肿大,前方继服,7 剂。

四诊(2012 年 3 月 23 日):今查肝功能正常,总胆固醇 7.25 mmol/L,前方加夏枯草 30 g,7 剂,水煎服,日服 3 次。

五诊(2012 年 4 月 20 日):前方去黄药子,加防风 10 g、枸杞子 30 g,7 剂,水煎服,日服 3 次。

六诊(2012 年 5 月 17 日):咽部生痰,痰白,舌尖红,伴咳嗽,B 超复查:双侧甲状腺未见明显占位性病变,小陷胸汤加味。

清半夏 15 g	全瓜蒌 15 g	炒黄连 10 g	浙贝母 15 g
连翘 15 g	炒黄芩 15 g	柴胡 10 g	当归 15 g
炒白芍 15 g	郁金 15 g	黑玄参 30 g	炒枳壳 15 g

7 剂,水煎服,日服 3 次。

七诊(2012 年 6 月 11 日):右胁疼痛,口苦口干,舌尖红苔黄,此肝胃郁火。

柴胡 10 g	炒枳实 10 g	炒白芍 15 g	生甘草 10 g
川楝子 10 g	炒延胡索 15 g	炒栀子 15 g	浙贝母 15 g
丹皮 15 g	生地黄 20 g	麦冬 20 g	竹叶 10 g

7 剂,水煎服,日服 3 次。

八诊(2012 年 6 月 19 日):今查肝肾功能,谷丙转氨酶 1 451 U/L,谷草转氨酶 1 079 U/L,谷氨酰转肽酶 273 U/L,总胆红素 19.8 μmol/L,球蛋白 36.9 g/L;尿常规:尿蛋白(＋＋),胆红素(＋＋)。症见乏力,嗜睡,口干苦,小便红赤,苔薄黄舌黯红,此湿热内蕴,肝胆疏泄不利。

茵陈 30 g	炒栀子 15 g	焦大黄 10 g	党参 15 g
炒白术 15 g	茯苓 20 g	柴胡 10 g	炒黄芩 10 g
清半夏 10 g	垂盆草 30 g	焦山楂 20 g	焦麦芽 20 g

焦神曲 20 g

7 剂,水煎服,日服 3 次。

嘱立即住院。

九诊(2012 年 7 月 12 日):6 月 19 日入院。6 月 19 日查肝肾功能:谷丙转氨酶 1 451 U/L,谷草转氨酶 1 079 U/L,谷氨酰转肽酶 273 U/L,总胆红素 19.8 μmol/L,球蛋白 36.9 g/L;尿常规:尿蛋白(＋＋),胆红素(＋＋)。尿胆原(＋＋＋),亚硝酸盐阳性。血常规、大小便常规、电解质、血糖、血脂、甲状腺激素未见异常,"乙肝五项"及丙肝抗体、"自免肝全套"及"AN 八项"均为阴性。予还原型谷胱甘肽、复方甘草酸苷、熊去氧胆酸、川芎嗪,保肝降酶,改善微循环治疗。经治疗后复查肝功能:谷丙转氨酶 311 U/L,谷草转氨酶 28 U/L,肝功能好转。

十诊(2012 年 7 月 24 日):复查肝功能,总胆红素 15.7 μmol/L,直接胆红素 8.6 μmol/L,间接胆红素 7.1 μmol/L,谷氨酰转肽酶 75 U/L,谷丙转氨酶 20 U/L,谷草转氨酶 38 U/L。甲胎蛋白 19.06 μg/L(正常 0～13.6 μg/L),B 超:肝脏未见异常。

十一诊(2012 年 8 月 26 日):复查肝功能,总胆红素 8.5 μmol/L,直接胆红素 4.1 μmol/L,间接胆红素 4.4 μmol/L,谷氨酰转肽酶 48 U/L,谷丙转氨酶 14 U/L,谷草转氨酶 30 U/L,皆正常。甲胎蛋白 5.37 μg/L;B 超:肝多发囊肿,最大 65 mm×44 mm。

十二诊(2012 年 10 月 28 日):复查肝功能,总胆红素 9.5 μmol/L,直接胆红素 3.5 μmol/L,间接胆红素 6.0 μmol/L,谷丙转氨酶 11 U/L,谷草转氨酶 27 U/L,甲胎蛋白 3 μg/L;B 超:肝囊肿。

张氏特别指出:此案乃药毒案,既为教训,亦资借鉴,并提请临床注意。

【按】临床常见中药致药物性肝损害的原因:① 药物本身具有肝毒性:中药发挥药效或产生毒性的物质基础是其所含的化学成分,一般认为含生物碱类、苷类、毒蛋白类、萜类及内酯类、蒽醌衍生物类及重金属类中药,其药物性肝损害的发生率比较集中,并且含有生物碱类、苷类成分的药物肝损害发生率明显高于含有其他成分的药物。② 临床工作者因素:对一些中草药的毒性认识不足,传统认为"无毒"的中药品种,现代临床却发现其具有肝毒性,如含黄药子、何首乌、郁金、天花粉、番泻叶、茯苓等。中草药中同名异物或异名同物的情况不少,可因误认误用而致中毒。如:防己有广防己、粉防己等之别,广防己临床报道有肝、肾毒性。③ 药品的质量因素:中草药引起的肝毒性损害也与剂型、剂量、用药时间过长、配伍和使用方法等有关,譬如中药栀子常规剂量为 3～9 g,倘若服用 30 g 甚至更高的剂量,也会导致肝脏的损伤。刘树民等对黄药子肝毒作用的实验研究结果为累计用量小于 1 500 g 左右时,其毒性有可逆性,超出此范围,则呈现不可逆倾向,故临床严格控制黄药子的用量及给药时间,对预防毒性反应的发生有重要意义。与剂型相关的有报道的因冠心病给予葛根素中草药引起的肝毒性损害也与剂型、剂量、用药时间过长、配伍和使用方法等有关。

从患者的角度来说也需警惕以下几个方面:① 因患者迷信某些有毒的中草药、中成药或秘方、偏方,而引起肝损害;如患者听信"吃胆补胆"的传言,因食用动物胆引发肝损害。② 因年龄或健康状况不同,如老人、体弱、孕产妇及肝肾功能障碍者,都较易引起中毒反应;药物性肝损害较多见于女性。老年人易发生药物性肝损害,其原因可能与微粒体酶系统活性降低,肝肾功能减退,以及随着年龄的增长疾病增多,用药的机会增多有关。③ 少数人因个体差异的原因,在常规剂量也可发生毒性反应;某些人存在遗传性肝脏代谢问题。

临床对中药致药物性肝损害的预防应做到以下几点:① 正确认识中草药的毒性,严格剂量、疗程、配伍、给药途径等环节,防止中毒的发生。有研究认为黄药子配伍五味子或黄芪,能缓解黄药子所致生化及肝肾病理和拮抗肝毒性。② 对有过敏史,年老体弱、肝肾功能不健全者应特别注意。③ 一旦发现皮疹、黄疸、肝功能异常,立即停用与肝损害有关或可疑的药物,并注意观察患者在数日内病情是否得以改善,轻症病例在停用药物或脱离暴露后肝损害可迅速好转,但也有一些药物在停药后数周病情可继续加重,并需要数月的时间才能恢复。④ 加速药物的排泄,如急性中毒的可给予洗胃、导泻、活性炭吸附等,经济条件较好者还可通过渗透性利尿、血液透析等。⑤ 明显淤胆者可应用腺苷氨氨酸及熊去氧胆酸治疗,还可以用一些解毒剂还原型谷胱甘(GSH)、N-乙酰半胱氨酸、硫代硫酸钠、甾体类激素、S-腺苷蛋氨酸、多烯磷脂酰胆碱及血制品进行保肝支持治疗。⑥ 暴发性肝功能衰竭者,按暴发性肝炎治疗原则处理。⑦ 按中医分型中药致药物性肝损害,主要为湿热黄疸型致肝脾失调,治法为清热利湿、疏肝利胆。

本案患者初期因情志因素导致肝郁气滞,治以疏肝解郁,清泻肝胃郁火之剂,后因双侧甲状腺结节,予黄药子以解毒消肿,化痰散结,后发生药物性肝炎,综合考虑系黄药子误治后引起药物性肝炎。自2月20日至3月23日服药1个月后复查肝功能正常,4月20日停服黄药子至6月19日,2个月后才出现肝功能受损,此为药物的迟滞反应,毒性蓄积,不可不慎,当慎之又慎。现代药理学研究表明,黄药子为肝固有毒物,可引起急性中毒及蓄积性肝损伤。从中医脏象学说的角度,对于峻烈药物伤脾损肝,治当以疏肝利胆为主,方以茵陈蒿汤加减,增强肝脏排毒功能,从而恢复肝脏解毒机制,获得了显著疗效。

(杨佳)

颅内多发病变,中枢神经系统血管炎不除外炎性假瘤

【案例】

康某,男,29岁。2011年12月7日初诊。

[主诉] 反复发热伴左侧肢体无力1年余。

[病史] 患者于2010年11月出现反复发热,伴荨麻疹,此后出现左侧肢体无力,口眼歪斜,视物重影,目突,头昏,平素畏寒,舌体薄边有齿痕,苔薄白浊沫,经西医院神经内科诊断为"颅内多发病变,中枢神经系统血管炎不除外炎性假瘤"。刻下左下肢跛行,左手无力,伸屈不自如,言语不利,謇涩。

[检查] 舌红,苔白腻,脉细弱。

[西医诊断] 颅内多发病变,中枢神经系统血管炎不除外炎性假瘤。

[中医诊断] 中风。

[辨证] 气虚络瘀证。

[治则] 益气养血,化瘀通络。

[方药] 补阳还五汤合牵正散加味。

生黄芪 60 g	赤芍 30 g	川芎 20 g	地龙 30 g
当归 15 g	桃仁 15 g	生地黄 20 g	僵蚕 10 g
太子参 30 g	防风 10 g	制南星 15 g	片姜黄 10 g
桂枝 20 g	威灵仙 15 g	清半夏 10 g	白附子 10 g
山茱萸 20 g	红花 15 g		

30 剂,水煎服,日服 2 次。

二诊(2012 年 1 月 4 日):药后手臂屈伸自如,能端碗,口斜亦轻,口齿流利,跛行依旧,眼斜依旧。

前方继服 30 剂,服法同前。

全蝎 300 g	蜈蚣 60 条	蕲蛇 300 g

上药打粉,装零号胶囊,日服 3 次,每次 8 粒。

【按】中枢神经系统血管炎是一类主要累及中枢神经系统的炎性血管病,与机体免疫异常有关。其所致脑卒中临床并不少见。血管炎处于稳定期,以瘢痕组织形成为主要病变。血管炎导致的血管闭塞,则可引起局部脑组织坏死,正常脑组织结构破坏伴随大量格子细胞出现,在坏死脑组织的附近可以见到血管炎的存在,也可以见到慢性缺血所导致的弥漫性脱髓鞘。中枢神经系统血管炎其所致脑卒中表现形式多样,与病变部位和性质密切相关。以头痛和肢体活动障碍为最常见症状,其他还有精神异常、语言障碍、视力障碍、晕厥、意识障碍等。中医认为此类疾病属"中风"范畴。

中风病机较为复杂,主要因素在于平素气血亏虚,与心、肝、肾三脏阴阳失调,加之忧思恼怒,或饮酒饱食,或阴亏于下,肝阳暴涨,阳化风动,血随气逆,挟痰挟火,横窜经隧,蒙蔽清窍,而致上实下虚,阴阳互不维系的危急证候。稽其病因病机,历代诸说纷纭,河间主火,丹溪主痰,明代医家张景岳提出"非风"理论,清代王清任则专以气虚立说,爰立补阳还五汤。《临证指南医案》:"若肢体拘挛,半身不遂,口眼㖞斜,舌强言謇,二便不爽,此本体先虚,风阳夹痰火壅塞,以致营卫脉络失和。治法急则先用开关,继则益气养血,佐以消痰清火,宜通经遂之药,气充血盈,脉络通利,则病可痊愈。"近代大多遵循《素问·调经论》"血之与气并走于上,则为大厥"之旨,倡导"肝阳化风,气血并逆,直冲犯脑"之论,认识到本病发生主要在于肝阳化风,气血并逆,直冲犯脑所致,明确了"脑""血"两者是中风的根本因素。气虚血瘀、本虚标实是本病的主要病机。

中风所致后遗症不能在短期内恢复和完全恢复,口眼㖞斜多由痰阻于络道所致,治宜祛风、化痰、通络、益气、养血、活血。本例患者系中风之"中经络",恢复期属气虚络瘀证,气虚无力推动血行,致血液循环障碍,脉络瘀阻,肢体失其温煦濡养则发为中风偏枯。故拟方以补阳还五汤、牵正散加味,通络化痰祛瘀。补阳还五汤出自《医林改错》,方中重用黄芪,其目的在于补气以活血祛瘀。药理研究表明,黄芪可扩张血管、降低血压、增强心肌收缩力,并有清除体内自由基及提高超氧化物歧化酶活性等功能,此外黄芪具有增强细胞生命力和抵抗力的作用。地龙通经活络、化瘀通腑,并有清热、化痰、息风、利尿、降压等作用,是一味温和性寒的通络之品;地龙能促进侧支循环,增强脑血管的血流灌注量,且降压作用快,效果好。当归活血,具有对抗血管痉挛和收缩作用,对超氧化物歧化酶有显著激活作用。川芎活血行气,祛风止痛,川芎嗪对血栓素A样物质诱导的血小板聚集有抑制作用。桃仁、红花、赤芍能增加冠状动脉血流量,降低心肌耗氧量,改善微循环,抑制血小板聚集,调节血凝状态,预防血栓形成及促进血栓溶解等,并可扩张脑血管,改善脑血流供应,防止动脉粥样硬化及组织异常增生。总之,补阳还五汤可扩张脑血管,明显增强脑血管血流量,提高机体清除自由基能力,降低脂质过氧化损伤,增进神经系统的修复。结合制南星、僵蚕、全蝎、蕲蛇息风化痰、解痉;本方益气养血,化痰通络,适用于中风恢复阶段。

(杨佳)

不明原因低热

【案一】

侯某,女,53 岁。2010 年 4 月 28 日初诊。

[主诉] 不明原因低热 40 余日。

[病史] 患者 40 日前出现不明原因低热,每日不定时发热 1 个小时左右,口苦,面色萎黄无华,夜有盗汗,苔白水滑,发热时畏寒,至综合性医院检查均无异常。刻下面色萎黄,低热,盗汗,纳少,咳嗽痰清,口干。

[检查] 舌淡,苔白,脉虚数。

[西医诊断] 发热。

[中医诊断] 内伤发热。

[辨证] 气阴两虚证。

[治则] 益气养阴,健脾化湿升清。

[方药] 青蒿鳖甲汤加减。

秦艽 15 g	地骨皮 30 g	柴胡 10 g	炙鳖甲(先煎)20 g
青蒿 30 g	当归 15 g	知母 20 g	乌梅 30 g
太子参 20 g	麦冬 20 g	生黄芪 30 g	浙贝母 15 g
紫菀 30 g	炙桑白皮 15 g	北沙参 20 g	冬凌草 30 g
金荞麦 20 g	蜀羊泉 20 g	炙甘草 10 g	生地黄 15 g
焦麦芽 20 g	焦神曲 20 g	焦山楂 20 g	

14 剂,水煎服,日服 2 次。

【案二】

徐某,女,55 岁。2011 年 3 月 13 日初诊。

[主诉] 不明原因低热 4 个月余。

[病史] 患者 4 个月前出现不明原因低热,每晚 7 点后先是恶寒怕冷,四肢冰冷,穿厚衣服后舒服些,继而又出现低热,最高达 37.8℃,晨起上半身盗汗,汗出则热退寐安,伴口干口苦,乏力倦怠,至西医院检查见血象偏高,血沉偏高,予以抗生素等对症处理均不明所以,也未见寸功。

[检查] 舌淡边有齿痕,苔薄白,脉弦。

[西医诊断] 发热。

[中医诊断] 内伤发热。

[辨证] 气阴两虚证。

[治则] 益气养阴。

[方药] 小柴胡汤加减。

柴胡 15 g	炒黄芩 15 g	清半夏 15 g	党参 30 g
炙甘草 10 g	桂枝 15 g	炒白芍 15 g	生姜 15 g
生黄芪 30 g	生地黄 20 g	当归 15 g	大枣 10 枚
知母 20 g	地骨皮 30 g		

7 剂,水煎服,日服 2 次。

二诊(2011 年 3 月 20 日):药后症状略轻,前方化裁。

柴胡 10 g	炒黄芩 10 g	清半夏 10 g	党参 30 g
炙甘草 10 g	桂枝 30 g	炒白芍 30 g	生姜 15 g
生黄芪 30 g	浮小麦 30 g	知母 20 g	生龙骨(先煎)30 g
生地黄 20 g	当归 15 g	地骨皮 30 g	大枣 10 枚
防风 15 g	炒白术 15 g	生牡蛎(先煎)30 g	

7 剂,水煎服,日服 2 次。

三诊(2011 年 3 月 27 日):低热已退,自汗已止,刻下仍有畏寒肢倦,气短神疲,当益气温阳,固表培元为法。

炙黄芪 50 g	桂枝 30 g	炒白芍 30 g	大枣 7 枚
生姜 20 g	炙甘草 15 g	炮姜 15 g	炮附子(先煎)15 g
红参 15 g	炒白术 15 g	山茱萸 20 g	生龙骨(先煎)30 g
生地黄 20 g	地骨皮 30 g	知母 20 g	防风 15 g
熟地黄 20 g	生牡蛎(先煎)30 g		

14 剂,水煎服,日服 2 次。

四诊(2011 年 4 月 9 日):诸症皆除,不必服药。

【按】发热是指病理性体温升高,是人体对致热原的作用使体温调节中枢的调定点上移而引起,是临床上最常见的症状,是疾病进展过程中的重要临床表现。可见于多种感染性疾病和非感染性疾病。中医属"内伤发热",指以内伤为病因,气血阴阳亏虚,脏腑功能失调为基本病机所导致的发热。一般起病较缓,病程较长,热势轻重不一,但以低热为多,或自觉发热而体温并不升高。

内伤发热究其病因,大抵肝经郁热、瘀血阻滞、内湿停聚、中气不足、血虚失养、阴精亏虚、阳气虚衰7类。大体可归纳为虚、实两类。由肝经郁热、瘀血阻滞及内湿停聚所致者属实,其基本病机为气、血、水等郁结壅遏化热而引起发热。由中气不足、血虚失养、阴精亏虚及阳气虚衰所致者属虚,因气属阳的范畴,血属阴的范畴,此类发热均由阴阳失衡所导致。或为阴血不足,阴不配阳,水不济火,阳气亢盛而发热;或因阳气虚衰,阴火内生,阳气外浮而发热。

论及治疗,实火宜清,虚火宜补。并应根据证候、病机的不同而分别采用有针对性的治法。属实者,宜以解郁、活血、除湿为主,适当配伍清热。属虚者,则应益气、养血、滋阴、温阳,除阴虚发热可适当配伍清退虚热的药物外,其余均应以补为主。对虚实夹杂者,则宜兼顾之,正如《景岳全书》所说:"实火宜泻,虚火宜补,固其法也。然虚中有实者,治宜以补为主,而不得不兼乎清……若实中有虚者,治宜以清为主而酌兼乎补。"切不可一见发热,便用发散解表及苦寒泻火之剂。内伤发热,若发散易于耗气伤阴,苦寒则易伤败脾胃以及化燥伤阴,而使病情缠绵或加重。

案一:病属阴虚发热,多由于素体阴虚,或热病日久,耗伤阴液,或误用、过用温燥药物等,导致阴精亏虚,阴衰则阳盛,水不制火,阳气偏盛而引起发热。故治以青蒿鳖甲汤,方中鳖甲直入阴分,咸寒滋阴,以退虚热,青蒿芳香清热透毒,引邪外出。二药合用,透热而不伤阴,养阴而不恋邪,共为主药。生地黄甘凉滋阴,知母苦寒滋润,助鳖甲以退虚热。丹皮凉血透热,助青蒿以透泄阴分之伏热。现代研究证实,本方具有解热、镇静、抗菌、消炎,抑制导化作用,滋养强壮作用。

案二:病属气郁发热,小柴胡汤小柴胡汤出自《伤寒论》第98条:"伤寒五六日,中风,往来寒热,胸胁苦满,嘿嘿不欲饮食,心烦喜呕,或胸中烦而不呕,或渴,或腹中痛,或胁下痞硬,或心下悸,小便不利,或不渴,身有微热,或咳者,小柴胡汤主之。"是和法的代表方。所谓"和"不是补益,也不是清热,而是对机体抗病能力的调整。方中柴胡之升散配黄芩、白芍之辛开苦降,共同调节气机之升降,柴胡用量大亦有疏肝之功,半夏、生姜有和胃降逆止呕之效,邪从太阳传入少阳,缘于正气本虚,佐以黄芪、党参以扶正祛邪,使正气旺盛;知母、地骨皮退热除蒸,生地黄、当归活血养阴,稍配龙骨、牡蛎、浮小麦敛阴平肝,镇静安神。诸药相配,气机得舒,诸症自愈。

《温病条辨》曰:"青蒿鳖甲汤,用小柴胡法而小变之,却不用小柴胡之药者,小柴胡原为伤寒立方,疟缘于暑湿,其受邪之源,本自不同,故必变通其药味,以同在少阳一经,故不能离其法。青蒿鳖甲汤,以青蒿领邪,青蒿较柴胡力软,且芳香逐秽开络之功,则较柴胡有独胜。寒邪伤阳,柴胡汤中之人参、甘草、生姜皆护阳者也,胃热伤阴,故改用鳖甲护阴,鳖甲乃蠕动之物,且能入阴络搜邪。柴胡汤以胁痛、干呕为饮所致,故以姜、半通阳降阴而清饮邪。青蒿鳖甲汤以邪热伤阴,则用知母、天花粉以清热邪而止渴,丹皮清少阳血分,桑叶清少阳络中气分。宗古法而变古方者,以邪之偏寒偏热不同也,此叶氏之读古书,善用古方,岂他人之死于句下者,所可同日语哉。"

(杨佳)

目　眩

【案例】

黄某,女,80岁。2011年3月20日初诊。

[主诉] 头晕眼花半个月。

[病史] 患者原罹高血压20余年,西药控制尚可,两眼白内障晶体置换术后,刻下头晕眼花,急躁易怒,右眼冒金花。此高年肝肾阴亏,肝阳上亢,欲生内风之象。

[检查] 舌嫩红,苔薄白,脉弦滑数。

[西医诊断] 暂无。

[中医诊断] 目眩。

[辨证] 肝肾阴亏,肝阳上亢证。

[治则] 补益肝肾,养肝明目。

[方药] 杞菊地黄丸合天麻钩藤饮加减。

生地黄15 g	山茱萸15 g	山药20 g	珍珠母(先煎)30 g
丹皮10 g	茯苓15 g	枸杞子30 g	泽泻15 g
菊花10 g	天麻15 g	当归15 g	钩藤(后下)30 g
赤芍15 g	怀牛膝15 g	制何首乌15 g	制龟板(先煎)15 g
熟地黄15 g	白芍15 g		

7剂,水煎服,日服3次。

二诊(2011年3月27日):药中病机,两眼冒金花基本消失,刻下大便干结,前方加肉苁蓉20 g、火麻仁30 g、黑玄参30 g,7剂,水煎服,日服3次。

【按】 中医本病属于"目眩"范畴,指眼前发黑,视物昏花迷乱的症状。出自《灵枢·大惑论》。由肝肾精血不足、肝阳风火、痰浊上扰等所致。《诸病源候论》曰:"目者五藏六府之精华,宗脉之所聚也。筋骨血气之精,与脉并为目系,系上属于脑。若府藏虚,风邪乘虚随目系入于脑,则令脑转而目系急,则目眴而眩也。"可分别选用滋补肝肾、补养气血、平肝息风、化痰降逆等法治之。

肝藏血,开窍于目,《素问·五藏生成》说:"肝受血而能视。"肾藏精,《灵枢·大惑论》说:"五脏六腑之精气,皆上注于目而为之精。精之案为眼。"肝肾阴血亏虚则目失所养,而致视物昏花。《素问·至真要大论》说:"诸风掉眩,皆属于肝。"《灵枢·海论》说:"脑为髓之海,髓海不足,则脑转耳鸣,胫酸眩冒。"故头目眩晕多为肝肾阴虚。阴虚则易肝风内动,清阳不升。精亏则髓海不足,脑失所养。主要是素体阴虚阳亢导致肝肾阴虚,肝阳上亢或久病不愈,肝郁气滞,气血不足,肝失条达,运行无力而瘀滞;另一方面由于阴损及气,日久导致气阴两虚,气虚则血瘀,阴虚则生热。热邪与水湿蕴结,导致湿热瘀血交阻,后期脾肾衰败,阴阳气血俱虚,湿浊壅盛,正虚邪实交争,湿浊上泛,甚则动风。治疗应滋补肝肾清热渗湿,益气活血通络。

本案患者属肝肾阴亏,肝阳上亢,欲生内风之象。治以杞菊地黄丸合天麻钩藤饮加减。杞菊地黄丸出自清代董西园《医级》,由六味地黄丸加枸杞子、菊花而成。六味地黄丸补益肝肾,枸杞子甘平质润,入肺、肝、肾经,补肾益精,养肝明目;菊花辛、苦、甘,微寒,善清利头目,宣散肝经之热,平肝明目。全方共同发挥滋阴、养肝、明目的作用。天麻、钩藤平肝息风,当归行气活血化瘀。

(杨佳)

雷诺病

【案例】

高某,女,50岁。2011年11月20日初诊。

[主诉] 两手乌紫1个月余。

[病史] 患者1个月前自天渐转冷后两手发乌,约傍晚四五点钟开始出现两手乌紫,遇凉水或情绪激动后症状加重,伴有双手发凉,麻木,针刺感和浅感觉减退,温暖肢体后症状可缓解,反复发作。

[检查] 舌淡,苔薄白,脉细涩。

[西医诊断] 雷诺病。

[中医诊断] 血痹。

[辨证] 瘀血阻络证。

[治则] 解郁理气,活血化瘀。

[方药] 血府逐瘀汤加减。

生地黄20 g	当归尾15 g	桃仁10 g	生甘草10 g
炒枳壳15 g	赤芍15 g	柴胡10 g	川芎15 g
川牛膝15 g	黑玄参20 g	丹参30 g	天麻15 g
红花10 g	白芍15 g		

14剂,水煎服,日服2次。

二诊(2011年12月4日):两手发乌明显好转,前方加桂枝20 g、鸡血藤20 g、淫羊藿20 g、益母草15 g,14剂,水煎服,日服2次。

三诊(2011年12月18日):前方效著,原方继服,14剂,水煎服,日服2次。

【按】本病中医属"血痹"或六郁中"血郁"的范畴,离开经脉的血液不能及时排出和消散,而停留于体内,或血液运行不畅,瘀积于经脉或脏腑组织器官之内的称为瘀血。类似西医的雷诺病。

气滞血瘀，是指气滞和血瘀同时存在的病理状态。其病变机制是：一般多先由气的运行不畅，然后引起血液的运行瘀滞，是先有气滞，由气滞而导致血瘀；也可由离经之血等瘀血阻滞，影响气的运行，这就先有瘀血，由瘀血导致气滞；也可因闪挫等损伤而气滞与血瘀同时形成。气滞血瘀证，是气机郁滞而致血行瘀阻所出现的证候，多由情志不舒，或外邪侵袭引起肝气久郁不解所致。肝主疏泄而藏血，具有条达气机、调节情志的功能，情志不遂或外邪侵袭肝脉则肝气郁滞，疏泄失职，故情绪抑郁或急躁，胸胁胀闷，走窜疼痛；气为血帅，肝郁气滞，日久不解，必致瘀血内停，肌肤甲错。

本案患者即属气郁血瘀，治当解郁理气，活血化瘀，故予王清任血府逐瘀汤，理气活血，化瘀通络。方中生地黄、当归、川芎、赤芍、白芍养血活血；柴胡、芍药、枳壳、甘草为四逆散。其主治在肝脾，共奏宣畅气血郁滞，透达郁阳之功。方中柴胡疏利气机，畅达郁阳；芍药疏利血脉，调畅气血郁滞；枳实行结气而降浊，气行则血自通；并加丹参、天麻、鸡血藤、益母草等，皆取增加活血通络之效，使气郁解，经脉通，则肢端紫绀症状消除。

（杨佳）

第四章 经验传承

临床浙贝母应用感悟

张氏临床用药简便易廉,多为普通之品,然而就是这些常用药物,经张氏娴熟组合,理法配伍,便发挥出超出想象的功效,感触颇深,仅就中药浙贝母的临床运用,体会如下。

浙贝母为百合科多年生草本植物浙贝母的地下鳞茎。原产浙江象山,也称象贝。浙贝母性苦,寒。归肺、心经。主要功效化痰止咳,清热散结。浙贝母开泄力大,清火散结作用较强,多用于外感风热或痰火郁结的咳嗽。对于瘰疬疮痈肿毒及乳痈等证,临床最为常用。《本草正义》云:"象贝母,味苦而性寒,然含有辛散之气,故能除热,能泄降,又能散结……主郁气痰核等证,则辛散苦泄,开解散郁也……至于治疸、治疡、清咽喉、主吐衄,疗痰嗽,通二便,种种功力,无非清热泄降四字足以赅之,要之皆象贝之功用。"

现代药理研究,浙贝母主要有镇咳祛痰、松弛气管平滑肌、抗炎抗腹泻、镇痛镇静等作用。

张氏在临床上,对浙贝母的运用,既遵经典守理法,又思创新重实践,形成了具有自己独特风格的临床经验。具体如下。

一、在肺系病证中的应用

肺与大肠相表里,经脉相互络属。肺主气,司呼吸,主宣发肃降,通调水道。大肠主传导,排泄糟粕。肺系病证中,凡由风、热、火、燥、痰湿等病因引起的疾病,如风热犯肺、热邪壅肺、燥邪犯肺、大肠湿热等病证,均可用浙贝母。浙贝母的清热、消燥、化痰、祛湿功效,对因风热火燥痰而致的咳嗽、气喘、咽喉充血疼痛、咯血、便秘与泄泻等症状,有明显的改善和治疗作用。

【案例】

刘某,女,57岁。2009年9月1日初诊。

[主诉] 咽喉干痛2日。

[病史] 咽干咽痛,右侧偏重,自觉咽肿,吞咽唾沫感觉疼痛,口干欲饮,大便干燥。

[检查] 咽喉壁充血,扁桃体肿大有渗出。舌淡红,苔薄黄,脉缓。

［西医诊断］咽炎。

［中医诊断］喉痹。

［辨证］肺胃郁火。

［治则］清热解毒,清肺降胃。

［方药］

升麻 15 g	僵蚕 10 g	焦大黄 10 g	姜黄 10 g
玄参 20 g	炒黄芩 15 g	连翘 20 g	生地黄 20 g
炒牛蒡子 15 g	生甘草 10 g	桔梗 15 g	板蓝根 15 g
柴胡 10 g	浙贝母 15 g	赤芍 15 g	马勃(包)15 g

7 剂,水煎服,每日 1 剂。

【按】本案为肺经热盛,方用浙贝母,与黄芩、连翘、黑玄参等药配伍,有良好的清肺泻热、除肿止痛作用。

二、在脾系病证中的应用

脾与胃相表里,共处中焦,经脉互为络属,共同完成饮食物的消化吸收与输布。凡因热、郁火、痰浊等病因所致脾胃病证,如湿热蕴脾、食滞胃脘化热、胃热证等而出现的胃脘疼痛、灼热、呕吐、泛酸、嘈杂、嗳气、大便干结和泄泻等病症,用浙贝母也有较好的疗效。在胆汁反流性胃炎、浅表性胃炎、胃溃疡等疾病中,经辨证属于热、火、毒、痰等病因病机范畴的,使用浙贝母,每每取得好的疗效。

【案例】

吴某,男,37 岁。2009 年 10 月 6 日初诊。

［主诉］胃脘疼痛 1 日。

［病史］患者常感口干口苦,胃脘不适,时有疼痛,似烧灼痛,嗳气,尿黄。

［检查］胃镜:胆汁反流性胃炎。舌红,苔薄黄,脉弦。

［西医诊断］胆汁反流性胃炎。

［中医诊断］胃脘痛。

［辨证］胃火炽盛,阴虚内热。

［治则］清胃泻火,养阴和胃。

［方药］清胃散加减。

生地黄 20 g	升麻 15 g	炒黄连 10 g	炒白芍 20 g
丹皮 15 g	蒲公英 30 g	藿香 10 g	连翘 20 g
浙贝母 15 g	生甘草 10 g	炒栀子 15 g	茯苓 20 g

7 剂,水煎服,每日 1 剂。

【按】本案为胃火炽盛,灼伤胃阴而致病证,方用清胃散为主方清胃泻热,因胃喜燥恶湿,忌寒热,故在清热方剂中加用浙贝母,借此药清热除湿之力,投胃之喜燥之好,顺应胃之生理,治疗自然显效。

三、在肝系病证中的应用

肝位于右胁,胆附于肝,肝胆经脉相互络属,故有表里之称。肝主疏泄,又主藏血,胆贮藏排泄胆汁,以助消化,并与情志活动有关。肝系病证中,因气郁火盛、湿热等侵犯而致肝火上炎、热极生风、肝胆湿热、胆郁痰扰等病证所出现的烦躁易怒,头晕胀痛,目疾,月经不调,睾丸胀痛等临床症状,可以应用浙贝母治疗。黄疸性肝炎、酒精性脂肪肝、睾丸炎、附睾炎等病,在辨证的基础上,也常常用之。

【案例】

李某,男,29 岁。2010 年 4 月 3 日初诊。

[主诉] 持续右上腹部不适,加重 2 日。

[病史] 患者素有胆囊炎、胆囊息肉。常有右上腹不适,口干苦,入睡困难,性情急躁,纳呆,厌食,便溏,尿黄。

[检查] 舌红苔黄腻,脉弦数。

[西医诊断] 胆囊炎,胆囊息肉。

[中医诊断] 胁痛。

[辨证] 肝胆湿热。

[治则] 清热利湿,疏肝利胆。

[方药] 龙胆泻肝汤加减。

龙胆草 10 g	炒栀子 15 g	炒黄芩 15 g	柴胡 10 g
生地黄 30 g	泽泻 15 g	生甘草 10 g	车前子(包)20 g
威灵仙 20 g	连翘 30 g	丹参 30 g	当归 15 g
清半夏 15 g	浙贝母 15 g	青皮 10 g	广木香 10 g
郁金 10 g			

30 剂,水煎服,每日 1 剂。

【按】本案以龙胆泻肝汤加减为主方清利湿热,方中加用浙贝母清肝胆湿热,就是对此药的活用。浙贝母归肺心经,张氏用之于肝系疾病,可谓是多年临床经验总结基础之上的探索,对拓展浙贝母的用途,做了有益的尝试。

四、在肾系病证中的应用

肾与膀胱互为表里,以经脉相互络属。肾藏精,主生殖,主水并有纳气功能。膀胱具有贮尿排尿的作用。肾系病证多以虚为主,但由感受湿热之邪,或饮食不节,湿热内生,下注膀胱致湿热蕴结膀胱之证,会出现尿频尿急、尿道灼热、尿黄短赤、尿血、癃闭、淋证、结石等症状。张氏在诸此病证中,也善用浙贝母。

【案例】

刘某,男,55 岁。2011 年 6 月 11 日初诊。

[主诉] 小便尿频尿急涩痛 2 日。

[病史]患者尿频尿急,余淋难尽,尿道有涩痛感,小便短少,小腹不适,时伴腰痛。

[检查]前列腺液常规:卵磷脂小体(+),白细胞(+),脓球(+)。舌淡红,苔黄,脉滑数。

[西医诊断]前列腺炎。

[中医诊断]淋证。

[辨证]肾虚湿热下注。

[治则]清热解毒,益肾利湿。

[方药]六味地黄丸合缩泉丸加减。

熟地黄 20 g	山茱萸 20 g	山药 30 g	丹皮 20 g
丹参 20 g	茯苓 20 g	泽泻 15 g	益智仁 15 g
乌药 15 g	萆薢 20 g	红藤 30 g	浙贝母 15 g
败酱草 30 g	炒苍术 15 g	炒黄柏 15 g	瞿麦 20 g

7剂,水煎服,每日1剂。

【按】本案患者为前列腺炎,属中医"淋证"范畴,辨证为膀胱湿热。张氏在治疗上,以六味地黄丸合缩泉丸为主方加减,佐以清热解毒利尿之品,意在清热利湿益肾缩尿。

五、在中医外科病证中的应用

在中医外科病证中,许多疾病发病多在局部,但与脏腑气血功能失调关系紧密。以忧思郁怒,内伤肝脾,肝气郁结,郁久化火,脾失健运,痰湿内生导致的外科疾病较为多见。气郁、火郁、痰湿阻于经络,气血凝滞,复感外邪热毒、火毒,导致瘰疬、甲状腺囊肿(喉瘿、痰核)、痤疮、疮疡、乳岩、乳癖等病的发生。肝郁痰结是本类疾病发病很重要的内在因素,浙贝母的清热散结功能,对于瘰疬、疮疡、乳癖等病因的消除和临床症状的改善,都有积极的作用。

【案例】

叶某,女,25岁。2011年3月6日初诊。

[主诉]双侧乳腺增生,左乳房伴有一颗纤维瘤3个月。

[病史]月经正常,白带不多,心情怫郁(脾气急躁易怒),口干口苦,眠差,多梦。

[检查]苔薄白舌红,脉弦滑。

[西医诊断]乳腺增生伴左乳房纤维瘤。

[中医诊断]乳癖。

[辨证]肝郁气滞,痰浊蕴结。

[治则]疏肝解郁,化痰散结。

[方药]

当归 15 g	柴胡 10 g	炒白芍 15 g	赤芍 15 g
夏枯草 30 g	炮山甲 6 g	黑玄参 30 g	生牡蛎(先煎)30 g

浙贝母 15 g　　　　制香附 15 g　　　　郁金 15 g　　　　皂刺 20 g

天花粉 20 g

14 剂,水煎服,每日 1 剂。

【按】本案患者为乳腺增生伴左乳房纤维瘤,属于中医"乳癖"范畴。为气滞痰结而致。方中应用浙贝母,取其化痰散结之意,与上述诸药合用,以达治疗目的。

六、在中医妇科病证中的应用

妇女以血为主,血化生统摄于脾,藏受于肝,总属于心,宣布于肺,施泄于肾,源源不断,灌溉全身。与妇科疾病有关的主要是肾、肝、脾。在诸多致病因素中,外感则常以寒、热、湿邪为主,内伤以情志变化引起气血为病常见。气血失调,脏腑功能失常及冲、任、督、带损伤,是妇科疾病发病的主要机制。因热邪、痰浊、瘀毒侵扰而致的月经不调,月经量少或多,痛经,白带量多、色黄有异味,产后发热,产后恶露不绝等病症,也常用浙贝母施治。在多囊卵巢综合征、卵巢囊肿、子宫肌瘤等疾病中,经辨证属于气滞血瘀、痰热互结而致,均可用浙贝母开郁行滞、消痰核、破痰结、清热毒,临床治疗有针对性。

【案例】

汪某,女,36 岁。2012 年 5 月 14 日初诊。

[主诉] 带下数月。

[病史] 患者每次月经来前 3～5 日,白带量多,色黄,成块,阴痒,月经正常。易烦躁,睡眠差,多梦,口苦干,伴乏力

[检查] 舌红苔黄厚腻,脉弦滑。

[西医诊断] 阴道炎。

[中医诊断] 带下。

[辨证] 湿热下注。

[治则] 清热利湿。

[方药] 二妙散加减。

炒苍术 20 g　　　　炒黄柏 15 g　　　　苦参 20 g　　　　土茯苓 50 g

蛇床子 10 g　　　　浙贝母 20 g　　　　白芷 15 g　　　　山药 30 g

荆芥炭 20 g　　　　败酱草 30 g　　　　红藤 20 g　　　　肉桂 6 g

连翘 20 g　　　　紫花地丁 20 g　　　　蒲公英 30 g

14 剂,水煎服,每日 1 剂。

【按】本案以二妙散清热除湿,配以清热燥湿止带药物,以清利湿热。方中浙贝母用到 20 g,可以推想,一是浙贝母的清热除湿化痰疗效肯定,二是本案患者湿热之邪重,非重药不能除之。

(牛忠军)

防风通圣散在皮肤病中的应用

防风通圣散始见于刘完素《黄帝素问宣明论方》,该方由麻黄、大黄、芒硝、荆芥、栀子、白芍、连翘、甘草、桔梗、川芎、当归、石膏、滑石、薄荷、黄芩、白术等组成,具有解表通里、疏风清热、化湿解毒的功效。众多医家对此方推崇备至,明代医家吴昆在《医方考》有:"风热壅盛,表里三焦皆实者,此方主之。防风、麻黄,解表药也,风热之在皮肤者,得之由汗而泄;荆芥、薄荷,清上药也,风热之在巅顶者,得之由鼻而泄;大黄、芒硝,通利药也,风热之在肠胃者,得之由后而泄;滑石、栀子,水道药也,风热之在决渎者,得之由溺而泄。风淫于膈,肺胃受邪,石膏、桔梗清肺胃也,而连翘、黄芩,又所以祛诸经之游火。风之为患,肝木主之,川芎、当归、白芍,和肝血也,而甘草、白术,又所以和胃气而健脾。"说明该方解表、清热、攻下三功于一身,主治外患风邪,内有蕴热,表里皆实之证。临床见证主要有恶寒发热、头痛眩晕、口苦鼻塞、咽喉不利、大便秘结、小便短赤等。

近年来该方在临床应用不断扩展,临床上广泛应用于治疗感冒、头面部疖肿、急性结膜炎、高血压、肥胖症、习惯性便秘、痔疮等多种疾病。

该方不仅可用于风热壅盛,表里俱实之多种病证,更可广泛应用于皮肤科各种疾病,临床应用于湿疹、荨麻疹、痤疮、药物性皮炎、牛皮癣等,只要辨证准确,每每药到病除。

皮肤科疾病与内科疾病相比较而言,有共性也有个性,皮肤类疾病强调局部辨证与整体辨证相结合,皮肤病外在所表现的红肿热痛、丘疹、斑疹、皮肤硬结等,虽然外现于皮肤,但究其病因病机,则仍不出人体内在阴阳气血的偏盛偏衰及五脏六腑功能的失调所致。临床上之所以有寒热虚实之分,主要取决于机体的素质,阳盛体质之人,容易从阳化热而形成热证;阳虚体质之人,容易从阴化寒,出现虚寒证,再加上饮食、生活习惯等因素,所以张氏认为临床要结合患者体质及平素生活习惯进行综合辨证论治。

《诸病源候论》指出:"邪气客于皮肤,复逢风寒相折,则起风瘙瘾疹。"对于皮肤病的治疗上,只要辨证内有郁热,外感风邪所致的病证,皆可使用防风通圣散加味。

防风通圣散属汗、下、清、利四法并用,上、中、下三焦并治。方中防风、荆芥、麻黄、薄荷疏风解表,使风邪从表而散,大黄、芒硝泄热通便,栀子、滑石清热利湿,以上四药合用使热邪从二便而解,邪有出路;石膏、黄芩、连翘、桔梗合用清解肺胃之热(肺主皮毛,脾主肌肉,因此肺胃两脏腑与皮肤类疾病关系密切);佐以当归、川芎、白芍养血活血,取"血行风自灭"之义,以白术、甘草益气和中,诸药合用清热、疏风、解毒、活血。临床除见皮肤瘾疹疮肿等表现外,整体辨证上应有口苦咽干、大便秘结、小便赤涩、舌苔黄腻、脉数有力等症。

【案例】

江某,女,24岁。2010年2月初诊。

[主诉]全身起皮疹、瘙痒2个月余。

[病史]全身皮肤起红色斑丘疹,面部及四肢躯干外侧多见,瘙痒甚,遇热加重,抓搔

不止。曾就诊于本市某医院皮肤科,口服抗组胺药及外用皮质激素类药物,效果不明显,停药后随即复发。饮食及二便均无异常。

[检查] 舌质红,苔微黄腻,脉滑。

[西医诊断] 皮肤瘙痒。

[中医诊断] 皮肤瘙痒。

[辨证] 风热上扰,湿毒内侵。

[治则] 疏风解表,清热除湿。

[方药] 防风通圣散加味。

防风 10 g	焦大黄 4 g	荆芥 6 g	炙麻黄 6 g
赤芍 10 g	连翘 10 g	生甘草 10 g	川芎 10 g
当归 10 g	薄荷 6 g	炒黄芩 6 g	生石膏(先)15 g
炒苍术 10 g	刺蒺藜 10 g	僵蚕 10 g	蝉蜕 6 g
生黄芪 15 g	滑石(包)15 g		

7 剂。

二诊(2010 年 2 月 13 日):药后数日,瘙痒明显减轻,皮疹减消,效不更方,原方继服 14 剂。

三诊(2010 年 3 月 2 日):皮疹已全部消退,但仍有偶尔瘙痒,前方继服以巩固疗效。

【张氏点评】刘完素是金元四大家之一主火派,阐发《素问》"病机十九条",强调火热致病。创防风通圣散泄三焦实火,乃表里俱解,通彻上下,集解表、泄火、解毒于一身,除治内科表里俱实者,外科皮肤科凡遇郁热毒火所致疮疡瘾疹等,皆可以此方泄之。

(张晓军)

金匮温经汤治月经不调案

【案例】

严某,女,42 岁。2009 年 11 月 29 日初诊。

[主诉] 月经不调 2 年余。

[病史] 在本市某医院就诊服西药效果不显(具体药物不详)。月经先期,每月均提前 1 周左右,月经量多,色黯,血块多,伴小腹隐痛,腹部冷,怕凉,每次均以热水袋外敷病势稍减。平素怕冷,四肢不温,面色㿠白。饮食及二便尚可,无明显异常,睡眠尚可。

[检查] 舌淡苔薄,脉沉。

[西医诊断] 月经不调。

[中医诊断] 月经先期。

[辨证] 冲任虚寒挟瘀。

[治则] 温经活血。

[方药] 温经汤加减。

炙黄芪 30 g	炒白芍 20 g	当归 15 g	川芎 15 g
党参 15 g	桂枝 15 g	丹皮 15 g	阿胶(烊冲)10 g
麦冬 20 g	生地黄 20 g	熟地黄 20 g	炮姜 15 g
姜半夏 10 g	炒吴茱萸 6 g	淫羊藿 15 g	仙鹤草 30 g

二诊(2009 年 12 月 12 日):前方服 14 剂,自觉四肢不温、怕冷、腹部冷等症状明显减轻。本次汛期较上次提前 2 日,月经血块消失,但月经量较前减少,张氏嘱前方去仙鹤草,加巴戟天 15 g,继服巩固。

三诊(2009 年 12 月 26 日):月经周期已恢复正常,本月 28 日来潮,月经量、色、质较已正常,腹痛几近消失,后又处方服药数次后,月经恢复正常。

【按】温经汤出自于张仲景《金匮要略》,用于治疗妇人冲任虚寒挟有瘀血而致崩漏的证治,张氏认为该方不仅只是治疗崩漏的专方,更是妇科调经的祖方,后世的很多调经的方剂均是在此基础上的加减化裁。该方在治疗月经病方面具有显著地双向调节作用,经少者能通,经多者能止,宫寒者能受孕。以及男科中出现的精室虚寒、精少、精子活动率低下所致的不育症,均可使用。

本例患者症见月经量多、血块多、伴有小腹隐痛、腰部怕冷、得温则舒、脉沉、舌质淡,张氏辨为冲任虚寒挟瘀无疑。温经汤以吴茱萸、桂枝、生姜温经散寒、通利血脉,张氏于此处易生姜为炮姜,相比而言,生姜走而不守,炮姜守而不走,炮姜温通之力强于生姜,更兼有一定止痛之力,因此炮姜比生姜更适合于本证。方中阿胶、当归、川芎、芍药、丹皮活血祛瘀、养血调经,可进一步增强活血补血之力,张氏在血分药中更加了生地黄、熟地黄两药,以增强补血活血祛瘀之力,更于方中合四物汤之义;方中麦冬养阴润燥而清虚热;人参、甘草、半夏补中益气、降逆和胃,张氏恐病重药轻,加黄芪以增强补气之力,更与当归相合,以达气行血行,气能生血,血能载气之功。患者伴有四肢不温、平素怕冷,有肾阳不足之象,故张氏用淫羊藿、巴戟天以温补肾阳之力。诸药合用,配伍精当,紧扣病机,故能药到病除。

【张氏点评】温经汤有大小之分,仲景温经汤称之为大温经汤,《妇人大全良方》所载为小温经汤,都有温经散瘀作用。然大温经汤偏于养血温经散寒,小温经汤以活血祛瘀止痛见长。笔者用大温经汤治疗子宫功能性出血、慢性盆腔炎、宫寒不孕虚寒挟瘀的痛经患者,常随证加入炒蒲黄、炒小茴香、炮姜以增强其温经化瘀之效。

(张晓军)

龙胆泻肝汤治疗中心浆液性脉络膜视网膜病变

【案例】

钱某,男,44 岁。2012 年 11 月 23 日初诊。

[主诉] 右眼视力模糊 2 个月余。

[病史] 2个月前无明显诱因下突发右眼视物模糊,视力下降。心烦易怒、口干口苦、眠差、饮食尚可。病程中无恶心呕吐,无头痛耳鸣。

[检查] CT查:右眼中心浆液性脉络膜视网膜病变。舌苔黄腻,脉弦。

[西医诊断] 右眼中心浆液性脉络膜视网膜病变。

[中医诊断] 视瞻有色证。

[辨证] 肝胆湿热,郁火上炎。

[治则] 清肝胆,利湿热,佐以平肝明目。

[方药] 龙胆泻肝汤。

龙胆草10 g	炒栀子15 g	炒黄芩15 g	柴胡10 g
生地黄20 g	泽泻15 g	生甘草10 g	车前子(包)50 g
川木通6 g	当归15 g	茯苓20 g	决明子15 g
赤芍15 g	夏枯草20 g	焦山楂20 g	焦大黄6 g
白芍15 g	炒苍术10 g	清半夏10 g	

7剂,水煎服,每日1剂,分3次服。

二诊(2012年11月30日):右眼视物模糊好转,心烦易怒减半,苔薄黄腻、脉弦,效不更方,原方基础上继佐养肝平肝明目之品,加山茱萸20 g、枸杞子30 g、白菊花10 g,7剂,水煎服,每日1剂,分3次服。

三诊(2012年12月6日):右眼视力已基本恢复正常,诉大便偏干,前方加麦冬30 g、黑玄参30 g,并嘱戒烟禁酒,适量运动,勿熬夜。前后服药30余剂后,诸症悉退,后随访至今尚无不适。

【按】本案由肝胆实火、肝经湿热循经上扰下注所致。虽然患者主诉并无头痛目赤、耳聋耳鸣、小便淋浊等表现,但张氏抓住患者心烦易怒、口干口苦、舌苔黄腻、脉弦有力等其他诸症,而断为肝胆湿热内扰、郁火上炎。患者平素嗜烟酒,多应酬,饮食多肥甘厚腻,长期如此,则难免湿热内生,扰动肝胆。肝主条达疏泄,湿热困扰,则肝胆疏泄不利,久则化热化火,"火性炎上",而肝又开窍于目,故有视物模糊、视力下降、口苦口干诸症。

龙胆泻肝汤为临床所常用,主要功能为清泻肝胆实火,清利肝胆湿热。方中龙胆草大苦大寒,以泻肝胆之湿火见长;肝胆属木,木喜条达,邪火抑郁,则木不舒,故柴胡疏肝胆之气;肝体阴而用阳,阴之不足则阳之所亢,故以生地黄、当归养肝阴,兼以防药过病所之弊。方中黄芩清上,山栀子导下,佐以木通、泽泻,引邪热从小肠、膀胱而出。然方中清泻之力偏多,而养肝补肝之品偏少。张氏二诊虑其肝胆湿热已清大半,遂加大养肝之力,予以山茱萸、枸杞子加强养肝阴、肝血之力。使全方清、养兼顾,扶正祛邪兼顾,全方更趋平和。

近几年龙胆泻肝丸不良反应事件频被报道,缘于方中"木通"被误用为"关木通","关木通"含有马兜铃酸,长期服用会损害肾小管功能,导致肾功能衰竭;而"木通"产于南方,为无毒之品,故可长期使用。

【张氏点评】本症属内障眼病,属中医眼科视瞻有色证,指外眼无异常,唯视物昏蒙不清,中心昏眩或棕黄色阴影遮挡。古人认为饮食不节、痰湿化热有之,亦有因肝肾两亏,精血不足者。本案患者为单位部门领导,饮食不节有之,怒气伤肝有之,故用龙胆泻肝汤清泄肝胆郁火,滋养肝肾之阴,加苍术、半夏、焦大黄以化痰泄浊,故取效甚捷。

(张晓军)

泛 酸 论 治

泛酸是临床所常见症状,临床上有吞酸和吐酸之说。凡酸水由胃中上泛,若随即咽下者,称为吞酸;不咽下而吐出者,则称吐酸。多与胃痛、腹胀、烧心等症兼见,亦可单独出现。常见于西医学之消化性溃疡、慢性胃炎和消化不良等疾病。对于患有慢性胃炎、胃及十二指肠溃疡、胃食管反流病、食管炎等消化系统疾病的人而言,长期泛酸需要及时进行抑酸、制酸的治疗。张氏对酸水进行详尽辨证论治,临床疗效显著,现总结如下。

一、肝气犯胃

此类患者由于情志不舒、肝气郁结、气郁化火、肝火犯胃导致胃失和降而泛酸。临床上兼见口干苦、两胁胀痛、烧心及烦躁易怒等症状。治疗上多选用四逆散为基本方,根据患者临床表现以疏肝为基本治法,多选用四逆散、逍遥散、丹栀逍遥散。兼有脾虚者多用逍遥散,兼有郁火者多用丹栀逍遥散。临床上用药多以柴胡为君,白芍为臣,或配以白术、茯苓或加用丹皮、栀子等。

二、中焦虚寒

患者多系素体脾胃虚弱,阳气虚,多属虚寒型体质。此类患者临床多表现为胃脘怕凉、胃脘冷痛、喜温喜按、喜食热品,甚则表现为四肢不温。治疗上多选用小建中汤、黄芪建中汤、理中丸、附子理中丸以温补中焦为主。症轻者多选用"建中"类,症状较重者多选用"理中"类。用药多用桂枝、黄芪、党参、干姜、炮姜、良姜、小茴香、炮附子、花椒等温热之品。对于酸水较多较重者,多以煅瓦楞子、左金丸、浙贝母等制酸抑酸之品以标本兼治。

三、湿邪阻滞

患者多由于体内湿邪停滞,阻遏中焦脾胃气机,或由于脾胃功能失健,不能运化水湿津液,以至湿邪停滞胃脘,或与寒邪相结,或与热邪胶黏,而成寒湿或湿热之邪。此类患者除有酸水过多表现外,多兼见四肢倦怠、食欲不振、恶心欲吐、腹胀、大便稀溏、舌苔厚腻等表现。张氏多以益气健脾、和胃除湿为则,方剂选用二陈汤或平胃散进行加味治疗。药物多用陈皮、半夏、炒苍术、炒白术、厚朴、广木香、砂仁,以行"气行则湿化"之效。

四、寒热错杂

脾主运化,胃主受纳;脾主升,胃主降。脾胃居于中焦,为气机升降之枢纽,加以脾胃易于为外邪所伤。或外邪,或误治,或饮食等因素,均可导致脾阳受伤,邪陷中焦,脾胃不和,升降失常,气机紊乱,患者多表现为心下痞满、恶心欲吐、腹胀、肠鸣、下利、舌苔黄厚腻。张氏以辛开苦降为法,辛温除寒,苦降除热,兼以补中益气为法,方剂多随症选用半夏泻心汤、生姜泻心汤及甘草泻心汤类,尤以半夏泻心汤运用居多。

五、胃阴不足

患者由于平素嗜食辛辣油腻、酒类等温燥之品,或平素阴虚体质,胃阴不足,阴虚则内热丛生,导致热邪积聚胃脘而泛酸。此类患者多有胃脘灼热、口中干燥、喜冷饮食物、大便干结、舌苔少或地图舌、舌质偏红。张氏多从益胃养阴入手,方剂选用益胃汤、清胃汤、玉女煎等进行加减。药物上选用沙参、麦冬、玉竹、石斛、玄参,且张氏认为黄芪有补益胃阴之作用,常于方中佐以黄芪益气以生津养胃。

【张氏点评】吐酸一症,《内经》主热,"诸呕吐酸,皆属于热"。巢氏主痰之寒,"噫醋者,由上焦有停痰,脾胃有宿冷"。后世金元时期,河间主热,东垣主寒,丹溪则认为湿热所化,指出:"吐酸是指吐出酸水如醋,平时津液随上升之气郁积而久,湿中生热,故从火化,随作酸味,非热而何? 其有郁积之久,不能自涌而出,伏于肺胃之间,咯不得上,咽不得下,肌表得风寒则内热愈郁,而酸吐刺心,肌表温暖,腠理开发,或得香热汤丸,津液得行,亦可暂解,非寒而何? 素问言热,言其本也;东垣言寒,言其末也。"这一认识,颇得中肯。所创左金丸寒热并用,以黄连之寒清热燥湿,吴茱萸之辛温,暖肝降逆。黄连用量又是吴茱萸的 6 倍,可使吴茱萸热性受到制约,体现寒热互任、去性存用的配伍法度,可谓法垂后世的千古名方。

(张晓军)

形不足者,温之以气;精不足者,补之以味

"形不足者,温之以气;精不足者,补之以味"见于《素问·阴阳应象大论》。"形"即指形体,由先天之本肾与后天之本脾两脏之气化,所构成之形体,实指形体之气。"精"即指阴精,是构成形体之物质基础,"气"与"味"分别指药食之气味,即如《素问·阴阳应象大论》所说"阳为气,阴为味"。正如张介宾所注:"此正言彰之之法,而在于药食之气味也。以形精言,则形为阳,精为阴。以气味言,则气为阳,味为阴。阳者卫外而为固也,阴者藏精而起亟也。故形之不足者阳之衰也,非气不足以达表而温之。精不足者,阴之衰也,非味不足以实中而补之。阳性暖,故曰温。阴性静,故曰补。"《素问·生气通天论》说"阴之所生,本在五味",指五味能助长阴精。《素问·至真要大论》言"劳者温之"。《素问·举病论》言"劳则气耗",过劳气虚者,可用温补之法进行治疗。

《素问·调经论》则对其病机进行了阐述，"有所劳倦，形气衰少，谷气不盛，上焦不行，下脘不通。胃气热，热气熏胸中，故内热。"正因为劳倦所伤"形气衰少"，所以治疗时当用"温之"之法。"形""精"之间，关系实乃"阴阳"之间关系。"形"为形体外在表现之各种功能活动，"精"为形体各种功能活动之物质基础，两者相互依存，诚如阴阳之间互根互用，缺一不可，但两者之间又可相互转化。

人体之精气也是互根互化的，精可以化气，气可以生精。正如《素问·阴阳应象大论》有"味归形，形归气，气归精，精归化"，即强调人体精与气之间的互生互化。同样，药食之气味亦不能截然分开。

结合临床来看，"形不足者"多指形体虚弱者，症见乏力、自汗、短气、畏寒等，此类患者当用益气的药物予以温补，临床多用黄芪、党参、甘草、炒白术、当归等温中补气之品，代表方剂以补中益气汤等为基础方加减，治疗因过劳伤气之四肢疲倦乏力、手足烦乱不宁之证，即李东垣所谓甘温除大热之法。"精不足者"多指阴精不足的病症，当用味厚的药食进行滋补。阴精不足常可导致生长发育迟缓或生殖功能低下，出现小儿五软、五迟，或成人形体消瘦、腰膝酸软、声低气怯、四肢逆冷、耳聋耳鸣等，多选用河车大造丸或大补阴丸等补肾填精之方，药物多用紫河车、山茱萸、枸杞子、首乌及龟板、鳖甲等血肉有情之品治疗，常可获得良好疗效。

张氏治疗疑难杂症多崇"形不足者，温之以气；精不足者，补之以味"之思想，在脏腑辨证上多从脾肾入手，盖脾为后天之本，肾为先天之本。临床或补脾气，或补肾气，或填肾精。"温之以气"与"补之以味"相互配合，补"气"勿忘补"味"，补"味"勿忘补"气"，两者是相得益彰，相互配合，并非是相互对立。正如张介宾："善补阳者，必于阴中求阳，则阳得阴助，而生化无穷；善补阴者，必于阳中求阴，则阴得阳升，而泉源不竭。"

【张氏点评】从本文可以看出晓军在临床随诊中能看出笔者在治疗虚损症时能遵循《黄帝内经》之旨，结合现代疾病特点，在治则治法上灵活运用"形不足者，温之以气；精不足者，补之以味"。形不足者常表现出畏寒、乏力、表虚自汗等，当以温法以补少火，气充则形足；精不足者，常表现出形消、倦怠、五心烦热等，当健脾补肝肾之阴。温气者以黄芪、红参、白术、炙甘草之属，养精者以熟地黄、山药、枸杞子、山茱萸之类，但两者必须兼顾。仲景温经汤、当归生姜羊肉汤之立法最能体现出"温之以气，补之以味"的道理，更应重视调补先天后天的关系。

（张晓军）

二妙散验案

二妙散出自《丹溪心法》："治筋骨疼痛因湿热者，有气加气药，血虚者加补药，痛甚者加生姜汁，热辣服之。"主要由黄柏、苍术两味药组成，主治湿热下注之痿病，功效清热燥湿。《医学正传》在此基础上加川牛膝一味而成三妙散，意在增强其走下焦之力量；张秉成在三妙散基础上加生薏苡仁一味而成四妙散以主治湿热痿病。张氏认为"薏苡仁独入阳明,祛湿热而利筋络",故可进一步加强清热祛湿的力量。二妙散也好,三妙丸、四妙丸也好,虽然药物不同,药味不同,然其功用均为主治湿热下注证,所不同者,只是力量轻重而已。张氏于临床善用二妙散诸方加减化裁,用于皮肤科、男科、妇科等疾病效果显著,突破原方治疗痿病的局限,从而扩大了其使用范围,现举验案2则如下。

【案一】

康某,男,30岁,2010年4月11日初诊。

[主诉] 尿频、尿急、尿痛3年余。

[病史] 外院诊断为"慢性前列腺炎",曾服用阿莫西林、诺氟沙星等抗生素,效果不显。伴有阴囊潮湿、阴天加重,甚则黏腻感,小便余沥不尽,腰酸腰痛。

[检查] 舌苔黄腻,脉弦。

[西医诊断] 慢性前列腺炎。

[中医诊断] 淋证。

[辨证] 湿热下注兼有肾虚。

[治则] 清热祛湿,补益肝肾。

[方药] 二妙散加减。

炒黄柏10 g	炒苍术15 g	生薏苡仁30 g	怀牛膝10 g
川牛膝10 g	生地黄20 g	山茱萸20 g	山药30 g
苦参15 g	土茯苓30 g	瞿麦20 g	连翘20 g
王不留行30 g	红藤20 g	败酱草20 g	车前子(包)20 g

二诊(2010年4月25日):上方服用14剂后,阴囊潮湿症状消失,尿频、尿急、尿痛症状减轻,仍有腰酸,嘱上方加女贞子30 g、浙贝母15 g,继服14剂巩固。

三诊(2010年5月8日):仍有轻微尿频、尿急、尿痛症状,舌淡苔白,脉弦,仍守上方继进,患者自诉服用汤剂麻烦,改为丸剂以资巩固。

【按】慢性前列腺炎多发于青壮年男性,临床发病率颇高,本案患者尿频、尿急、尿痛,且小便余沥不尽,伴有阴囊潮湿,辨为湿热下注兼有肾虚无疑。方中黄柏苦寒,以清热燥湿;苍术辛散苦燥,以健脾燥湿;佐以苦参、土茯苓、红藤、败酱草以增强清热燥湿之力。张氏方中以川牛膝、怀牛膝并用,取川牛膝引药走下焦之意,取怀牛膝以补益肝肾,兼以六味地黄丸"三补"生地黄、山茱萸、山药以加强补益肝肾之力。

二诊时患者湿热之邪气已减大半,该阶段病机特点以肾虚为主,乃加女贞子增强补益之力,加浙贝母以起化瘀软坚散结之力。

【案二】

邹某,男,19岁,2010年4月11日初诊。

[主诉] 四肢现红色丘疹2个月余。

[病史] 患者2个月前无明显诱因下四肢出现粟粒大红色丘疹,呈片状糜烂,有渗液、瘙痒,自用"皮炎平""无极膏"等药,能部分缓解症状,但停药复发,在市某院就诊诊断为"湿疹",给予盐酸西替利嗪片及曲安奈德益康唑乳膏等药口服及外用效果不明显,

遂求中医治疗。刻下患者四肢皮疹呈长状,色深红,以下肢为重,分布在大腿内侧,皮疹表面有渗液。

[检查] 舌质脉象无明显异象。

[西医诊断] 湿疹。

[中医诊断] 浸淫疮。

[辨证] 湿热下注兼有风邪。

[治则] 清热祛湿祛风。

[方药] 四妙丸加减。

炒苍术 15 g	炒黄柏 10 g	生薏苡仁 30 g	防风 15 g
白鲜皮 30 g	刺蒺藜 20 g	土茯苓 30 g	制乌梅 20 g
地肤子 15 g			

二诊(2010 年 4 月 25 日):上方服 14 剂后,瘙痒较前明显减轻,皮疹部分结痂,效不更方,原方加苦参 15 g,继服巩固。

三诊(2010 年 5 月 8 日):上方服 14 剂后,皮疹已基本消失,仍守前方继服以资巩固。

【按】湿疹是由多种复杂的内、外因素引起的一种具有多形性皮损和易有渗出倾向的皮肤炎性反应。本病病因复杂多难以确定。患者多有瘙痒症状,剧烈难忍,严重影响到患者生活及工作质量。中医无湿疹病名,相关记载多为"湿疮""湿疡""浸淫疮""血风疮"等。病因病机认识上多认为一则饮食不节,嗜食辛辣、鱼腥之品,易于动风;或嗜酒伤及脾胃,脾失健运,湿邪内停,或与寒结或与热结而成寒湿,湿热之邪,阻滞体内气血运行,而致肌肤失养。

张氏认为湿疹主要病机特点仍以"湿"为主,是由内外因素作用致风、湿、热蕴结皮肤而发,故在治疗上应以疏风、清热、祛湿为大法,本案患者湿疹四肢多发,以四肢末端为主要发作部位,下肢为重。皮肤皮损有渗出,疹色深红,故辨为湿热下注。四妙丸由黄柏、苍术加川牛膝、生薏苡仁而成,全方配伍严谨,紧扣湿热下注病机,共奏清热燥湿之功。然湿疹所发,与风邪关系密切,患者瘙痒一症即为佐证,故张氏加防风、乌梅、刺蒺藜、白鲜皮等祛风止痒之品。湿疹临床治疗不能图一时之快,湿邪蕴结,缠绵难愈,非一时之功,故本案坚持长期服药而终获痊愈。

【张氏点评】二妙散是朱丹溪所创,乃清热燥湿之千古名方。笔者在《成方便读》的四妙散的基础上加威灵仙、虎杖、土茯苓、忍冬藤、防己、萆薢、生地黄、赤茯苓等组方治疗湿热下注之痛风,其降血尿酸及消肿止痛之功甚为显著,同道不妨一试。运用古方主要是抓主证、抓病机,选方用药不被西医病名所囿。

(张晓军)

经方治疗脾胃病验案

脾胃疾病(消化系疾病)是临床上常见病与多发病,严重危害人类健康,影响人们的工作、生活、学习。中医认为脾胃为后天之本,位居中焦,为气机升降之枢纽,是人体气血生化之源,故有"四季脾王不受邪""脾胃内伤,百病由生""留得一分胃气,便有一分生机"等说法。因此临床上调理脾胃至关重要。张氏从事临床近五十载,善用经方治疗脾胃疾病,每以辨证为准则,或单投,或合方,不拘泥于"经方不宜加减"说,临证强调"有是证用是药",每获良数,现举验案如下。

【案一】

陈某,女,56 岁,2012 年 2 月 5 日初诊。

[主诉] 胃脘嘈杂疼痛 1 年余。

[病史] 曾服"雷贝拉唑""西沙比利"等药效果不显,刻下症见胃脘嘈杂泛酸,胃脘部发凉,喜食热饮,得温则舒,伴四肢厥冷,面色萎黄,二便及睡眠可。

[检查] 2011 年 5 月 9 日在外院经胃镜检查示:浅表性胃炎伴糜烂,胃窦后壁隆起病变,食管炎,病理示:轻度肠化、出血水肿、部分腺体轻度不典型增生。舌质淡嫩、边有齿痕,苔薄白,脉细弱。

[西医诊断] 浅表性胃炎。

[中医诊断] 胃脘痛。

[辨证] 中焦虚寒。

[治则] 温补中焦,行气止痛。

[方药] 黄芪建中汤加味。

炙黄芪 30 g	桂枝 15 g	炒白芍 20 g	生姜 10 g
生甘草 10 g	党参 20 g	莪术 15 g	大枣 10 枚
石斛 20 g	丹参 30 g	蒲公英 30 g	白芷 15 g
清半夏 15 g	淫羊藿 20 g	巴戟天 15 g	炒苍术 15 g
炒白术 15 g			

14 剂。药未尽剂,症状明显减轻,偶有泛酸烧心,上方加浙贝母 15 g、威灵仙 15 g。14 剂药后症状完全消失,复查胃镜:浅表性胃炎。病理:轻度肠化、部分腺体轻度不典型增生。后调方治疗腺体肠化。

【按】《金匮要略》曰:"虚劳里急诸不是,黄芪建中汤主之。"患者以腹痛、泛酸为主症,泛酸一症多由郁热所致,然该患者有面色萎黄、胃脘怕冷、喜食热饮、得温则舒等一派脾胃虚寒之象。中焦虚寒,温运之力不及,阳气不能温煦,故有胃脘疼痛、嘈杂泛酸及四肢厥冷之象。

方中以桂枝温阳气,白芍和营阴,两药相合缓急止痛;黄芪、党参、甘草、白芷等甘温之药温补中焦,补虚祛寒,然患者病程较久,以温补为治疗原则是无疑的,但仍要考虑寒邪郁滞在内,郁久化热之弊,故方中加蒲公英清解郁热,以石斛养胃阴。"久病必瘀",加之患者胃痛日久,尚有瘀血兼挟,故加莪术、丹参以活血祛瘀止痛,尚在一定程度上可以对抗其腺体不典型增生。因患者有泛酸一症,故方中未用饴糖,以免加重泛酸症状;因患者有四肢厥冷、肾阳不足之象,故佐以淫羊藿、巴戟天以温补肾阳。全方配伍精当,面面俱到,共奏温补中焦、活血祛瘀、行气止痛之效,如此则中阳得运,寒邪自散,诸症悉除。

【案二】

许某,男,41岁。2012年7月18日初诊。

[主诉] 腹痛腹泻2年余。

[病史] 2年前无明显诱因下出现腹痛腹泻,饮酒及食生冷诱发或加重,肠镜及外院诊断均为"溃疡性结肠炎"(未见检查结果),服柳氮磺吡啶等西药效果不明显,遂求中医诊治,近期见症:大便时泻,日行3~4次,有黏冻伴里急后重、腹中冷、肠鸣。

[检查] 苔薄黄舌淡红,脉沉缓。

[西医诊断] 溃疡性结肠炎。

[中医诊断] 泄泻。

[辨证] 脾虚寒湿积滞。

[治则] 温阳化湿。

[方药] 乌梅丸加味。

制乌梅30 g	细辛3 g	肉桂6 g	花椒10 g
干姜15 g	黄柏10 g	炒黄连15 g	炮附子(先煎)15 g
炒黄芩15 g	当归15 g	炒白芍30 g	广木香10 g
炒苍术15 g	炒白术15 g	白芷15 g	防风10 g
陈皮10 g			

14剂。

二诊(2012年8月1日):服上方后,腹痛腹泻明显好转,次数减少,无里急后重,腹中怕冷减轻,疗效可,守方继进14剂。

三诊(2012年8月22日):服前方诸症皆好转,仍有轻微腹泻,大便不成形,上方加肉豆蔻10 g、补骨脂15 g,继服14剂。

四诊(2012年9月5日):服上方后大便已基本成形,腹痛消失,大便日行2次,效不更方,上方继服巩固疗效。后症状消失,随访至今无复发。

【按】乌梅丸出自张仲景《伤寒论》,为治厥阴病之总方,亦为治疗寒热错杂之蛔厥主方。方中以乌梅为主药酸平入肝、补肝体;当归苦温入肝,协乌梅补益肝体;以人参甘益脾阴;以干姜、蜀椒、桂枝补阳气,散寒水;细辛交通上下,附子温脾肾之阳,亦可称酸甘焦苦并用之法,取调补助益之性,为治厥阴病之主方。后世医家对该方推崇备至,不断扩大其临床使用范围。其不仅在消化系统疾病中应用广泛,更兼神经系多种疾病。说明乌梅丸临床应用只要辨证精准,就能取得出奇制胜之效。

本案腹痛腹泻,当首辨寒热虚实,患者腹痛腹泻,以腹中冷、肠鸣为特点,当为虚寒看似无疑,然患者病证兼有里急后重,伴有黏冻等排泄物,则又有湿热之患,舌苔薄黄亦有热之象,综合判断当为寒热错杂、虚实夹杂,方中取黄连、黄芩、黄柏清其热;以附子、干姜、细辛、花椒、肉桂温其脏寒;以当归、白芍调和营卫,木香、陈皮、白芷理气;以防风配合乌梅散肝郁、养肝体,驱内风于外。全方共奏温清并用、调和气血、清热燥湿之效,紧扣该案患者病机特点,故能取得显著的疗效。

【张氏点评】 在学习《伤寒论》《金匮要略》时,除了深刻领会张仲景的辨证论治的学术思想,还要对每个处方的主要适应证进行深入研究,再结合后世医家对经方的发挥应用,针对现代疾病及临床遇到的问题,采用方证对应的辨证方法,用于临床,在继承的基础上,对经方的应用范围、使用方法、加减变化等方面予以创新,有所发展。如用黄芪建中汤、小建中汤治疗消化性溃疡;半夏泻心汤、小陷胸汤等治疗反流性食管炎、慢性胃炎伴胆汁反流;厚朴生姜半夏甘草人参汤、厚朴七物汤、厚朴大黄汤治疗胃肠炎之脘腹胀满;大承气汤治疗肠梗阻;小承气汤、调胃承气汤治疗消化不良;理中汤、乌梅丸治疗慢性肠炎、痢疾;下瘀血汤、鳖甲煎丸治疗肝硬化;大柴胡汤治疗胰腺炎;茵陈蒿汤、小柴胡汤治疗病毒性肝炎等,不胜枚举。总之,只要遵循辨证论治的原则,有是证用是方,方证对应,在辨证准确的情况下使用经方,多获满意疗效。

(张晓军)

治疗痤疮经验

痤疮系一种多因素疾病,其发病机制目前尚不十分明了。内分泌因素、皮脂腺大量分泌、毛囊内细菌增殖均为其发病的主要因素,因好发于青春期,俗称"青春痘"。痤疮好发于面部、额部、颊部、鼻唇沟,其次是胸部、背部及肩部。其临床症状多不明显,严重时可伴有疼痛。但由于其好发于面部,若治疗不及时留下瘢痕会影响患者生活质量,造成患者精神压力及经济负担。西医多从调整激素水平、抗菌消炎等入手,效果不佳。中医多从热、毒、瘀等方面入手,若辨证准确,则取效甚捷。张氏治疗痤疮经验丰富,每每获效良多,应手而愈,现总结如下。

一、病因病机

张氏认为痤疮多为热、毒、瘀关系密切,病因复杂。

1. 年龄因素 青少年正处于发育生长期,气血旺盛,加之阳热偏盛,易于造成热毒之邪充于脉络,上壅于面。

2. 与药物关系密切 长期服用某些药物或接触某些药物,不正确地使用某些化妆品。

3. 环境因素 大气污染,饮食结构改变,荤多素少,空气中粉尘增多等都是痤疮发病的主要原因。

张氏认为痤疮病机与热、毒、瘀三者关系密切,热毒壅盛,充斥血脉,上壅于面部,瘀阻于毛囊,发为痤疮。

二、辨证论治

张氏认为在治疗上可分为以下几型。

1. 肺经风热　主要表现为颜面潮红,粉刺焮热、瘙痒,分布密集,伴有脓头,粉刺根部颜色深红,抚之发热碍手,舌质红,苔薄白或黄,脉弦滑,诚如《医宗金鉴》所称"此证由肺经血热而成,每发于面鼻,起碎疙瘩,形如黍屑,色赤肿痛,破出白粉汁"。此证多从清解肺热入手,用药上以辛凉甘寒之品为主,同时佐以凉血活血之品,多用荆芥、防风、桑白皮、地骨皮、浙贝母、金银花、连翘、炙枇杷叶、杏仁等。

2. 脾胃积热　此证痤疮多见于下巴及唇周,皮疹反复发作,以红肿瘙痒为主要表现,多伴有大便不畅,或便秘,或大便黏滞,腹部胀满,口腔有异味,舌苔黄厚腻,脉滑数等表现,此证多由平素饮食过于肥厚甘腻,或长期嗜食辛辣之物,而致脾胃蕴热,热毒蕴结胃肠而发于面部肌肤。此证多崇辛开苦降之意,佐以通腑导滞之品,多用生地黄、赤芍、丹皮、炒黄芩、黄连、半夏、干姜、制厚朴、大黄、枳实等药调整肠胃功能,促进体内毒素从肠道而出。

3. 热毒血热　此证痤疮多见痤疮布满面部,颜色深红,伴口干口渴喜冷饮,大便秘结,舌质深红,苔黄,脉弦数,多见于痤疮初期。初起之时,此证与饮食、熬夜、工作压力大等关系密切。多用清热解毒、活血凉血之法,用药以五味消毒饮合清营汤加味,常用药物:连翘、金银花、蒲公英、紫花地丁、龙葵、当归、赤芍、丹皮、生地黄等。

4. 血瘀痰凝　该证痤疮多日久、失治或误治者多见,痤疮颜色发暗,有硬结,大小不等,位置较深,甚者可有显著隆起,可呈半球形或圆锥形。舌质暗或见瘀斑瘀点,脉滑,此证多由误治或失治,导致痰浊瘀血停滞体内,相互搏结,而留于面部。以桃仁二陈汤加味,用药多以桃仁、半夏、陈皮、玄参、浙贝母、牡蛎等药物以化痰软坚散结消瘀。

5. 脾肾阳虚　该证临床较少见,但亦不可忽视,该类患者特点除痤疮外,一般多伴有畏寒怕冷、四肢厥冷,痤疮颜色暗沉,面色㿠白,舌质淡,脉沉,以麻黄附子细辛汤加味,佐以清热解毒凉血之品。用药多以麻黄、炮附子、细辛、党参、炒白术、炒苍术、茯苓等药物从健脾补肾入手。

以上几种分型往往临床并不能截然分开,肺经风热往往兼有热毒血热,而热毒血热也可兼见血瘀痰凝,故临床不可偏执一型,而应整体辨治,全面兼顾,为此,张氏在临床长期工作中总结自己多年经验而自拟"荆防消痤汤"治疗痤疮,取得良好的临床效果。

荆防消痤汤:

荆芥 10 g	防风 10 g	当归 15 g	赤芍 15 g
丹皮 10 g	生地黄 10 g	白芷 15 g	白芍 15 g
金银花 20 g	连翘 20 g	浙贝母 15 g	天花粉 15 g

张氏认为痤疮发于头面部,多与风邪有关,故首以荆芥、防风祛其风,以当归、赤芍、白芍、丹皮、生地黄清解血分热毒,以金银花、连翘清解气分热毒,气血两调,以白芷、天花粉、浙贝母散结消肿。全方配伍能紧扣痤疮病机,故应用于临床疗效显著。

(张晓军)

治疗痛经经验

痛经,又称为经期疼痛,是妇科病中最常见的症状之一。多见于未婚或婚后未孕的青年女性,疼痛通常发生在经期前后或行经期间。主要临床表现为下腹部痉挛性疼痛,多至绞痛,并伴有全身不适,如疲倦乏力、恶心欲吐、头痛、腹泻等。西医学认为其有原发性痛经及继发性痛经之分。原发性疼痛是周期性月经期痛而无器质性疾病;继发性疼痛则多见于子宫内膜异位症、子宫肌瘤、盆腔炎性疾病等。中医称痛经为"经行腹痛",张氏认为痛经病机特点多为虚、寒、瘀,抓住此三个特点,痛经治疗可应手而愈。

一、虚证

该类患者临床见小腹隐隐作痛,病势绵绵、按之则舒,多伴有腰酸腰痛,神疲乏力,少动懒言,面色萎黄或淡白无华,月经量少色淡,舌质淡胖或嫩,边有齿痕、苔少,脉或缓或细或弱。该类患者多为气血亏虚,胞宫失于濡养,"不荣则痛",故使痛经发作,治疗上应以补养气血、益气止痛为法,方剂选择上可根据患者临床表现随证选用黄芪建中汤、四物汤、八珍汤等。

二、寒证

该类患者临床可见腰部疼痛较剧,按之痛甚,小腹发冷怕凉,疼痛特点为得温则舒、得寒则剧,多伴有畏寒肢冷、面色㿠白、月经量少、色黯有血块、舌质淡、苔白、脉沉等。该类患者多素体阳气亏虚,或平素喜冷饮,贪凉为多,张氏尤其指出现代女性遭受寒邪侵袭多与其爱美之心有关,每遇此类病患多叮嘱天气变化要及时加厚衣服,勿逞一时之快而留下健康隐患。对此类病患临床要根据寒邪特点而辨证用药,若寒邪与虚相结合而具气虚寒病机特点者,多以温补为法,若寒邪与瘀血相结合,则多以温通活血化瘀为法。

三、瘀证

该类患者临床可见经前或经期小腹胀痛拒按,伴胸肋、乳房胀痛,月经经行不畅,经色紫黯有血块,舌质黯、有瘀斑或瘀点。该类患者多平素情绪不畅、肝气不舒、肝郁气滞,气滞易成血瘀,瘀血阻滞冲任,"不通则痛",治疗上以行气活血化瘀为法则。

四、热证

临床可见经前或经期小腹灼痛拒按,痛连腰骶,或平时小腹痛,至经前疼痛加剧,伴心烦不安、口唇干燥、口渴欲饮、小便色黄,月经量偏多、经色偏红、质稠或有血块,平素带下量多,质稠有异味,舌红、苔黄腻,脉滑或数。

临床上应根据患者具体情况进行详细辨证论治,单纯的虚、寒、热的患者甚是少见,痛经病机特点多复杂,临床上要首辨虚实后辨寒热,在治疗虚证之时勿忘寒、瘀,治疗瘀证勿忘虚寒,临床只要抓住虚、寒、瘀病机特点,则治疗上可事半功倍。根据痛经之病机特点,张氏在治疗上多选用《金匮要略》之温经汤。温经汤首见于《金匮要略》:"问曰:妇人年五十所,病下利数十日不止,暮即发热,少腹里急,腹满,手掌烦热,唇口干燥,何也?师曰:此病属带下。何以故?曾经半产,瘀血在少腹不去。何以知之?其证唇口干燥,故知之。当以温经汤主之。"温经汤中以吴茱萸、桂枝、生姜温经暖宫而散血;当归、川芎、丹皮活血化瘀;芍药、阿胶滋养营阴,生新补血;人参、麦冬益气生津,补虚润燥;生姜、半夏、甘草能安肾气,调阴阳。全方能使宫寒散、瘀血行、阴液生、燥者润、冲任固,实为阴阳兼顾,养正祛邪之方剂。

【张氏点评】痛经为妇科常见病之一,临床多以气血瘀滞、寒凝血瘀者居多,肝肾亏损、气血虚弱者也有之。总之要明辨寒热虚实,胀痛作坠者为气滞,拒按痛甚者痛有定处者为瘀,喜温者为寒,喜按者为虚,经前痛多瘀多实,经后痛多寒多虚。虚寒挟瘀者,可用金匮温经汤;偏气血瘀滞者可用血府逐瘀汤;痛甚者多为瘀血,可用桂枝、炮姜、小茴温之,加乳香、没药化瘀止痛,当归、炒白芍养血和营,多获良效。

(张晓军)

治疗亚健康综合征经验

世界卫生组织将机体无器质性病变,而有一些功能改变的状态称为"第三状态",俗称"亚健康状态",又叫"亚健康综合征"。该类患者往往经过各种医疗仪器的检查而缺乏阳性改变的表现,但是却存在着躯体上、心理上难以忍受或者控制的不适状态。患者存在失眠多梦、疲倦乏力、畏寒怕冷、周身不适、自汗盗汗、情绪多变等多种临床表现,表现为主诉甚多,而体格检查及各种实验室检查缺乏阳性改变。该病病因复杂,张氏认为多与现代人生活节奏加快,生活压力加大,职场竞争激烈,饮食不节(目前存在的各类食品安全问题),情志失调等多种因素有关。西医对此治疗往往予以维生素、谷维素等调节神经药物及相应药物对症治疗,效果往往不显,张氏认为调理亚健康综合征应从心、肝、脾、肾脏器及阴阳气血方面入手。

一、调心

《素问·灵兰秘典论》云:"心者,君主之官,神明出焉。"五脏及精神意识活动都是在心之统摄下完成。心动则五脏皆动。心主火,肾主水,正常生理活动下,心之火下降,肾之水上升,俗称"心肾相交"。心肾相交,则神清志安,心神君火不会妄动;若心火不能下降,肾水不能上承,心肾相交局面被破坏,则精神意志活动出现紊乱,患者或可出现情绪抑郁,或可出现精神烦乱、烦躁、焦虑不安,或失眠多梦、噩梦纷纷,或自觉心力交瘁。此类情况出现多与患者工作生活压力加大,或长期沉溺于网络,接受外界不良信息过多有关。临床多依据患者具体临床表现而辨证论治。若失眠多梦、噩梦纷纷兼有心烦躁、卧立不安、舌质红、脉弦数者,从心肾不交论治,治以黄连阿胶鸡子黄汤加减;若失眠多梦、入睡难、醒后难以入睡,兼以神疲乏力、少气懒语、大便溏薄、舌质淡、脉缓弱者,则从心脾两虚论治,治以归脾汤或人参归脾汤加味;若心中悸动不安,惊慌害怕兼有心中畏寒者,则从心阳气虚论治,治以温心阳为主,方以桂枝甘草汤或桂甘龙骨牡蛎汤加味。

二、健脾

脾为后天之本,为气血生化之源泉。脾气充足,健运有力,气血生化充足,则四肢百骸得养,气足神充,人体活动张弛有度。若脾失健运,则内生水湿之邪。《素问·至真要大论》云:"诸湿肿满,皆属于脾。""清气在下,则生飧泄;浊气在上,则生䐜胀"。皆为脾的病理状态之论述。脾居中焦,为气机升降枢纽。脾生病变、脾气不足,则运化无权,不仅影响胃之受纳功能,又可对肝之疏泄功能产生不利影响。临床多可见面色萎黄、四肢倦怠乏力、少食懒言、腹胀腹痛、大便或溏薄或初硬后溏,甚则有完谷不化、舌质淡嫩或胖、脉缓或濡。该类患者主要病理反应均在消化系统方面。认为此类患者多与饮食不节、饮食不规律、饭局频仍、不食早餐、生活不规律(熬夜)等有密切关系。治疗上以"健""养"为主,临床应结合患者具体表现进行辨证论治。张氏临床善用四君子汤、理中丸、小建中汤、黄芪建中汤、参苓白术散等方剂。该类患者首辨虚实,再辨寒热,再辨气血,而临床具体来看,以虚证、寒证、气证居多,若患者以面白食少、气短乏力、舌淡苔白为主要临床表现者,多以四君子汤加味;若以腹中拘急疼痛、喜温喜按、神疲乏力、虚怯少气、面色少华、舌淡苔白者,用小建中汤或黄芪建中汤加味;若以脘腹绵绵作病、喜温喜按、呕吐、大便稀溏、脘痞食少、畏寒肢冷、舌淡、脉沉者,用理中丸或附子理中丸加味;若以泄泻为主,大便溏薄,甚则完谷不化,兼以四肢乏力、形体消瘦、面色萎黄者,用参苓白术散加味。若食少神疲、大便溏薄兼有失眠者,用归脾汤加味。

三、疏肝

肝主疏泄,调畅气机,参与调畅精神情志活动,调畅脾胃气机。肝之疏泄气机不利,则会对脾胃正常运化、吸收、腐熟水谷功能产生不利影响。肝主藏血,血为五脏六腑、四肢百骸、五官九窍活动之物质基础,藏血功能受到影响,则会出现血不养心、血不养发、血不养目等病理改变。如果人体长期情绪不佳,则直接会影响肝胆之疏泄,肝胆的疏泄不利则反过来又会影响情绪,长期如此,则会形成恶性循环。中医认为女子以肝为先天,女性以肝经为重;因此,肝气不舒,则很容易导致女性的各种疾病,故此类患者以女性为多见,临床表现多为郁郁寡欢、易生气、伴或不伴烦躁易怒,多有月经失调,经前乳房胀痛等。临床可用四逆散、逍遥散、丹栀逍遥散等方剂,根据患者具体临床表现随证加减或变化,若兼有乳腺小叶增生者,则合消瘰丸;若兼有月经不调者,则合四物汤或桃红四物汤;若兼有子宫肌瘤者,则合桂枝茯苓丸。

四、补肾

肾为先天之本,主藏精,为人体精气之源,肾之精气充足,则五脏六腑之精气亦充足。张氏认为现代人不良生活习惯过多：如熬夜、抽烟、喝酒均可伤肾。肾为水火之脏，因此肾气亏虚易表现为肾阴亏虚与肾阳亏虚，若腰膝酸软，或腰痛、眩晕耳鸣、齿松发脱、形体消瘦、舌红少苔或无苔等阴虚表现者，六味地黄丸加减；兼有烦躁者，知柏地黄丸加减；若腰膝酸冷、四肢发冷、畏寒、精神疲倦乏力、小便清长等肾阳不足表现者，金匮肾气丸加减，根据患者临床表现多佐以淫羊藿、巴戟天、肉苁蓉、锁阳等药。

张氏临床多教导补肾应崇张景岳："善补阳者，必于阴中求阳，则阳得阴助而生化无穷。善补阴者，必于阳中求阴，则阴得阳升而泉源不竭。"临床上，每于大队滋阴药中佐以两味补阳药，每于大队补阳药中佐以两味滋阴药，以求得阴阳相助，互根互用，以平为期。

（张晓军）

辨证论治是中医的灵魂

侍诊张氏已 5 年余，临床上见到许许多多疾病或症状，虽经现代各项理化检查也无法明确诊断；或即使能明确诊断却没有对症有效的药物，令许多医家和患者一筹莫展，而这些病症在张氏面前却常常出现转机，许多无从下手的疑难病症往往能应手取效，甚至药到病除，不仅让患者啧啧称奇，也让学生和同道叹服。张氏总是强调一个观念：辨证论治是中医的灵魂，中医存在千年，传承至今，乃至未来的创新发展都必须立足于此。现在有一些中医深受西医理念的影响，逐渐抛弃了中医辨证论治的思想，临床时迷信现代检查而忽视望闻问切，用药时一味考虑化验检查结果，忽略疾病与患者的本质特点和相互关系，往往一见炎症就清热解毒，一见咳嗽就镇咳解痉，作为中医，这是非常危险的。

【案例】

承某，男，42 岁，2012 年 9 月 2 日初诊。

［主诉］胃痛 5 月余。

［病史］胃痛泛酸，空腹为甚，怕冷喜热食。曾于外院中医科治疗 5 个月，期间多次使用质子泵抑制剂＋阿莫西林＋克拉霉素的"三联疗法"杀灭幽门螺杆菌，不仅症状未见改善，反而出现食欲不振，胃脘胀满等不适，并日见加重。

［检查］苔薄白，脉细。胃镜检查：慢性浅表性胃炎伴窦糜烂，Hp(＋＋＋)。

［西医诊断］慢性胃炎。

［中医诊断］胃脘痛。

［辨证］中焦虚寒。

［治则］温补脾阳。

［方药］

生黄芪 30 g	桂枝 15 g	炒白芍 15 g	炙甘草 10 g
党参 15 g	炮姜 15 g	白芷 15 g	高良姜 15 g

五灵脂10 g　　　　　白及20 g　　　　炒延胡索15 g　　　　炒蒲黄(包)20 g

制香附15 g

7剂,水煎服,日服2次。

2个月后,患者再次来到诊室,但此次不是自己来复诊的,而是带了一个亲友来求诊于张氏,追询前症,患者自述服药第3日,疼痛胀满皆除,7剂服完,纳谷如常,诸苦皆消,故今日介绍亲友前来求诊。张氏观其舌脉皆基本正常,嘱其小心将养,以防反复。

【按】此病例颇为典型,患者主诉泛酸、胃痛,检查结果为胃炎,Hp(＋＋＋),如果从症状和检查结果来看,作为西医,采用消炎杀菌、制酸止痛的方法是药症相合,治疗得当的。但作为中医,我们就要注重辨证思维,发挥中医优势,体现中医特色。张氏根据多年经验,综合分析患者体质、症状及治疗过程,知其热由寒郁而来,亦可由伤食、气郁所致,通过进一步问诊分析,得知其"得食则减""得温则缓"的病症特点,故判"虚寒"是其主症,乃投黄芪建中汤,一击即中。

类似案例不胜枚举,我们也在张氏的教导下,广泛研习"八纲辨证""气血津液辨证""脏腑辨证""卫气营血辨证""三焦辨证""六经辨证""经络辨证"等思想精髓,以期早日融会贯通,如张氏一般游刃有余,信手而来。

【张氏点评】中医治病应遵循辨证论治的原则,临床上想辨证施治、得心应手,必须研究、熟读"四大经典",因为"四大经典"是基础理论,其中,《伤寒论》《金匮要略》又是辨证施治的典范。方、证对应,有是证用是方,有是证用是药,方随证出,加减变化,灵活运用。但其中,抓主症是关键,如本例胃痛是主症,空腹痛甚是虚,怕冷喜暖是寒,虚寒胃痛,黄芪建中汤证是也,佐以温中化瘀之品,乃得药中病机,诸症悉愈。

(唐勇)

德行劝业,仁术传道
——张氏医风小记

2013年4月7日,有患者张某,女,78岁,罹患高血压、糖尿病多年,近日劳累受凉后出现下肢浮肿,周身困重,胸闷气短,动则为甚,苔白厚腻,舌暗,脉沉细,拟五苓散加减,方药如下。

桂枝15 g　　　　　猪苓30 g　　　　　茯苓30 g　　　　　泽泻15 g

姜半夏15 g　　　　炒白术15 g　　　　羌活10 g　　　　　葛根30 g

当归15 g　　　　　生黄芪30 g　　　　广木香10 g

7剂。

张氏拟好方子刚要递给笔者誊抄,又犹豫起来,转过头来再次询问老妇:"怎么一个人来的吗,子女没有陪着吗?"老妇叹口气说:"就我一个人来的。"说完就不再言语了,神情有些许忧伤。等我们将方子誊抄好了递给她时,她又怯怯地问道:"这个是几天的药?一共多少钱?"笔者也不清楚价格,就请她到收费处询问价格。老妇刚出诊室,张氏又略作沉吟,问道:"是不是现在猪苓的价格比较贵?"笔者说是的。张氏说:"那你赶快下去,把这味药去掉。"

等到上午把五十多号患者都看完了,张氏这才对笔者说起改方的缘由。张氏说,刚才那老妇人身材佝偻,衣着老旧,当为贫苦之人,加之以近八十高龄,独自蹒跚而来,无子女亲友陪护,多为家庭不睦或膝下无子,生活必定艰难。故方药虽无差池,但只顾了病情而忽视了"人情",将较贵的药和非必需的药去掉,希望患者不会因为药贵而延误了治疗。

遥想 2011 年 11 月 16 日,合肥暴雪,积雪厚达 10 余厘米,气温降至零下七八度,张氏哮喘宿疾因劳累受寒而发,喘息难平,体力大受影响,精神渐趋萎靡,但 17 日、18 日适值周末坐诊,家人力劝其在家休息养病,但张氏执意按时坐诊,并婉言劝导家人:"患者不避风雪前来求治,一是治病心切,二来是对我的信任,我若是贸然停诊,本地病家姑且不论,外地千里迢迢岂不空跑一趟,何等失望心寒,我等为医者,必须具有敬业精神,无论从技术上还是从为人处世上,都要对得起患者,对得起良心,今天我就是在家,也于心不安,谈何养病!"

就这样,张氏在哮喘持续发作状态下坚持坐诊,尽管憋得几乎说不出话来,问诊一句一顿,依旧像平常一样耐心而细致,病案一如既往的工整,没有一丝马虎敷衍。

《大医精诚》:"凡大医治病,必当安神定志,无欲无求,先发大慈恻隐之心,誓愿普救含灵之苦,若有疾厄来求救者,不得问其贵贱、贫富、长幼、妍媸、怨亲善友、华夷愚智,普同一等,皆如至亲之想,亦不得瞻前顾后,自虑吉凶,护惜生命,见彼苦恼,若己有之,深心凄怆,勿避寒暑,饥渴疲劳,一心赴救……"

这是张氏最推崇的医家格言,张氏从医数十年,声誉日隆,求诊者日众,却没有一丝懈怠。我等后学亦当以此为准则,身体力行,做一名问心无愧的苍生大医。

【张氏点评】 医德是学医者入门第一课,50 年前笔者老师魏配三老先生就给我讲"医乃仁术""大医精诚",多年来仁术济世之心以深入灵魂深处。当前发展中医,弘扬学术,更应以德为本,继承创新。为此,笔者前年撰写了一段中医座右铭:"为中医者,应继承不泥古,发展靠创新,医理需钻研,医技要精通,融汇新知识,参西要衷中,临床多实践,弘扬岐黄功,医风求良好,医德应端正,济世可活人,其乐永无穷。"

(唐勇)

高年便秘辨治五法

老年人便秘是常见病,也是难治病,许多老年人苦于此疾,不惜饮鸩止渴,滥用清热泻下之剂,以致秘结日甚,脏腑滞塞不通,变生他患。张氏根据老年人脏腑气血特点,总结出了"养血润肠""益气行滞""温阳补肾""润肺揭盖""健脾宽下"等五法,并灵活加减运用于临床,取得良好疗效。

265

一、养血润肠法

老年人精血日衰，脏腑亏虚，气少不足生血，血少不能润肠，肠燥津亏，大便坚结，故虽施大黄、番泻叶亦不能通下，是无水行舟也。血液如江海，津液如溪流，溪流必借江海之资方能丰沛，故治疗老年便秘，养血尤为治本之策。

二、益气行滞法

高年者，精气虚衰，肺脾肾之气皆亏，脏腑虚惫，推动无力，宿便积滞，腑气不通，日久更会化热燥结，故见大便不甚干结而努挣难解者，或便意了无，数日不解者，张氏皆重用益气行滞之品，以期借风鼓帆。

三、温阳补肾法

《素问·阴阳应象大论》云"年四十阴气自半，起居衰也；年五十，体重，耳目不聪明矣；年六十，阴萎，气大衰，九窍不利"，此阴乃指肾中阴精，精气既亏，生化无力，故张氏从济川煎之意，备用温阳补肾之剂，并避姜附燥烈之味，以免伤及阴血，肉苁蓉、巴戟天、菟丝子、葫芦巴等皆为常用之品。

四、润肺揭盖法

肺为水之上源，与大肠相表里，主一身之气，主治节，古人"提壶揭盖"之法早已得到广泛应用和认可，张氏在此基础上进行了发挥，除了杏仁、桔梗等利肺之品，更用沙参、贝母、瓜蒌、升麻等润肺升提之品，常有点睛之效。

五、健脾宽下法

脾居于中，有承上启下之责。老年人脾气亏虚，肾气无力上行，肺气下系无根，皆因脾之中气不实，不能上下维系，故健脾既可生气血，又可系气机，张氏喜用党参、太子参、生白术健运脾气，并佐以制厚朴、炒莱菔子、槟榔等宽肠下气，使脾气升而腑气畅。

以上五法，或择其一二，或五法并举，被张氏及学生们广泛用于临床，疗效确切。先贤曾将便秘一症分为"热、气、虚、冷"四端，张氏并不主张刻板分型，而是以症为目，以证为纲，灵活变通，方可不失。

【张氏点评】以上五法是从临床上摸索出来的，从常规讲，谈到老年便秘，大家都会想到张景岳的济川煎，该方温肾填精，润肠通便。何秀山在《重订通俗伤寒论》中说："夫济川煎，注重肝肾，以肾主二便，故君以苁蓉、牛膝滋肾阴以通便也；肝主疏泄，故臣以当归、枳壳，一则辛润肝阴，一则苦泄肝气，妙在升麻升清气以输脾，泽泻降浊气以输膀胱，佐苁膝以成润利之功。"本方根据老年人气虚、精亏的特点，应加黄芪以补气，生地黄、熟地黄、制首乌以滋肝肾，养精血，火麻仁、郁李仁润肠道，则更妙矣。

（唐勇）

吴茱萸汤验案两则

吴茱萸汤出自《伤寒论》,主治肝胃虚寒、浊阴上逆之证,临床多种疾病皆可以此为主方治疗,比如头痛、呕吐、胃痛、泄泻、眩晕等,这也是张氏治疗内科杂病的常用方剂之一。

【案一】

宋某,男,44岁,2009年2月5日初诊。

[主诉]头痛半年余。

[病史]半年前因暑热难耐,贪凉过度,食大半个冰镇西瓜后出现头痛,发作时痛势剧烈,甚至以头撞墙,伴恶心呕吐,畏寒。

[检查]其家人代述,未诊舌脉。

[西医诊断]头痛。

[中医诊断]头痛。

[辨证]脾胃虚寒,胃失和降。

[治则]温阳降逆。

[方药]吴茱萸汤加减。

炒吴茱萸 10 g	生姜 15 g	党参 15 g	干姜 15 g
川芎 20 g	防风 15 g	细辛 3 g	大枣 10 枚
白芷 20 g	羌活 10 g		

7剂,水煎服,日服2次。

二诊(2009年2月12日):患者亲自前来复诊,自述头痛已愈大半,胃纳亦见增加,苔薄白腻,脉弦,故效不更方,以资巩固,14剂而收功。

随访(1年后):头痛未见发作。

【按】本案患者因暑天贪凉,致暴寒伤及脾胃中阳,胃失和降,浊阴上泛,故见泛恶欲吐时作;厥阴经夹胃属肝,上行于督脉,会于头顶,胃中浊阴循肝经上达清空,乃至头痛,故温中补虚散寒是其所用也。张氏在吴茱萸汤的基础上,增加了白芷、防风,以助升发脾阳,行气除湿;加羌活、细辛通阳散寒,透达经络,使寒有外逸之路;更入大量川芎,使因寒而凝滞之气血得以畅行,所谓通则不痛也。张氏以寥寥数味而痊痼疾,足见其诊治之精,用方之熟。

【案二】

唐某,女,33岁。2009年10月20日初诊。

[主诉]胃脘胀满3月余。

[病史]泛酸,时吐清水,畏寒肢冷。

[检查]苔薄白舌淡红,脉细。

[西医诊断]慢性胃炎。

[中医诊断]胃痞。

[辨证] 脾胃虚寒。

[治则] 温中散寒。

[方药] 半夏泻心汤加减。

| 党参 15 g | 干姜 15 g | 生姜 15 g | 炒吴茱萸 10 g |
| 炒黄连 6 g | 良姜 10 g | 广木香 10 g | 姜半夏 15 g |

7 剂,水煎服,日服 2 次。

二诊(2009 年 10 月 28 日):胃胀明显减轻,已不吐清水,偶有泛酸,仍宗原意,加乌药 15 g,7 剂,服法如前。

三诊(2009 年 11 月 3 日):诸症皆除,前方加淫羊藿 30 g、炒白术 15 g,5 剂,温补脾肾,以资巩固。

【按】本案患者泛吐清水,畏寒肢冷,脘腹痞胀,乃吴茱萸汤之方证无疑,然而又兼泛酸之热像,故纯而温补显然有所不宜,综合分析下来,患者寒热错杂,寒多热少,肝胃虚寒是其本病,肝胃郁热是其标实,张氏以半夏泻心汤为主方,删减芩连苦寒之品,益之以吴茱萸、生姜温中散寒,两方合一,药味虽不全备,方义尽在其中,经方学以致用,知常达变,守其法而不泥其方,用其意而不拘其味,真"医者意也"!

(唐勇)

一专多能之大黄

大黄,作为常用的一味中药,因其应用广泛,疗效确切,而被称为"将军",是临床上不可或缺的一味良药,张氏根据其多年的临床经验,并综合各家见解,在实践中广泛用于治疗内科杂病,疗效显著。

【案一】

孙某,男,60 岁。

[主诉] 右膝关节及右足拇趾关节红肿热痛 5 日。

[病史] 宿有痛风旧疾,刻下右膝关节及右足拇趾关节红肿热痛 5 日。

[检查] 血尿酸 576 μmol/L 苔薄黄腻,舌红,脉弦滑。

[西医诊断] 痛风。

[中医诊断] 痛风。

[辨证] 湿热毒聚。

[治则] 清利湿热。

[方药]

生地黄 30 g	焦大黄 15 g	土茯苓 30 g	虎杖 15 g
威灵仙 15 g	忍冬藤 30 g	生薏苡仁 30 g	黄柏 15 g
炒苍术 15 g			

7 剂,水煎服,日服 3 次。此方服至第 6 剂,红肿热痛皆除。

张氏云：大黄于此案,乃取其泻下浊毒之用,虑及本证乃本虚标实之疾,加之患者体质不甚壮实,恐生用过于峻利而伤正气,故用炒制者。

【案二】

付某,女,25 岁。

[主诉] 月经提前 7～10 日。

[病史] 月经提前,量一般,色鲜,淋漓 8～10 日方净,伴五心烦热,白带色黄,量多。

[检查] 苔薄黄,舌边尖红。

[西医诊断] 月经不调。

[中医诊断] 月经先期。

[辨证] 湿热瘀滞。

[治则] 清热除湿化瘀。

[方药]

生地黄 10 g	熟地黄 15 g	山茱萸 12 g	赤芍 10 g
大黄炭 15 g	白芷 10 g	浙贝母 15 g	泽泻 15 g
黄柏 10 g			

14 剂。药后月经即按时而潮,白带色量皆转正。

张氏云：此处用大黄炭,一则泻积滞之湿热,二则祛瘀滞之气血,三则止妄行之热血。

【案三】

童某,男,42 岁。

[主诉] 脑出血昏迷数日。

[病史] 罹患高血压 10 年、2 型糖尿病 3 年,其兄代诊。日前因脑出血昏迷,右半身偏瘫,肌酐 700 μmol/L,空腹血糖 13 mmol/L,尿少,大便干。

[检查] 舌脉未见。

[西医诊断] 慢性肾功能不全。

[中医诊断] 厥病。

[辨证] 湿热瘀血蕴结。

[治则] 清热除湿,活血化瘀。

[方药]

枳实 15 g	川芎 10 g	焦大黄 20 g	玄明粉 10 g(冲服)
天麻 15 g	郁金 10 g	当归 15 g	生黄芪 30 g
清半夏 15 g	生蒲黄(包)15 g		

3 剂,水煎服,每日 1 剂,作 3～4 次鼻饲。3 日后复查肌酐 310 μmol/L,空腹血糖 8.5 mmol/L,原方继服 5 剂后神志清醒,空腹血糖降至 6.9 mmol/L,令所在医院的主治医师叹服不已。

张氏云：此人内热素盛,湿邪、瘀血蕴结已久,加之肝阳躁动,气血不堪受迫而上涌清空,故治疗时当急下其上逆之气,下行之路必借道中焦,此人中焦为湿热盘踞,故取承气汤之意,重用大黄,荡涤湿热瘀浊,引领肝阳气热下行。

【案四】

钟某,女,22岁。

[主诉] 痤疮半年余。赴美国留学近半年,颜面痤疮较重,多脓头,结节,疹色黯红。

[检查] 舌红,苔薄黄,脉滑。

[西医病名] 痤疮。

[中医病名] 粉刺。

[辨证] 湿热内蕴。

[治则] 清热除湿。

[方药]

生地黄 10 g	丹皮 12 g	丹参 20 g	防风 10 g
焦大黄 15 g	蒲公英 30 g	紫花地丁 30 g	连翘 15 g
炒苍术 10 g			

14 剂。

二诊:由其母代诊,称服药后痤疮已退大半,脓头几无新起,嘱其再进 14 剂即可告愈,然饮食宜清素为宜。

张氏云:此人初到美国,饮食与国内多有不同,肉食、乳品偏重,热量过多,与自幼食米面蔬果的国人体质颇有不合,加之异国求学,压力倍增,心火上攻,辨证乃湿热内蕴,脏腑不清,故清脏腑为第一要务,用大黄泻下之力,既可祛胃肠积热,又可清心肝郁火。

【按】张氏用药多变不仅体现在治疗同类病症用不同的处方、药味,更体现在一方多用、一药多用上,大黄就是其中之一。在张氏眼中,大黄之用惟"泄浊"一个而已,但根据辨证之不同、病位之不同、病患之不同,用法和用意又有不同,这也正符合张氏一贯要求的"一切从辨证出发"的治疗原则。

【张氏点评】《神农本草经》称大黄:"下瘀血,血闭寒热,破癥瘕积聚,留饮宿食,荡涤肠胃,推陈致新,通利水谷,调中化食,安和五脏。"《药品化义》亦云:"大黄气味重浊,直降下行,走而不守,有斩关夺门之力,故号将军。专攻心腹胀满,胸胃蓄热,积聚痰实,便结瘀血,女人经闭。"如此通达内外,荡涤瘀滞,称之将军名副其实。笔者认为该药在临床上胜似补药,六腑以通为补,胃肠积滞,既不用说,对血管内瘀滞,微循环障碍,体内瘀浊,如血脂、肌酐等,用上大黄也可斩关夺将,立即见效。

(唐勇)

饮食自倍,胃肠乃伤

【案例】

臧某,男,51岁,2010 年 1 月 6 日初诊。

[主诉] 胃胀腹泻数日。

[病史] 患者体格健硕，素有冬泳的习惯，上周冬泳后，自觉饥饿，暴饮暴食后出现胃脘痞胀，不欲饮食，伴大便溏泄，少食油荤即泄泻加重。

[检查] 苔薄白，舌淡红，脉弦。

[西医诊断] 腹泻。

[中医诊断] 泄泻。

[辨证] 脾胃虚寒。

[治则] 温补脾阳。

[方药]

干姜 30 g	党参 15 g	炒白术 15 g	茯苓 20 g
葛根 30 g	藿香 10 g	肉豆蔻 10 g	制厚朴 15 g
陈皮 10 g	焦山楂 30 g	白芷 15 g	广木香 10 g

14 剂，水煎服，日服 2 次。

二诊(2010 年 1 月 20 日)：药后纳谷已恢复如常，大便基本成形，但观舌苔脉象，胃气仍见虚像，故上方改汤为丸，调养 2 月，以资巩固。

张氏云：为饮食所伤者，古今多有之，其病因似而不同，古人之多因饱食，今人多为偏嗜。当今社会，物质条件丰沛，食物唾手可得，饮食求精求细，高蛋白、高热量的食物摄取过多，对于人体所需的大部分营养来源的主食、蔬菜却不加重视，脏腑不堪其累，脾气运化乏力，浊毒日积月累，导致"富贵病"的高发，像肥胖症、高脂血症、糖尿病、高血压、痛风等多与营养过剩、多食少动密切相关，是另一种形式的"饮食自倍，胃肠乃伤"。除此以外，许多人迷信养生宣传，将粗粮、素斋当成是祛病良药、延年秘方，结果又出现营养不良，体质虚弱，这种"饮食自倍"的危害也不容小觑。

因此，正如《素问·生气通天论》所载"阴之所生，本在五味，阴之五宫，伤在五味"，饮食是维持机体生命活动的物质基础，是人体赖以生存的基本条件。饮食是五脏精气之源，如果偏嗜过食，必然伤害五脏正气。无论何种食物，都需要适量的、合理的摄取，否则过犹不及。

对于药物也是如此，临床上，张氏经常强调要顾护脾胃，尤其是脾阳，前方用药时要注意询问患者的饮食习惯，指导合理起居生活，对于疾病的诊断、治疗、康复、保健及预防都有积极的指导意义，需要在平时工作中养成习惯。

【按】本案患者劳累后中气已是亏虚，加之暴饮暴食，终至脾胃正气被伤，七味白术散即可取效，加之脾阳为腊月寒气所伤，并为寒湿所困，故又当助以大辛大热之干姜、肉豆蔻，若仍然不足，更可以附子、细辛、桂枝等资脾阳升脾气。

【张氏点评】脾阳即是脾的运化功能，即脾胃的动力，脾的升发输布全赖脾阳的健运。但脾阳又靠肾阳(即命门之火)的温煦，脾与胃互为表里，胃主受纳，脾主运化，如饮食自倍，寒凉伤胃，皆能导致脾胃功能受损，故在临床上顾护脾阳至关重要，因脾为后天之本，生命之本，人的脾胃一伤，生化乏源，营养物质不能滋养五脏六腑，气血不能输布周身,其人何能久立。故此,本人在临床上十分注意对脾阳的呵护,黄芪建中汤、香砂六君子、附子理中汤皆为常用之方,并常叮嘱患者忌食寒凉,节食保暖,以护中阳。

(唐勇)

仔细问诊,巧除病根

跟师久了,常会有许多困惑。如有些患者,或者症状多样却互不相干;或者症状典型,易于诊断却屡治不效;或者症状不清病因不明。凡此种种,让人无从下手。张氏说:有的病确实是疑难病,需要更多的学习积累才能认清;有的病是多病合病,需要厘清主次才能着手论治;有的病是癔症,即西医所谓之神经症,多从调肝养心着手;还有的病是只见病状,不见病根,辨证不易,取效更难,对于这一类病症,通过仔细问诊,往往可以发现症结,治疗反倒简单了。

【案一】

沈某,女,73 岁。自述平素抵抗力差,经常感冒,动辄汗出,乏力神疲,怕冷,四肢欠温,受凉即泻,且咽中多痰,咯吐不利,偶咳,苔薄黄,舌淡红,脉细缓。根据上述症状,笔者暗忖,此人肺气不足,脾肾两虚,只要投以健脾益气之剂即可取效。但见平素问诊简洁迅速的张氏却一反常态,对这个"简单"的患者细细询问起来。"平素多久感冒一次?"患者答:"一般两三个礼拜就感冒一次,厉害时,一次还没好,又接着感冒了。"张氏又问:"那感冒了都是怎么治疗的?"患者回答:"吃点感冒药就好一些。"张氏又问:"吃哪些感冒药呢?"患者答:"三九感冒灵、感冒通、白加黑,反正家里感冒药常备着,抓着什么吃什么。"张氏于是郑重地告诉患者"你这是感冒药成瘾了,必须把这些感冒药、解热止痛药全部停用才有可能彻底治好你的病,必须像戒大烟一样戒掉!"患者将信将疑,一边自言自语地说"我都吃了五六年了……"只见张氏低头开处方。

生黄芪 30 g	防风 10 g	炒苍术 15 g	葛根 30 g
炒黄芩 10 g	干姜 10 g	党参 15 g	炮附子(先煎)15 g
桂枝 20 g	炒白芍 20 g	生姜 10 g	大枣 7 枚
生甘草 10 g			

14 剂,水煎服,日服 2 次。

二诊时,患者惟有乏力、咽中不利,余皆痊愈,故仍予上方 14 剂巩固治疗,并叮嘱今后若再感冒,只需服几剂疏风解表的中药即可,不可再服解热止痛药,至此,患者方才信服。

【案二】

蔡某,女,62 岁。咳嗽近 10 个月,痰少白黏,伴咽痒,苔薄黄,脉滑,患者自述自入秋转凉时感寒作咳,期间在各大医院求治罔效,听人介绍,抱侥幸之心来此一试。张氏观其舌脉后,问曰:"自幼可有哮喘等过敏性疾病?"答曰:"没有。"又问:"从初得时到现在,症状有何变化?"答曰:"只是干咳,痰很少,一直如此。"张氏又问:"去年发病前有无购置新家具、入住新房或接触化学气味?"患者恍然大悟地说:"去年9月份才搬的新家,当时装修完已3个月了。"张氏肯定地说:"你的咳嗽就是对装修产生的有毒有害气体过敏引起的。"遂疏一方。

炙麻黄10 g	杏仁10 g	炙甘草10 g	干姜15 g
桂枝15 g	炒白芍15 g	细辛3 g	姜半夏10 g
五味子10 g	炙枇杷叶10 g	前胡10 g	防风10 g
辛夷10 g			

7剂,水煎服,日服2次。

二诊时,咳嗽已明显减轻,仍宗上方加减调治而愈。

【按】 本案的问诊有3次,第一次问,是从过敏的角度考虑,排除过敏性疾病引起的咳嗽,同时也排除了慢性肺部疾病;第二个问题,主要是考虑患者有没有在一路诊治过程中被过度使用抗生素等寒凉药物,从而引起外感风寒久郁肺脏的余邪恋肺证;基于上述两个问题,已经排除了大部分可能的原因,答案呼之欲出,环境因素是需要甄别的第三个问题了。

张氏常说:不仅治学、处世要与时俱进,诊病也要与时俱进,古人有好方法,今人有新情况,必须活学活用。问诊时思路要开阔,思维要缜密,才能抓住病机,避免漏诊误诊。

【张氏点评】 目前四诊之中,唯望诊、问诊最为重要,问诊不能局限在以前的"一问寒热二问汗,三问头身四问便"的简单程序上了,要与时俱进,跟上时代,因现在社会气候的变化,饮食结构与习惯的不同,有毒有害物质的侵蚀,新发病毒、病种的情况,对分析疾病,辨证立法相当重要。如癌症患者的手术、放化疗情况,一些慢性病的西药使用情况,如高血压病用的常规降压药,糖尿病患者的用药情况皆要从问诊方面了解清楚,特别是妇科、儿科更应详细询问,方不致误。

(唐勇)

治疗慢性萎缩性胃炎经验

慢性萎缩性胃炎(CAG)是常见消化系统疾病,临床以胃脘胀痛、嘈杂、纳少为主要表现,病理特点为腺体萎缩,黏膜变薄。黏膜基层增厚及伴有肠上皮化生、非典型增生。属中医"胃脘痛""嘈杂""痞症"范畴。

张氏认为,本病因其病程较长,"久病必虚",所以临床表现为脾胃气虚,"气为血之帅",气虚则无力推动血液运行,以致血行迟缓,壅滞而形成血瘀;脾胃气虚,升降失司,中虚失运,湿浊内生,郁久又可化热生毒。本病病初在经属气,病久入络属血,总的病机概括为虚(气虚、阴虚),滞(气滞),湿(痰湿),瘀(瘀血阻络)。气虚为脾胃气虚,因脾为气血生化之源,脾虚则气亦虚,气虚则无力鼓动血之运行而致血瘀,阴虚可因久病阴津被耗,或素食辛辣,导致胃阴耗伤,胃络失养。气滞可由忧思焦虑,郁愤恼怒,致肝气郁结,木郁不达,横逆犯脾(胃),致中焦气机不畅,气滞则血瘀于胃络。痰湿可由饮食失节,恣食肥甘,中焦失运所致。久病则瘀血入络,胃络受阻,瘀久生毒伐害胃体。本病多虚实夹杂,缠绵反复,经久不愈。

在临床治疗上张氏将慢性萎缩性胃炎分为中虚气滞型、寒热错杂型、阴虚胃热型、脾胃不和型等辨证论治。分别予以健脾益气、疏肝理气、养阴和胃、泄热化湿、活血化瘀等法遣方用药,只要药证合拍,不必频繁更方改药,必收良效。

对于慢性萎缩性胃炎的治疗,张氏认为:若属中虚气滞型,治当补中消痞、理气导滞,方用香砂六君子合黄芪建中汤加味;若属寒热错杂型,治宜益气健脾、辛开苦降法,用半夏泻心汤加减;若属阴虚胃热型,治当清中消痞、养阴益胃为法,则选用自拟养阴益中汤(北沙参、生地黄、茯苓、薏苡仁、山药、炒白芍、丹参、麦冬、蒲公英、白花蛇舌草、炙甘草、陈皮、石斛、佛手);若属脾胃不和型,治当疏肝理气为宜,方用四逆散、柴胡疏肝散加减。张氏根据慢性萎缩性胃炎的发病机制,认为治疗总原则应以养胃活血解毒贯穿始终。

在辨证论证的基础上,张氏还总结出一些治疗慢性萎缩性胃炎的有效药物,如生黄芪、蒲公英、白花蛇舌草、莪术、丹参等益气清热解毒、活血化瘀之品,他认为清热解毒之蒲公英、白花蛇舌草具有抗炎、抑制细胞过度增生等作用,还对幽门螺杆菌(HP)有抑杀作用,丹参、莪术等化瘀活络之品,能逆转腺体萎缩、不典型增生、肠上皮化生。通过临床观察、胃镜检查、病理活检,证实有很好的疗效。

一、中虚气滞——补中消痞,理气导滞

脾胃位居中焦,若因中虚气弱,气机被郁,中焦脾胃之气升降失调,气血运化受阻,气血运行不利,日久胃络失养,胃黏膜萎缩。症见:胃脘虚痞不适,或隐隐作痛,按之较舒,纳差腹胀,舌淡苔白,治以补中消痞,理气导滞。药用香砂六君子汤合黄芪建中汤加味。

【案一】

汤某,女,68 岁。

[主诉]胃脘隐痛数日。

[病史]患者有胃痛病 15 年,近因饮食不节又出现胃脘隐痛,痞满,纳差腹胀,大便欠爽。

[检查]舌淡苔薄白,脉沉细。经胃镜检查诊断为萎缩性胃炎。

[西医诊断]萎缩性胃炎。

[中医诊断]胃脘痛。

[辨证]中虚气滞。

[治则]补中消痞,理气导滞。

[方药]香砂六君子汤合黄芪建中汤加味。

| 党参 15 g | 炒苍术 15 g | 炒白术 15 g | 茯苓 10 g |

炙甘草 10 g	广木香 10 g	桂枝 10 g	砂仁(后下)6 g
炒白芍 15 g	佛手 10 g	姜半夏 10 g	莪术 6 g
干姜 10 g	蒲公英 30 g		

每日 1 剂,水煎服。

调治 2 个月,症状明显减轻,继续治疗 3 个月后复查胃镜提示浅表性胃炎,随访半年,症状不显,未见复发。

二、寒热错杂——益气健脾,辛开苦降

脾胃同居中焦,互为表里,相互影响,如胃内素有蕴热,或过食生冷,或饮食不节,暴饮暴食,均可损伤脾胃,脾失健运,水湿不化,湿困脾胃,导致脾阳受伤,如郁久化热,日久寒热互结致中焦气滞。症见胃脘痞满,冷痛,食少,纳呆,口苦而干,舌淡苔黄白相兼,脉沉滑,治以益气健脾、辛开苦降,半夏泻心汤加味治疗。

【案二】

裘某,女,62 岁。

[主诉] 脘腹疼痛数十年。

[病史] 脘腹疼痛,嘈杂肠鸣,拒按。

[检查] 苔薄黄舌红,脉细。

[西医诊断] 慢性胃炎。

[中医诊断] 胃脘痛。

[辨证] 此寒热错杂,中焦瘀阻。

[治则] 辛开苦降,健脾和胃。

[方药] 半夏泻心汤加味。

党参 15 g	姜半夏 12 g	炒黄连 10 g	炒黄芩 10 g
炙甘草 10	干姜 10 g	广木香 10 g	炒白芍 15 g
蒲公英 30 g	炒苍术 10 g	炒白术 10 g	乌药 10 g
砂仁(后下)6 g			

水煎服,每日 1 剂。

药进 2 月,诸症明显减轻,再以上方调治数月,无明显临床症状,做胃镜检查,胃黏膜正常,随访 1 年,未见复发。

三、阴虚胃热——清中消痞,养阴益胃

邪热炽盛,伤及胃阴,或素体阴虚,常食辛辣温燥之品,导致阴虚胃热。症见胃脘痞满,或隐痛,灼热,嘈杂,口干咽燥,便干,舌红苔少,脉细或数。治以清中消痞、养阴益胃,药用自拟养阴益中汤。

北沙参 15 g	生地黄 15 g	茯苓 10 g	生薏苡仁 20 g
淮山药 15 g	炒白芍 15 g	丹参 15 g	麦冬 15 g

| 蒲公英 30 g | 白花蛇舌草 30 g | 炙甘草 10 g | 陈皮 10 g |
| 石斛 15 g | 佛手 10 g | | |

【案三】

岳某,女,59 岁。

[主诉]胃脘痞满数年。

[病史]近几年经常出现胃脘痞满,灼热,嘈杂,口干苦,大便干。

[检查]舌红少苔,脉细数,胃镜诊断为萎缩性胃炎。

[西医诊断]萎缩性胃炎。

[中医诊断]胃痞。

[辨证]阴虚胃热。

[治则]清中消痞,养阴益胃。

[方药]养阴益中汤。

连服 1 月,诸症为轻,继服 2 月后症状消失,方调做浓缩水蜜丸,服用 4 个月。胃镜复查:炎症消失,随访半年,未见复发。

四、肝胃不和——疏肝理气,和胃消痞

唐荣川说:"木之性,主于疏泄,食气入胃,全赖肝木之气以疏泄之,而水谷乃化。"如情志不遂,郁怒伤肝,木郁不达,横逆犯胃,致肝胃不和,症见痛窜胁肋,心烦易怒,嘈杂,泛酸,便干尿黄,口苦口黏,苔黄腻,脉细弦滑。

【案四】

窦某,男,47 岁。

[主诉]胃痛数年。

[病史]胃脘胀痛,暖气,心烦易怒,矢气多。

[检查]脉弦,舌淡苔薄白。胃镜检查为慢性萎缩性胃窦炎,HP(＋)。

[西医诊断]慢性萎缩性胃窦炎。

[中医诊断]胃脘痛。

[辨证]肝胃不和,胃失和降。

[治则]疏肝理气,和胃消痞。

[方药]

柴胡 10 g	枳实 10 g	炒白芍 15 g	炙甘草 10 g
炒乌药 10 g	茯苓 10 g	丹参 15 g	莪术 10 g
白花蛇舌草 30 g	蒲公英 30 g	半夏 10 g	

水煎服,每日 2 次。

药用 3 周诸症皆轻,以上方调整做浓缩水蜜丸,服 4 个月。复查胃镜正常,Hp(－)随访半年,未见复发。

慢性萎缩性胃炎的发病是一个缓缓的过程,胃黏膜的再生和重建以及恢复正常功

能约需要 3～5 个月,因此,本病的治疗过程也相对较长,应告诉患者要坚持治疗 3 个月以上,同时还要注意饮食,情绪等调理,定期复查胃镜,以防复发。

【张氏点评】慢性萎缩性胃炎多由浅表性胃炎发展而来,若伴有肠化或异型增生则有癌变可能,属疑难杂症,治疗相当棘手,除上述分型证治外,笔者自拟胃痞汤有扶正益胃、化瘀解毒、行滞消痞、攻补兼施之效,临床根据阴虚、阳虚、气滞、血瘀等情况再进行加减变化。如阳虚畏寒者,加干姜、高良姜、桂枝;阴虚津亏者,加生地黄、麦冬;气滞者加青皮、乌药;血瘀者加三七、桃仁;湿热偏盛者加炒黄连、炒栀子;吞酸者可加煅瓦楞、黄连、吴茱萸等。同时还要坚持治疗,此病非得之一时,亦非一时可去,必须坚持服药,加上饮食起居小心调摄,方可治愈。

(黄震)

治疗 2 例 Still 病报告

本病男女均可发病,国外病例以儿童为多见,从国内报告情况来看,在成人中也不少见,治疗起来颇为棘手,张氏在临诊时治疗儿童、成人各例,效果较好,兹介绍如下。

【案一】

高某,女,60 岁,2003 年 3 月初诊。

[主诉] 发热,周身关节疼痛数年。

[病史] 发热(多在 39℃ 以上),周身关节疼痛,肘、膝关节处有小结,白细胞增高(最高达 $20 \times 10^9/L$),伴气短、咳嗽数年,在多家医院中西医治疗均无明显疗效。去年在上海某医院确诊为 Still 病,服醋酸泼尼松 45 mg/日,仍不能控制发热,经介绍来诊。症见恶寒发热出汗,面色红赤,周身关节疼痛,结节,伴间质性肺炎,气短,咳嗽。

[检查] 白细胞 $20 \times 10^9/L$。

[西医诊断] Still 病。

[中医诊断] 发热。

[辨证] 营卫不和,阴虚内热。

[治则] 养阴清热,调和营卫。

[方药]

秦艽 20 g	地骨皮 15 g	炙紫菀 20 g	炙鳖甲(先煎)15 g
党参 15 g	柴胡 10 g	清半夏 10 g	炒黄芩 10 g
知母 30 g	乌梅 15 g	玄参 20 g	赤芍 15 g
白芍 15 g	丹皮 15 g	当归 15 g	炒黄柏 15 g
生地黄 20 g	胡黄连 10 g	连翘 20 g	

水煎服,每日 1 剂。服 20 剂。

二诊(2003 年 4 月 13 日):药后中途间隔 5 日未发热,以往最多 3 日,发热均在 39℃ 以下,发热持续时间缩短。药中病机,原方加生黄芪 30 g,青蒿 30 g,麦冬 20 g,继服 20 剂。

三诊(2003 年 6 月 22 日)：诸证又见反复。

生地黄 30 g	生黄芪 30 g	太子参 20 g	秦艽 20 g
地骨皮 30 g	银柴胡 10 g	青蒿 50 g	炙鳖甲(先煎)15 g
当归 15 g	知母 30 g	乌梅 10 g	炒白芍 20 g
连翘 30 g	忍冬藤 30 g	威灵仙 30 g	

20 剂。

四诊(2003 年 7 月 20 日)：每周发热 1 次,关节疼痛明显减轻,白细胞 $12×10^9$/L,原于手指青紫现已无,面色红润,目前情况比较稳定,生活能自理,并能下地干活,原方继服 20 剂巩固。

【案二】

宣某,男,10 岁。2003 年 6 月 20 日初诊。

[主诉]发热,周身关节疼痛 1 年。

[病史]2002 年 5 月起出现发热,均在 40℃左右,白细胞 $20×10^9$/L,中性粒细胞 80%以上,化脓性胸腔积液,化脓性心包炎,反复诊疗,反复发作。刻下发热出汗,发热时体温多在 39℃以上,伴关节疼痛,腕、肘、膝关节处小结节,面黄,神疲。

[检查]舌淡苔薄,脉细。

[西医诊断]Still 病。

[中医诊断]风劳。

[辨证]营卫失调,阴虚内热。

[治则]养阴清热,调和营卫。

[方药]青蒿鳖甲散加减。

生黄芪 15 g	秦艽 10 g	地骨皮 15 g	炙鳖甲(先煎)10 g
银柴胡 20 g	青蒿 30 g	当归 10 g	知母 15 g
乌梅 10 g	桂枝 10 g	炒白芍 10 g	白薇 10 g
生地黄 15 g	防风 10 g	太子参 15 g	焦山楂 15 g
焦神曲 15 g	焦麦芽 15 g		

水煎服,每日 1 剂,10 剂。

二诊(2003 年 6 月 30 日)：前方乏效,仍恶寒发热,发热时拇指关节肿痛,拟方如下。

桂枝 15 g	炒白芍 15 g	炙甘草 10 g	柴胡 10 g
炒黄芩 10 g	清半夏 6 g	太子参 15 g	青蒿 15 g
地骨皮 15 g	当归 15 g	知母 20 g	连翘 15 g
蒲公英 30 g	生黄芪 30 g	防风 10 g	

7 剂。

三诊(2003 年 7 月 6 日)：服药后有 2 日半未发热。刻下患儿面色萎黄,脉濡细,苔白腻,宜益气化湿,养阴清虚热。

生黄芪 30 g	防风 10 g	炒白术 10 g	银柴胡 10 g
地骨皮 20 g	生地黄 15 g	桂枝 15 g	炒白芍 15 g
炙甘草 10 g	柴胡 10 g	炒黄芩 10 g	清半夏 10 g
秦艽 10 g	当归 10 g	青蒿 15 g	知母 15 g
太子参 15 g			

四诊(2003 年 7 月 20 日):近 3 日未发热,但右肢关节红肿,宜前方加赤芍 15 g、丹皮 15 g、紫花地丁 15 g、生地黄 15 g,7 剂。

五诊(2003 年 7 月 27 日):每周发热 1～3 次,在 38.5℃以下,每日吃一餐,不思饮食,查白细胞 $12×10^9$/L,上方加威灵仙 15 g,7 剂。

六诊(2003 年 8 月 2 日):间 4～5 日发热 1 次,查白细胞 $10.6×10^9$/L,上方加焦山楂 15 g、焦神曲 15 g、焦麦芽 15 g,继服。

中医学认为本病系阴阳不和,阴虚内热,瘀毒内蕴所致,治宜以养阴清热、活血解毒为治则,方用青蒿鳖甲散或清骨散治疗。方中银柴胡善清虚劳骨蒸之热,而无苦泄之弊,以清骨蒸劳热,青蒿、秦艽善透伏热,使从外解,配上述清热之品,亦可治无汗骨蒸,鳖甲滋阴潜阳,并能引诸药入阴以清热,乌梅酸涩,敛阴止汗,桂枝汤调和营卫。

【**按**】Still 病是一种病因未明的以长期间歇性发热,一过性多形性皮疹,关节炎或关节痛,咽痛为主要临床表现,并伴有周围血白细胞总数及粒细胞增高增多和肝功能受累的临床综合征。本病可能是一种感染性变态反应。

【**张氏点评**】该病临床少见,笔者运用中医中药理论,不被西医病名所圈,运用八纲辨证与卫气营血辨证,悉心调治,终获良效,本案可供中医治疗疑难杂症参考。

(黄震)

中医治疗肝纤维化的思路

随师临诊时,经常见到肝纤维化患者,中医调理取得较好的疗效。肝纤维化与中医"痞块""积聚""胁痛"描述相近,症见疲乏无力,食欲不振,腹胀痞满,不耐劳作等症。

中医认为脾主四肢肌肉,与胃共为"后天之本"。肝藏血,为"罢极之本"。脾气虚弱,不能荣养四肢肌肉,肝血亏虚,筋脉失去濡养,故可出现以上症状。肝区不适或疼痛,舌质暗,或有瘀斑,肝掌,蜘蛛痣,鼻齿衄血,为血瘀及血热之征,病情进展,肝脾肿大,成为早期肝硬化。可见肝郁脾虚、气滞血瘀、虚实夹杂是肝纤维化的基本病理特征,在病程的不同阶段虚实的侧重点和内容可有所不同,临床上张氏将本证分为肝郁脾虚型、湿热蕴结型、气滞血瘀型、热毒瘀结型、气阴两虚型、肝肾阴虚型。治疗上虚则益气滋阴养血,补肝脾肾之不足,实则清热祛湿、疏肝理气、活血化瘀通络,使血络运行正常,所以养肝疏肝、健脾行滞、活血化瘀、扶正祛邪是肝纤维化的基本治疗原则。肝郁脾虚者治宜疏肝理气,健脾和中,方用柴胡疏肝汤合四君子汤加减;湿热蕴结者,治宜清热利湿,解毒退黄,方用龙胆泻肝汤合茵陈蒿汤加减;气滞血瘀者治宜活血化瘀,理气行滞,方用膈下逐瘀汤加减;热毒瘀结者治宜清热解毒,凉血祛瘀,方用犀角地黄汤加减;气阴两虚者,治宜养血养阴,柔肝健脾,方用六君子汤合生脉散加减;肝肾阴虚者,治宜补益肝肾,养阴活血,方用六味地黄丸合膈下逐瘀汤加减。

现代研究表明,对抗纤维化有效的药物主要有:丹参、赤芍、红花、大黄、蒲黄、五灵脂、三棱、莪术、柴胡、连翘、丹皮、黄芪、茯苓、党参、龟板、鳖甲、冬虫夏草等。抗纤维化的常见方剂有小柴胡汤、桃红四物汤、乌鸡白凤丸、大黄䗪虫丸、鳖甲煎丸。中药抗纤维化的主要机制在于不仅能活血化瘀,改善肝纤维化的肝脏血流量,显著减轻肝细胞变性坏死,而且能提高胶原酶的活性,抑制纤维结缔组织在肝内的沉积,增强患者的免疫力。肝纤维化是各种慢性病向肝硬化发展的中间环节,也就是纤维化通过不同途径发展为肝硬化。凡可引起肝细胞慢性损伤的过程,均可导致肝内纤维化增生,在引起肝细胞损伤的诸多病因中,较多肯定的有病毒性肝炎、慢性酒精性与化学药物中毒、慢性胆汁淤积、肝瘀血及血吸虫感染等。

因此张氏认为积极治疗原发病,阻止纤维化向肝硬化的发展至关紧要,同时饮食调理、情绪调节、适当运动、散步、生活有规律也很重要。

【张氏点评】肝纤维化是目前中医研究的热门课题,中医治疗本病有较大的优势,仲景的鳖甲煎丸、下瘀血汤等在阻断该病的发展与治疗方面,无论从临床研究还是实验研究皆可得到证实。

(黄震)

治疗慢性肝炎的经验总结

慢性肝炎以虚实夹杂为多见。湿热未尽,瘀毒留滞,脾胃肝肾等脏功能失调,气滞血瘀,形成正邪相争、正虚邪恋的局面。邪气盛实为过而正虚不甚者,症状也较重;正虚为主而邪气不甚者,机体处于衰弱状态。病程中如火热耗伤阴液,肝液不足,累及肾阴亦亏,则成肝肾虚证;如木不疏土,肝病传脾,致肝气横逆犯胃,则形成肝郁脾虚或肝胃不和证,虽初期湿热之邪浸及气分,但病久正气所伤,不能胜邪,邪入血分,血行不畅,形成肝经血瘀或肝脾血瘀证。所以湿热阻滞是致病之因,毒、瘀交互影响是导致本病迁延和加重的主要病机,而病位主要在肝、胆、脾、胃,也可涉及肾、心。

《素问·至真要大论》曰:"谨守病机,各司其属。"张氏认为本病系乙肝病毒久恋机体,伐害肝体所致,治疗上主张扶正祛邪。实证多以清热利湿、活血解毒为治疗方法、祛除湿热的方法,或苦寒,或渗透,或攻下,或健脾,多种多样。对于虚证,则应调理脏腑、气血、阴阳,多用补益之法。张氏善用经方治疗慢性肝炎,以小柴胡汤、茵陈蒿汤为主,或加用参苓白术散、四君子汤、沙参麦冬汤、二仙汤、补中益气汤等化裁。在药物的使用上主要有如下几种。

一、清热利疸

茵陈、炒栀子、焦大黄、柴胡、黄芩、茯苓、猪苓、泽泻、茵陈、枳壳。

二、清热解毒

大黄、黄芩、黄连、虎杖、土茯苓、栀子、茵陈、龙胆草、白花舌蛇草、蒲公英、垂盆草、连翘、板蓝根、夏枯草。

三、健脾益气

党参、人参、太子参、黄芪、白术、茯苓、山药、扁豆、大枣、饴糖、藿香、白豆蔻、薏苡仁、焦神曲、焦山楂、焦麦芽、鸡内金。

四、疏肝解郁

柴胡、青皮、香附、佛手、枳壳、延胡索、川楝子、白芍、当归、郁金、乌药。

五、活血化瘀

丹参、红花、赤芍、蒲黄、桃仁、五灵脂、当归、川芎、三七、三棱、莪术。

六、补肾培本

仙茅、淫羊藿、菟丝子、肉桂、巴戟天、肉苁蓉、熟地黄、麦冬、沙参、枸杞子、山茱萸、女贞子、墨旱莲。

【案例】

解某,男,20岁,学生。2003年2月9日初诊。

[主诉] 胁痛数月。

[病史] 乏力神疲,纳差,肝区隐痛,嗳气,胃脘胀。

[检查] 乙肝"五项指标"为"大三阳",ALT216U/L、AST120U/L。

[西医诊断] 乙肝。

[中医诊断] 胁痛。

[辨证] 肝郁脾虚。

[治则] 疏肝健脾。

[方药]

生黄芪30 g	党参15 g	白花蛇舌草30 g	桑寄生15 g
连翘10 g	生薏苡仁30 g	炙甘草20 g	丹参20 g
苦参15 g	土茯苓20 g	柴胡10 g	枳实10 g
炒白芍20 g			

14剂,水煎服,日服2次。

二诊(2003 年 2 月 23 日)：乏力、纳差减轻,舌淡苔薄白,脉弦细,原方加香附 10 g,14 剂。3 月 21 日复查肝功能：总胆红素 22.76 μmol/L、谷丙转氨酶 87U/L、谷草转氨酶 52U/L,诸症皆轻,原方加茵陈 20 g、炒栀子 10 g,14 剂。

三诊(2003 年 5 月 3 日)：复查肝功能正常,偶见乏力,拟方如下。

生黄芪 300 g	党参 300 g	柴胡 300 g	炒黄芩 300 g
姜半夏 200 g	炙甘草 300 g	茵陈 300 g	炒栀子 200 g
连翘 300 g	知母 300 g	茯苓 300 g	炒白术 300 g
白花蛇舌草 300 g	垂盆草 300 g	丹参 300 g	

上药共做浓缩水蜜丸,如绿豆大,每服 15 g,日服 2 次。

四诊(2003 年 9 月 10 日)：复查肝功能正常,复查"乙肝五项"：HBsAg(＋)、HBcAb(＋),临床症状不明显。

【张氏点评】慢性病毒性肝炎应中西医结合治疗,西医的抗病毒药物是治疗乙肝的法宝,控制住乙肝病毒的复制对延缓肝炎发展能起到关键作用,但在综合调理、消除症状方面,中医是很有优势的。笔者在临床上也经常采用中西医并举的方法治疗此类患者,总之一切从有利于患者出发,不能一味地排斥西医学,要把西医学的先进手段拿来为中医所用,取长补短,以利患者。

(黄震)

辨治痞满经验

痞满是以胃脘部痞塞,满闷不舒,按之柔软,压之不痛为特点的一种病症。临床治疗上有一定的难度,且易反复发作,经久不愈,张氏擅长治疗脾胃疾病,现将治疗痞满的经验及独到见解总结如下。

一、探究病机,脾胃虚弱为本

痞满在《黄帝内经》中称之为"痞""满""痞满""痞塞"等,《伤寒论》中有"但满而不痛者,此为痞"首先提出病机是正虚邪陷,升降失调。《证治汇补》有"大抵心下痞闷,必是脾胃受亏,浊气夹痰,不能运化为患"。本病究其病机,脾胃虚弱为本,痰湿、热塞、气郁等为标,病位在胃,其发病与脾、肝关系密切。因脾胃同居中焦,脾主升清,胃主降浊,清升浊降则气机调畅,或因病邪所阻,或因脾胃之虚,或因脾气郁结,克脾犯胃,均可导致中焦气机升降失常,发生痞满。

二、分型论治,灵活选方用药

历代医家对痞满有不同的分类治疗,张仲景分热痞、热痞兼表阳虚、脾胃不和、寒热错杂致热论治。《景岳全书》从痞满的虚实论治。高等中医规范教材《中医内科学》按病因分为实痞(邪热内陷,饮食停滞,痰湿内阻,肝郁气滞)、虚痞(脾胃虚弱)分型论治。张氏常分为脾胃虚弱、寒热错杂、肝气犯胃三型论治,但各型之间相互夹杂,或有所偏重,或互为转化,虚实夹杂,应认真辨证,不可拘泥一方一法。

张氏治疗痞满善用经方,如脾胃虚寒型以黄芪建中汤为基本方,寒热错杂型以半夏泻心汤为基本方,肝气犯胃型以四逆散为基本方。兼有吐酸者加煅瓦楞子、海螵蛸、白及、白芍;兼有食积者加炒莱菔子、枳实、鸡内金;兼胃阴不足者加石斛、沙参、麦冬;兼气郁化火者加左金丸;兼脾阳不振者加干姜、桂枝。痞满中,脾胃虚弱型患者以慢性浅表性胃炎、胃肠功能障碍、慢性萎缩性胃炎多见;寒热错杂型患者以胆汁反流性胃炎、胃及十二指肠黏膜充血,水肿多见,甚至可有糜烂溃疡;肝气犯胃型以胆汁反流性胃炎、胃、食管反流多见。

三、调理中焦,通畅气机为要

张氏认为痞满一证初期多以实证为主,久则为虚证,或虚实夹杂,脾胃受亏,浊气夹痰不能运化为患,因此初起治疗以祛邪为主,治宜理气化痰、祛湿为主。久病者健脾和胃,补脾胃为主,兼以化痰、祛湿、理气、泻热,消补兼用,使中焦气机得舒,升降调和。张氏同时认为本病多以慢性过程出现,常反复发作,经久不愈,而"久病必瘀",气滞、痰阻均可致血瘀。正如《医学正传》所言"故胸中之气,因虚而下陷于心之分野,故心下痞,宜升胃气,以血药兼之"。所以临床常选用活血化瘀之丹参、赤芍、莪术、蒲公英等,疗效更为理想。

【案例】

王某,男,54 岁,2004 年 7 月 6 日初诊。

[主诉] 胃脘痞满疼痛数年。

[病史] 患胃窦炎多年,刻下胃脘痞满,隐痛,泛酸,嗳气。

[检查] 脉弦,苔薄黄。

[西医诊断] 胃窦炎。

[中医诊断] 胃脘痛。

[辨证] 湿热中阻,寒热错杂。

[治则] 清热利湿,辛开苦降。

[方药] 半夏泻心汤加味。

姜半夏 15 g	炒黄芩 10 g	炒黄连 10 g	党参 15 g
炙甘草 10 g	炒吴茱萸 6 g	干姜 10 g	煅瓦楞子(先煎)30 g
浙贝母 15 g	蒲公英 30 g	炒白芍 15 g	砂仁(后下)6 g
莪术 10 g	白花蛇舌草 15 g	石斛 15 g	白及 20 g
乌药 10 g			

7 剂,水煎服,日服 3 次。

方中半夏、干姜、黄芩、黄连辛开苦降,吴茱萸、黄连更是辛开苦降、清肝泻火的代表方,配蒲公英、白花舌蛇草、浙贝母清热利湿,治中焦痞滞,党参、炙甘草健脾防苦寒伤胃,煅瓦楞子、白及止酸,莪术、乌药理气活血。服药1周,胃脘痞满、隐痛、泛酸明显减轻,但有嗳气,脉弦,苔薄黄,原方加佛手10 g,继服2周,诸症若失,原方继服巩固治疗。补中益气汤巩固治疗。

【张氏点评】痞满一证,《伤寒论》《金匮要略》早有治法,后世有所发展,目前仍分虚实两大类,但虚中夹实、寒热错杂者颇多,实痞者,以食积、痰阻、气郁、湿滞者多见,食积者保和丸,痰阻者二陈汤,气郁湿滞者越鞠丸;如为热郁中焦者,大黄黄连泻心汤加味,加炒栀子、枳实效佳;虚者补中益气汤、黄芪建中汤、香砂六君子汤可酌情选用。临床上方法要活,辨证要准,方出疗效。

（黄震）

升发脾阳治疗大便异常

脾胃是人身升降之枢纽,同居中焦,脾气升发,方能将水谷精气上输于肺;胃气下降,才能将糟粕秽浊之气从下排出。在脏腑的升降运化中也与脾胃有关,比如肝气之升,肺气之降,心阳之下潜,肾水之上交,皆赖脾胃以斡旋。若七情内伤,饮食劳倦,损伤脾胃,脾胃升降功能失常,则清阳之气不能敷布,浊阴之气不能排泄,即《素问·阴阳应象大论》所谓"清气在下,则生飧泄,浊气在上,则生膜胀。"升发脾阳是李东垣脾胃学说的重要理论之一,张氏常选用补中益气汤治疗,就是以升发脾阳法来调整脾胃升降功能,脾气一升,浊阴得降,诸证悉解。

补中益气汤以黄芪补气升阳举陷为君,人参、甘草补气健脾为臣,白术健脾化湿,当归养血以配气,陈皮理气以防气之壅以为佐,升麻、柴胡升阳明、少阳之清阳,配黄芪、党参、甘草以补气升阳以为使。

【案一】

陈某,女,72岁。

[主诉] 便秘数月。

[病史] 大便5～7日一行,便并不干,无便意,伴气短无力,面色欠华,纳少,年老体质较差。

[检查] 舌胖苔薄白,脉弱无力。

[西医诊断] 便秘。

[中医诊断] 便秘。

[辨证] 清阳下陷,浊阴不降。

[治则] 补中益气,升清降浊。

[方药] 补中益气汤加肉苁蓉15 g、火麻仁15 g。

服药5剂大便即解,症状减轻、气短乏力,好转。继服1周大便如常,改用补中益气丸善后,巩固治疗。

该例患者面色欠华,气短无力,大便数日不解,舌胖、脉沉弱无力,加之年老体弱,属气虚证无疑,脾虚则清阳不升,清阳不升则浊阴不降,浊阴不降则秘而不通,用升发脾阳法则清阳得以升发浊阴得以下降,大便自可通畅。

【案二】

[主诉] 腹泻 1 月余。

[病史] 腹泻 1 月,日泄泻 3～4 次,伴少腹肛门作坠,腰膝酸软,畏寒肢冷。

[检查] 舌淡胖,脉弱无力。

[西医诊断] 腹泻。

[中医诊断] 泄泻。

[辨证] 中气下陷,脾肾阳虚。

[治则] 补中益气,温补脾肾。

[方药] 补中益气汤加干姜 10 g、肉桂 6 g、补骨脂 10 g。

5 剂后泄泻即止,继服 1 周巩固治疗,正所谓"下者举之"之意。

上 2 例患者,1 例为大便不解,乃脾阳不升、浊阴不降所致,另外 1 例为泄泻,乃脾阳下陷,脾虚不能运化水谷精微所致,两者证虽不同,治法相同,"异病同治",这就是中医的整体观念和辨证论治的优势和特色所在。

【张氏点评】便秘有虚实之分,高年气血两虚中气不足,无力推荡,此法乃塞因塞用法。用此法治脾虚下陷的泄泻乃是正治法。

(黄震)

分型治疗慢性胃炎经验

慢性胃炎是消化内科常见疾病,张氏在临床上常将其分成四型辨证治疗,现总结分析如下。

一、寒热错杂型

该型是由于脾胃虚弱,外邪乘虚而入,表现为湿热蕴结、胃失和降的寒热错杂。多有烟酒嗜好,饮食不节,可有外感,病程较长,缠绵难愈,是邪气最盛的阶段。治宜寒热并用,辛开苦降,以调其升降,达到清化湿热,和胃消痞,选用半夏泻心汤加味。此型多见于慢性胃炎急性期、活动期,与幽门螺杆菌(HP)感染关系密切。在中医辨证分型中HP 查出率本型"最高"。半夏泻心汤中黄连、黄芩对 HP 敏感,党参、甘草、大枣有修复胃黏膜屏障作用。

二、肝胃不和型

该型多为木旺乘土,其肝为起病之源,胃为传病之所。治疗注重气机的调理,以四逆散加味。方中柴胡疏肝,枳实行滞,芍药、甘草柔肝缓急。另外土虚木乘亦为肝胃不和,其病本在胃,可加四君子汤益气健脾,或加入当归、茯苓以取逍遥之意。此型多见于慢性胃炎早期,常伴有胆汁反流。四逆散对胃肠功能紊乱、幽门括约肌舒缩障碍有良好的调节作用,增强胃窦张力,加快胃排空速度,阻止胆汁反流。

三、脾胃虚寒型

该型多为胃痛日久不愈,脾胃阳虚,胃失温煦,中寒内生。理中汤适用于脾胃阳虚患者,小建中汤适用于阴阳两虚患者。前者有温燥之性,对阳虚夹有寒湿者效果较好,但易伤阴,后者温燥之性弱,而有温润之性,但易变寒湿之邪,对阳虚兼有营阴虚弱者效果较好。两方合用温燥而不伤营阴,温润而不变寒湿。中虚则运迟,寒湿则气滞,应适当加入理气之品,脾以升为健,胃以通为补。

四、胃阴不足型

该型多由气郁化火,灼伤胃阴,或久病气阴两伤,胃络失养而成中虚火郁、阴亏胃热之证。治以养阴益胃,清中消痞。选用麦门冬汤化裁。方中重用麦门冬为君,佐以太子参、生地黄、石斛、乌梅等甘酸濡润,滋养肺胃之阴。半夏有"下肺气,升胃健肺,止呕吐"(《药性论》)"除腹胀"(《本草纲目》)等功效,在方中有降泻肺胃逆气,开郁消痞之功。另辛温之半夏也使大队养阴之品滋而不腻。

脾胃虚寒型、胃阴不足型是正气已虚,邪亦不盛的中后期的常见证型,多见于慢性胃炎的慢性期,胃黏膜病理组织学检查是从气虚、阳虚到阴虚的发展过程。药理研究证明,两型方中部分药物能促进胃黏膜炎症的恢复,加强上皮细胞再生,增强细胞活力,修复胃黏膜屏障,改善胃动力,促进胃肠消化和吸收。胃为多气多血之腑,胃病既久则胃气郁滞,气郁可化火,久则致瘀,故加白花蛇舌草、蒲公英、丹参、莪术清热活血,行滞开郁。张锡纯谓:"三棱、莪术与参、芪诸药并用,大能开胃进食。"现代研究认为活血化瘀对改善微循环,增强黏膜血流量,加速炎症吸收,促进胃黏膜上皮更新均有作用。在辨证过程中应先辨明虚实,次辨寒热,然虚实中又有寒热之分,寒热中又需辨明虚实。在选方上不可拘泥,必须善于化裁。

【张氏点评】通过临床实践,总结出临床经验,结合前人们的理论及现代研究成果进行分析,对继承人在临床技能的提高及理论认识均有益处。

(黄震)

有感张氏脾胃病用肾药

肾为先天之本,为阴阳水火之宅,脾与胃为后天之本,为气血生化之源,脾胃之腐熟水谷,化生气血津液,需肾阳的温煦与肾阴的濡润滋养作用;肾中所藏的精气,也有赖于水谷精微的不断补充与化育。因此,在生理上,有着先天与后天的关系,两者相互资助,相互促进,以维持人体的生命活动,病理上也常相互影响,互为因果。

脾为湿土,喜燥恶湿,胃为燥土,喜润恶燥,如单从肾与胃的关系来讲,主要表现在三个方面。

一、互相资生，互相促进

肾为先天之本，脾胃为后天之本，先天生后天，后天资先天，先后天关系，既存在于脾肾间，亦存在于胃肾间，故前人有"肾气通于胃"之说。胃阳虚用温中药久治不愈者，应考虑为火不暖土，其本在肾；胃阴久虚，治疗乏效者，应考虑为水不济上，肾阴亏乏。张氏在治疗脾胃虚寒型胃炎时善用黄芪建中汤，久治不愈时常加用附子、肉桂、淫羊藿、肉苁蓉，起到意想不到的效果。

二、枢机出纳，肾为胃关

《黄帝内经》有"肾为胃关"之说，若肾脏气化无权，可见少尿便闭或大肠壅塞等症，下关上格，浊邪上泛，呕逆由此而发；若肾气不约，下之不固，可见尿多如崩或大便失禁等症，下竭上求，可见引水自救和中虚求食诸症。叶天士云："通阳不在温，而在利小便。"强调肾关通利之重要性。

三、摄纳气机，肾助胃降

胃之纳，以通降为顺，此功能，除肺的肃降功能参与外，尚有赖肾之摄纳。肾气衰被，摄纳无权者，多见胃不能纳、呃逆呕吐等症，若不峻补肾气，实难奏效。肾气绝时胃气亦绝，临床见食入即吐，声低气怯，脉象沉微等症，沦入险途，甚难挽回。所以老年体弱或久病，更宜未雨绸缪，处处顾护肾气。

一般而言，肺胃津亏，其症较轻，肾阴亏损，病情较重。常见外感邪热入里，伤津化燥，轻者表现为肺胃津亏，症见口燥咽干，渴饮，燥咳，苔黄躁等，方用益胃汤。重者热邪深入下焦，耗阴劫液，肾阴亏涸，证见口渴咽干，唇焦齿槁，舌质干绛等。治以咸寒增液之品，如阿胶、生地黄、人参、龟板、鳖甲等，方用三甲复脉汤。如见脾与肾的关系失调，主要表现为阳虚不温，即肾阳虚损，火不生土，脾湿不运，而致湿胜泄泻。胃与肾的关系失调，主要表现为阴虚不滋，化燥伤阴。在临床上应根据病情，甘寒润胃，咸寒滋肾药相互配合运用，可起到防微杜渐的效果。

【张氏点评】温命门以缓脾土，滋肾水以养胃阴，乃前人的治法，笔者用于治疗消化系统的疾病，如慢性胃炎、萎缩性胃炎、慢性结肠炎，皆取得到满意疗效。可见继承是学好中医的根本，有继承才有创新，有创新才有发展。

（黄震）

治疗慢性胃炎伴 Hp 感染，肠上皮化生的经验

自 1983 年人们从慢性活动性胃炎胃窦黏膜中成功地分离和培养出幽门螺杆菌（Hp）以来，该菌的致病性研究及抗 Hp 研究层出不穷，现已证明 Hp 感染与胃癌前病变

及胃癌的发生有较密切的关系。一般认为胃癌的发生要经历由慢性胃炎→胃黏膜萎缩→肠上皮化生→异型增生→胃癌这一癌变模式。若胃黏膜出现中、重度异型增生和不完全性肠上皮化生则为胃癌前期病变。因此治疗慢性胃炎中 Hp 及肠上皮化生就显得尤为重要,现将张氏临床经验总结分析如下。

一、胃炎伴 Hp 感染

张氏在临症中发现 Hp 的阳性率与证型有一定关系,从高到低依次为脾胃湿热型,肝胃不和型,脾胃虚寒型,胃阴不足型。以脾胃湿热型 Hp 阳性率最高,症见胃脘胀满、灼热、嘈杂、纳差、口苦口黏、舌苔黄腻,多选用黄连、黄芩、白花蛇舌草、蒲公英、半夏、苍术、厚朴;对痰浊较重者,症见胃痞脘闷,作恶,干呕,口黏,舌苔白腻者选用姜半夏、陈皮、苍术。这些药物对清除 Hp 感染、消除症状有效。

张氏对慢性胃炎擅从舌辨证,认为舌苔黄腻者多与 Hp 感染有关,从舌苔间接反应 Hp 感染情况,在对慢性胃炎伴 Hp 感染的预后上看,中药治疗后清除 Hp,黄厚腻苔亦随之消退。有学者对 Hp 相关性胃炎患者进行治疗前后血液流变及甲皱微循环的观察发现,Hp 相关性胃炎患者均有较明显的血液流变学障碍及甲皱微循环改变,与正常人比较有显著性差异。应用清热和胃,活血利湿中药黄连、黄芩、白花蛇舌草、蒲公英、丹参、莪术、苍术、半夏、厚朴等治疗后,血液流变学及甲皱微循环均得改善,其改善程度与胃镜、病理有效率成正比。

二、胃炎伴肠上皮化生

肠上皮化生(肠化)是指正常的胃黏膜上皮被肠型上皮所替代,化生的细胞浆内含有正常胃黏膜不应有的小肠细胞内的酶类,大肠型细胞的分化不成熟,细胞核的异型细胞比较明显者,与胃癌的发生有密切关系,查见中度、重度异型细胞增生者被称为癌前病变。肠化异型细胞增生多见于慢性萎缩性胃炎,且与年龄有一定的关系,50 岁以上,特别是老年患者的发生率比较高,这对辨证辨病有一定参考意义。

观察张氏对慢性萎缩性胃炎伴肠上皮化生者,将病机归于虚、瘀、毒为患。临床常分为四型:中虚气滞型、脾胃湿热型、胃阴不足型及肝胃不和型,在辨证论治的基础上加上自拟的胃痞汤(由黄芪、白花蛇舌草、蒲公英、丹参、莪术、党参、石斛、焦山楂等组成),对宏观症状的改善及微观、腺体的萎缩、肠上皮化生有逆转作用。辨证与辨病相结合,是临床上不可缺少的重要治疗方法,也是中医现代化,与时俱进、发展中医的保证。

(黄震)

应用小青龙汤的体会

小青龙汤为《伤寒论》方,主治肺失宣降,寒饮内停。其体现的治法是宣肺降逆,温化水饮法,本方主要针对病机为肺失宣降,寒饮内停的三类证候:① 恶寒发热,无汗,咳嗽气喘,痰多而稀,苔润滑,不渴饮,脉浮紧者。② 痰饮喘咳,不能平卧,无表证者。③ 肢体重痛,肌肤悉肿者。喘咳痰稀为本方主证,肺失宣降,水饮内停是此症病机。其余脉证是辨证依据。如《素问·咳论》"皮毛者,肺之合也。皮毛先受邪气,邪气从其合也。其寒饮食入胃,从肺脉上至于肺则肺寒,肺寒则外合内邪,因而客之,则为肺咳"从病理上作了分析,小青龙汤证的病机与《素问·咳论》中所述一致。

临证所见,其病变过程有两种情况:一是脾肺虚寒,脾不能散精于肺,肺的宣降失调,成为咳逆倚息不得卧的支饮;或因肺失宣降,津凝不布,水饮流行,归于四肢,当汗出而不汗出,身体疼重,形成溢饮。二是素体脾肺虚寒,如风寒束表,则影响肺气宣降,水液敷运,形成外寒内饮。症见恶寒发热,无汗,为风寒外束引起营卫运行之机受阻的表证。风寒外束,肺气宣降失常,郁而不宣,逆而不降,遂生喘咳,影响津液敷布,水道调畅,则水饮内停而痰多清稀。痰稀还与脾胃虚寒不能输布津液,肾阳不足不能化气行水有关。

张氏在此基础上,认为肺失宣降,寒饮内停,肺气上逆而生喘咳,治宜宣肺降逆,温化水饮。小青龙汤中麻黄有宣降肺气、发汗、解表之功效,桂枝有温通血脉、解肌发汗、温肾化水之功效。两药配伍,有发汗、解表、通畅营卫、降气行津之功,正合肺失宣降,气逆水停机制,为主药。虽有麻黄、桂枝宣上温下,若不温运中焦,则为停之水饮仍不能清除。所以配半夏燥湿,干姜温脾,使脾能输津,肺能布津,肾能化气,则津行无阻而水饮自除。配伍细辛、五味子降逆下气,芍药、甘草柔肝缓急,又治气机挛急与肺气上逆的喘咳。此方八药同用,能够清除致病原因,调理五脏功能,流畅气血津液,缓解气逆痉挛,所以是宣肺降逆、温化水饮的奇效良方。

下面从《伤寒论》《金匮要略》的条文看小青龙汤的临床应用。

《伤寒论》运用有 2 条:① "伤寒,表不解,心下有水气,干呕,发热而咳,或渴,或利,或噎,或小便不利,少腹满,或喘者,小青龙汤主之。"此条既有恶寒发热,头痛身疼的表证,又有水气内停的干呕、咳嗽等里证,肺失宣降,脾失输运,水气内停,射于肺则喘咳;犯了胃肠则干呕,或咽噎,或下利;脾不输津上承,则口渴而喜热饮;水道壅滞则小便不利,少腹满,一切表现都是肺脾津气壅阻之象。用此方外解表邪,内化水饮,表解饮蠲,诸症自愈。此条提示水饮内停是引起各种征象的病变本质,并以咳为主证。② "伤寒,心下有水气,咳而微喘,发热不渴,服汤已;渴者,此寒去欲解也,小青龙主之。"咳而微喘,是水饮犯肺现象;发热不渴,是表寒里饮之证,由于心下有水,故身虽发热而口不渴。服小青龙汤后反口渴,是心下的水气已消,胃中的寒饮已去,即"此寒去欲解也"。

《金匮要略》应用有 3 条。① "病溢饮者,当发其汗,大青龙汤主之,小青龙汤亦主之。"饮流四肢而呈身体疼痛,当以汗解,本方有发汗作用,故用。② "咳逆倚息不得卧,小青龙汤主之。"此条所述病症属于脾肺虚寒,不能输布津液,水饮内停,肺失宣降所致。说明水饮内停的喘息,虽无表证亦可应用此方温化水饮,宣肺降逆。③ "妇人吐涎沫,医反下之,心下即痞,当先治其吐涎沫,小青龙汤主之。涎沫止,及治痞,泻心汤主之。"吐涎沫是脾肺虚寒不能输布津液之象,用此方温脾肺之寒,使脾能散精,上归于肺,肺能布津,达于体表,通调水道,下输膀胱,则吐涎自愈。

从仲景《伤寒论》《金匮要略》的 5 条来看,小青龙汤所治虽有咳喘,身体重痛,浮肿,吐涎,干呕及或噎或利或小便不利,少腹满等肺脾肾三脏征象,其病机均与肺失宣降,寒饮内停有关。用此方可使水饮从毛窍外出,小便下行,邪去则自安,诸病得解。

【张氏点评】小青龙汤是仲景用于治疗外寒内饮型咳喘的要方,笔者在此方基础上,加杏仁、桔梗、当归、前胡、蝉蜕、僵蚕等治疗顽固性咳嗽、变异性咳嗽,疗效较好,总之,辨证只要准确,运用经方,效如桴鼓。

(黄震)

治肝炎用经方

张氏治疗乙肝常用茵陈蒿汤和小柴胡汤,两者均出自《伤寒论》,现就茵陈蒿汤的使用经验归纳总结如下。

茵陈蒿汤首见于《伤寒论·阳明病脉证并治》:"阳明病发热汗出者,此为热越,不能发黄也。但头汗出,身无汗,齐颈而还,小便不利,渴饮水浆者,此为瘀热在里,身必发黄,茵陈蒿汤主之。"次见于《金匮要略·黄疸病脉证并治》:"谷疸之为病,寒热不食,食即头眩,心胸不安,久久发黄为谷疸,茵陈蒿汤主之。"

所谓"瘀热在里,身必发黄",以及"谷疸之为病……久久发黄",皆从阳明太阴脾胃论治,脾胃属土,土色本黄,黄为土色之外观;脾为己土,胃为戊土,己土属阴,戊土属阳;阳明瘀热合太阴湿邪熏蒸而致发黄,小便深黄赤褐,服茵陈蒿汤能清湿热,涤瘀垢。古人经验重在脾胃主论,但验之病毒性黄疸性肝炎的临床和病理改变,则应补其不足。肝湿胃热熏蒸可致黄,而肝胆疏泻失常,使湿热郁结也可致发黄,此点《伤寒论》《金匮要略》均未提及。肝为藏血之脏,胆为中清之腑,肝胆互为表里,脏腑以脉相连,百脉者血脉之总称,湿热郁黄,浸及血脉,流行全身,故身面发黄,色鲜如橘子色,汗如柏汁,皮色深赤,为阳黄,古人只谓土郁色现而致发黄。其实黄疸乃肝胆失于疏泻,胆汁不循肠道浸入血脉所致。

张氏在治疗病毒性黄疸型肝炎时,茵陈少则 30 g,重则 60～100 g,以清泻脾胃湿热,配栀子以清三焦之热,使湿热尽快从小便而去。大黄苦寒泄热,通腑利胆,并去瘀血,如大便秘结不畅者可用 9～15 g,加用活血化瘀之泽兰、丹皮、丹参、赤芍等疗效更好。

肝炎转为迁延性或慢性阶段,一般多表现为正虚邪恋,湿热毒邪残留未尽,肝郁脾虚气血亏虚。治疗上必须扶正祛邪,迁延期更多挟脾之虚证。如纳呆、腹胀、便溏,此时必须兼顾脾胃,即"大病必顾脾胃"之理,临证多以养肝理脾为治,用药多选芳化益养,不可误犯苦寒,如大黄、栀子、龙胆草、黄芩、黄连等性寒味苦之品,若根据病情需要,短期暂用或缓用也未必不可,多服久用,必致败胃,影响纳食,使病情加重,所谓"苦寒化燥伤阴",不可不慎。比如肝炎胁痛,久用疏肝理气之药,则越疏肝而肝愈不得疏,右胁痛多暂缓而加重。因为疏肝药多属香燥破气之品,香燥伤阴,胁痛反而加重,治疗更加棘手。所以治疗迁延性肝炎,在用药上一要慎用苦寒;二要慎用香燥;三要慎用破气。苦寒化燥与香燥相合,愈伤肝肾之阴,再加破气损伤气血,使阴血亏虚,正愈虚而邪愈恋,正不胜邪,致病缠绵难愈。

所以治疗迁延性慢性肝炎之肝功能长期异常,肝脾肿大者,要扶正祛邪为宜,扶正即以养肝益肾、健脾滋补气血为主;祛邪即以疏肝化痰、利湿解毒等法为辅佐,此治之常法,不可不思。

【张氏点评】仲景创茵陈蒿汤与小柴胡汤,一治湿热并重之黄疸,一治半表半里之表证。笔者用于治疗病毒性肝炎,每获良效,退黄、降酶、保肝、效果卓著。

(黄震)

治脾胃病重气机以通为顺

气化是人体脏腑生理功能的表现形式,是维持生命、保持健康的必要条件,气化功能具体表现于脏腑气机的升降出入,一旦升降出入异常,人体就会发生疾病,故《素问·六微旨大论》曰:"出入废则神机化灭,升降息则气立孤危。故非出入,则无以生长壮老已;非升降,则无以生长化收藏。是以升降出入,无器不有。故四者生化之宇,器散则分之,生化息矣。故出不出入。无不升降,化有大小,期有近远,四者之有,而贵常守,反常则灾害至矣。"

在治疗疾病时,张氏着重调畅气机,他把脾胃喻为气机通畅的枢纽。认为脾胃为五脏六腑之海,气血生化之源,一脏一腑,一升一降,互为表里,脾主运化,胃主受纳,脾为胃行其津液,两者相互协调而升清降浊,布精微以养全身,脾胃气机通畅,气化通调则先天得养,后天得济,生机健旺。

在病因病机的分析上,张氏认为痰、湿、瘀、气等均能使人体气机阻滞,导致脏腑功能气化失调。人体发病,脾胃首当其冲,气机先受其扰,升降失其常度。胃气上逆则受纳无权,或纳而不化反积为滞,脾气下陷则清阳不升,气不化精而为湿。气滞日久,体用失调,当升不升则精微不布,当降不降则腑气不通,当化不化则变精为痰、为饮,致气热逆乱,脏腑受病,诸证丛生。气滞日久,必致血瘀,瘀血互结,病势由经入络,由气入血,邪气根深蒂固。由此可见,诸病之由,脾胃气滞为主,而气滞是人体疾病发展过程中正邪交争的主要矛盾。

在治疗原则上,张氏对脾胃气滞,主张以通为贵,以调为补,通、补之后达,脾升胃降,则人体气机趋于正常。由于胃肠相系,肠道积滞,胃气易于上逆,腑气不通。肝为刚脏,易克脾土,所以通肠和胃、疏肝举脾之法不可不知,此乃通调脾胃之常法。临床常用的方剂有四逆散、柴胡疏肝散、平胃散、补中益气汤、参苓白术散、大小柴胡汤等,常用中药主要有:厚朴、陈皮、木香、枳实、枳壳、柴胡、青皮、槟榔、苍术、藿香、佛手、香橼等。

【张氏点评】脾气宜升,胃气宜降,灵活运用通降法是治疗脾胃疾病的常法。多临床、多体会才能发现中医中药的神奇功效。

（黄震）

治疗胃及十二指肠溃疡病经验

一、病因病机分析

胃及十二指肠溃疡的病因有三种，即精神因素、饮食因素和体质因素。忧思恼怒伤肝，肝气郁结，横逆犯胃，气阻胃络则不通，不通则痛，久则形成溃疡；饮食不节，脾胃受损，健运失职，湿浊内生，壅滞于胃，气机不畅，久则导致溃疡发生；素体脾阳不振，湿自内生，中阳不运，也可导致溃疡。三种因素又可互为影响。

二、辨证用药

气滞为主者当以疏肝和胃为主；火郁为主者宜清火解郁；火盛伤阴者当清火、养阴和胃；痛久必有留瘀，兼以活血化瘀通络，疼痛缓解后往往脾虚之象明显，宜健脾和胃，助运化。

三、注意事项

（1）阴虚胃痛，滋阴不可太腻；阳虚胃痛，扶阳不可过温。滋胃阴药以沙参、石斛、麦冬、玉竹为宜；脾胃虚寒，治宜干姜、附子、吴茱萸之类，但剂量宜小，并密切观察舌质变化，舌质变红，当减其量或易方，否则辛燥太过反而伤阴，久则湿热，甚至引起迫血妄行，导致出血。

（2）胃痛剧烈时，虽虚不能即补；苔腻者，虽虚亦不宜进补。治宜先调畅气机，"通则不痛"。苔黄腻者治宜先化湿浊，方用平胃散、二陈汤，药用藿香、佩兰、砂仁、蔻仁等。否则，痞满、疼痛将会加重。

（3）"食积""便秘"为溃疡病常伴症状，慎不可以猛药泻下与消导。因溃疡病的病程一般较长，久病多虚，不可犯"虚虚"之戒，用炒麦芽、炒谷芽、焦山楂、炒神曲等消食兼助运化，火麻仁、郁李仁、柏子仁辛润通便即可。

（4）胃脘灼热未必皆是火郁胃痛的症状之一，因胃酸过多的患者多有此症状，用制酸之品如煅瓦楞子、乌贼骨等，灼热症状就会消失。

（5）热、虚是溃疡出血的主要原因，所以不能见血止血，应以清热、补虚为主，止血为辅。血止后必有留瘀，可加当归、丹参、炒蒲黄同治。

【案例】

江某，女，47岁，2003年6月20日初诊。

[主诉] 胃脘疼痛数十年。

[病史] 胃脘胀痛，得按则舒，嗳气频频，胃脘灼痛。

[检查] 舌质红少苔,脉弦细稍数。

[西医诊断] 十二指肠球部溃疡,慢性浅表性胃炎。

[中医诊断] 胃脘痛。

[辨证] 脾虚肝郁,化火犯胃。

[治则] 疏肝解郁,清热和胃。

[方药]

柴胡 10 g	炒白芍 10 g	炒栀子 10 g	郁金 10 g
炒黄连 6 g	佛手 10 g	炒延胡索 15 g	蒲公英 30 g
生甘草 6 g			

二诊(2003 年 7 月 12 日):药后诸症为轻,原方加白及 15 g、白术 15 g,继服。

【张氏点评】胃及十二指肠球部溃疡,临床以空腹胃脘隐痛为主,得温则舒,临床上中焦虚寒者为多,兼郁火者亦有。以黄芪建中汤为主,在辨证是基础上加白及、三七、浙贝母、瓦楞子等化瘀止酸之品,有利于溃疡愈合。

(黄震)

治新老咳嗽经验

张氏治疗咳嗽无数,每每取效。他指出,治疗咳嗽之源,可以从经典著作《黄帝内经》《伤寒论》《金匮要略》中获得,《黄帝内经》论咳嗽之总纲,《伤寒论》论外感之咳,《金匮要略》论内伤之咳。常分为新咳与久咳。新咳多实,久咳多虚,总的病机皆为肺气郁闭所致。新咳治疗时只要祛邪开郁,畅通其邪路,宣通其肺气,自然能够不治咳而咳自止。

新咳多为外感六经所致,张氏凡治外感初期的咳嗽,虽用辛凉也每兼三拗,以宣通肺气。久咳多由外感已愈而咳嗽不止,或历数月不愈,多因早服、过服凉遏之剂,致令肺气郁闭,水津不布,五津不行,久而郁于膜膜,肺失清肃所致,治疗时唯调气行津为要,疏畅已郁闭之气,行已滞之津,使气津流行,膜膜和利,肺之宣降之机才能恢复,咳嗽才能根除。张氏多以小青龙汤、苓甘五味汤合姜辛半夏杏仁汤获效,伴有火郁、湿邪、津伤等,随证治之。

五脏六腑皆令人咳,非独肺也。此类咳嗽,或为久病大病之后,脏腑受伤,波及于肺所致;或为久咳不已,津凝膜膜,气道挛急而发。久咳所致者,脾虚生痰而咳者,六君子汤治之;肝郁气滞兼有郁火者,小柴胡汤治之;心阴亏损,心火灼金而咳者,天王补心丹治之;肾阳虚衰,寒水不化,上射肺金而咳者,真武汤治之。总之,能辨清脏腑,寒热虚实,治之则久咳可愈,久嗽可除。张氏从事临床工作多年,临床经验丰富,对患者极端负责,辨证精细,用药平稳到位,然巧也不出乎规则之外,所以许多缠绵难愈之症经张氏治疗后,不少取得意想不到的效果。

【张氏点评】治咳嗽要先辨表里,再论虚实,表证分寒、热、燥、火,里证分脏腑虚实,然辨痰是关键,单从痰多痰少、干咳无痰、痰稀、痰稠、痰黄、痰白即可辨别脏腑之虚实寒热。只有辨证无误,临床方获良效。

（黄震）

治疗慢性肝炎的思路

慢性肝炎阶段,湿热邪势相对已减,病久又生新郁,临床表现以肝胃不和、气滞血瘀等证较为明显,治疗又应以疏肝和胃、行气活血为主,清热利湿为辅,且慢性肝炎常兼有不同程度的正气亏虚之象,初见脾虚不运或肝肾阴虚等证,后期则可出现脾肾两虚或气血两亏征象,而且容易演变成肝硬化。慢性肝炎病程较长,见症较多,病情复杂,所以辨别病位,分清寒热虚实极为重要,切不可误犯虚虚、实实之戒。现将张氏对慢性肝炎的主要证候辨证分析方法总结如下。

一、黄疸

慢性肝炎患者,由于肝胆湿热未清,有些患者可以出现黄疸,血胆红素持续增高。从中医辨证认为,黄色鲜明属阳黄,治则与急性黄疸型肝炎同;黄色晦暗属阴黄,治以温运脾阳以化湿浊。如病情较长而黄疸仍未退尽,面部晦暗没有光泽,苔白不渴,此为热势已减,湿邪较盛,病从阴化,可用茵陈五苓散等加减。

二、胁痛

胁痛是慢性肝炎的主要症状之一,病因有气郁、血瘀、食积、痰饮等,但以气郁和血瘀多见。本证有虚实之分,实证以气郁血滞为多,症见胁肋串痛,治宜疏肝理气,柴胡疏肝散加减;气滞血瘀者宜活血祛瘀,用膈下逐瘀汤。虚证由阴虚血燥肝脉失养所致,治宜滋补肝肾、养血柔肝。方用一贯煎。

三、腹胀

皆因郁而不舒,气机滞涩所致。治疗需分标本,初则治标,以行气消胀为主,如木香、枳壳、厚朴、腹皮等;治本者,属水湿困脾者用四苓散加杏仁、草豆蔻、厚朴化裁;属湿热积滞者以调胃承气汤、木香槟榔丸化裁;属寒湿过盛者用理中汤、实脾饮加减;脾气虚者可加炒白术、茯苓、生薏苡仁、山药等。肝病腹胀,孰术效著。

四、便溏泄泻

应分清虚实,不可见泄即予补脾,肝炎患者常食肥甘或误投滋补之品,以致胃肠湿热壅滞,留连不去,溏泄不已,但若见便溏而不爽或带黏液,经久不愈,系湿热积滞,当以清热渗湿化滞为法,甚则用焦大黄导滞,邪去泄泻自止;属脾虚泄泻者以健脾益气为主。

五、倦怠乏力

也应分清虚实,如同时伴有大便泄泻、完谷不化、小便清长、下肢浮肿者为虚证,治以健脾益气。如属慢性肝炎病久湿热不清,脾为湿困,也易于出现倦怠,但多同时伴有湿热沉重感,为脾运失职,清阳不升,浊阴不降,邪无出路所致,治宜祛湿,不可妄补,否则不仅不能减轻疲乏,且易导致邪气留连。

六、肝脾肿大

其症多由于久病湿热蕴结血分,留连肝脾,热郁湿阻进而气滞血瘀,络脉痹阻所致,属癥瘕积聚所致。张氏常用活血化瘀、软坚散结之品以疏肝理气。活血化瘀药常选用:三棱、莪术、桃仁、红花、丹参;软坚散结药有:鳖甲、牡蛎、浙贝母等;疏肝理气药有:郁金、青皮、陈皮、香附、延胡索、川楝子等。

七、脂肪肝

肝炎患者多伴有轻重不等的糖、脂肪及蛋白质等代谢异常,若因将养失宜或治疗不当更伤肝脾,升发疏泄功能失调,代谢紊乱更甚,更易促使肝脏脂肪变性。临床以实证(湿化)居多,症见体胖,面色红润光泽,动则气短,胁痛,脘胀便溏,乏力,纳差,AST 增高,治宜清热渗湿。虚证多由脾肾两虚,蒸水化气无权,使湿邪留连不去,症见体胖或虚浮,面色晦黄不泽,肢体倦怠,气短懒言,下肢浮肿,沉胀无力,右胁肋痛、腹胀,或兼泄泻,便溏,舌淡胖而淡,脉沉细滑,治宜健脾益肾,补气渗湿。虚证还有因营养不良、低蛋白血症引起者,用补益气血法治疗可以恢复。

【张氏点评】慢性肝炎症状复杂,病情缠绵,当从脏腑辨证入手,不能单纯清热解毒,单考虑乙肝病毒往往苦寒过度,伤及正气。肝为刚脏,体阴而用阳,肝肾同源,精血易耗,肝气横逆,易犯脾胃,故在治疗上宜辨清虚实,特别应注意痰浊瘀血的病理变化,随症化裁,不拘一格,方可奏效。

(黄震)

治疗肝硬化腹水案例分析

【案例】

杜某,女,60 岁,2003 年 11 月 24 日初诊。

[主诉] 乙肝数年。

[病史] 乙肝"大三阳",脾肿大,有腹水,症见畏寒,乏力、腹胀,食后尤甚,面色黧黑,下肢浮肿,齿衄。

[检查] 总胆红素 38.11 μmol/L,直接胆红素 11.74 μmol/L,间接胆红素 26.37 μmol/L,球蛋白 30.5 g/L,ALT55.8U/L,AST94.3U/L,脉弦细,苔薄黄舌红。

[西医诊断] 乙肝。

[中医诊断] 癥瘕。

[辨证] 瘀血阻络,水湿困阻,气机不畅。

[治则] 活血化瘀,行气利水。

[方药]

生地黄 20 g	生黄芪 30 g	当归 15 g	赤芍 15 g
白芍 15 g	莪术 10 g	党参 15 g	炙鳖甲(先煎)15 g
炒苍术 15 g	炒白术 15 g	猪苓 15 g	生牡蛎(先煎)30 g
茯苓 15 g	丹皮 15 g	丹参 15 g	广术香 10 g
茵陈 30 g	淫羊藿 15 g	焦麦芽 15 g	焦山楂 15 g
焦神曲 15 g			

20 剂。

二诊(2003 年 12 月 14 日):诸症为轻,原方加大腹皮 20 g,枸杞子 30 g,20 剂。

三诊(2014 年 2 月 8 日):黄疸指数已正常,谷丙转氨酶 34U/L,碱性磷酸酶 251U/L,γ-谷氨酰转肽酶 60IU/L,余皆正常,上方加红景天 20 g,20 剂。

上方继服 50 剂后,已无腹水,下肢不浮,诸症为轻,原方继服,30 剂巩固治疗。

【按】慢性肝炎可由急性转化而成,也可再度感染而诱发。本例乙肝"大三阳"患者,长期肝功能异常,胃肠功能障碍,脾肿大,腹水,属中医"癥瘕""癖块"范畴。癖块的形成,前人云"正气不足,而后邪气居之",说明其形成是先有正气不足,肝气郁结,复感邪气所致。《金匮要略》云:"见肝之病,知肝传脾。"指出肝病必然会导致脾胃失常,而正气不足又与脾胃的腐熟运化关系密切。张氏根据以上论点,结合本例患者久病,有肝脾肾三脏受损,瘀血内阻,水湿内泛之复杂的虚实夹杂证。以四君子汤加广木香、焦麦芽、焦山楂、焦神曲健脾理气和胃,黄芪、红景天、当归益气养血扶正,生地黄、淫羊藿补肾,茯苓配猪苓健脾利湿,鳖甲、牡蛎软坚散结;赤芍、莪术、丹皮、丹参活血化瘀,虽为慢性肝炎,但肝经湿热尤在,故加茵陈清利肝经湿热。以上标本兼顾,肝脾肾俱补,行气活血利水,使三焦气化正常,气机调畅,层次分明,考虑周详,终使临床症状减轻,腹水消除,疗效显著。

(黄震)

治疗胆囊炎、胆石症经验

胆囊炎有急性、慢性之分,症状主要以右上腹阵发性绞痛,并向右肩背放射,可伴有恶心、呕吐,或出现黄疸;胆石症一病,可由胆囊炎导致,胆石又可使胆道发生急性阻塞而致急性胆囊炎,两者常同时存在,互为因果,主要症状与胆囊炎基本一致,两者大致属于中医"胁痛""胆胀""黄疸""积聚"等疾病范畴。如《灵枢·胀论》中有"胆胀者,胁下痛胀,口中苦,善太息"。本病的病因由于长期恣食肥甘厚腻,烟酒过度,湿热久蕴,煎熬胆汁,聚而为石,致肝胆疏泄不利。

张氏常分为两型治疗,一是用清热疏肝利胆法,适用于肝胆郁热,气机失调,治宜清肝胆之热而调畅气机,方用茵陈蒿汤合小柴胡汤化裁,祛湿清热、疏肝利胆和胃;二是运用于湿邪内蕴,郁而化热,湿重热轻,肝胃不和,治宜化湿为主,清热次之,佐以疏肝健脾,方用茵陈五苓散加味加减。在此基础上张氏还喜欢加用威灵仙、赤芍、连翘、丹参、广木香、金钱草、虎杖等清热祛湿活血之品,通过大量的临床实践证明可以明显提高疗效。

【案例】

张某,男,45 岁,干部,2003 年 6 月 15 日初诊。

[主诉] 右胁痛 1 周。

[病史] 右胁疼痛牵及右肩背,胃脘胀满,口干口苦,烦躁 1 周。

[检查] 肝功能:总胆红素 20.10 μmol/L,直接胆红素 14.23 μmol/L,谷丙转氨酶 98.0U/L,谷草转氨酶 45.0U/L,B超显示:胆总管结石伴胆囊炎,脉弦,舌红,苔黄腻。

[西医诊断] 胆石症,胆囊炎。

[中医诊断] 胁痛。

[辨证] 肝胆湿热,中焦不利。

[治则] 清热利湿,疏肝利胆。

[方药] 茵陈蒿汤加味。

金钱草 30 g	广木香 10 g	茵陈 30 g	郁金 10 g
枳壳 10 g	炒白术 10 g	生黄芪 20 g	当归 15 g
柴胡 10 g	炒黄芩 10 g	姜半夏 10 g	党参 15 g
虎杖 15 g	焦大黄 6 g	茯苓 20 g	赤芍 20 g

二诊(2003 年 7 月 13 日):γ-谷氨酰转肽酶 81U/L,其他均正常,疼痛偶见,口干苦,烦躁已无,但仍有胃脘发胀,此虽肝胆湿热已清,仍见肝胃不和,用四逆散加味治之。

柴胡 10 g	炒白芍 15 g	枳实 10 g	炙甘草 10 g
蒲公英 15 g	石斛 15 g	茯苓 10 g	砂仁(后下)6 g
姜半夏 10 g	当归 10 g	广木香 10 g	

(黄震)

治疗脱发经验

中医认为发为血之余,精血同源,精血充足则发有所养,如肝肾亏虚,精血不足,则发失所养,致头发干枯,易脱落。

【案例】

卢某,女,45 岁。2004 年 6 月 12 日初诊。

[主诉] 脱发数月。

[病史] 慢性肾炎恢复期,经常劳累、熬夜,刻下脱发,五心烦热,无力神疲。

[检查] 舌红苔薄白,脉细。

[西医诊断] 脱发。

[中医诊断] 脱发。

[辨证] 肝肾阴虚,精血不足,瘀毒未尽。

[治则] 滋补肝肾,祛瘀解毒。

[方药] 知柏地黄汤加减。

生地黄 30 g	丹皮 10 g	知母 20 g	制首乌 10 g
炒黄柏 10 g	淫羊藿 20 g	巴戟天 15 g	蒲公英 30 g
山茱萸 15 g	女贞子 15 g	白花蛇舌草 30 g	

7 剂,水煎服,日服 2 次。

二诊(2004 年 6 月 17 日):药后乏力好转,胃脘发胀,原方加广木香 10 g、石斛 15 g,7 剂。

三诊(2004 年 6 月 24 日):畏寒,五心烦热,脱发伴头皮痛,此阴阳两虚,血不养发,前方减去蒲公英、蛇舌草,14 剂。

四诊(2004 年 7 月 8 日):脱发还有,但量减少,眼干涩明显好转,纳可,上方加黄精 15 g、桑椹 20 g,7 剂。

五诊(2004 年 7 月 18 日):以前头发一触易落现已没有,五心烦热、乏力神疲大有好转,前方继服 7 剂。

六诊(2004 年 7 月 25 日):药后原头皮痛,落发已愈,全身轻松,下肢已不沉重,精神明显好转,前方继服巩固,14 剂。

【按】本例患者已年过四十,《素问·阴阳应象大论》云:"年四十而阴气自半也,起居衰矣。"加之从事刑警工作,长期劳累,经常熬夜耗伤阴液;同时,又系慢性肾炎恢复期,肝肾俱亏,余毒未尽,致脱发,五心烦热,乏力神疲,头皮疼,眼睛干湿,久则阴损及阳,症见畏寒。张氏采用知柏地黄汤加减治疗,去泽泻恐伤肾脏,加益母草活血利湿兼能顾护肾功能;加制首乌、女贞子、枸杞子、石斛、黄精、桑椹,增强补益精血之功,加广木香防滋腻碍胃;淫羊藿、巴戟天补肾助阳。总使精血化生,发得滋养。

【张氏点评】滋补肝肾、养血生发是治脱发的常法。临床也有因瘀血致脱发者,王清任的血府逐瘀汤、通窍活血汤等化瘀活血之法可用。

(黄震)

张氏学术思想初识

一、察阴阳,重生化,崇尚天人相应之奥微

《素问·阴阳应象大论》:"阴阳者,天地之道也,万物之纲纪,变化之父母,生杀之本

始,神明之府也。"人的五脏六腑,骨肉脉络,皆通于天气,其喜怒忧思之过,即如大自然的风雨寒暑之变化。人是一小天,身体的生长变化,无一不在阴阳升降运动之中,人生之性命,即是阴阳相蕴、升降浮沉交互变化的必然结果。所以,临证应从物质、功能和形、神之间的辨证观察来审视阴阳的盛衰,气机的升降,以求把握病机关键,不被假象所迷惑。在治疗上,立法用药,均从升降相求,以通调气机为要,力求追本溯源。如用苓桂术甘汤治疗痰饮内伏,小青龙汤治疗咳喘,七味白术汤治疗泄泻,半夏泻心汤治痞满,立意均在"气化",促进气机的调畅。

在调摄养生、防病治疗等方面,张氏强调顺应四时之气;在防病方面,应选用与季节相适宜的药物,在辨证论治的,基础上灵活施用。春宜疏肝祛风,可选用防风、柴胡、白芷、青皮、陈皮、钩藤等;夏宜醒脾和胃,可选用藿香、扁豆、法夏、茯苓、厚朴、砂仁、白豆蔻等;秋宜养阴润燥,可选用沙参、麦冬、石斛、芦根等;冬宜益气养血,可选用党参、当归、阿胶、枸杞子、桑椹等。使体内阴阳调和,天人相应。

二、崇尚经方,灵活机变

张氏从事《金匮要略》教学,对仲景《伤寒论》《金匮要略》钻研数十年,颇多心得。他认为仲景之方,用药严谨,寓意深刻,是医方之祖,不仅可用于伤寒病,而且可通治内伤、外感以及内、外、妇、儿等各科疾病。因此,张氏在临床上选用经方非常普遍。他认为使用经方只要对证准确必效如桴鼓,但是不可拘泥,必须根据病情加减化裁。在这方面,仲景已为后人作了榜样,如桂枝汤可调和营卫,治太阳中风证,但在药味及分量上稍加化裁即可治多种病证,化裁的方如:小建中汤,黄芪建中汤,桂枝龙骨牡蛎汤等。张氏喜用经方化裁治疗各种临床病症,如用茵陈蒿汤、小柴胡汤加味治疗慢性肝炎;用半夏泻心汤加味治疗胃脘痞满、泄泻等症;用小青龙汤化裁治疗咳嗽、哮喘。在辨证与辨病的基础上,自拟胃痞汤(由黄芪、丹参、莪术、蒲公英、白花蛇舌草等组成)加经方治疗慢性萎缩性胃炎,属中虚气滞型,加黄芪建中汤;属肝胃不和型,加四逆散;属寒热错杂型,加半夏泻心汤;属瘀阻胃络型,加失笑散。

三、穷源溯流,融会贯通

张氏认为,学医务必从源到流,如果不首先学好四本经典著作,治学就会成为无源之水,无本之木,特别是仲景《伤寒论》与《金匮要略》为中医学辨证论治的典范,其方也为后世立法制方的准绳,学好了,可为临床辨证及进一步研读后世医学书籍奠定坚实的基础。

数十年来,张氏遵从仲景"勤求古训,博采众方"的治学精神,孜孜不倦地潜心钻研中医学,他对《黄帝内经》《难经》《伤寒论》《金匮要略》等经典著作有较深的研究,中医理论日渐精深,临床治疗日渐纯熟,张氏对每一个病例都能精细地分析病机,立法处方丝丝入扣,效果显著,尤其对许多疑难杂病皆能取得比较满意治疗效果,深受患者信赖。

四、重视辨证,结合辨病

张氏治病最强调辨证治疗,他认为辨证论治是中医学的精髓,这也是他治病取得较好效果的关键。临床上,他对每一例患者都一丝不苟,耐心听取他们的陈述,围绕主诉,详尽而有重点地问诊,仔细察舌按脉,从众多纷繁的证候中,理出一条清晰的辨证思路来,使理法方药一线贯穿,有条不紊,认为那种找捷径,套用别人成方、经验方治病的人是没有好出路的,值得我们深思。

尽管如此,张氏也同时主张辨证与辨病相结合的观点,不能为前人的绳墨所固,应以发展的眼光接受新知识,新概念。所以他在处方用药时,在辨证论治的基础上灵活地加上几味治病专药,专方,无疑可提高疗效。如治疗胃炎伴幽门螺杆菌感染者,加入蒲公英、白花蛇舌草、黄芩、黄连;加夏枯草、黄药子治疗瘰疬,瘿瘤;加苦参、生薏苡仁、板蓝根、土茯苓、垂盆草、茵陈针对乙肝病毒感染;加半枝莲、生薏苡仁、猪苓、白花蛇舌草治疗肿瘤;加炙鳖甲、土鳖虫、炮山甲、牡蛎防治肝纤维化等,不胜枚举,都取得了显著的临床疗效。

五、重视脏腑,以调理脾肾为要

脏腑学说是中医学理论体系中的一个主要组成部分,张氏在临床上,对脏腑功能及生理病理变化非常重视,对疾病的发生、发展及证候表现均以脏腑学说为中心进行全面的分析,其中张氏对脾肾功能及其相互间的病理关系和在治疗中的作用尤为重视。

张氏认为脾胃居中央,能健运输转,生化气血以养全身,交通上下,为升清降浊之枢纽。如遇饮食不节,寒温不适,形体劳役,五志内伤,久病不愈等皆可损伤脾胃之气。脾损不化,胃损不纳,化源不振,元气不足,四肢乏力,无以禀气,则形气大伤,或不食而瘦,或少食而倦怠,四肢不举;或饮食不充肌肉,神疲少气,泻利自汗等,甚则上及心肺、下及肝脏;抑或脾胃损伤,气机阻滞,清阳不升,浊阴不降,气化之机不利,生湿、生痰、呕、泄、瘀滞,肿胀诸病因之而起。因此,脾胃的损伤,是变生多种虚证以及引起传输不利、气机闭阻的根源。在调理脾胃方面,主张脾宜升则健,胃宜降则和;太阴湿土,得阳始运,阳明燥土,得阴则安,因脾喜刚燥,胃喜柔润,以此指导临床用药。

肾是人身之根本,生命之源,藏真阴而寓真阳,为水火之脏,三焦气化之源,肾阴肾阳都是以肾所藏的精为其物质基础,由于肾精的存在,使气血津液得以充盈,使生命活动旺盛,故《素问·金匮真言论》曰"夫精者,身之本也"。肾阳为人身阳气之根本,由于肾阳的温煦,使上焦肺气得以宣发和肃降,使中焦之气得阳以温,脾运得以生化和转枢,三焦之气得阳以温,水道通调,则寒湿、痰饮之邪无以丛生。倘若先天不足,五志内伤,房事不节,早婚多产,多病不复皆可致伤及肾,使肾精亏损,肾精一亏,五脏六腑、四肢九窍即无以受气,于是形气大伤,精血不足。脑髓不充,阳气虚衰,开阖不利,以致神疲萎黄,耳目不聪,遗精,滑精,形寒肢冷,水肿,尿闭,泄利,自汗,喘促,短气,诸证皆可发生。许多疾病的发生,都以精之亏虚为内因,当此之时,外来之邪可以直达内脏。

张氏根据久病及肾之说,对许多慢性虚损性疑难病证,不仅从脾治疗,而且同时从肾治疗,张氏根据阴阳互根的辨证关系,在治疗中总是以调整肾之阴阳偏盛偏衰为原则,方法推崇张景岳的:"善补阳者必于阴中求阳,则阳得阴助而生化无穷;善补阴者,必于阳中求阴,而阴得阳助而泉源不竭。"

【张氏点评】学中医要有扎实的理论基础,这个基础来自四大经典著作,即《黄帝内经》《伤寒论》《金匮要略》《温病条辨》,早期不是《温病条辨》,是《神农本草经》。经典著作中内蕴丰富,包罗万象,只有读透经典,临床上才能运用中医的理、法、方、药发挥自如,但还要靠多临证,多看大病、重病,积累经验,再者要看学医者的悟性,古人云:"才非似仙者不可为医,心非似佛者不可为医。"要求博览强记,触类旁通。

(黄震)

治疗泌尿系疾病经验举隅

【案一】

陈某,男,10 岁。2003 年 11 月 17 日初诊。

[主诉] 遗尿 3 年半。

[病史] 经常尿湿内裤已 3 年半,每于精神紧张时出现,易紧张,无尿频尿痛,西医诊断为神经性尿频,西药治疗未效。

[检查] 舌淡苔薄白,脉缓。

[西医诊断] 神经性尿频。

[中医诊断] 遗尿。

[辨证] 肾气不足,心神不宁。

[治则] 补肾缩尿,安神定志。

[方药] 缩泉丸加减。

熟地黄 15 g	益智仁 10 g	乌药 10 g	石菖蒲 10 g
五味子 10 g	桑螵蛸 15 g	覆盆子 10 g	山茱萸 10 g
山药 20 g			

7 剂,水煎服,日服 2 次。

二诊(2003 年 12 月 9 日):症如前述,上方继服,7 剂。

三诊(2003 年 12 月 16 日):尿失禁的情况略有减少,仍宜补肾缩尿,养心安神,拟方如下。

熟地黄 15 g	山茱萸 12 g	山药 30 g	茯苓 15 g
益智仁 15 g	乌药 10 g	石菖蒲 12 g	五味子 10 g
茯神 15 g	金樱子 10 g	桑螵蛸 15 g	麦冬 20 g

14 剂。

四诊(2003 年 12 月 30 日):精神紧张,敏感稍好,湿裤次数稍减,前方加枸杞子

20 g,14 剂。

五诊(2004 年 1 月 21 日):近 3 周来一直未出现湿裤,精神稳定,上方化裁,改以丸药缓图以资巩固。

炙黄芪 300 g	生地黄 300 g	熟地黄 300 g	山茱萸 300 g
山药 300 g	益智仁 300 g	乌药 200 g	石菖蒲 300 g
五味子 300 g	金樱子 300 g	覆盆子 300 g	茯苓 300 g
桑螵蛸 500 g			

上药共制成浓缩水蜜丸,如绿豆大,每服 10 g,日服 2 次。

【按】肾与膀胱相表里,肾虚则膀胱失约,心神失养,所以此例儿童患者从补肾缩尿、养心安神入手。缩泉丸补肾缩尿,加桑螵蛸、覆盆子、金樱子增强补肾益精缩尿功效;加熟地黄、山药、枸杞子、山茱萸、麦冬养阴填精;五味子安神固涩;茯苓安神定志;石菖蒲交通心肾。总使心神安定,肾复约束,调理 2 个月方见疗效,继以丸药巩固疗效。

【案二】

甄某,女,37 岁。2002 年 9 月 13 初诊。

[主诉] 小便混浊 10 年余。

[病史] 乏力神疲,小便浑浊,腰酸腿软。

[检查] 脉细舌红。

[西医诊断] 乳糜尿。

[中医诊断] 膏淋。

[辨证] 脾肾亏虚,气虚下陷。

[治则] 补肾固涩,化湿健脾。

[方药] 六味地黄丸加减。

生地黄 20 g	山茱萸 15 g	山药 30 g	茯苓 15 g
泽泻 10 g	丹皮 10 g	萆薢 10 g	乌药 10 g
益智仁 10 g	生黄芪 20 g	党参 10 g	炒白术 10 g
仙鹤草 20 g	紫菀 20 g		

7 剂,水煎服,日服 2 次。

二诊(2002 年 9 月 20 日):前方服后症状好转,原方加白茅根 20 g,14 剂。

三诊(2002 年 10 月 7 日):小便略清,乏力神疲减轻,原方加当归 10 g,14 剂。

四诊(2003 年 1 月 4 日):小便已清,体力渐复,拟方如下。

萆薢 30 g	乌药 10 g	益智仁 10 g	生地黄 10 g
熟地黄 10 g	山茱萸 20 g	山药 30 g	泽泻 15 g
茯苓 15 g	丹皮 10 g	知母 20 g	生黄芪 50 g
党参 20 g	肉桂 6 g	巴戟天 15 g	淫羊藿 20 g
仙鹤草 30 g	紫菀 30 g	炒白术 20 g	五味子 10 g

20 剂,以资巩固。

【按】本病例属中医淋病之"膏淋",膏淋有虚实之分,实证宜清热利湿,分清泄浊,虚证宜补虚固涩。张氏认为本病属虚实夹杂,脾肾两虚,中气下虚,肾失固涩为本,湿热下注为标,以六味地黄丸为基本方,加健脾固涩、清热利湿之药获效。张氏善用紫菀治乳糜尿,认为紫菀清湿热、清肺,因肺为水之上源,上源清则淋浊愈,肺与大肠相表里之谓。同时在滋阴中加入肉桂、巴戟天、淫羊藿等补阳药,旨在鼓动肾阳,固摄下元。

【张氏点评】案一为先天不足加之精神紧张,补肾固摄、安神宁志法取效。案二为膏淋、劳淋,补肾阴而泌清浊,上清肺,中健脾,促气化而利水湿,肺脾肾三脏同调,益脾肾而固阴精,缓缓调治,不可求急。

(黄震)

治疗泄泻典型案例分析

【案一】

杨某,男,47 岁。2004 年 3 月 30 日初诊。

[主诉] 腹泻数日。

[病史] 大便泄泻,日行 3 次,有黏冻,胃脘不适。

[检查] 脉细,苔薄微黄。

[西医诊断] 腹泻。

[中医诊断] 泄泻。

[辨证] 脾肾阳虚,寒湿困中,郁而化热。

[治则] 温补脾肾。

[方药] 理中汤合四神丸加减。

炙黄芪 30 g	党参 15 g	炒苍术 15 g	炒白术 15 g
茯苓 15 g	炙甘草 10 g	干姜 10 g	肉桂 10 g
炒吴茱萸 10 g	炒黄连 10 g	山药 30 g	肉豆蔻 10 g
补骨脂 10 g	炒白芍 20 g	生薏苡仁 30 g	广木香 10 g

上方调治 3 周,大便日行 1～2 次,质稀如糊状黏冻减少,胃脘不适好转,舌淡苔薄白,前方继服。

二诊(2004 年 5 月 9 日):近日大便已成形,无黏冻,胃脘已适,原方再进 14 剂。

【按】"肾为胃之关",肾虚关门不利,则大便下泄,脾肾阳虚,则寒湿不化,阻滞气机,郁久化热。张氏抓住主要病症,用温补脾肾、固涩止泻之理中汤合四神丸加减治疗。方中干姜、肉桂温补脾肾;黄芪、党参、炙甘草益气健脾;炒苍术、炒白术、茯苓、山药、生薏苡仁健脾利湿;炒白芍敛阴和营;黄连清热燥湿;广木香行气消滞。加入温肾助阳之品,使肾火旺,脾阳升,清升浊降,则大便恢复正常。

【案二】

何某,女,43 岁。2003 年 1 月 2 日初诊。

[主诉] 腹泻数月。

[病史] 大便干结,时稀,伴里急后重。

[检查] 肠镜提示:慢性结肠炎。

[西医诊断] 慢性结肠炎。

[中医诊断] 泄泻。

[辨证] 湿热壅滞。

[治则] 清利湿热。

[方药] 四君子汤合当归贝母苦参丸加减。

炒白芍 20 g	当归 15 g	广木香 15 g	炒黄连 10 g
干姜 10 g	炒黄芩 10 g	焦大黄 5 g	焦山楂 20 g
马齿苋 20 g	枳实 10 g	火麻仁 15 g	制厚朴 6 g

2 周后症状减轻,继以四君子汤、当归贝母苦参丸化裁,健脾清腑中湿热,坚持治疗 2 月余大便正常。

【按】慢性结肠炎症多以腹泻为主,本案以大便干结为主,或见泄泻,兼有里急后重。此肠腑湿热壅滞,六腑以通为顺,本病重在清湿热,通腑气。

【案三】

殷某,男,47 岁。2004 年 1 月 11 日初诊。

[主诉] 便血数日。

[病史] 大便中带血,便稀,带黏冻,日行 1 次,伴肚发凉。

[检查] 舌淡苔薄白,脉沉细。纤维肠镜检查提示:非特异性溃疡性结肠炎。

[西医诊断] 非特异性溃疡性结肠炎。

[中医诊断] 肠风下血。

[辨证] 脾虚湿盛。

[治则] 健脾化湿。

[方药] 桃花汤加减。

赤石脂 30 g	炮姜炭 10 g	葛根 20 g	地榆炭 15 g
槐花 30 g	党参 15 g	炒白术 15 g	三七 10 g
生地黄 20 g	炒黄连 15 g	广木香 10 g	炒白芍 20 g
白及 20 g	山药 30 g	仙鹤草 30 g	焦山楂 20 g
炒黄芩 10 g	阿胶(烊化)10 g		

2 周后大便带血减少,肚不凉,大便每日 1 次,成形,无其他不适。

二诊(2004 年 3 月 7 日):一直未见大便带血,大便成形,日行 1 次,无黏冻,肚不凉,上方继服 2 周巩固治疗。

【按】本例患者属中医"泄泻""便血"范畴。症属脾虚湿盛,不能单从健脾利湿论治,因泻久中阳或微,寒从中生,寒性下降,泻必伤阴,阴寒下沉,必伤及肾,而致脾肾俱虚,湿热积滞,伤及肠络,致血不循常道。治宜温补脾肾,使肾气足,开合有权,并能温煦中焦,兼以益气健脾,使中阳复,则水湿运化正常,清浊分,泄泻、便血自止。

【案四】

鲍某,女,60 岁。2003 年 3 月 30 日初诊。

[主诉] 腹痛腹泻数日。

[病史] 腹痛腹泻,泻后痛止,日行 3 次,伴里急后重,完谷不化。

[检查] 脉弦,苔薄白质胖,有齿痕。

[西医诊断] 腹泻。

[中医诊断] 泄泻。

[辨证] 肝郁脾虚,寒湿困中。

[治则] 健脾疏肝化湿。

[方药] 痛泻要方加减。

陈皮 10 g	炒白芍 20 g	防风 10 g	炒苍术 15 g
炒白术 15 g	柴胡 10 g	广木香 10 g	焦山楂 15 g
党参 15 g	炮姜 10 g	葛根 20 g	茯苓 15 g

二诊(2003 年 4 月 28 日):腹痛泄泻,里急后重已止,刻下大便日行 1～2 次,便软不成形,苔黄褐,舌暗淡,仍宜健脾化湿,拟方如下。

党参 15 g	葛根 20 g	藿香 10 g	广木香 10 g
炒苍术 15 g	炒白术 15 g	生薏苡仁 30 g	山药 20 g
陈皮 10 g	党参 15 g	炒白芍 20 g	防风 10 g
炒黄连 10 g	肉桂 10 g	石榴皮 10 g	

上方共调理约 3 个月,诸症向愈。

【按】本案属中医学的"泄泻",证属肝郁脾虚,寒湿困中。治宜疏肝健脾,温中化湿。用痛泻要方疏肝理脾,扶土抑木;加党参、茯苓、苍术、白术、白芍、生薏苡仁、木香、山楂、炮姜、肉桂、山药温中健脾化湿;木香、乌药理气;黄连清化湿热;石榴皮温肠止泻。经过数月的调理,终见疗效。

【张氏点评】慢性泄泻虚中夹实在多,脾肾两虚,湿邪停滞,久病入络,损及肠膜,单纯固涩则留邪,宜健脾益肾,化湿调气,注意升清降浊,注意扶正祛邪,权衡阴阳,分清标本方可无误。

(黄震)

肝硬化治疗中辨证和辨病的关系

中医药在治疗肝硬化方面有独特的优势,但在辨证施治时,必须处理好辨证和辨病的关系,充分发挥中医药多层次、多环节、多靶点、多途径作用于机体的优势,方可取得较佳的疗效。

辨证论治是中医学的临床特色,张氏在临床中发现,如果仅凭辨证,不考虑辨病,在治疗中也仅仅是针对寒热、虚实、气血、表里用药,没有针对病的用药,其结果是可能有效,也可能疗效不显著。医者应融会新知,积极汲取西医学成果,将中医的辨证论治与西医学有关病的认识结合起来,在辨证论治的同时,还要选择针对性的方药,以达到治疗和预防疾病的目的。肝硬化是西医病名,属中医"臌胀""单腹胀"等范畴,因腹部胀大如鼓而命名,中医认为本病多因酒食不节,情志所伤,劳欲过度,以及黄疸积聚失治,使肝、脾、肾功能失调,气、血、水、瘀积于腹内而形成,其病位在肝,涉及脾、肾、三焦,病变多见虚实夹杂,本虚标实。张氏认为肝脏纤维化的过程,是由于湿热毒邪结于体内,伤及脏腑气血,继而正气亏损,不能抗御邪气,致肝气郁结,痰湿血瘀胶固凝滞肝脉,其发展过程多表现为正虚邪恋,缠绵难愈。

　　肝硬化的早期诊断与有效治疗,积极地阻断与延缓肝纤维化的过程,是治疗肝硬化的关键。对早期肝硬化的治疗,应以辨证论治为基础,结合现代检验结果,参考现代药理与病理研究。由于肝脏具有很强的代偿功能,早期临床表现多不明显,即使有症状也较轻,且缺乏特异性。此时,中医便可能出现无证可辨的尴尬局面,医者必须积极参考现代检验结果,若患者肝功能 γ-谷氨酰转肽酶及(或)ALP、LDH 持续升高以及 HA 及(或)CG、LN、IV 升高者,应积极重点预防肝纤维化进一步发展,常用软坚化瘀之品,如鳖甲、穿山甲、生牡蛎、丹参、三七、当归等,保肝护肝,促进肝细胞的再生。现代研究表明,鳖甲、丹参、黄芪、赤芍、桃仁、大黄、当归等这类药物能显著降低血清中 HA、LN、PP、CL-IV 含量,能有效地保护肝功能,同时能显著降低纤维化指标透明质酸(HA)、Ⅲ型前胶原(PCIII)含量,有明显的护肝、抗肝纤维化、促进细胞再生的作用。西医学认为肝硬化后形成腹水的主要原因系血浆白蛋白的减低和门静脉高压,它与中医的脾运化失职不能输布精微物质和肝郁气滞、瘀血阻滞、水液内停极相吻合。张氏常用黄芪、党参、白术等健脾益气药,以提高血浆白蛋白,增加补体生成,调整机体活力;并用丹参活血化瘀,纠正血液流变和血液黏度异常,促进肝毛细血管扩张,能抑制肝纤维组织增生,活化肝细胞加速病变的修复,可使肿大肝脾回缩变软。若患者转氨酶及胆红素升高,常用垂盆草、金钱草、板蓝根、马鞭草、田基黄等清热利湿保肝。

　　总之,辨证论治与辨病论治能密切结合起来,对早期预防肝硬化有着重要意义。

　　【张氏点评】对于肝硬化患者,必须做到辨证与辨病相结合,把握病机,灵活施治。除此之外,还要看病毒含量之多少,如 HBV-DNA,肝功能损害程度,如黄疸及各项酶的指标,酌情加入相应的有针对性的药物。坚持不懈,多方配合,才能延缓肝纤维化的进展及维持肝硬化腹水的稳定。

(章天寿)

肝硬化治疗中扶正和祛邪的关系

　　中医药在治疗肝硬化方面有独特的优势,但在辨证施治时,要处理好辨证和辨病的关系,同时也要重视扶正和祛邪的关系。正邪斗争是一种调整人体自身防御功能的过程,扶正和祛邪是相互联系的两个方面,扶正是为了祛邪,通过增强正气的方法,驱邪外出,从而恢复健康,即所谓"正盛邪自去"。祛邪是为了扶正,消除致病因素的损害而达到保护正气,恢复健康的目的,即所谓"邪去正自安"。扶正与祛邪是相辅相成的两个方面。因此运用扶正祛邪的治则时,要认真分析正邪力量的对比情况,分清主次,决定扶正或祛邪,或决定扶正祛邪的先后。一般情况下,扶正用于虚证;祛邪用于实证;若属虚实错杂证,则应扶正祛邪并用,但这种兼顾并不是扶正与祛邪各半,乃是要分清虚实的主次缓急,以决定扶正祛邪的主次、先后。总之,应以"扶正不致留邪,祛邪不致伤正"为度。

张氏认为肝硬化的治疗原则,不外虚则补之,实则泻之。但本病变化多端,错综复杂,病变发展阶段不同,临床表现证型不一,病情多虚实互见,寒热夹杂,气滞、血瘀、水积混为一体。中医认为肝硬化的形成多由湿热阻滞、情志郁结、饮食不节等因素,损伤了肝、脾、肾三脏,首先在于肝脾功能的彼此失调,肝气郁遏日久,势必木郁克土,肝脾既损,疏泄及运化功能失常,而使气滞、血瘀、痰凝、湿阻,逐渐在腹腔内结成癥积、痞块。肝血瘀阻日甚,脾土更加虚弱,则脉络壅塞,清浊不分,水湿停聚中焦,遂成腹水。久则由脾及肾,肾阳虚损,阳损及阴,或湿热内盛,耗伤阴津,则肝肾之阳不足,阴无所化,水津失布,以致肝、脾、肾三脏俱虚,功能彼此失调,虚者愈虚,气、血、水壅结腹中,水湿不化,实者愈实,故本虚标实、虚实交错为本病的主要病理特点。标本同治为其大法,然而以虚为矛盾的主要方面,只有加强扶正益气以充实虚损的脏腑,扶正以祛邪,才是固本的重要对策。扶正以调肝、健脾、养肾为主,而祛邪以行气、活血、利水为要。

多年来,张氏在临床上应用自拟益气软肝汤治疗肝硬化,取得了满意的疗效。

益气软肝汤

生黄芪 30 g	党参 15 g	炒苍术 15 g	炒白术 15 g
茯苓 15 g	山药 30 g	丹参 15 g	制鳖甲(先煎)15 g
穿山甲 10 g	鸡内金 15 g	当归 15 g	焦山楂 20 g
广木香 10 g			

【按】全方以补气健脾为主,辅以柔肝,佐以行气化瘀,补消并进,使补而不致壅滞,消而不致伤正,寓补气健脾、软肝化瘀于一体。方中重用黄芪、党参、白术补气健脾以固本,苍术、茯苓、山药,健脾助运以利湿,鳖甲、穿山甲养肝软坚以散结,然肝脏已硬化,与肝气郁结、气滞血瘀有关,故配用广木香、丹参、山楂、当归理气化瘀,山楂、鸡内金以健运脾胃,脾胃气行不仅有利于肝脏病患的改善,且可助药之吸收,脾得健运,不仅有利于增强饮食,且可助水湿之化除。腹水者加大腹皮、泽泻、车前子、猪苓、滑石;出血者加白茅根、仙鹤草、三七;肝区痛者加炒延胡索、炒川楝子;阴虚者加生地黄、麦冬、女贞子;黄疸者加茵陈、金钱草;腹胀满者加炒枳实、厚朴、莪术、三棱等。

【张氏点评】益气软肝汤是笔者临床治疗肝硬化的自拟方,已运用多年,疗效可靠。在此基础上加减化裁后于 2011 年 11 月 28 日刊登于《中国中医药报》"名医名方"专栏,公之于众,能使更多同道参考使用也是件功德无量的事。方中炮山甲目前太贵,很多患者服用不起,故改用土鳖虫代替,亦是参照仲景大黄蟅虫丸的方义。笔者认为中医人多临证,疗效好,多治好几个疑难杂症才是对中医事业的最大贡献。

(章天寿)

肝硬化治疗中调气血和利水的关系

肝硬化可归属于中医学的"胁痛""鼓胀""单腹胀""癥积"等病范畴,为内科四大证之一。其发病,乃肝脾肾俱病,气血水交结为患。从气血水的相互关系方面探讨肝硬化的治疗是非常必要的。气血水之间的相互关系非常密切,气属阳,血属阴,气主煦之,血主濡之,气有推动、温煦之功,血有营养、滋润之能,气能生血,血能化气,气为血帅,血为气母。即相互滋生、相互促进的关系。气水关系两者相互滋生,气旺能化生津液,津液充足又能生气。在病理上能互相制约,气可以化水,水停则气阻;气虚、气滞皆可导致水湿不行。

临床观察表明,肝硬化(腹水)在复杂的病变中,中焦脾土的衰败实乃关键所在。脾胃运化失常,多见呕恶、腹胀、纳呆、乏力、便溏等症。若脾虚日甚,饮食不能化生精微以供养全身,则营养不足,气血俱虚而面色萎黄浮肿,气短懒言,舌淡,脉弱。气血虚弱,瘀血内生,而见面色黧黑,肝掌,舌暗有瘀斑。气不摄血,则吐、衄、便血,脾虚运化水湿功能失职而致水肿。故张氏常选用阿胶、龟板胶、紫河车等血肉有情之品,调补气血,从而激发机体本身的生命活动,增强机体的抗病力则会循序渐进,有利于改善肝脏的病变及肝功能,提高患者体内的白蛋白,纠正白蛋白与球蛋白的比例倒置,促进肝细胞再生和腹水的吸收。

从气血水的关系来说,虽然气滞和气虚均可导致血瘀,但气滞常是暂时现象,气虚才是疾病的本质,往往是始则病气,继则病血,再则病水,气病则血亦病,血病亦可伤气;血病水亦病,水病则气塞不通。气血水之为病,既各有侧重,又相因为患,以气虚为本,血瘀为标,腹水乃标中之标。从表面上来看是"无水不成臌",应该治水为主。故在肝硬化腹水以利尿为主,辅以以理气活血,使得气行则瘀血散而积水消。行气利水在肝硬化腹水症上是一个重要的治法,需用时不用,势必增加腹水,用了泄水法以后,还是需要利尿来善后,原因是肝硬化腹水的患者都是小便短少,如果用利尿的方法行之有效,则往往可以使腹水的症状得到显著改善。故在组方选药时,常用车前子、滑石、泽泻、猪苓等利水缓急,同时辅以广木香、青皮、陈皮、香橼、三棱、莪术等行气化瘀,以助利水之力。

【案例】

张某,男,58岁,1999年6月13号初诊。

[主诉] 全身乏力2年余。

[病史] 素有乙肝病史,近2年来经常全身乏力,消瘦纳差,时伴腹胀腹泻,B超示:肝硬化脾大。于1998年3月份行脾切除术。术后仍出现全身乏力,体型消瘦,面色无华,双目无黄染,中度贫血,满腹胀满,小便少,大便偏稀。

[检查] 苔白腻、舌质暗,脉弦。化检示:肝功能异常,白蛋白偏低。

[西医诊断] 乙肝。

[中医诊断] 鼓胀。

[辨证] 脾虚气弱,肝瘀水积。

[治则] 益气健脾,软肝利水。

[方药]

生黄芪 20 g	党参 15 g	炒苍术 15 g	炒白术 15 g
茯苓 15 g	丹参 15 g	穿山甲 10 g	鳖甲(先煎)15 g
鸡内金 15 g	焦山楂 20 g	广木香 10 g	车前子(包)20 g
大腹皮 15 g	泽泻 15 g	滑石(包)15 g	

7 剂。

二诊(1999 年 6 月 20 日):药后小便增多,满腹胀满明显减轻,但仍感全身乏力,苔脉如前。上方去车前子、滑石。加当归 12 g、山药 20 g、红参 5 g、垂盆草 20 g,并重用黄芪 30 g,7 剂。

三诊(1999 年 6 月 27 日):诸症好转,遂在二诊方基础上稍施增损,治疗 3 个月后,复查肝功能及白蛋白均已恢复正常。临床症状亦消失。随访至今,病情稳定,未见复发。

【按】患者系感染虫毒,殃及肝脾,复加手术损伤,而致正气亏虚,肝疏泄失职,脾运化失调以致气滞血瘀,水裹于腹中。故用黄芪、党参(红参)、白术补气健脾以固本,苍术、茯苓、山药健脾助运以利湿,鳖甲、穿山甲、当归养肝软坚以散结,病因脾虚肝瘀外,尚有气滞水积之标,故初诊时选用车前子、泽泻、滑石利水以缓急,辅用广木香、大腹皮行气除满,山楂、丹参活血化瘀,以调气血并助利水之力。二诊后,气滞水积之标,得以缓解,则转方重在益气健脾,软肝保肝。

【张氏点评】肝硬化腹水病机复杂,治疗困难。陈修园在《医学三字经》里明确指出"单腹胀,实难除",由于饮食不节、情志内伤、湿热毒邪等伤及肝脾肾。致肝郁脾虚,肾精亏虚,肝失条达,脾失健运,肾失开阖,致气滞血瘀水阻为患。古人云"血不利则为水",故在治疗上应掌握气、血、水的关系。其中气化的作用最关键。肝气条达、脾气健运、肾气的强弱是治疗鼓胀的重中之重,养血疏肝气机条达则肝郁血瘀能散;健脾化湿则水湿停聚能消;肾气旺盛气化有权,二便通畅则阴邪(瘀血、水肿)自除。临床要掌握健脾疏肝补肾与行气活血利水的关系。再者,治肝硬化不主张用逐水药。用大戟、甘遂毒性大,损伤肝功能、肾功能,不如用西药螺内酯法配合中药的利水行气活血法安全。

(章天寿)

慢性萎缩性胃炎"虚""毒""瘀"的关系

慢性萎缩性胃炎是一种以胃黏膜固有腺体萎缩为病变特征的临床常见疾病,临床表现缺乏特异性,有些慢性萎缩性胃炎患者可无明显症状,但大多数患者可有上腹部灼痛、胀痛、钝痛或胀满、痞闷,尤以食后为甚,食欲不振、恶心、嗳气、便秘或腹泻等症状。胃黏膜活检是最为可靠的诊断方法。张氏在40余年的临床工作中,接治了大量的慢性萎缩性胃炎患者,积累了丰富的临床经验。

本病的病因较为复杂,但发病多因脾胃素虚,毒邪乘而袭之,使脾之清阳不升、胃之浊阴不降所致,病久则胃黏膜腺体血运障碍,营养匮乏,促使胃黏膜固有腺萎缩,肠上皮化生及炎性反应等瘀阻胃络之证候产生。脾胃素虚是慢性萎缩性胃炎发病和转归的根本内因,而其"虚"主要表现为阳气虚和阴血虚。阳气虚,运化失职,故而胃脘痞满、疼痛、纳呆等;阴血虚,胃络枯萎,则表现为胃脘灼痛、口干咽燥、大便干涩等症。西医学的研究认为Hp感染是慢性萎缩性胃炎的主要病机。中医方面可以将Hp作为广义的毒邪来认识,而毒邪又有热毒或湿毒之分,热毒之邪久稽于胃,损气伤阴,煎灼营血,使胃阴耗损,内热炽盛。湿毒之邪最易伤脾,日久不愈,扰乱气机,影响脾胃转输水谷津液的功能。若脾胃正气旺盛,则可防御、驱除之,反之毒邪为患,久致毒腐成疡,瘀结成积,使胃黏膜固有腺体萎缩,肠上皮化生及炎性反应。因此,虚实夹杂是本病的基本特点,若以整体动态地分析本病的病理过程,即由虚→毒→瘀→虚。正虚是脾胃病变发生发展中的重要因素,气阴两虚是慢性胃炎发病和转归的根本内因,气阴两虚证是慢性胃炎的常见证型。

慢性胃炎气阴两虚乃指脾胃气虚和阴津不足,故而临床上主要表现为脾气胃阴两虚证和胃之气阴两虚证。前者常夹杂气滞、湿阻、痰凝、食停等,治以甘平益气健脾、甘凉益胃养阴为原则;后者常兼见热郁、血瘀、气滞等,治以酸甘化阴、养胃和中为主,随证加减。饮食不慎也是产生本病的主要原因之一,生冷之物可致胃寒,辛热甘腻之品易致胃热;加之本病病位在脾胃,而脾为阴土,喜燥恶湿,其病多寒,胃为阳土,喜润恶燥,其病多热,故寒热两邪贯穿于本病的始末。血瘀致病也越来越受到医家的注意,寒、热、虚、滞均能致瘀,瘀阻胃络可使胃黏膜腺体血运障碍,营养匮乏,促使本病的发生及加重。

中医药治疗慢性萎缩性胃炎具有巨大优势,用中药汤剂或中成药治疗本病能显著地改善临床症状,部分萎缩性胃炎或轻度的癌前病变可获逆转,这可能是中医药对慢性萎缩性胃炎病因病理中的多方面起综合协调作用。因此在辨证治疗慢性萎缩性胃炎时要善于抓住主症进行辨证施治,同时要分清"虚""毒""瘀"的关系。

【张氏点评】慢性萎缩性胃炎多由慢性浅表性胃炎发展而来,其病因病机颇为复杂。病情演变是个日积月累的过程。根据笔者多年临床经验,认为本病多由脾胃虚弱,久病失治;肝气郁结,七情内伤;饮食不节,毒邪戕害;胃络瘀阻,气机阻滞所致。概括起来为"虚""毒""瘀"三字,即脾胃亏虚为本,内外合毒为因,胃络瘀滞为其病机。虚、毒、瘀互为因果,合而为患。

(章天寿)

运用化瘀解毒法治疗慢性萎缩性胃炎

　　慢性萎缩性胃炎(简称CAG)的治疗难点在于其病情迁延、难以根治和药物治疗不易阻断肠上皮化生与非典型增生。而运用化瘀解毒法在辨病的基础上结合辨证论治治疗CAG能够有效控制患者的临床症状,积极地阻断或逆转肠上皮化生与非典型增生。中药不像抗生素那样单纯对Hp起抑杀作用,而是还有调动机体免疫功能,改善胃黏膜血流量,增强胃黏膜保护等而起对抗Hp及其致病因素的作用。从中西医结合的角度上来看,Hp感染是CAG的主要病机,中医方面可以将Hp作为广义邪气来认识,正气旺盛,则可防御、驱除之,反之Hp乘虚而入,并得以长期寄居。本病的发展也有一个逐步演化加重的病理过程,中医也应以整体恒动观观察分析其演变过程,即由虚→毒→瘀→虚。

　　故治疗关键在于化瘀解毒,兼以扶正。目前西医对慢性萎缩性胃炎的治疗主要采用保护胃黏膜、抗幽门螺杆菌、增强胃动力,以及止痛等对症治疗,此外缺乏有效的治疗手段。然而,事实上,采用抑杀Hp、促胃动力和胃黏膜保护等治疗,也不能完全解除症状和根治本病。慢性萎缩性胃炎一旦确诊,其胃黏膜的病理改变,就是胃黏膜腺体不同程度萎缩、消失,代之以幽门腺化生或肠腺化生,间质炎症浸润的改变是客观存在的。本病腺体萎缩是瘀阻胃络而使胃黏膜腺体血运障碍、营养匮乏的结果,需用丹参、芍药、当归、三棱、莪术、三七等药养血化瘀,以改善胃黏膜腺体血运障碍,积极阻止胃黏膜腺体萎缩以及促进腺体再生,以防止病情进一步发展。幽门腺化生或肠腺化生的改变乃热毒蕴结,故选用蒲公英、败酱草、金银花、白花蛇舌草、黄芩、黄连等清热解毒;间质炎症浸润则是湿毒之邪郁阻之象,则用薏苡仁、苍术、半夏等化湿解毒。对毒邪炽盛的慢性萎缩性胃炎(活动期),表现胃脘胀满,或疼痛,或灼热,嗳气,口干苦或黏,舌苔腻黄或白,脉数或细濡,或Hp阳性的患者,此阶段病情多湿热交阻,寒热错杂,可仿半夏泻心汤之法,根据湿热之轻重,决定化湿和清热的多寡。慢性萎缩胃炎的病程较长、缠绵难愈,而其"虚"是本病的发病和转归的根本内因,主要表现为阳气虚和阴血亏两个方面。阳气虚,则脾胃运化失职,故患者常见胃脘痞满,疼痛,嗳气,纳呆,舌苔白腻,脉虚弱,宜当在补益中气的基础上加行气和胃之药,如选黄芪建中汤加陈皮,厚朴,木香,佛手等。阴血亏,则胃络失养枯萎,故患者表现为胃脘灼痛,口干咽燥,大便干涩,舌红少苔,脉细数。宜当在滋阴养胃的基础上加清热和胃之品,如选沙参麦冬汤加浙贝母、法半夏、茯苓等。需强调的是,无论是补益中气还是滋阴养胃都宜轻淡,以防补而壅滞,滋而碍胃。

　　【张氏点评】对萎缩性胃炎提出毒邪学说,笔者以为凡是对机体有不利影响的因素,无论这种因素来源于外界还是来源于体内,均统称为毒邪。外来之毒除传染之毒外,尚包括不洁食物毒素,如黄曲霉素、亚硝酸盐、药物毒素、环境污染毒素以及致病微生物,如幽门螺杆菌等。内生之毒在长期七情内伤、饮食不节、劳逸失调及老年体弱的基础上形成,致脏腑功能紊乱,阴阳气血失调,蕴结不解而生浊毒瘀毒。包括机体一系列病理、生理、生化过程中的产物,如胆汁反流,炎症介质、新陈代谢毒素、致癌因子等。内外毒邪致病常相关联,外毒入侵致脏腑功能失调,气血运行阻碍,由此产生内生浊毒。浊毒损伤正气,又可招致外毒,内外相引蓄积胶结,共害胃体,耗伤气阴,内生燥热,进而气阴两亏,日久阴损及阳致阴阳两虚。故而化瘀解毒、扶脾养胃之法是治疗萎缩性胃炎的关键。

(章天寿)

《黄帝内经》"壮火食气"理论在临床的运用

《素问·阴阳应象大论》"壮火之气衰,少火之气壮,壮火食气,气食少火,壮火散气,少火生气",此段论述了火与气的关系,但对火与气的具体概念、内容未加阐明。然对于火的认识,《黄帝内经》中把火分为正邪两类,正气之火即为少火,少火又分为君火和相火,《素问·天元纪大论》云"君火以明,相火以位",《四圣心源》云"少阴君火""少阳相火"。后世明确君火是心之阳气,相火为肝、肾、胆、膀胱、心包、三焦之阳气,其中肾之阳气也称"命门火"或"龙火",肝之阳气称"雷火",君火与相火,一上一下,一君一相为常之态,君火过旺便是心火亢盛,相火过旺则相火妄动,心火亢盛和相火妄动都属于影响人体健康的"壮火"。

少火生气,壮火食气一指相火之常,一指相火之变,少火是元气生发之本,壮火则是元气耗伤之凶也。如张景岳认为少火为人体生理之火,壮火为人体病理之火。

马莳在《素问注证发微》从治疗角度认为"少火""壮火"为"此言凡物之气味有厚薄,而人身之气所由以盛衰也;气味太厚者火之壮也,用壮火之品,则吾人之气不能当之而反衰也,如乌、附之类。气味温和者火之少也,用少火之品,则吾人之气渐尔生旺,血亦旺也,如参、归之类,而气血渐旺是也"。把药食气味纯阳归于壮火,温和归于少火。

针对以上理论认识,张氏在临床辨识相火过旺,壮火食气时,采用少火之品,以调阴阳。

【案例】

陈海翎,女,37岁,2013年6月30日初诊。

[主诉] 月经不调,烦热数日。

[病史] 能食消瘦,月经量多,先期,有血块,伴五心烦热,巅头痤疮。

[检查] 苔黄厚腻,脉细弦。

[西医诊断] 月经不调。

[中医诊断] 月经先期。

[辨证] 相火过旺,壮火食气。

[治则] 滋阴降火。

[方药]

生地黄 20 g	山茱萸 20 g	山药 20 g	泽泻 15 g
丹皮 10 g	茯苓 15 g	知母 20 g	炒黄柏 10 g

炒白芍 15 g　　　　炒黄连 10 g　　　　地骨皮 20 g　　　　青蒿 15 g

14 剂。

【按】 壮火为病理之火,能伤人之气,人体阴阳平衡失调,阴虚阳亢,药物宜味薄清补,以收"壮水之主,以制阳光"之功,方用知柏地黄丸补益肝肾之阴,清虚火上炎,加用地骨皮、青蒿、黄连以增强清热之效。

【张氏点评】 从《黄帝内经》"壮火食气,气食少火"的理论分析临床病案,为理论联系实践。临证辨证用药的自如,全在中医基础理论知识的扎实,只有从中医理念出发去分析病机确立治法,选方用药,方不致误。

（周雪梅）

半夏泻心汤临证应用举隅

半夏泻心汤出自《伤寒论》,由半夏、干姜、黄连、黄芩、人参、大枣、甘草组成,是少阳证误下成痞所设方药,组方特点,辛开苦降以调气机升降,寒温并用以和阴阳,补泻兼施以平虚实,这个特点符合中焦脾胃气机升降的生理和临床病理表现,因此临床适用于脾胃虚弱、寒热错杂之证。

脾胃虚弱,运化失职则便溏乏力,因虚而致实则胃脘胀满痞闷,受纳腐熟水谷能力下降,甚至胃气上逆,嗳气,呃逆,呕恶,此表现为脾胃升降气机失职。脾胃虚弱,中阳不运,则恶寒冷痛,喜热食,纳运失职则食滞郁久化热,舌红苔腻,口干口苦,甚则口舌生疮,此表现为中焦寒热错杂。半夏泻心汤配伍精妙,临床应用广泛,心下痞,呕吐,下利,肠鸣是其主症,抓住主症,理解病机是该方运用的关键,不必拘泥于何种疾病,张氏临床运用此方治疗脾胃虚弱,寒热错杂之证,屡验屡效。

【案一】

余某,男,48 岁。2012 年 3 月 25 日初诊。

[主诉] 胃胀胃痛数月余。

[病史] 胃胀胃痛,得食则缓,嗳气。

[检查] 胃镜:反流性食管炎,胃多发性息肉。苔薄白,脉弦。

[西医诊断] 反流性食管炎。

[中医诊断] 胃脘痛,胃痞。

[辨证] 胃气虚弱上逆。

[治则] 和胃降逆。

[方药] 黄芪建中汤加减。

生黄芪 15 g　　　　桂枝 15 g　　　　炒白芍 20 g　　　　炙甘草 10 g

党参 20 g　　　　姜半夏 15 g　　　　炒黄连 10 g　　　　炒黄芩 10 g

干姜 15 g　　　　广木香 10 g　　　　炒苍术 15 g　　　　砂仁(后下)6 g

制厚朴 15 g

7 剂。

【按】患者胃脘胀痛,得食则缓,是由于胃气虚弱,气虚气滞甚则胃气上逆,方用黄芪建中汤温中补气,半夏泻心汤辛开苦降,降胃气,加木香、砂仁、苍术、厚朴健脾行气燥湿,诸药合用,则胀满痛嗳气之症大减。

【案二】

姚某,女,30 岁。2012 年 5 月 13 日初诊。

[主诉] 胃脘胀满嘈杂数月。

[病史] 胃脘胀满嘈杂,偶有隐痛,肠鸣,大便不成形,胃纳不昌,面色黯黄。

[检查] 胃镜:慢性浅表性胃炎(活动期)。舌黯淡,苔薄白,脉弦细。

[西医诊断] 慢性浅表性胃炎。

[中医诊断] 胃痞。

[辨证] 寒热错杂,中焦虚寒。

[治则] 辛开苦降,寒热并用。

[方药] 半夏泻心汤加减。

姜半夏 15 g	干姜 15 g	炒黄连 10 g	炒黄芩 10 g
党参 15 g	广木香 10 g	炒苍术 15 g	制厚朴 15 g
陈皮 10 g	生姜 10 g		

7 剂。

【按】患者慢性浅表性胃炎,症见胃脘胀满,嘈杂不舒,肠鸣,此乃寒热错杂,中焦虚寒,用半夏泻心汤辛开苦降,寒热并用,加木香、苍术、陈皮、制厚朴、生姜温中燥湿行气。

【案三】

韩某,女,62 岁。2013 年 9 月 8 日初诊。

[主诉] 胃痛数月。

[病史] 胃脘撑胀,两胁隐痛,嗳气,呕吐苦水,泛酸。

[检查] 苔黄厚腻,脉弦。

[西医诊断] 胆汁反流性胃炎。

[中医诊断] 胃脘痛。

[辨证] 肝气犯胃,湿热痰浊互结,胃气上逆。

[治则] 清热化浊,和胃降逆。

[方药] 半夏泻心汤加减。

姜半夏 20 g	干姜 15 g	炒黄芩 15 g	炒黄连 10 g
太子参 15 g	炒吴茱萸 4 g	制厚朴 15 g	炒枳实 10 g
柴胡 10 g	白芍 15 g	赤芍 15 g	广木香 10 g
生姜 15 g	草豆蔻 10 g		

7 剂。

二诊(2013 年 9 月 15 日)：药中病机,泛酸、嗳气、呕吐皆止,胃脘略胀,前方加炒苍术 10 g、石斛 15 g,14 剂。

【按】患者急躁易怒,胃胀呕吐,乃肝气犯胃,湿热中阻,胃气上逆,方用半夏泻心汤辛开苦降,调理中焦脾胃气机升降,厚朴、枳实、草豆蔻,木香行气燥湿,柴胡和解少阳,疏泄肝经郁热,吴茱萸降胃气止呕,二诊患者诉呕吐已减,胃气上逆逐步纠正,但舌苔厚腻,口苦口涩加苍术增强燥湿之力,麦冬、石斛养阴以防辛燥伤阴。

【案四】

董某,男,43 岁。2012 年 9 月 23 日初诊。

[主诉] 失眠半月余。

[病史] 失眠半月余,伴纳差。

[检查] 苔黄厚腻。

[西医诊断] 失眠。

[中医诊断] 不寐。

[辨证] 湿热中阻。

[治则] 清热安神。

[方药] 平胃散合半夏泻心汤。

炒苍术 15 g	制厚朴 15 g	陈皮 10 g	炙甘草 10 g
姜半夏 15 g	炒黄芩 15 g	炒黄连 10 g	太子参 20 g
干姜 15 g	生姜 10 g	草豆蔻 6 g	藿香(后下)10 g
浙贝母 15 g	石菖蒲 10 g		

7 剂。

二诊(2012 年 9 月 30 日)：失眠好转,每晚能睡 5～6 个小时,但睡眠较浅,梦多,苔薄黄腻,舌嫩红,前方加五味子 10 g、炒酸枣仁 30 g、川芎 10 g、茯神 30 g,7 剂。

三诊(2012 年 10 月 14 日)：睡眠已安,近日舌苔黄腻,前方加佩兰(后下)10 g、砂仁(后下)6 g,14 剂,以资巩固。

【按】胃不和则卧不安,患者失眠,湿浊中阻,气机升降失常,阴阳不能交泰,方用平胃散燥湿行气和胃,半夏泻心汤辛开苦降,寒热并用以调阴阳,诸药合用,失眠症状好转。

【张氏点评】半夏泻心汤的适应病机是寒热错杂,升降失常,虚实夹杂之中焦痞满,或呕或利,是辛开苦降、和解胃肠之良方。现代用于反流性食管炎、慢性胃炎、胃肠功能紊乱、结肠炎等多获良效。笔者用此方加威灵仙、浙贝母、麦门冬治疗食管炎;加蒲公英、甘松、制厚朴等治疗慢性胃炎;加木香、炒白芍、炒吴茱萸治疗结肠炎;加代赭石、旋覆花、广木香、郁金等治疗胆汁反流性胃炎均能获得满意效果。

(周雪梅)

浅谈痤疮辨治

一、从热辨治

痤疮是皮肤科常见疾病,是毛囊皮脂腺的慢性炎症,好发于颜面、胸背等皮脂腺分泌旺盛的部位,表现为黑头粉刺、丘疹、脓疱、结节、囊肿等损害。由于本病发病率高,易反复发作,影响容貌,给患者带来一定程度的心理压力。张氏治疗痤疮颇有疗效,现总结如下。

1. 肺胃蕴热 面居人体高位,与风性上行之性相关,又肺主皮毛,胃主受纳,腐熟水谷。因胃经起于颜面部而下行过胸,肺经起于中焦而上行过胸,且肺外合皮毛。久食肥甘辛辣使肺胃积热循经上蒸,上熏于面而成痤疮。如陈实功在《外科正宗》所述"又有好饮者,胃中糟粕之味熏蒸肺脏而成"。

【案一】

郑某,女,32 岁。2012 年 8 月 3 日初诊。

[主诉] 痤疮数月。

[病史] 颜面痤疮,色鲜红,有白脓头,伴鼻息气热,脱发,头皮痒,口渴。

[检查] 苔薄白,舌红。

[西医诊断] 痤疮。

[中医诊断] 粉刺。

[辨证] 肺胃郁火,血分热毒。

[治则] 清肺活血解毒。

[方药]

生地黄 20 g	当归 15 g	赤芍 15 g	丹皮 15 g
丹参 15 g	荆芥 10 g	防风 10 g	白芷 10 g
炙桑白皮 15 g	地骨皮 15 g	蒲公英 30 g	连翘 20 g
浙贝母 15 g	紫花地丁 20 g	龙葵 20 g	皂刺 15 g
草河车 15 g	焦大黄 10 g	炒苍术 15 g	炒黄芩 15 g
生甘草 10 g			

每日 1 剂,水煎服,连服 2 周。

【案二】

吴某,女,18 岁。2012 年 9 月 23 日初诊。

[主诉] 痤疮数月。

[病史] 颜面痤疮,肿疖高企,脓头多,伴便干,平素喜肉食、辛辣刺激食品。

[检查] 舌红苔黄。

[西医诊断] 痤疮。

[中医诊断] 粉刺。

[辨证] 胃肠积热。

[治则] 清泄胃肠积热。

[方药]

制厚朴 15 g	枳壳 15 g	焦大黄 10 g	玄明粉(冲)10 g
荆芥 10 g	防风 10 g	白芷 10 g	生地黄 20 g
丹皮 10 g	蒲公英 30 g	紫花地丁 20 g	龙葵 20 g
浙贝母 15 g	生甘草 10 g		

14 剂。

【案三】

李某,女,21 岁。2012 年 11 月 4 日初诊。

[主诉] 痤疮数月。

[病史] 颜面痤疮,色黯红,患者平素大便秘结,口微干。

[检查] 舌黯苔黄。

[西医诊断] 痤疮。

[中医诊断] 粉刺。

[辨证] 胃肠积滞。

[治则] 润肠通便,清泄肠腑。

[方药]

火麻仁 30 g	桃仁 10 g	红花 10 g	炒白芍 20 g
焦大黄 10 g	枳实 10 g	制厚朴 10 g	当归 15 g
生地黄 20 g	熟地黄 20 g	制何首乌 10 g	芦荟 0.2 g
莱菔子 20 g			

14 剂。

2. 肺经风热 《医宗金鉴·外科心法要诀》记述:"此证由于肺经血热而成。每发于面鼻,起碎疙瘩,形如黍屑,色赤肿痛,破出白汁,日久皆成白屑,形如黍米白屑。"明代陈实功在《外科正宗》谓:"粉刺属肺,总皆血热郁滞不散。"

【案四】

殷某,女,18 岁。2012 年 6 月 14 日初诊。

[主诉] 痤疮数月。

[病史] 颜面痤疮及背部痤疮,伴四肢皮肤瘙痒,口干作渴。

[检查] 苔薄白舌红,脉缓。

[西医诊断] 痤疮。

[中医诊断] 粉刺。

[辨证] 肺经风热。

[治则] 表里双解,祛风清湿热。

[方药] 防风通圣散。

防风 10 g	荆芥 10 g	焦大黄 6 g	炙麻黄 10 g
赤芍 15 g	连翘 15 g	生甘草 10 g	桔梗 15 g
川芎 10 g	当归 15 g	生地黄 20 g	生石膏(先)30 g
薄荷 10 g	炒黄芩 15 g	炒苍术 15 g	白鲜皮 20 g
浙贝母 15 g	蒲公英 30 g		

每日 1 剂,水煎服,连服 1 周。

二诊(2012 年 6 月 21 日):前方效著,加土茯苓 20 g,巩固 1 周。

三诊(2012 年 6 月 29 日):前方加白芷 15 g,原方巩固。

四诊(2012 年 7 月 27 日):诸症皆轻,原方加黑玄参 30 g、炙桑白皮 15 g、白蚤休 20 g,继续巩固。

二、从虚论治

1. 脾胃虚弱　七情内伤或饮食劳倦伤及脾胃,脾胃气虚;或因过用寒凉药物,克伐脾胃之气,而致脾气不升,则湿气不化,循阳明经而上熏于面,则面起痤疮。

【案一】

陈某,女,24 岁。2011 年 11 月 27 日初诊。

[主诉] 月经不调伴痤疮数月。

[病史] 月经 2 月一行,量少色暗淡,伴乏力,畏寒,伴痤疮时现。

[检查] 脉细弦,苔薄白。

[西医诊断] 痤疮。

[中医诊断] 粉刺。

[辨证] 冲任虚寒,气血亏虚。

[治则] 温补气血。

[方药]

生黄芪 30 g	生地黄 20 g	熟地黄 20 g	当归 15 g
川芎 15 g	赤芍 15 g	白芍 15 g	益母草 30 g
淫羊藿 15 g	巴戟天 15 g	荆芥 10 g	防风 10 g
蒲公英 30 g	制香附 10 g	郁金 10 g	

每日 1 剂,水煎服,连服 2 周。

二诊(2012 年 9 月 23 日):月经又 2 月未潮,量少色黯,畏寒肢冷,痤疮又起,仍为冲任虚寒,气血瘀阻,气寒血瘀蕴毒为患,宜前方加白芷 10 g,炙麻黄 8 g,每日 1 剂,水煎服,连用 2 周。

【案二】

杨某,女,22 岁。2012 年 10 月 7 日初诊。

[主诉] 痤疮伴痛经数月。

[病史] 颜面痤疮,伴痛经,畏寒,头晕。

[检查] 苔薄白,脉细。

[西医诊断] 痤疮。

[中医诊断] 粉刺。

[辨证] 寒凝血瘀。

[治则] 散寒活血化瘀。

[方药]

荆芥 10 g	防风 10 g	羌活 10 g	炒苍术 15 g
炒白术 15 g	白芷 10 g	天花粉 15 g	当归 15 g
赤芍 15 g	白芍 15 g	炮姜 15 g	炒小茴香 20 g
桃仁 10 g	红花 10 g	桂枝 20 g	炒蒲黄(包)15 g
浙贝母 15 g	蒲公英 30 g		

每日 1 剂,水煎服,连服 2 周。

二诊(2012 年 10 月 21 日):痤疮、痛经皆轻,前方去炮姜,加连翘 15 g,巩固 2 周。

【案三】

杨某,女,21 岁。2013 年 3 月 17 日初诊。

[主诉] 痤疮伴泄泻数月。

[病史] 痤疮,胃脘不适,时有泄泻,伴畏寒肢倦。

[检查] 苔薄白,脉细弱。

[西医诊断] 痤疮。

[中医诊断] 粉刺。

[辨证] 脾胃虚弱,血分瘀毒。

[治则] 健脾利湿,泄热化瘀。

[方药]

党参 15 g	炒苍术 15 g	炒白术 15 g	茯苓 15 g
炙甘草 10 g	干姜 15 g	广木香 10 g	荆芥 10 g
防风 10 g	白芷 10 g	紫花地丁 20 g	炒黄连 10 g
炒黄芩 10 g			

每日 1 剂,水煎服,连用 1 周。

2. 肺肾阴虚 素体肾阴不足,冲任失调,天癸相火过旺,致肺胃血热上熏面部亦为发病的重要原因。此型以阴虚火旺为发病之本,肺胃血热为发病之标。

【案四】

潘某,女,40 岁。2012 年 7 月 29 日初诊。

[主诉] 痤疮伴腰酸数月。

[病史] 腰酸乏力,颜面痤疮,小便不畅。

[检查] 苔薄黄,脉弦。

[西医诊断] 痤疮。

[中医诊断] 粉刺。

[辨证] 肾阴不足,湿热瘀毒,气化不利。

[治则] 滋补肾阴,泄热活血。

[方药]

生地黄 15 g	山茱萸 15 g	山药 20 g	泽泻 15 g
丹皮 15 g	丹参 15 g	茯苓 15 g	炒苍术 15 g
炒黄柏 15 g	车前子(包)30 g	土茯苓 30 g	蒲公英 30 g
连翘 20 g	浙贝母 15 g	白蚤休 15 g	

每日 1 剂,水煎服,连用 2 周。

【案五】

陈某,男,27 岁。2012 年 11 月 4 日初诊。

[主诉] 痤疮伴盗汗数月。

[病史] 颜面痤疮,盗汗,乏力。

[检查] 苔薄白,舌嫩,脉细弱。

[西医诊断] 痤疮。

[中医诊断] 粉刺。

[辨证] 阴虚内热蕴毒。

[治则] 滋阴清热解毒。

[方药] 当归六黄汤。

生地黄 20 g	熟地黄 20 g	生黄芪 30 g	炒黄柏 15 g
炒黄芩 15 g	炒黄连 10 g	当归 15 g	炙甘草 10 g
连翘 20 g	蒲公英 30 g	紫花地丁 20 g	龙骨(先煎)30 g
淮小麦 30 g	知母 20 g	牡蛎(先煎)30 g	

每日 1 剂,水煎服,连服 2 周。

二诊(2012 年 11 月 18 日):药后显效,痤疮几无新起,前方加荆芥 10 g、防风 10 g、天花粉 15 g、浙贝母 15 g、白芷 15 g,继服 2 周。

三诊(2012 年 12 月 2 日):痤疮基本消退,原方巩固 1 周。

张氏辨治痤疮已不仅仅局限于传统的风热、肺热和血热,更着手从肝、心、肾、脾论治及湿热、血瘀、气滞、痰凝、热毒、阴虚、冲任失调等观点。这不仅补充和完善了中医对痤疮病因病机的认识,也充实了中医对痤疮的辨证分型,对临床治疗有重要的指导意义。

三、从郁论治

1. 肝气郁结 《素问·生气通天论》谓:"郁乃痤。"青年时期生长发育如木之升发,喜条达而恶抑郁,故情志易动,肝气冲激,郁则气滞,怒则伤肝,"气有余便是火",气郁化火,气血上冲,郁结于肌肤而产生痤疮诸证。

【案一】

李某,女,22 岁。2012 年 9 月 23 日初诊。

[主诉] 痤疮数月。

[病史] 痤疮伴乳腺增生,白带量多。

[检查] 苔薄黄,脉细弦。

[西医诊断] 痤疮。

[中医诊断] 粉刺。

[辨证] 痰郁气血不畅。

[治则] 疏肝理气,活血行血。

[方药]

黑玄参 20 g	浙贝母 15 g	夏枯草 30 g	制香附 15 g
郁金 10 g	当归 15 g	赤芍 15 g	白芍 15 g
蒲公英 30 g	紫花地丁 20 g	龙葵 20 g	连翘 20 g
天花粉 20 g	白芷 10 g	柴胡 10 g	淫羊藿 20 g

每日 1 剂,水煎服,连服 2 周。

2. 气滞血瘀　外邪入侵或肺经风热,邪毒凝滞,阻塞毛窍,或因病久气血凝集,宣肃失常,致气血壅滞,气滞血瘀。

【案二】

蔡某,女,25 岁。2013 年 2 月 24 日初诊。

[主诉] 痤疮数月。

[病史] 周身汗毛孔粗糙,角化,伴前胸后背痤疮。

[检查] 舌黯苔干。

[西医诊断] 痤疮。

[中医诊断] 粉刺。

[辨证] 瘀毒为患,气血瘀滞。

[治则] 活血解毒。

[方药]

黑玄参 20 g	生地黄 20 g	当归 15 g	赤芍 15 g
丹皮 15 g	浙贝母 15 g	虎杖 15 g	蒲公英 30 g
连翘 20 g	荆芥 10 g	防风 10 g	制何首乌 10 g
白芷 10 g	生甘草 10 g		

每日 1 剂,水煎服,连服 3 周。

【案三】

王某,女,27 岁。2013 年 3 月 10 日初诊。

[主诉] 痤疮 5～6 年。

[病史] 痤疮 5～6 年,痘印、瘢痕较多,伴便干、口渴。

[检查] 舌黯红。

[西医诊断] 痤疮。

[中医诊断] 粉刺。

[辨证] 热毒瘀阻。

[治则] 泄郁热,散瘀毒。

[方药]

荆芥 10 g	防风 10 g	白芷 10 g	生地黄 30 g
焦大黄 10 g	浙贝母 15 g	蒲公英 30 g	连翘 20 g
龙葵 20 g	紫花地丁 20 g	炒苍术 10 g	枳实 10 g
炒黄连 10 g	炒牛蒡子 15 g	黑玄参 20 g	

每日 1 剂,水煎服,连服 3 周。

3. 痰瘀互结 痤疮患者大多病程较长,反复发作,迁延不愈,久病多瘀。或因病久脾失健运,水湿停聚为痰;或因肺胃积热,久蕴不解,蒸湿生痰,痰与血搏结,痰瘀互结聚积于面则形成各种难治性痤疮内阻而发于面部,且皮损多表现为结节。

【案四】

徐某,女,45 岁。2012 年 11 月 11 日初诊。

[主诉] 痤疮数年。

[病史] 年轻时面部痤疮至今,时轻时重。

[检查] 苔黄厚腻,脉弦。

[西医诊断] 痤疮。

[中医诊断] 粉刺。

[辨证] 血分瘀热蕴毒。

[治则] 活血化瘀,清热化痰。

[方药]

生地黄 20 g	当归 15 g	女贞子 30 g	墨旱莲 20 g
赤芍 15 g	白芍 15 g	丹皮 10 g	荆芥 10 g
防风 10 g	白芷 10 g	蒲公英 30 g	紫花地丁 20 g
龙葵 20 g	连翘 20 g	浙贝母 15 g	生甘草 10 g

每日 1 剂,水煎服,连用 2 周。

【张氏点评】痤疮现在临床多见,由饮食不节,辛辣刺激,工作压力,生活压力过大,心肺积热所致者多。临床上肺经郁火,血分积热。古人对粉刺主张用枇杷清肺饮(人参、枇杷叶、甘草、黄连、黄柏、桑皮),目前已经远远不能应付临床上的痤疮了。笔者认为疏风散热的风药应首选荆芥、防风、白芷等,清热凉血的药跟上如生地黄、赤芍、丹皮之属,清热解毒的首选不能少,如蒲公英、紫花地丁、龙葵、连翘等,再随证辨清虚实加以补虚化湿引经之品,总之应灵活,要辨证。

(周雪梅)

几种罕用中药的功效应用

中药资源非常丰富,在临证跟师学习过程中偶然见到张氏使用的一些罕见中药,现枚举如下。

一、干蟾皮

干蟾皮为蟾蜍科动物中华大蟾蜍或黑框蟾蜍的干燥表皮,最早记载于《本草逢原》。蟾蜍去蟾酥,去内脏后晒干之物。经方入药目的多以毒攻毒。西医学研究表明,蟾蜍皮存在多种化学成分,主要制剂为华蟾素注射液,目前对其化学成分中的活性机制探讨不多,很多作用机制尚不明确,临床运用于小儿疳积、慢性气管炎、咽喉肿痛、痈肿疔毒等病证。近年来,用于多种癌肿或配合化疗、放疗,不仅能提高疗效,还能减轻不良反应,改善血象。

【案一】

邓某,女,63 岁。2012 年 5 月 27 日初诊。肺积重症,肺癌,刻下气短,干咳,消瘦,干蟾皮 20 g 入方中。

【案二】

黄某,男,65 岁,2013 年 10 月 6 日初诊。胃镜:十二指肠黏膜隆起性质待定,病理:组织固有腺体增生伴息肉样增生,干蟾皮 10 g 入药。

二、猫爪草

猫爪草为毛茛科小毛茛的块根,甘、辛,微温,归肝、肺经,化痰散结,消肿解毒,主治瘰疬痰核疔疮,虫蛇咬伤,偏头疼,疟疾,牙痛。文献记载,猫爪草是 20 世纪 50 年代河南信阳地区最新发现的一种草药,据其根形及能治疗鼠疮的特点命名为猫爪草,对其药理,民间主要用于治疗颈淋巴结,腮腺炎。目前随着临床应用范围的扩大,有了大面积的种植。猫爪草的有效成分不是十分明确,目前临床用于治疗淋巴结核、肺结核、肿瘤,尤其是近年来其良好的抗肿瘤的作用倍受关注。

【案一】

鲁某,男,45 岁。2012 年 2 月 12 日初诊。肺癌脑转移,猫爪草 20 g 入药。

【案二】

李某,女,20 岁。2012 年 1 月 14 日初诊。左侧腮腺囊性癌术后,刻下右肺中下叶多个结节及斑点阴影,猫爪草 20 g 入方中,经 9 个月多次复诊,始终扶正与祛邪治疗。

三、蛇六谷

蛇六谷又名魔芋,其性味辛温,具有化痰散结、化瘀消肿的功效,为治疗肿瘤的特色药材之一,其临床用途广泛,除抗肿瘤之外,还可调血脂、降血糖、预防动脉粥样硬化和抗衰老、减肥。

【案一】

靳某,男,62岁。2012年2月10日初诊。肝右叶癌及两肺转移,刻下化疗加中药,蛇六谷30g入方中。

【案二】

刘某,女,69岁。2012年3月11日初诊。胃癌术后,宜养胃和中,化瘀解毒,蛇六谷15g入方中。

（周雪梅）

失眠病证辨治

失眠又称"不得卧""不得眠""目不暝",是由于多种原因而致心神失养或不安,经常不能获得正常睡眠为特征的一类病证。是临床一类常见、易反复、难纠正的病证。师从张氏门诊1月,其中张氏诊治失眠患者数十例,屡治屡效。现总结张氏治疗失眠的部分典型案例。

【案一】

董某,男,42岁。2012年9月23日初诊。

[主诉] 失眠纳差半月。

[病史] 失眠纳差半月,面色晦暗,脘腹胀满。

[检查] 舌红苔黄厚腻,脉滑。

[西医诊断] 失眠。

[中医诊断] 不寐。

[辨证] 湿浊中阻,胃气不降。

[治则] 燥湿运脾,行气和胃,化湿除痞。

[方药] 平胃散合半夏泻心汤加减。

炒苍术15g	制厚朴15g	陈皮10g	炙甘草10g
姜半夏15g	炒黄芩15g	炒黄连10g	太子参20g
干姜15g	生姜10g	草豆蔻10g	藿香(后下)10g
浙贝母15g	石菖蒲10g		

7剂,每日1剂,水煎服。

二诊(2012年9月30日):自觉失眠症大减,食欲好转,查舌苔厚腻之象已减,方中加五味子10g、炒酸枣仁30g、川芎10g,酸甘化阴,养心安神。再进7剂。

【按】《素问·逆调论》曰"胃不和则卧不安",或因伤食积滞或因肝气犯胃而致胃失和降,中焦转枢不利,影响阴阳交合造成失眠。此类失眠患者临床常见脘腹胀闷,嗳气吞酸,食少纳差,或恶心、呕吐、胃脘嘈杂等不适,可见舌淡苔厚腻,脉滑,方选平胃散合半夏泻心汤加减。平胃散燥湿运脾、行气和胃,半夏泻心汤合藿香、草豆蔻、浙贝母、石菖蒲辛开苦降、化湿除痞,诸药合用胃气和则神自安。

【案二】

余某,男,43 岁。2012 年 9 月 23 日初诊。

[主诉] 失眠数月。

[病史] 失眠,易激动,午休后心慌、烦躁,平素工作压力较大。

[检查] 舌红苔薄黄,脉弦。

[西医诊断] 失眠。

[中医诊断] 不寐。

[辨证] 痰火内郁,扰动心神。

[治则] 理气化痰,通阳镇惊,养阴安神。

[方药] 温胆汤合桂甘龙牡汤加减。

清半夏 15 g	茯苓 20 g	茯神 20 g	陈皮 10 g
炙甘草 10 g	竹茹 10 g	枳实 10 g	桂枝 15 g
酸枣仁 30 g	五味子 10 g	炒白芍 15 g	煅龙骨(先煎)30 g
炙远志 10 g	柏子仁 10 g	丹参 20 g	煅牡蛎(先煎)30 g
生地黄 15 g			

7 剂,每日 1 剂,水煎服。

二诊(2012 年 9 月 30 日):失眠症减轻,加合欢皮 30 g、夜交藤 30 g,继服,以巩固疗效。

【按】《景岳全书》曰:"痰火扰乱,心神不安,思虑过伤。火炽痰郁而致不寐者多矣。"痰热、痰湿是导致失眠的常见病理产物,痰之为病,随气上下,无处不到,每因脾不健运,嗜食肥甘,聚湿酿痰,痰蕴化而为热,或热邪侵袭入里,灼津烁液,凝结为痰,胆受痰扰,胆怯易惊,扰动心神而致。方选温胆汤理气化痰、清胆除烦,桂甘龙牡汤通阳镇惊,合酸枣仁、远志、柏子仁、五味子、白芍、生地黄等以养阴安神。

【案三】

胡某,女,49 岁。2012 年 10 月 7 日初诊。

[主诉] 失眠数月。

[病史] 失眠,多梦,易醒。

[检查] 舌淡红,苔薄白,脉细涩。

[西医诊断] 失眠。

[中医诊断] 不寐。

[辨证] 阴血亏虚。

[治则] 养阴血,安心神。

[方药] 酸枣仁汤加减。

柏子仁 15 g	麦冬 15 g	生地黄 10 g	当归 15 g
桃仁 10 g	红花 10 g	五味子 10 g	茯神 30 g
熟地黄 15 g	赤芍 15 g	党参 15 g	珍珠母(先煎)40 g

| 桔梗 8 g | 广木香 8 g | 炒白术 10 g | 生龙齿(先煎)30 g |

酸枣仁(打碎)30 g

7 剂,每日 1 剂,水煎服。

二诊(2012 年 10 月 14 日):效著,继服 7 剂巩固疗效。

【按】《灵枢·营卫生会》曰:"老者之气血衰,其肌肉枯,气道涩,五藏之气相搏,其营气衰少,而卫气内伐,故昼不精,夜不瞑。"此女患者年七七四十九,其不夜瞑者,是因其营阴衰少,卫阳内伐,阴阳不交,日间阳气不足故无精神,夜间阳不能入阴故不瞑。《金匮要略》言:"虚劳虚烦不得眠,酸枣仁汤主之。"治宜酸枣仁汤加减,以酸收为主,辅以甘缓。

【案四】

李某,女,30 岁。2012 年 9 月 30 日初诊。

[主诉] 失眠数月。

[病史] 失眠乏力,头痛,畏寒肢冷,月经量少。

[检查] 苔薄白,脉细无力。

[西医诊断] 失眠。

[中医诊断] 不寐。

[辨证] 气血亏虚。

[治则] 补益气血,养心安神。

[方药] 归脾汤合桂甘龙牡汤加减。

红参 10 g	炒白术 15 g	生黄芪 20 g	当归 15 g
炙甘草 10 g	茯神 30 g	炙远志 10 g	炒酸枣仁 30 g
广木香 10 g	桂枝 15 g	炒白芍 15 g	生龙骨(先煎)30 g
川芎 15 g	熟地黄 15 g	五味子 10 g	生牡蛎(先煎)30 g

每日 1 剂,水煎服,连服 7 剂。

【按】张景岳在《景岳全书》中认为失眠"有邪者多实证,无邪者多虚证",无邪是指:"思虑劳倦惊恐忧思,及别无所累而常多不寐者,总属真阴精血之不足,阴阳不交,而神有不安其室耳!"失眠的病机,无论有邪、无邪,均可以"寐本乎阴,神其主也,神安则寐,神不安则不寐"。思虑过度,暗耗心血或因工作、生活原因长期焦虑,或慢病大病,使气血亏虚,血不养心,心神失倚,而致失眠。治宜益气养血,补心安神,方选归脾汤益气养阴,安神宁志,加桂甘龙牡汤通阳镇静。

【张氏点评】最早治疗失眠的方剂应是《灵枢·邪客》所记载的半夏秫米汤,其次是仲景的黄连阿胶鸡子黄汤及酸枣仁汤,后世《济生方》的归脾汤,《世医得效方》的天王补心丹,《医方集解》的交泰丸,以及《千金方》的温胆汤,《医学心悟》的安神定志丸均可随证选用。《得宜本草》记载炒酸枣仁配乳香治疗失眠,笔者试于临床常获良效,炒酸枣仁配五味子亦是治疗肝虚心神失养失眠的有效药对。

(周雪梅)

辨证论治过敏性鼻炎

过敏性鼻炎是临床常见病,是鼻黏膜反应性增高,对某些变应原敏感而出现的以鼻黏膜病变为主的变态反应性疾病,属于中医"鼻鼽"范畴。早在数千年前就有关于这方面的记载。《礼记》中就有"季秋行夏令……民多鼽嚏"的记载;《素问·五常政大论》曰:"从革之纪,是谓折收……其病嚏、咳、鼽、衄。"

本病的发生,内因多与脏腑功能失调及个人禀赋体质有关,外因多由气候(风、寒、热、燥)等邪气侵袭鼻窍所致。脏腑功能失调与肺、脾、肾三脏虚损有关,其病主要在肺,其本在脾肾。常见证型如下。

一、肺气虚型

临床表现主要为阵发性鼻痒,喷嚏,流清涕,早晚易发,遇风(寒)即作,怕冷,易感冒,面色淡白,气短,咳嗽痰稀,鼻黏膜苍白水肿,舌质淡,苔白,脉细。治疗用温肺散寒法。常用方剂如小青龙汤、桂枝汤、玉屏风汤等。

二、脾气虚型

临床表现主要为阵发性鼻痒,喷嚏,流清涕,鼻塞、鼻酸胀较重,四肢乏力,头昏头重,饮食不香,大便偏稀,鼻黏膜肿胀明显,苍白或灰黯,舌质淡胖边有齿印,苔白或腻,脉细或弱。治疗用益气健脾法,常用方剂如补中益气汤、参苓白术汤等。

三、肾阳亏虚型

临床表现主要为阵发性鼻痒,喷嚏频作,连连不已,鼻流清涕,量多如注,形寒怕冷,腰酸腿软,小便清长,夜尿频,舌淡胖,苔白,脉沉细。治疗用温阳补肾法。常用药有辛夷、苍耳子、白芷、细辛等。

【案一】

刘某,男,16岁。2012年11月20日初诊。

[主诉] 晨起喷嚏数日。

[病史] 既往过敏性鼻炎,近日受寒风病发,刻下畏寒,晨起喷嚏频频。

[检查] 舌红苔薄白。

[西医诊断] 过敏性鼻炎。

[中医诊断] 鼻鼽。

[辨证] 风邪犯肺。

[治则] 疏风宣肺。

[方药]

炙麻黄 10 g	杏仁 10 g	炙甘草 10 g	辛夷 10 g
苍耳子 10 g	细辛 3 g	白芷 10 g	白茅根 30 g

南沙参 30 g　　　　炒黄芩 15 g　　　　生地黄 20 g　　　　仙鹤草 30 g

每日 1 剂,水煎服,连服 2 周。

二诊(2012 年 12 月 4 日):前方效著,加鹅不食草 30 g,继服 14 日。

三诊(2012 年 12 月 18 日):诸症皆轻,原方继服 14 日。

【案二】

潘某,女,42 岁。2012 年 11 月 2 日初诊。

[主诉] 鼻塞、喷嚏数日。

[病史] 幼稚天哮,刻下鼻塞喷嚏,清涕连连,哮喘时发,怕冷。

[检查] 苔白脉缓。

[西医诊断] 过敏性鼻炎。

[中医诊断] 鼻鼽。

[辨证] 肺肾两虚,风痰内郁。

[治则] 温补肺肾,疏风化痰。

[方药]

生黄芪 30 g　　　　当归 15 g　　　　熟地黄 20 g　　　　淫羊藿 20 g

炙麻黄 10 g　　　　干姜 10 g　　　　桂枝 15 g　　　　炒白芍 15 g

炙甘草 10 g　　　　细辛 3 g　　　　姜半夏 10 g　　　　五味子 10 g

制乌梅 20 g　　　　地龙 20 g　　　　巴戟天 15 g　　　　制厚朴 15 g

杏仁 10 g

每日 1 剂,水煎服,连服 2 周。

二诊(2012 年 11 月 15 日):前方效著,原方加锁阳 10 g、葫芦巴 10 g,巩固 1 个月。

三诊(2012 年 12 月 19 日):前方效著,但过敏性鼻炎仍偶有复发,前方加辛夷10 g,巩固 1 个月。

【案三】

程某,男,14 岁。2012 年 11 月 25 日初诊。

[主诉] 鼻塞、喷嚏数日。

[病史] 原罹过敏性鼻炎,刻下鼻塞干咳,鼻流清涕,遇冷喷嚏连连。

[检查] 苔薄白,脉滑。

[西医诊断] 过敏性鼻炎。

[中医诊断] 鼻鼽。

[辨证] 肺卫气虚,肺窍不利。

[治则] 益气宣肺,疏风通窍。

[方药]

生黄芪 30 g　　　　防风 10 g　　　　炒白术 15 g　　　　淫羊藿 20 g

辛夷 10 g　　　　苍耳子 10 g　　　　细辛 3 g　　　　白芷 10 g

炙麻黄 10 g　　　　北沙参 15 g　　　　桂枝 15 g　　　　炙甘草 15 g

杏仁 10 g　　　　　炒黄芩 15 g　　　　生姜 10 g　　　　大枣 7 枚

每日 1 剂,水煎服,连服 1 周。

二诊(2012 年 12 月 2 日):前方效著,继服 1 周。

【案四】

申某,女,27 岁。2012 年 12 月 30 日初诊。

[主诉]鼻塞流清涕半月。

[病史]原罹过敏性鼻炎,半月前胚停人流,症见自汗,畏寒,盗汗,鼻塞流清涕,头痛喷嚏。

[检查]苔薄白,舌嫩。

[西医诊断]过敏性鼻炎。

[中医诊断]鼻鼽。

[辨证]卫阳不足,气血双亏。

[治则]补气血,通鼻窍。

[方药]

炙黄芪 30 g　　　　桂枝 20 g　　　　炒白芍 20 g　　　　炙甘草 10 g

红参 10 g　　　　　熟地黄 20 g　　　当归 15 g　　　　煅龙骨(先煎)30 g

淫羊藿 20 g　　　　辛夷 10 g　　　　炒苍耳子 10 g　　　煅牡蛎(先煎)30 g

细辛 3 g　　　　　川芎 10 g　　　　生姜 10 g　　　　大枣 7 枚

白芷 10 g

每日 1 剂,水煎服,连服 2 周。

二诊(2013 年 1 月 20 日):服中药效著,以补益脾肺,疏风通窍为法,拟方如下。

炙黄芪 30 g　　　　防风 10 g　　　　炒白术 15 g　　　　当归 15 g

桂枝 15 g　　　　　炒白芍 15 g　　　炙甘草 10 g　　　　炙麻黄 10 g

辛夷 10 g　　　　　炒苍耳子 10 g　　白芷 10 g　　　　　细辛 3 g

熟地黄 20 g　　　　红参 10 g　　　　淫羊藿 20 g　　　　炙甘草 10 g

生姜 10 g　　　　　大枣 7 枚　　　　枸杞子 30 g

每日 1 剂,水煎服,巩固 3 周。

【案五】

戴某,男,26 岁。2012 年 11 月 2 日初诊。

[主诉]过敏性鼻炎 5 年余。

[病史]易感冒,性欲减退,时有早泄。

[检查]苔薄白,脉细弱。

[西医诊断]过敏性鼻炎。

[中医诊断]鼻鼽。

[辨证]肺肾阳虚。

[治则]补益肺脾肾,宣肺通窍。

[方药]

炙黄芪 30 g	防风 10 g	炒白术 15 g	红参 10 g
炙麻黄 10 g	辛夷 10 g	炒苍耳子 10 g	白芷 10 g
淫羊藿 20 g	巴戟天 15 g	锁阳 15 g	菟丝子 30 g
土茯苓 30 g	五味子 10 g	枸杞子 30 g	车前子(包)30 g
女贞子 30 g			

每日 1 剂,水煎服,连服 2 周。

【张氏点评】鼻为肺窍,职司呼吸,又因阳明之脉交于额,循鼻旁,故该病以肺胃两经为主。属外因的以感受风寒风热之邪(过敏原),属内因的应分虚实两端,虚则为正气亏虚,肺气不足,肺脾肾三脏阳气亏弱,实则为湿热炽火上熏,故在治疗过敏性鼻炎方面应详辨之,分型辨治,方出疗效。

(周雪梅)

辨治下焦湿热之验案

下焦湿热证可见于临床多种疾病,如前列腺炎、尿路感染、盆腔炎等,中医辨证论治,病证结合,张氏针对不同疾病的下焦湿热,以清热化湿为主,但随着病的不同,药物选用也有着差别。

一、前列腺炎

【案例】

张某,男,60 岁。2012 年 3 月 9 日初诊。

[主诉] 夜尿多数日。

[病史] 夜尿多,平素起夜 4～5 次甚至更多,解尿不畅,灼热。

[检查] 苔黄厚腻。

[西医诊断] 前列腺炎。

[中医诊断] 精浊。

[辨证] 下焦湿热。

[治则] 清利湿热。

[方药] 肾气丸合八正散加减。

生地黄 20 g	熟地黄 20 g	山药 30 g	瞿麦 30 g
皂刺 20 g	王不留行 30 g	炒栀子 15 g	肉桂 6 g
炒黄柏 20 g	炒苍术 15 g	苦参 15 g	土茯苓 30 g
红藤 30 g	乌药 10 g	泽泻 15 g	滑石(包)20 g
马鞭草 20 g	路路通 10 g	连翘 20 g	车前子(包)30 g
益智仁 10 g			

14 剂。

二诊(2012 年 5 月 27 日)：前方效著,夜尿已少,仅起夜 1～2 次,灼热亦除,加黑玄参 20 g、天麻 15 g,14 剂。

【按】患者老年男性,尿不畅,灼热,夜尿多,肾气不足,湿热留滞,以清热利湿通淋,方用肾气丸合八正散加减,生地黄、熟地黄、山药、益智仁、肉桂温肾、马鞭草、路路通、瞿麦、车前子、滑石清热利水通淋,栀子泻三焦之火,黄柏、苍术、苦参、土茯苓清热燥湿,皂刺、王不留行化瘀消肿,乌药温肾止痛,诸药合用清热利湿,温肾通淋。

二、尿路感染

【案例】

贾某,男,36 岁。2012 年 8 月 2 日初诊。

[主诉] 血尿 5 日。

[病史] 血尿 5 日,小便频数,涩痛。

[检查] 小便常规潜血(＋＋＋),蛋白(＋＋),红细胞 18.74×10^{12}/L,尿素氮 7.84 mmol/L,苔黄,脉滑。

[西医诊断] 尿路感染。

[中医诊断] 血淋。

[辨证] 下焦湿热伤及血络。

[治则] 清热祛湿活血。

[方药] 八正散加减。

生地黄 20 g	瞿麦 15 g	萹蓄 15 g	木通 6 g
车前草 30 g	生甘草 10 g	炒栀子 15 g	炒苍术 15 g
炒黄柏 15 g	白茅根 30 g	大蓟 20 g	小蓟 20 g
广木香 10 g	炒黄连 10 g	滑石(包)20 g	

10 剂,水煎服,日服 3 次。

【按】患者急性尿路感染,小便赤涩疼痛,血尿,以清热利湿止血,方用八正散加减,木通、车前子、瞿麦、白茅根、萹蓄通淋利水,栀子、黄连、黄柏、苍术清热利湿,大蓟、小蓟凉血止血,本案虽湿热为患,但热重于湿,热伤血络,故清热之品重于利湿之药。

三、妇科炎症

【案例】

戴玉凤,女,33 岁。2012 年 9 月 9 日初诊。

[主诉] 经期推后数日。

[病史] 经期后推,经期恶寒发热,伴白带色黄,有异味,咽中有黄痰,经期胃痛,易怒目胀。

[检查] 苔薄白。

[西医诊断] 盆腔炎。

[中医诊断] 带下。

[辨证] 肝胃郁火,下焦湿热。

[治则] 清热利湿。

[方药] 丹栀逍遥散合完带汤加减。

柴胡 10 g	枳实 10 g	炒白芍 15 g	生甘草 10 g
当归 15 g	炒苍术 15 g	炒栀子 15 g	丹皮 10 g
浙贝母 15 g	益母草 15 g	白芷 15 g	车前子(包)30 g
荆芥 10 g	制香附 15 g	红藤 30 g	土茯苓 30 g
炒黄柏 10 g	败酱草 30 g		

14 剂。

三白胃痛散每次 6 g,每日 3 次,冲服。胃安冲剂每次 6 g,每日 3 次,冲服。

【按】患者经期推后,行经胃痛,恶寒发热,平素带下色黄异味,咳吐黄痰,情绪急躁,为肝郁化火,气滞湿阻,郁于下焦,以清肝泻火,健脾渗湿止带,方用丹栀逍遥散合完带汤加减。丹栀逍遥散清肝火健脾气,配香附理气,当归、益母草养血,苍术、车前子、白芷、黄柏、败酱草燥湿止带。

纵观 3 例下焦湿热证,病证结合,准确掌握病机。肾虚下焦湿热证多见于老年前列腺炎患者,由于肾气不足,命门火衰,阳气式微则湿聚,聚久则郁而化火,因此虚实夹杂。此类患者用肾气丸,肉桂、附子引火归元,再结合清热利湿通淋,寒热并用。急性尿路感染下焦湿热多为实证,辨证时掌握湿重还是热重,并常热盛伤络则尿血,因此清热重于利湿。妇科带下病下焦湿热证常为肝经湿热下注而成,不仅伴有带下色黄,外阴瘙痒,月经不调,甚则面生黄褐斑,急躁易怒等,女子以肝为先天,治疗时清热利湿之时强调疏肝理气养血。

【张氏点评】下焦湿热是湿热蕴结,流注下焦,其范畴甚广。痛风之痹病,前列腺炎之淋浊,妇科之带下等,病因病机总为湿与热结,有碍气机。前列腺炎老年患者多属肾气亏虚,夹湿热瘀浊,青壮年患者下焦湿热实证偏多,慢性盆腔炎腹痛带下黄白,黏稠污浊,以及湿热下注膀胱之尿频、尿急、尿痛等,病种有别,病机则一,在清热利湿的同时各有侧重,加入相应之引经药则可。

(周雪梅)

张氏临床诊疗特色

张氏是国家名老中医,年近古稀,仍 1 周坚持 8 次门诊,且门诊患者人数众多,患者每于凌晨挂号排队等待,为保证高质量诊察排队等候多时的患者,经常要延迟下班,在临证过程中,思想高度集中,不得稍有分神,同时也反映了张氏娴熟、高超、精湛的中医四诊技术和辨证遣方能力,现将张氏临床诊疗的特色简介如下。

一、重视四诊合参，问诊简繁有度

张氏在长期的中医临床实践中，总结了娴熟的四诊能力。患者落座后的神色形态一目即觉，了然于心，待患者坐定后，诊脉问病，其声气便知梗概。中医患者的特点往往是病程长，病情复杂，症状繁多，患者口述时纷繁复杂，千头万绪，这时张氏简单提示此次就诊的最主要原因，根据患者诉说的最主要的痛苦和不适继续询问与其相关的症状，如胃脘胀痛常要明确畏寒与否，嘈杂与否，进一步确定胃脘胀痛的寒热虚实性质；再如女性痛经常需进一步明确经血是否有血块，量的多少，色的淡紫，少腹喜暖与否以辨寒热虚实，尤其重视患者不经意陈述中的重点疑点。如患者鲁某，女，27 岁，诉产后 9 个月，哺乳期自汗甚，五心烦热，但进一步询问虽有自汗，但怕热，伴口苦，苔白腻，此营血失调，湿热内蕴，并不是产后自汗多见的气血不足、阴虚内热之证。

二、重视病证结合，强调辨证论治

辨证论治是中医的精髓，是临床取得疗效的关键，临床诊疗从病、证、症三者入手，以病为纲，病证结合。辨证准确，施治得当是提高疗效的保证，一方多病、一病多方的核心就是辨证，"凡欲治病，先察其源，候其病机"，然而如果不以病为纲，一味辨证论治，也会陷入盲人摸象的局限狭隘之中。传统中医的望闻问切虽然体现了整体观和宏观的特点，但存在一定的模糊性和不确定性，针对同一症状的本质认识存在不明确，如临床常见的不同疾病的胃脘痛患者。张氏擅长治疗脾胃疾患，在初次诊治此类久病的患者时必叮嘱其查胃镜做病理检查，针对一般浅表性胃炎伴 Hp(＋)和同时伴见黏膜肠化的患者，在辨证论治的基础上后者增加现在药理认为抑制细胞生长、抗肿瘤的清热解毒之品，针对此类患者的治疗，嘱其定期做病理检查，前后对比病理改变，不仅重视患者临床症状上的缓解，更重视病理本质的改善，从根本上解除患者病痛。

张氏也擅长各种肿瘤术后患者的治疗，此类患者肿瘤术后治疗中医以扶正祛邪并施，然而疗效的取得和评价更多依靠西医各项生化、病理等检测，患者的主观感觉不能成为唯一的评价标准，因此基于以病为纲前提下的病证结合的辨证论治在现代中医临床才有更可靠的说服力。

三、重视传统经典，利用现代成果

张氏临证用方强调理法方药，有是证用是方，然临床过程中有时也无证可辨，如一老年患者于体检中发现肺轻度纤维化，临床无明显不适，西医学认为肺的纤维化是肺脏受到伤害后机体修复的结果，是功能退化不足的表现，中医临床认为是肺气不足之象，气虚则血瘀，故立法以补肺气活血为主。

其次在治疗过程中也积极考虑现代药理研究成果，积极大胆运用，张氏治疗一西医诊断为痉挛性斜颈患者，西医束手无策，张氏从中医痉病入手，重用葛根达二两之多，现代药理研究葛根有很好的解痉作用,能对抗组胺及乙酰胆碱的作用,中医认为葛根可解肌发表,针对外感性痉病有效,然张氏依据现代药理研究,取其解痉之效,配合养血柔肝息风之品治愈该患者。

(周雪梅)

治疗黄褐斑之验案

黄褐斑可发于十几岁到五十多岁女性,女性经带胎产的一系列生理变化均在这个年龄阶段,即《素问·至真要大论》"任脉通,太冲脉盛"到"任脉虚,太冲脉少"的阶段,冲为血海,任主胞胎。黄褐斑既是中医皮肤科的一个疾病,又是中医临床诸多内伤杂病中的一个症状,张氏对黄褐斑的治疗重点不仅是祛斑化斑,更要注重机体整体功能的调整。女子面部黄褐斑与气滞血瘀关系密切,临床辨证治疗时,不仅活血理气,调理冲任,而且要考虑全身气血状况。

【案一】

张某,女,42岁。2013年2月24日初诊。

[主诉]黄褐斑数年。

[病史]颜面黧黑斑,伴面色萎黄,月经先期,经期乳房胀痛。

[检查]苔薄白,舌淡有齿痕。

[西医诊断]黄褐斑。

[中医诊断]黧黑斑。

[辨证]肝肾亏虚,肝郁血滞。

[治则]补肾疏肝活血。

[方药]逍遥散加减。

生地黄15 g	熟地黄15 g	当归15 g	川芎10 g
炒白芍15 g	柴胡10 g	茯苓15 g	炒白术10 g
薄荷6 g	淫羊藿20 g	巴戟天15 g	茺蔚子10 g
益母草10 g	枸杞子30 g	炙黄芪30 g	制香附10 g
麦冬20 g			

14剂。

二诊(2013年3月10日):近日熬夜劳累,加郁金15 g、合欢皮15 g、酸枣仁30 g,21剂。

三诊(2013年4月5日):睡眠转安,黄褐斑已见消散,原方巩固,21剂。

四诊(2013年6月23日):黄褐斑基本淡化。

【按】《素问·上古天真论》曰"六七,三阳脉衰于上,面始焦,发始白",头面为诸阳之会,三阳经汇聚于头部,阳明多气多血之经循行于面额,患者年42岁,气虚气滞血虚血瘀,故治以健脾疏肝,养血活血,方用逍遥散合温补精血之品。逍遥散疏肝解郁,养血健脾;桑椹、首乌、五味子、淫羊藿、巴戟天温补精血;浙贝母、薏苡仁化痰湿;白芷、天花粉散结消肿。

【案二】

葛某,女,45 岁。2013 年 6 月 30 日初诊。

[主诉] 黄褐斑数年。

[病史] 颜面鼜黑斑,月经迟至有血块,伴下午下肢浮肿。

[检查] 苔薄白,脉弦。

[西医诊断] 黄褐斑。

[中医诊断] 鼜黑斑。

[辨证] 肝郁血瘀。

[治则] 疏肝活血,益气行水。

[方药] 逍遥散加减。

当归 15 g	赤芍 15 g	白芍 15 g	柴胡 10 g
炒苍术 15 g	炒白术 15 g	丹参 20 g	川芎 15 g
泽泻 15 g	党参 15 g	炙黄芪 20 g	熟地黄 15 g
桃仁 10 g	红花 10 g	益母草 15 g	茯苓 30 g

14 剂。

【按】 患者面部黑斑,月经迟至,有郁滞之象,下午下肢浮肿,张氏认为血不利则为水,治以疏肝解郁,养血活血,行气利水。方用逍遥散合川芎、桃仁、红花、丹参、益母草活血之品;党参、黄芪补气,气行则血行;同时重用茯苓、泽泻利水消肿。

【案三】

常某,女,30 岁。2013 年 7 月 14 日初诊。

[主诉] 黄褐斑 1 年余。

[病史] 颜面黄褐斑 1 年余,伴月经有血块,腰痛,易怒。

[检查] 舌黯红苔白。

[西医诊断] 黄褐斑。

[中医诊断] 鼜黑斑。

[辨证] 肝郁血滞,肾气不足

[治则] 疏肝活血补肾。

[方药] 逍遥散加减。

当归 15 g	生地黄 15 g	川芎 10 g	赤芍 15 g
白芍 15 g	炒白术 15 g	白芷 10 g	枸杞子 30 g
柴胡 10 g	茯苓 15 g	益母草 15 g	怀牛膝 15 g
杜仲 15 g	郁金 10 g	制香附 10 g	太子参 20 g

20 剂。

【按】 患者年方三十,平素易怒,月经有块,腰痛,考虑肝郁,肾气不足,方用逍遥散合杜仲、牛膝、枸杞子补肾之品。

【张氏点评】黄褐斑古称"面尘",气滞血瘀,肝肾亏虚,脾虚失荣者多见,亦见于男性肝炎患者。颜面是人体正气盛衰的一面镜子,气血和畅充裕则面色红润,老年肾精虚衰者面色黑暗,女性多愁善感,气血容易郁滞,加之生理因素,40岁以后多见此证。治疗总离不开疏肝养血,健脾理气,补肾益精,佐以活血之大法,重点是滋养肝肾,调和中州,理气活血。

（周雪梅）

治疗胃脘痛

胃痛是由于各种原因引起胃气阻滞,胃络瘀阻,胃失所养,不通则痛导致的以胃脘部疼痛为主的病证。人群中发病率高、复发率高,且中医药疗效颇佳,张氏辨治各种胃脘痛得心应手,现总结如下。

一、肝胃不和型

【案例】

金某,女,37岁。2013年5月22日初诊。

[主诉]胃痛数日。

[病史]胃脘胀满,嗳气,大便干结,胀极则腹痛。

[检查]胃镜:浅表性胃炎。苔薄白,脉弦。

[西医诊断]浅表性胃炎。

[中医诊断]胃脘痛。

[辨证]寒气夹肝气阻滞。

[治则]温阳散寒疏肝。

[方药]平胃散加减。

炒苍术 15 g	制厚朴 15 g	青皮 10 g	陈皮 10 g
炙甘草 10 g	当归 15 g	赤芍 15 g	白芍 15 g
干姜 15 g	焦大黄 10 g	槟榔 15 g	莱菔子 20 g
党参 15 g	制香附 15 g	郁金 10 g	

7剂。

二诊(2013年6月16日):前方服后胃痛嗳气皆愈,仍偶有胀满不适,前方加莪术15 g、大腹皮20 g,7剂。

【按】患者胃脘胀痛、嗳气,外寒、情绪等均可引起症状加重,同时伴大便干结,此肝气郁结,气机不畅,治以疏肝解郁和胃为法,方用平胃散加减。方中厚朴行气消胀,燥湿除满,青皮、陈皮、香附、郁金疏肝行气止痛,大黄、槟榔、莱菔子行气攻积,配党参、当归、干姜以益气温阳养血。

二、中焦寒湿型

【案例】

田某,女,39岁。2013年6月16日初诊。

[主诉] 胃痛数月。

[病史] 原罹慢性胃炎,刻下胃脘嘈杂,嗳气,饭后胀痛,怕冷喜热食,唾液多。

[检查] 苔白腻舌淡。

[西医诊断] 慢性胃炎。

[中医诊断] 胃脘痛。

[辨证] 中焦寒湿。

[治则] 温阳化湿。

[方药] 吴茱萸汤合厚朴温中汤加减。

党参 15 g	炒白术 15 g	茯苓 15 g	桂枝 20 g
炒白芍 20 g	炒吴茱萸 6 g	干姜 20 g	姜半夏 15 g
陈皮 10 g	高良姜 15 g	制厚朴 10 g	

7剂。

【按】 患者饭后胀痛伴嗳气、嘈杂为中焦实邪阻滞,胃气上逆,平素喜热食,苔白腻,为中焦有寒湿之象,治以温中燥湿,降逆止痛,方选吴茱萸汤合厚朴温中汤加减,吴茱萸汤加半夏温中降逆止呕,厚朴温中汤合高良姜温中燥湿,行气止痛。

三、中焦虚寒,瘀血停滞

【案例】

董某,男,29岁。2013年9月16日初诊。

[主诉] 胃痛数月。

[病史] 胃脘隐痛作胀,受凉后胃痛加重,泛酸,纳少消瘦。

[检查] 胃镜:慢性浅表性胃炎伴糜烂,Hp(+)。

[西医诊断] 慢性浅表性胃炎伴糜烂。

[中医诊断] 胃脘痛。

[辨证] 中焦虚寒。

[治则] 温中散寒。

[方药] 黄芪建中汤合失笑散加减。

生黄芪 15 g	炒白芍 15 g	桂枝 15 g	炙甘草 10 g
党参 15 g	炒苍术 15 g	炒白术 15 g	乌药 15 g
五灵脂 10 g	制没药 10 g	炒蒲黄(包)15 g	草果 10 g
炮姜 15 g	制香附 15 g		

7剂。

三白胃痛散 10 g,每日 3 次,冲服。

二诊(2013 年 9 月 23 日):胀痛已轻,前方加枳实 10 g、制厚朴 10 g,7 剂。

【按】患者胃脘隐痛,受凉加重,纳少,为脾胃虚寒之象,寒则凝滞,胃失温养,不荣则通,结合胃镜,HP 阳性,治以温中补虚、活血化瘀、消炎生肌,方用黄芪建中汤合失笑散加减。黄芪建中汤温中补虚,失笑散活血化瘀止痛,三白胃痛散消炎生肌配乌药、没药止痛。

四、胃腑积热

【案例】

台某,男,20 岁。2013 年 7 月 23 日初诊。

[主诉] 胃痛数日。

[病史] 胃脘胀痛,口臭。

[检查] 苔微黄舌红。

[西医诊断] 慢性胃炎。

[中医诊断] 胃脘痛。

[辨证] 胃府积热。

[治则] 清中和胃。

[方药] 小承气汤加减。

枳实 10 g	制厚朴 10 g	焦大黄 10 g	炒苍术 15 g
陈皮 10 g	蒲公英 30 g	甘松 10 g	太子参 20 g
炙甘草 10 g	乌药 15 g	焦麦芽 20 g	藿香(后下)10 g
焦神曲 20 g	焦山楂 20 g		

7 剂。

【按】患者胃胀痛,食后痛甚,口臭,舌红苔黄,为胃腑积热,浊气上泛,腑气不通则胃胀痛,法以清热泻下通腑,方以小承气汤加减。小承气汤轻下热结,除胃脘胀满,陈皮、苍术行气,配藿香燥湿,蒲公英、甘松清热泻火,太子参、甘草以防攻伐太过。

五、胃阴亏虚,痰浊瘀滞

【案例】

张某,女,64 岁。2012 年 12 月 22 日初诊。

[主诉] 胃痛数月。

[病史] 纳少运迟,饭后胃脘不适,咽中痰阻。

[检查] 胃镜:慢性浅表-萎缩性胃炎,Hp(+)。病理:(胃窦)慢性浅表-萎缩性胃炎。局部固有腺体轻度非典型增生。苔薄黄腻,脉缓。

[西医诊断] 慢性浅表-萎缩性胃炎。

[中医诊断] 胃脘痛。

[辨证] 脾胃虚弱,痰浊瘀毒内聚。

[治则] 健脾清痰化瘀。

[方药]

生黄芪 30 g	莪术 10 g	白花蛇舌草 30 g	焦山楂 15 g
丹参 30 g	党参 20 g	石斛 20 g	广木香 10 g
炒苍术 15 g	炒白术 15 g	姜半夏 15 g	砂仁(后下)6 g
佛手 15 g	枳壳 15 g	干姜 10 g	麦冬 20 g

7 剂。

【按】患者胃阴不足,受纳腐熟水谷能力下降,故纳少食后不适,胃镜:慢性浅表-萎缩性胃炎,法以养胃和中、理气化痰,方用益胃汤加减。麦冬、石斛、党参、黄芪、白术益气养阴,配山楂酸甘化阴,丹参、莪术散瘀止痛,半夏、枳壳、佛手行气化痰,蒲公英、白花蛇舌草清热解毒,干姜佐制寒凉太过。此患者经半年多次的随证加减治疗,胃镜病理复查,转为慢性浅表性胃炎。

【张氏点评】胃痛一症,成因较多,寒、热、虚、实、痰、瘀、气、血诸端因素皆可致痛,虚痛者失于温养、滋养,实痛者必气滞、血瘀,肝气之郁滞,寒凉之伤胃,湿热之内蕴,皆应详辨其因。总之治疗以和为法,以通为用,胃气和则诸脏皆安,胃气通顺则胀痛皆消,应补而不滞,攻不伤正,防香燥伤及胃阴,防滋腻损及脾阳,斟酌用药,勿伤中和之正气。

(周雪梅)

大温经汤治疗不孕症

近年来由于环境因素等不孕症呈高发之势,其原因复杂,疗程漫长,疗效不稳,是困扰患者和医生的一大顽疾。

从历代医家到现代论述中不难发现,此病之病因多在瘀滞,并兼有寒、热、痰、虚、郁等方面。寒者,胞宫虚寒也;瘀者,瘀阻胞宫也;痰者,痰湿阻滞也;郁者,肝郁气滞也;虚者,肝肾不足也。临床上此五者多合而为病,病机多由胞脉阻滞、摄精、荫胎无能所致。张氏认为病邪多有肇端,审证如抽丝剥茧,需查其本来,识其机要,君臣佐使方能各司其职。

【案例】

张某,女,30 岁。2009 年 6 月 19 日初诊。

[主诉] 结婚后 3 年未孕。

[病史] 结婚后 3 年未孕。曾行 2 次人工授精未果,刻下月经周期尚准,但量少,4～5 日即净,色黯红,有血块,腹中冷痛,腰酸乏力,白带色白或黄,量一般,经前乳房胀痛。

[检查] 左侧输卵管有不通,并伴有子宫肌瘤,两侧乳房乳腺增生,舌红,苔薄白。

[西医诊断] 不孕。

[中医诊断] 不孕。

[辨证] 冲任虚寒挟瘀。

[治则] 温经散寒化瘀。

[方药] 大温经汤加减。

炙黄芪 30 g	当归 20 g	川芎 15 g	红参 10 g
桂枝 20 g	丹皮 20 g	菟丝子 10 g	麦冬 20 g
炮姜 30 g	炒吴茱萸 10 g	淫羊藿 20 g	制香附 15 g
巴戟天 15 g	益母草 15 g	丹参 20 g	乌药 15 g
炒小茴香 20 g			

30 剂,水煎服,日服 2 次。

二诊(2009 年 8 月 5 日):月经如期而至,量少,4 日即净,色略黯,有少量血块,无痛经,伴白带时黄,苔薄白,舌质略红,拟方如下。

当归 20 g	川芎 15 g	熟地黄 20 g	赤芍 20 g
白芍 20 g	益母草 20 g	炒苍术 15 g	炒白术 15 g
柴胡 10 g	茯苓 15 g	红藤 30 g	败酱草 30 g
生薏苡仁 30 g	焦大黄 8 g	䗪虫 10 g	桃仁 10 g
红花 10 g	淫羊藿 20 g	菟丝子 30 g	山药 30 g
荆芥炭 10 g	白芷 15 g	炮姜 15 g	乌药 15 g

20 剂,水煎服,日服 2 次。

三诊(2009 年 9 月 16 日):B 超示:子宫肌瘤较前减小,宜前方去焦大黄,加泽兰 10 g,20 剂,水煎服,日服 2 次。

四诊(2009 年 10 月 4 日):月经量较前增多,5～6 日干净,色较前鲜红,无血块,白带正常,经前乳房胀痛已愈,仍有腹胀,大便稀,日行 2～3 次。拟方如下。

当归 15 g	赤芍 15 g	白芍 15 g	川芎 15 g
红参 10 g	生黄芪 30 g	桂枝 15 g	炮姜 15 g
阿胶珠 10 g	生半夏 10 g	炒吴茱萸 5 g	益母草 15 g
桃仁 10 g	红花 10 g	淫羊藿 15 g	广木香 15 g
炒苍术 10 g	炒白术 10 g	补骨脂 15 g	菟丝子 30 g
制香附 15 g			

20 剂,水煎服,日服 2 次。

五诊(2013 年 1 月 17 日):因子宫肌瘤前来应诊,询问前症,知其服药后于 2009 年底即怀孕,诞下一健康女婴,今已 2 岁有余。

【按】本案患者经行小腹冷痛,此寒也;月经色黯,有血块,伴子宫肌瘤,此瘀也;月经量少,腰酸乏力,白带多,此虚也;经前乳房胀痛,此郁也,顽疾久病,津液不行,痰症亦不可不查,张氏根据标本缓急,详查之后拟散寒、解郁、化瘀、祛痰、补虚的治疗方案,选用大温经汤加减。首方中重用炮姜、炒吴茱萸、桂枝散寒通络,辅以乌药、香附、炒小茴香、淫羊藿、巴戟天、菟丝子、红参暖宫补虚,"以补为攻,以攻代补"之法也。二诊虚寒已退,着力破瘀，以下瘀血汤为首，辅以当归、川芎、赤芍、益母草、红花、熟地黄等活血养血之品，并投柴胡、白芍成逍遥散之意，解郁柔肝；四诊时虚寒、瘀滞、郁结大为改善，乃取攻邪为辅，补虚为主，桃红四物汤加入黄芪、炒苍术、炒白术、半夏等健脾之品，即可化湿祛痰，又可滋生化之源；重用补虚之品如红参、淫羊藿、补骨脂、菟丝子等填冲任，益精气。张氏云：偏失之邪已祛，尽可放手施补，此时方合于《圣济总论》之言："妇人所以无子，由冲任不足，肾气虚寒故也。"

【张氏点评】温经汤见于《金匮要略》，是治疗妇人胞宫虚寒挟瘀之要方，亦是治疗宫寒不孕之良剂，其温经养血祛瘀之妙，为后世所推崇。故《灵台轨范》谓："此调经总方。"

该方温经散寒，养血祛瘀，方用吴茱萸、生姜（可用炮姜）、桂枝以温经散寒，当归、川芎、芍药（可赤芍、白芍并用）、阿胶（可用阿胶珠）、丹皮以养血行瘀，麦冬、半夏润燥降逆，散瘀消癥，炙甘草、人参（可用党参代替）补益中气，再加巴戟天、淫羊藿、熟地黄以填补肾精，温养冲任，益母草、桃仁、红花散瘀活血，共奏温经养血、调补冲任、祛瘀散寒，以助受孕之功。

（张晓娟）

当归贝母苦参丸应用浅析

当归贝母苦参丸乃出自《金匮要略》，本是治疗妇人妊娠小便难的方剂。但后历代医家又多有争议，小便难而饮食如常者，用当归、贝母、苦参来治疗很难理解，古今注家多望文生训，理论脱离实际，故有医师指正"小便难"应当作"大便难"。张氏将其运用于治疗妇人便秘，屡试不爽，治疗大便滞下之证，亦每每效如桴鼓，可资借鉴。

【案一】

姚某，女，67岁。2007年1月19日初诊。

[主诉]腹泻数年。

[病史]罹患直肠炎6年，长期大便泄泻，时带黏冻、鲜血。刻下大便时泄，日行4～5次，伴有鲜血和暗红色血，伴畏寒，左下腹时有灼热不适。

[检查]钡剂灌肠造影提示：乙状结肠及降结肠肠炎。舌质嫩红，苔薄黄腻，脉细。

[西医诊断]乙状结肠及降结肠肠炎。

[中医诊断]肠风下血。

[辨证]湿热互结，痰瘀阻滞。

[治则]清热利湿，化痰活血。

[方药]

生地黄20g	当归15g	浙贝母15g	苦参20g
槐花20g	广木香10g	炒黄连6g	炒苍术15g
炒白术15g	茯苓15g	白及20g	仙鹤草20g

14剂。

二诊(2007年2月9日):便中带血已明显减少,大便仍溏,日行3～4次,前方加山药20g。14剂。

三诊(2007年2月25日):大便已基本正常,日行2次,无黏冻,无出血,苔薄白,脉弦。拟方如下。

生地黄20g	当归15g	浙贝母10g	苦参20g
广木香10g	炒黄连6g	葛根30g	炒苍术15g
炒白术15g	党参15g	茯苓15g	白及20g
山药30g	淫羊藿15g		

7剂。

四诊(2008年11月3日):因感冒前来就诊,自述前症未见复发。

【案二】

王某,女,52岁。2009年9月23日初诊。

[主诉]大便难解10年余。

[病史]大便难解10年余,或干或软,右下腹疼痛,纳少不运,口苦,恶心,腹胀,伴浅表性胃炎。

[检查]肠镜:结肠黑病变。苔薄白,舌黯。

[西医诊断]结肠黑变病。

[中医诊断]便秘,泄泻。

[辨证]湿热郁阻。

[治则]清利湿热。

[方药]当归贝母苦参丸加减。

当归30g	浙贝母15g	苦参20g	黑玄参20g
焦大黄6g	槟榔15g	炒黄芩10g	生地黄20g
火麻仁20g	炒白芍20g	枳实10g	生甘草10g

7剂。

二诊(2009年10月14日):称其服前方效果明显,诸症皆轻,故未再服药,现前症复作,宜原方继服。7剂。

【按】张氏指出,用于便秘,当归应量大,起到润养作用,苦参、浙贝母能苦泄郁热;用于滞下,苦参应用量大,泄热燥湿为用,当归量小,化瘀护正。

案一中姚某,此乃湿热互结,痰瘀交阻,兼有阴虚,生地黄多用滑肠,但此处则用其凉血止血;此人虽有阳虚之貌,脾虚之象,但不能掩盖其湿热的本质,方取浙贝母、苦参苦寒燥湿化痰,散郁结之气,苦参大苦大寒燥湿化痰,配伍黄连共奏厚肠止痢之用,当归用在此处功在一补一散,久病至瘀至虚,当归即可养血活血而散瘀行气,又可温润,消补苦寒之弊。

【张氏点评】《金匮要略》云:"妊娠,小便难,饮食如故,当归贝母苦参丸主之。"本条文是论述血虚热郁,小便不利的证治,所设当归贝母苦参丸取其当归润燥养血,贝母利气解郁,兼治热淋,苦参味苦性寒,燥湿清热,与贝母配伍又能清肺而散膀胱郁热。

本方用于大便难者,亦是取其滋润、清热、散结之功,用于大便秘结、肠道燥热之证。慢性直肠炎、结肠炎往往亦见大便干燥,余采用此方加减能应手取效。秦伯未在《金匮要略简释》中引沈介业云:"孕妇患习惯性便秘,有时因便秘而呈轻微燥咳,用当归四份,贝母、苦参各三份,捻粉白蜜为丸,服后大便润下,且能保持一日一行,其燥咳亦止。过去吾家对孕妇便难之不任攻下者,视此方为秘方。"可见本方即用于妊娠小便难,亦可用于妊娠大便难,应视病机而定。血虚湿热,气化不利,无论是膀胱燥热气结,还是热郁血虚,大肠失润,皆可取其立方之义用之。

(张晓娟)

抱朴守中治腹泻

腹泻是指每日大便次数增加,或排便次数频繁,粪便稀薄或带有不消化的食物等,一般将腹泻分为急性和慢性两类,前者指腹泻呈急性发病,历时短暂,而后者一般指腹泻超过2个月者,慢性腹泻多由急性腹泻演变而来,病变脏腑主要在脾、胃及大小肠。脾虚湿盛是本病发病的主要因素,由脾虚或久病气虚,或外邪迁延日久,脾胃受纳运化失职,水湿内停,清浊不分而下;情志失调,肝失疏泄,横逆乘脾,运化失常而成泄泻;或肾阳亏虚,命门火衰不能温煦脾土,腐熟水谷,而至下泄。

【案例】

徐某,男,28岁。2010年9月28日初诊。

[主诉] 腹泻十余年。

[病史] 病延十余年,大便溏薄,日行5～6次,便前肠鸣腹痛,稍有后重,进食油荤、受凉、精神紧张均立时欲便。

[检查] 舌淡红苔薄黄,根微腻,脉细。

[西医诊断] 腹泻。

[中医诊断] 泄泻。

[辨证] 脾气亏虚。

[治则] 健运脾胃。

[方药] 香砂六君子汤加减。

党参15 g	炒白术15 g	陈皮10 g	广木香8 g
肉豆蔻8 g	炒黄连8 g	茯苓20 g	补骨脂15 g
炒白芍15 g	石榴皮15 g	炙甘草6 g	五味子10 g

14剂,水煎服,日服2次。

二诊(2010年10月19日):药后症有好转,大便次数减少,日行3～4次,便前有腹痛,进油荤仍易泻,舌淡红,苔薄黄根腻,脉细,同上方,加炒黄芩15 g、诃子肉15 g、焦山楂10 g,14剂。

三诊(2010年11月9日)：大便日行3～4次,有时成形,纳谷尚调,进食油荤已不致腹泻,舌淡红,苔薄白脉细,再宗前意。

炙黄芪30 g	党参15 g	炒白术12 g	陈皮10 g
广木香8 g	肉豆蔻8 g	茯苓18 g	石榴皮15 g
诃子肉15 g	炒白芍20 g	干姜6 g	炒黄连8 g
炙甘草8 g			

14剂。

四诊(2010年12月14日)：大便成形,日行2～3次,进油荤已不腹泻,胃纳佳,舌淡红,苔薄白脉细,再宗前意。同上方,加补骨脂15 g,14剂。

【按】患者常年腹泻,神情萎靡,伴有后重,食油荤、受凉即腹泻加重,乃是脾气亏虚,运化无力水湿内停,清浊不分而至。张氏以香砂六君子汤为主方,加入黄芪,大补脾胃之气;佐以干姜、肉豆蔻、补骨脂温补脾肾;石榴皮、诃子肉涩肠止泻;黄连燥湿,厚肠止痢。尤其值得一提的是,张氏考虑到患者"便前肠鸣腹痛,精神紧张均立时欲便"的症状是土虚则木乘特点,加入炒白芍,以其"泻肝"之用助全方"实脾"之功。

张氏以善治消化病、疑难病闻名,患者多以为有奇方妙药,殊不知张氏谨守"抱朴守中"之法,紧扣脏腑气血的生理特点进行辨证论治,方药平常却屡收奇效。比如腹泻一症,根据"六腑以通为顺""脾喜燥恶湿"的特点,拟定建中行气之主旨,平衡肝脾,调和寒热,运达中焦,如此步步为营,疗效可期,让我们实实在在感受到张氏深厚的功底和朴实的技巧。

【张氏点评】《素问·生气通天论》曰"湿盛则濡泄"。《景岳全书》中说:"泄泻之本,无不由于脾胃。"脾为湿土,喜燥恶湿,脾虚则运化无力,水湿不化,或过食生冷,伤及脾阳,或外受寒湿,脾阳不运,均可导致泄泻发生;但时令湿热,素体阳盛,湿从火化之湿热泄泻也常有之。仲景之理中汤,后世之参苓白术散、七味白术散则治脾虚湿盛者,仲景的葛根黄芩黄连汤、白头翁汤是为湿热泄泻而设,如泄泻日久,伤及肾阳的五更泄则要用四神丸、仲景桃花汤之类的温涩固肠之品。

(张晓娟)

头痛验案1例

【案例】

方某,男,9岁。2012年1月13日初诊。

[主诉] 头痛1月余。

[病史] 起病月余,头昏,头痛,伴烦躁,四肢乏力,不规则发热,纳可,二便调。

[检查] 舌质偏红,苔薄白,脉弦。

[西医诊断] 头痛。

[中医诊断] 头痛。

[辨证] 肝风上扰。

[治则] 清肝息风。

[方药]

胆南星 6 g	天竺黄 6 g	炒黄芩 10 g	生石决明 20 g
天麻 8 g	炒黄连 6 g	丹参 15 g	僵蚕 10 g
金银花 20 g	地骨皮 30 g	生甘草 6 g	钩藤(后下)10 g

14 剂。

二诊(2012 年 2 月 1 日):药后头昏,头痛减轻,颅脑 CT 示:动态脑电图正常,纳谷可,二便调,舌质红,脉弦细,原方巩固,14 剂。

三诊(2012 年 2 月 17 日):药后头痛明显减轻,自幼夜间遗尿,纳谷可,大便干结,1～2 日一行,患者未来,其家人代述,拟方如下。

胆南星 6 g	天竺黄 10 g	炒黄芩 10 g	生石决明 20 g
天麻 10 g	丹参 15 g	僵蚕 10 g	益智仁 10 g
覆盆子 10 g	桑螵蛸 10 g	山茱萸 15 g	熟地黄 15 g

14 剂。

四诊(2012 年 3 月 10 日):药后头痛已愈,近 2 周未见遗尿现象,嘱放松心情,可不必服药。

【按】头痛,是一种临床常见的自觉症状,通常指局限于头颅上半部,包括眉弓,耳轮上缘和枕外隆凸连线以上部位的疼痛。头痛首见于《黄帝内经》,称之为"首风""脑风"。头为"诸阳之会""清空之府",凡六淫之邪外袭或内伤诸疾皆可导致头痛,若风邪侵袭上犯巅顶,经络阻遏,或挟湿邪蒙蔽清窍可发头痛;亦有情志所伤,肝失疏泄,气滞不畅,郁而化火,上扰清窍而致头痛;亦有肾水不足,脑海空虚,水不涵木而致头痛;亦有禀赋虚弱,营血亏虚,不能上荣于脑而致头痛;或恣食肥甘,脾失健运,湿痰上蒙而致头痛;或外伤,气血瘀滞,脉络被阻而致头痛。

本案患者舌质偏红,脉象偏弦,问诊得知平素家中较为娇惯,性格偏于急躁,辨证属肝阳上亢,痰热内扰,故以天麻钩藤饮为主方加减,入金银花、地骨皮、黄芩清解虚热;天竺黄、胆南星以清化痰热,用丹参、僵蚕活血通络。张氏认为,头痛由外得之,不外风、寒、湿、热,病因易察,多可速愈;而内伤得之需当详查病因,气虚、血瘀、血虚、肝阳、痰湿等各有所因,辨证准确,即获显效,若失察失治,必使病程迁延,难以获效。尤其是问诊,对于明确此病的诊断具有重要的意义,临床必需足够重视。

【张氏点评】该案属未成年小儿,家长纵情娇惯,致肝气痰热上扰,采用平肝降火、化痰清热之品,使其肝气平和,痰热清化,其头痛头昏之证,自会消退。

(张晓娟)

炙甘草汤验案析

炙甘草汤是治疗心动悸、脉结代的经典名方,此方可益气滋阴,通阳复脉,养血定悸,常用于阴血不足,阳气虚热证。血不足,则脉空虚,阳气弱,则行无力,血气接续艰难,故脉结代;阴血亏,则心神虚,心气躁,则动无律,故心动悸。张氏在临床上运用炙甘草汤治疗心悸、早搏等,其辨证准确,皆效如桴鼓,屡试不爽。今据病案试述张氏运用炙甘草汤之经验。

【案一】

王某,女,35 岁。2009 年 10 月 2 日初诊。

[主诉] 心悸数月。

[病史] 心悸,气短,胃脘不适,伴畏寒。

[检查] 苔薄白,舌淡有齿痕,脉细弱。

[西医诊断] 心悸。

[中医诊断] 心悸。

[辨证] 心气不足。

[治则] 温补心气。

[方药]

炙甘草 10 g	干姜 10 g	桂枝 15 g	太子参 20 g
火麻仁 15 g	生地黄 15 g	麦冬 20 g	阿胶(烊冲)10 g
五味子 10 g	枳壳 10 g		

7 剂,水煎服,日服 2 次。

二诊(2009 年 10 月 11 日):患者称药后心悸,气短明显改善,诸症悉除,故原方继服,以资巩固。7 剂。

【案二】

李某,男,46 岁。2012 年 10 月 18 日初诊。

[主诉] 心悸数月。

[病史] 心悸,胸闷,乏力,自汗,眠差。

[检查] 心电图示:室性早搏。脉结代。

[西医诊断] 室性早搏。

[中医诊断] 心悸。

[辨证] 心气不足。

[治则] 温补心气。

[方药]

炙甘草 15 g	干姜 15 g	桂枝 20 g	红参 10 g
生地黄 20 g	阿胶珠 10 g	火麻仁 10 g	炒白术 15 g
茯苓 15 g	姜半夏 15 g	炙黄芪 20 g	生龙骨(先煎)30 g
茯神 20 g	远志 10 g	炒酸枣仁 30 g	生牡蛎(先煎)30 g
五味子 10 g	丹参 20 g		

14 剂,水煎服,日服 2 次。

二诊(2012年11月4日)：前症皆轻,效果明显,唯有伴口苦,故前方加炒黄芩10 g,再服14剂,水煎服,日服2次,以资巩固。

三诊(2012年11月21日)：早搏明显较前减少,伴大便时稀,故前方去生地黄、火麻仁,加广木香10 g、炒黄连15 g,14剂,水煎服,日服2次。

四诊(2012年12月7日)：患者早搏已无,脉舌皆正,原方化裁,以资巩固。拟方如下。

炙甘草15 g	干姜15 g	桂枝15 g	党参15 g
当归15 g	丹参20 g	生黄芪30 g	炒白术15 g
炒酸枣仁30 g	五味子10 g	麦冬30 g	姜半夏10 g
陈皮10 g	川芎10 g		

14剂。

【案三】

郑某,女,51岁。2012年10月9日初诊。

[主诉] 心悸数月。

[病史] 心悸动,乏力。

[检查] 心电图示：窦性心律,频发室早(部分呈二联律,三联律)偶发房早,脉结代。

[西医诊断] 窦性心律。

[中医诊断] 心悸。

[辨证] 心气不足。

[治则] 温补心气。

[方药] 炙甘草汤合生脉饮加减。

炙甘草15 g	干姜15 g	桂枝15 g	生晒参10 g
生地黄20 g	阿胶珠10 g	火麻仁10 g	丹参20 g
全瓜蒌10 g	枳实10 g	太子参20 g	麦冬20 g
五味子10 g	炒酸枣仁30 g	姜半夏10 g	

7剂,水煎服,日服2次。

二诊(2012年10月16日)：前方效著,诸症皆轻,早搏明显减少,前方加桂枝为20 g,加太子参30 g,7剂。

三诊(2012年10月23日)：患者称心悸明显好转,早搏已无发作,宜原方巩固,7剂,水煎服,日服2次。

【按】 案一：患者有畏寒,所以生地黄仅用15 g取其滋阴养血,配伍炙甘草、太子参能益心气,共为君药,资气血生化之源,阿胶、麦冬、火麻仁滋心阴,养心血,充血脉,共为臣药,佐以干姜、桂枝辛行温通,温心阳,通血脉,诸药合用,滋而不腻,温而不燥,使气血充足,阴阳调和,则心动悸、脉结代皆得以平。

案二：患者偏于脾肺不足,有乏力、自汗、眠差等症,故用黄芪、炒白术健脾益气,助生气血;以酸枣仁、茯神、远志养心安神,并用龙骨、牡蛎重镇心神,随症加减,乃标本并治之法。

案三：炙甘草汤合生脉饮，生脉饮偏于酸收，炙甘草汤偏于甘温，甘酸化阴，共奏益气敛阴，收摄心神之效，少佐以全瓜蒌、薤白通阳宽胸，助行心气。

【张氏点评】"伤寒，脉结代，心动悸，炙甘草汤主之"。仲景创此方原为伤寒不解，邪传少阴而设，"心动悸，脉结代"是本证的特征，因手少阴心主血脉，赖阴阳气血以温煦，若心之阴阳气血俱虚，致心失所养，故心悸动不安，气血虚衰，阳虚则运化无力，脉虚则脉道不充，故脉见结代。该方炙甘草为君，取其性甘温益气，缓气养心之功，《别录》谓其"通经脉，利血气"。辅以生地黄、麦冬、阿胶、火麻仁滋阴养血，人参、大枣补气益胃，温养中州，使气血生化有源，佐以桂枝、生姜通心阳，调和血脉，使滋阴养血而不腻，益气生津而不壅，且以酒煮，活血以通心阳之功。《医学入门》称此滋补之剂，皆自此方而变化之者，其言为当。后世叶天士称为"理阳气当推建中，顾阴液须投复脉"，故后世温病学家常用此救治温病后期心阴心阳衰危的重症。

（张晓娟）

痛风饮疗痛风

痛风属中医"痹病"范畴，古人谓之"痛痹""历节""白虎历节""风痹"者。西医学中的痛风属于代谢性疾病，是嘌呤代谢紊乱所致的疾病，临床上以关节红肿热痛反复发作，关节活动不灵活为主要临床表现。《素问·至真要大论》曰："诸风掉眩，皆属于肝。"《素问·痹论》曰："风寒湿三气杂至，合而为痹。"张氏认为，现代世人多饮食不节，过食肥甘之品，加之劳欲过度或情志失调，至肝肾不足，代谢废物不能及时排除，这是病之根本，而湿热内蕴，干扰气化则为标，因此从这两方面入手，选药拟方，往往获效如神。

【案例】

邢某，男，61岁。2009年10月16日初诊。

[主诉]两膝、踝关节游走性疼痛数日。

[病史]原罹血尿酸高，尿酸596 μmol/L，刻下两膝关节、踝关节游走性疼痛，趾关节红肿。口干渴。

[检查]苔薄黄，舌红。

[西医诊断]痛风。

[中医诊断]痹病。

[辨证]风湿热邪，痹阻关节。

[治则]清热利湿，通络蠲痹。

[方药]痛风饮加减。

炒苍术 15 g	炒黄柏 15 g	生薏苡仁 30 g	虎杖 15 g
威灵仙 30 g	防风 10 g	防己 10 g	知母 20 g
秦艽 15 g	川牛膝 15 g	怀牛膝 15 g	土茯苓 30 g

忍冬藤 30 g   羌活 10 g   独活 10 g

10 剂,水煎服,日服 2 次。

二诊(2009 年 10 月 28 日):药中病机,痛止肿消,血尿酸降至 436 μmol/L,前方加生地黄 20 g,以滋胃肾之阴,7 剂,水煎服,日服 2 次。

三诊(2009 年 11 月 14 日):关节疼痛已基本控制,原方巩固。14 剂。

【按】张氏以经验方痛风饮(炒苍术、炒黄柏、土茯苓、川萆薢、威灵仙、防己、虎杖、忍冬藤、川牛膝)为主方,清热利湿,化瘀降泄,又通络止痛。其中黄柏清热燥湿,泻火解毒;土茯苓清热利湿,泻浊;忍冬藤清热解毒通络;佐以防风、防己、萆薢利水消肿,祛风止痛;以怀牛膝、虎杖活血化瘀,祛风除湿,引药下行;患者口干作渴,以生地黄、知母养阴生津凉血;木瓜、桑寄生、秦艽补肝肾舒筋通络,既能治标又能求本。

【张氏点评】痛风病机是风、湿、热、瘀、浊痹阻关节,起因是外受风寒湿邪,内因是饮食失节,膏粱醇酒滋生湿浊、湿热,笔者在丹溪的二妙散基础上加土茯苓、川萆薢、威灵仙、防己、虎杖、忍冬藤、川牛膝等组成痛风饮,用于痛风发作,其消肿止痛、清降尿酸之效不亚于西药。

(张晓娟)

通腑养阴法治疗消渴

消渴是指以多饮、多尿、多食及消瘦、疲乏等为主要特征的综合病证,主要病机为阴津亏虚,燥热偏盛。消渴的病变脏腑多在肺、胃、肾,而于阴虚为本,燥热为标,两者互为因果,阴愈虚则燥热愈盛,燥热愈盛则阴愈虚,燥热伤肺,则治节失职,肺不布津;燥热伤胃,则胃火炽盛,消谷善饥;燥热伤肾,则肾失固涩,精微物质下注。现如今世人多饮食不节,过食肥甘或情志失调,气郁化火,或劳欲过度,耗伤肾阴,均易引发此病。

【案例】

柳某,男,38 岁。2009 年 8 月 18 日初诊。

[主诉] 消瘦乏加渴数月。

[病史] 平素膏粱厚味,多食少动,形体丰腴,致甘美之食中满内热,气阴被耗,致消渴重症。症见消瘦较快,乏力神疲,口渴多饮,小便频数多沫,空腹血糖 19 mmol/L,餐后 2 小时血糖 20 mmol/L。

[检查] 苔薄白舌红,脉弦。

[西医诊断] 糖尿病。

[中医诊断] 消渴。

[辨证] 湿热郁结,胃热阴虚。

[治则] 益气养阴,活血化瘀。

[方药] 玉女煎合大柴胡汤加味。

生黄芪 30 g   生地黄 30 g   生石膏 30 g   知母 20 g

怀牛膝 15 g	麦冬 30 g	天花粉 30 g	焦大黄 15 g
柴胡 10 g	炒黄芩 15 g	炒黄连 10 g	枳实 10 g
太子参 20 g	玄参 30 g	炒苍术 20 g	泽泻 20 g
丹参 20 g			

14 剂。

二诊(2009 年 9 月 6 日)：前药服后，刻下空腹血糖 6.8 mmol/L，餐后 2 小时血糖 8.6 mmol/L，期间未用任何西药，诸症皆轻，原方加鬼箭羽 15 g，14 剂。

三诊(2009 年 9 月 21 日)：药后空腹血糖 5.8 mmol/L，餐后 2 小时血糖 6.3 mmol/L，临床症状不明显，当原方继服。并嘱其节制饮食，加强锻炼，放松心情。

【按】对于消渴一症，自古分上中下三消，治疗大法多从阴虚内热入手，此例亦从其法，但用药遣方却因各人经验而又不同。此例消渴比较典型，此人生活优越，应酬较多，长期酒食无度，慵懒安逸，致湿热内生，郁结中焦，致胃热阴虚，脾湿不振。因此，张氏对于此类患者多取急下存阴之意，以玉女煎、大柴胡汤为主方，重用生石膏、焦大黄，攻下郁热，又以大剂益气养阴之品培补脾胃正气，酌加丹参活血化瘀。大柴胡汤宣散郁结之腑气，通下蕴结之湿热，与玉女煎合用，相得益彰。张氏常说：祛邪不避虎狼药，补虚不必参茸膏。当下世人多食膏粱而疏于锻炼，故多壅滞，腑气不通，瘀热难除；多烦劳熬夜，而致气阴受伤，虚热内伏，阴津亏乏，虚阳漂浮。消渴病致病因素多，变证杂，还需考虑时代特点、个人背景等因素综合辨证，在前人的基础上，灵活施治，疗效往往更加确切。

（张晓娟）

心悸之病案分析

心悸为临床常见的一种病证，俗称"心慌""心跳"，患者自觉心中悸动，惊惕不安，甚则不能自主，多见于冠心病、高血压、肺心病、心功能不全等多种功能性或器质性心脏病以及贫血、甲亢患者。临床一般多呈发作性，每因情志波动或劳累过度而发作，且常伴胸闷、气短、失眠、眩晕等。张氏指出，心悸的发生多因体质虚弱、饮食劳倦、七情所伤、感受外邪及药食不当致气血阴阳亏损、心神失养，或痰、饮、火、瘀阻滞心脉，扰乱心神。现有张氏治疗心悸医案如下。

【案一】

程某，女，50 岁，首诊于 2012 年 2 月 17 日。

[主诉] 心悸、畏寒 1 月余。

[病史] 自觉心悸、气短、畏寒肢冷、自汗、眠差。大便溏泄，日行 2～3 次。

[检查] 心电图提示 ST 段轻度变化。苔薄白，脉细弱。

[西医诊断] 心悸。

[中医诊断] 心悸。

[辨证] 心气不足,脾肾阳虚。

[治则] 益气养心,温补脾肾。

[方药] 生脉饮合炙甘草汤加减。

红参 10 g	麦冬 15 g	五味子 10 g	炙甘草 10 g
干姜 15 g	桂枝 20 g	熟地黄 15 g	阿胶(烊冲)10 g
炒苍术 15 g	炒白术 15 g	川芎 10 g	当归 15 g
淫羊藿 20 g	补骨脂 15 g	神曲 15 g	

7 剂,水煎服,日服 2 次。

二诊(2012 年 2 月 26 日):患者自觉症状稍缓解,前方加生龙骨(先煎)30 g、生牡蛎(先煎)30 g,14 剂。

【案二】

刘某,女,63 岁,于 2013 年 1 月 2 日就诊。

[主诉] 心悸、失眠数月。

[病史] 自觉胸闷气短,心悸,胆怯,伴失眠。原罹高血压,伴下肢易抽筋,畏寒肢冷。

[检查] 苔腻微黄,脉沉弦。

[西医诊断] 心悸。

[中医诊断] 心悸。

[辨证] 心气不足,痰浊寒饮内郁。

[治则] 益气养心。

[方药] 桂甘龙牡汤合真武汤加减。

桂枝 20 g	炙甘草 10 g	炒白术 15 g	生龙骨(先煎)30 g
生姜 15 g	赤芍 20 g	白芍 20 g	生牡蛎(先煎)30 g
天麻 15 g	太子参 20 g	麦冬 30 g	炮附子(先煎)15 g
五味子 10 g	炒酸枣仁 30 g	茯苓 20 g	茯神 20 g
川芎 15 g	丹参 20 g		

14 剂。后随访,患者自觉症状减轻。

【按】张氏指出,这两位患者均为心悸之心气血不足证,以桂枝甘草龙骨牡蛎汤为主方,方中桂枝温振心阳,炙甘草益气养心,龙骨、牡蛎重镇安神定悸,麦冬滋阴,取"阳得阴助而生化无穷"之意,丹参、川芎等具活血化瘀之功。案一的患者合脾肾阳虚,在治疗上加用熟地黄、淫羊藿、补骨脂等滋补脾肾之品。案二的患者虽同为心悸之心气不足,但合有痰浊寒饮内郁,故治疗上合用真武汤以温阳利水。

我们在临床实践中常可以看到病症相同的患者,但在治疗上却要仔细辨证,随证应用方可中病机。

【张氏点评】案一之心悸,为心气心阴亏虚,兼脾肾元阳不足,故见心悸伴畏寒自汗、大便溏泄,故用生脉饮益心气、养心阴,用炙甘草汤去麻仁之滑泄,生地黄换成熟地黄,再加淫羊藿、补骨脂等温暖脾肾阳气之药获效。案二用桂甘龙牡汤合真武汤取效,可体现经方时方合用的妙处,亦体现出同病异治的治则。

(杨佳)

辨证治疗虚寒型与湿热型痤疮

痤疮是毛囊皮脂腺单位的一种慢性炎症性皮肤病,其发生主要与皮脂分泌过多,毛囊皮脂腺导管堵塞,细菌感染和炎症反应等因素密切相关,主要好发于青少年。痤疮虽然危害不大,但是影响美观,对青少年的心理和社会交往产生很大影响。中医认为痤疮是血热挟风挟湿,血中之毒由五脏蕴热,注入血脉。经络中血气不和,外来湿邪,热邪损伤人体血液,导致痤疮。皮肤是五脏的镜子,与脏腑功能失调息息相关。肺主皮毛,本病常由肺经风热阻于肌肤所致;或因过食肥甘、油腻、辛辣食物,脾胃蕴热,湿热内生,熏蒸于面而成;或因青春之体,血气方刚,阳热上升,与风寒相搏,郁阻肌肤所致。张氏认为:痤疮虽由热毒而发,但在临床上应辨证论治,现有医案如下。

【案一】

姜某,男,14 岁,2012 年 1 月 8 日初诊。

[主诉] 痤疮数月。

[病史] 面部痤疮,平素体质虚寒,四肢欠温。

[检查] 舌淡苔薄白。

[西医诊断] 痤疮。

[中医诊断] 粉刺。

[辨证] 阳虚寒凝。

[治则] 辛温散寒。

[方药] 荆防败毒散加减。

荆芥 10 g	防风 10 g	白芷 10 g	羌活 10 g
当归 15 g	生地黄 20 g	赤芍 15 g	浙贝母 15 g
连翘 20 g	蒲公英 30 g	龙葵 20 g	生甘草 10 g
炙麻黄 10 g	党参 20 g	炒苍术 15 g	

7 剂,水煎服,日服 2 次。

二诊(2012 年 2 月 19 日):患者面部痤疮已轻,偶有失眠,前方加炒酸枣仁 20 g、五味子 10 g,14 剂。

三诊(2012 年 4 月 8 日):未见新起痤疮,脓头尽消,睡眠已安,仍同上方,14 剂。

半年后回访得知痤疮已消退,嘱其按时作息,饮食有节,防止复发。

【案二】

王某,女,28 岁,2013 年 3 月 10 日初诊。

[主诉] 痤疮数年。

[病史] 平素心烦易怒,伴颜面痤疮。

[检查] 舌红苔黄,脉数。

[西医诊断] 痤疮。

[中医诊断] 粉刺。

[辨证] 肝郁化火。

[治则] 疏肝解郁清火。

[方药] 丹栀逍遥散加减。

当归 15 g	生地黄 20 g	炒白芍 15 g	柴胡 10 g
茯苓 15 g	炒白术 15 g	炙甘草 10 g	薄荷 6 g
丹皮 15 g	炒栀子 15 g	蒲公英 30 g	紫花地丁 20 g
杏仁 10 g	前胡 15 g	浙贝母 15 g	

7 剂,水煎服,日服 3 次。

二诊(2013 年 3 月 31 日):患者面部痤疮稍好转,咳嗽,胸部痒,咳痰不利,拟方如下。

桔梗 15 g	荆芥 10 g	前胡 15 g	炙紫菀 30 g
陈皮 10 g	生甘草 10 g	炙百部 15 g	炙桑白皮 15 g
清半夏 15 g	炒黄芩 15 g	蒲公英 30 g	紫花地丁 20 g
全瓜蒌 10 g	炒黄连 10 g	浙贝母 15 g	

7 剂。药后痤疮明显好转。

【按】案一中的患者面部痤疮伴四肢欠温,辨证当属虚寒之象,故治疗上选用荆防败毒散加减,取其辛温发散之功,配伍生地黄、赤芍、连翘、蒲公英等养阴清热凉血之品。案二中的患者同为颜面痤疮,但伴有心烦易怒等症,故在治则上选用疏肝理气的丹栀逍遥散用以清肝经郁火从而奏效。

【张氏点评】痤疮一症,虽属热毒,但患者体质各有不同,治疗不能千篇一律。然其中风药及凉血散瘀药是必需的,如荆芥、防风、白芷等因风能胜湿,辛能散热,白芷乃阳明经引经药,上走头面,又是治痈疖的疮家圣药。凉血散瘀用生地黄、丹皮、赤芍三味,再根据体质的不同,分别辨证施治,肺经郁热加浙贝母、炙枇杷叶、黄芩,脾胃湿热加炒苍术、黄芩、焦大黄;热毒甚者加蒲公英、紫花地丁、龙葵等。

(杨佳)

胃痞汤治疗慢性萎缩性胃炎

慢性萎缩性胃炎是消化系统的一种常见疾病,在我国的发病率较高,多由慢性浅表性胃炎发展而来,临床上多表现为腹胀、上腹痛或上腹部不适、早饱感、多食后更明显,甚至出现嗳气、恶心、消化不良、疲乏、消瘦、贫血等症状。属于中医学"胃脘痛""胃痞""痞胀"等范畴。究其病因病机,不外饮食不节,戕伤中州;或外邪内侵,损及脾胃;或忧思郁怒,肝失疏泄,横逆犯胃;及禀赋不足,脾胃虚弱等。张氏认为此病为脾胃气阴亏虚,升降失司,湿浊、痰瘀日久蕴毒所致,即脾胃亏虚为本,内外合毒为因,胃络瘀阻为标,虚、毒、瘀互为因果,合而为患,日久致病。现有张氏自拟方胃痞汤治疗慢性萎缩性胃炎验案如下。

【案例】

刘某,男性,45 岁,2012 年 2 月 26 日初诊。

[主诉] 胃脘痞满数日。

[病史] 胃脘痞满,大便溏薄,小腹时有冷痛。

[检查] 胃镜示:浅表性胃炎伴胃窦糜烂。病理:胃窦黏膜轻度慢性萎缩性炎伴肠化。苔白腻,舌淡脉弦。

[西医诊断] 慢性浅表性胃炎。

[中医诊断] 胃痞。

[辨证] 脾虚气滞。

[治则] 益气健脾,行滞消痞。

[方药] 胃痞汤加减。

生黄芪 30 g	丹参 30 g	莪术 10 g	白花蛇舌草 30 g
蒲公英 30 g	党参 20 g	石斛 20 g	焦山楂 20 g
乌梅 20 g	干姜 15 g	炒苍术 15 g	炮附子(先煎)15 g
炒白术 15 g	葛根 30 g	姜半夏 15 g	炒黄连 10 g
炒白芍 20 g	防风 10 g	陈皮 10 g	草豆蔻 10 g

14 剂,水煎内服每日 2 次。

二诊(患者于 2012 年 3 月 11 日):诸症皆轻,予原方继服。

【按】 胃痞汤以黄芪、党参、石斛、蒲公英、白花蛇舌草、丹参、莪术、焦山楂等配伍而成,具有益气健脾、养阴和胃、化瘀解毒、行滞消痞之功,攻补兼施,动静相宜。方中以莪胃散健脾和胃、化瘀解毒,伍以党参、石斛益气养阴,党参具有补中益气、生津养血之功,温而不燥,滋胃阴而不湿,该患者有湿重之象,配伍苍术、草豆蔻燥湿健脾,焦山楂具有消食除积、化滞祛瘀的作用,葛根有燥湿止泻之效,配合干姜、炮附子等药。全方攻补兼备,寒温并用,标本兼顾,滋而不腻,温而不燥,扶正不留邪,祛邪不伤正,使得虚弱之脾胃得以振奋,上下气机得以条达,毒邪去,瘀血通,则痞胀得消,诸症自除,疾病得以好转。

(杨佳)

消渴临床探微

消渴是由于先天禀赋不足,复因情志失调、饮食不节等原因导致的以阴虚燥热为基本病理,以多尿、多饮、多食、乏力、消瘦,或尿有甜味为典型临床表现的一种疾病。消渴病是一种发病率高、病程长、并发症多、严重危害人类健康的病证,因现代人们生活方式和饮食习惯的改变,其发病率明显升高,更应引起重视。消渴病变部位在肺、胃、肾,燥热伤肺,则治节失职,肺不布津;燥热伤胃,则胃火炽盛,消谷善饥;燥热伤肾,则肾失固摄,精微下注。凡饮食不节,过食肥甘,或情志失调,气郁化火,或劳欲过度,耗伤肾阴,均可诱发疾病。《素问·奇病论》云:"肥者令人内热,甘者令人中满,故其气上溢,转为消渴。"现有张氏治疗消渴病案如下。

【案一】

朱某,男性,43 岁,2012 年 1 月 17 日初诊。

[主诉] 患 2 型糖尿病 4 年。

[病史] 刻下乏力,腰软,目前服二甲双胍维持,伴便秘。

[检查] 苔黄腻,脉弦。

[西医诊断] 糖尿病。

[中医诊断] 消渴。

[辨证] 气阴两虚,湿热内蕴。

[治则] 益气养阴,清热利湿。

[方药] 玉女煎加减。

生黄芪 20 g	生地黄 15 g	太子参 15 g	麦冬 15 g
柴胡 10 g	炒黄连 15 g	炒黄芩 15 g	焦大黄 10 g
枳实 10 g	知母 20 g	姜半夏 10 g	赤芍 10 g
炒苍术 15 g	芦荟(冲服)0.1 g		

30 剂,内服,每日 2 次。

二诊(2012 年 2 月 19 日):药中病机,前方加莱菔子 20 g,继服 20 剂。

【案二】

王某,男性,47 岁,2012 年 8 月 19 日初诊。

[主诉] 患 2 型糖尿病 4 年。

[病史] 平素胰岛素控制,刻下两足发凉,口干,汗多。

[检查] 舌红苔薄,脉细数。

[西医诊断] 糖尿病。

[中医诊断] 消渴。

[辨证] 气阴两虚,瘀血阻络。

[治则] 益气养阴,活血化瘀。

[方药] 四妙勇安汤加减。

当归 30 g	玄参 30 g	金银花 30 g	生甘草 10 g
桃仁 15 g	红花 15 g	赤芍 30 g	丹参 30 g
生黄芪 30 g	葛根 30 g	川芎 15 g	知母 20 g
鬼箭羽 20 g	怀牛膝 15 g	生地黄 20 g	

14 剂,水煎服,日服 3 次。

二诊(2012年9月9日)：患者自觉口干汗多症状较前缓解,予以原方继服20剂。

【按】《医学心悟》云"治上消者,宜润其肺,兼清其胃""治中消者,宜清其胃,兼滋其肾""治下消者,宜滋其肾,兼补其肺",可谓深得治疗消渴之要旨。本病常发生血脉瘀滞及阴损及阳的病变,故治疗上应针对具体病情合理选方。

两位患者均有气阳两虚之象,但选方却大相径庭。

案一：患者苔黄腻,脉弦,伴便秘,为湿热内蕴证,治疗上选用玉女煎为主方化裁。方中知母清阳明有余之火,生地黄、麦冬养阴生津,牛膝导热引血下行,加生黄芪、黑玄参、太子参益气扶正,配合大柴胡汤以泻阳明之郁热,加上苍术健脾燥湿,芦荟润肠通便,共奏益气养阴清热化湿之效。

案二：患者伴有瘀血阻络之证,故以四妙勇安汤为主方化裁。方中金银花甘寒入心,清热解毒,重用为君,当归活血散瘀,黑玄参泻火解毒,甘草清解百毒,配合桃仁、红花、赤芍、丹参、川芎、牛膝等活血祛瘀之品,生黄芪、葛根、生地黄等益气养阴的药物,达到益气养阴、活血通络的作用。我们在临床上要根据不同的发病特点,辨证论治,方能使疗效更加确切。

(杨佳)

泄泻验案举隅

泄泻又称"腹泻",指排便次数增多,粪便稀薄,或泻出如水样,大便溏薄者称为"泄",大便如水注者称为"泻",本病1年四季均可发生,以夏秋两季多见。多见于西医学的急慢性肠炎、胃肠功能紊乱、过敏性肠炎、溃疡性结肠炎、肠结核等。泄泻病变脏腑主要在脾、胃和大肠、小肠。《景岳全书》曰："泄泻之本,无不由于脾胃。"张氏治疗泄泻亦有自己的见解。

【案一】

戴某,男性,37岁,2012年2月26日初诊。

[主诉] 腹泻数日。

[病史] 脘腹冷痛,大便泄泻,每日6~7次,遇冷加重。

[检查] 沉细,苔白厚腻。

[西医诊断] 慢性肠炎。

[中医诊断] 泄泻。

[辨证] 太阴虚寒。

[治则] 温阳化湿止泻。

[方药] 附子理中汤加减。

党参15 g	炒苍术15 g	炒白术15 g	茯苓15 g
炙甘草10 g	广木香10 g	炒黄连10 g	砂仁(后下)6 g
干姜30 g	补骨脂15 g	肉豆蔻15 g	炮附子(先煎)30 g

乌梅炭 30 g	焦山楂 30 g	赤石脂 20 g	炙黄芪 30 g
葛根 30 g	肉桂 10 g	防风 10 g	白芷 10 g
炒吴茱萸 6 g			

30 剂,水煎服,日服 2 次。

后随访,患者症状已基本消失。

【案二】

钱某,女性,30 岁,2012 年 3 月 18 日初诊。

[主诉] 腹泻伴关节沉重、发胀数日。

[病史] 两肩沉重,两膝、两肘关节发胀,经期腰胀,大便泄泻,日行 2～3 次,黏滞不爽,里急后重,伴性欲减退。

[检查] 苔薄白,脉弦。

[西医诊断] 慢性肠炎。

[中医诊断] 泄泻。

[辨证] 湿滞脾胃,肝郁肾亏。

[治则] 补肾疏肝,健脾化湿。

[方药] 逍遥散加减。

炙麻黄 10 g	杏仁 10 g	生薏苡仁 30 g	炙甘草 10 g
当归 10 g	炒白芍 15 g	柴胡 10 g	茯苓 15 g
炒苍术 15 g	炒白术 15 g	补骨脂 15 g	肉豆蔻 15 g
淫羊藿 10 g	巴戟天 15 g	广木香 10 g	白芷 10 g
防风 10 g			

14 剂,水煎服,日服 2 次。

二诊(2012 年 4 月 22 日):患者诉腹泻已止,腰酸好转,前方加生黄芪 30 g、威灵仙 20 g,14 剂,水煎服,日服 2 次。

【案三】

万某,女性,58 岁,2012 年 5 月 13 日初诊。

[主诉] 腹泻数日。

[病史] 大便泄泻,每日 3～5 次,带黏冻,腹中冷,肛门下坠。

[检查] 舌淡苔薄白。

[西医诊断] 慢性肠炎。

[中医诊断] 泄泻。

[辨证] 中阳不足,中气下陷。

[治则] 温补中阳,升阳举陷。

[方药] 香砂六君子汤合桃花汤加减。

| 党参 15 g | 炒苍术 15 g | 炒白术 15 g | 茯苓 15 g |
| 炙甘草 10 g | 广木香 10 g | 干姜 15 g | 砂仁(后下)6 g |

赤石脂 15 g	葛根 30 g	升麻 10 g	柴胡 10 g
炒黄连 10 g	草果 10 g		

7 剂,水煎服,日服 2 次。

二诊(2012 年 5 月 22 日):患者诉大便 3～4 日未行,拟方如下。

党参 15 g	炒苍术 15 g	炒白术 15 g	茯苓 15 g
炙甘草 10 g	广木香 10 g	干姜 15 g	砂仁(后下)6 g
焦大黄 6 g	制厚朴 10 g	炒白芍 15 g	枳壳 15 g
当归 10 g	莱菔子 20 g		

7 剂,水煎服,日服 2 次。

【按】案一:患者为脾虚泄泻,故选方以附子理中汤为主方,温中散寒,加用补骨脂、肉豆蔻、肉桂、吴茱萸温阳止泻,乌梅炭、焦山楂、赤石脂涩肠止泻。

案二:患者伴有肝郁肾亏之证,故治疗上不仅要健脾,还要疏肝理气、温阳补肾,选方以逍遥散为主方,具有疏肝解郁、健脾和营的作用,加用补骨脂、肉豆蔻、淫羊藿、巴戟天温补肾阳,广木香疏肝理气、健脾消滞。

案三:患者泄泻伴随中气下陷之证,故以香砂六君子汤为主方,配合桃花汤温阳止泻,加用葛根、升麻升阳举陷,共奏健脾化湿、温阳止泻之效。

【张氏点评】《素问·阴阳应象大论》说:"湿胜则濡泄。"湿为阴邪,易伤脾阳,湿性黏滞,故迁延难愈。案中 3 例皆与脾虚湿盛有关,案一中阳亏虚,附子理中丸为主方;案二内外湿邪,外湿则两肩沉重,两肘、两膝关节发胀,故用麻杏苡甘散风除湿先安其外,安内再用疏肝、理脾温肾之法。案三乃脾虚,以香砂六君子汤健脾为主故而获效较速。

(杨佳)

失眠验案分析

失眠亦称"不寐",指经常不能获得正常睡眠为特征的病证,不寐的病情轻重不一,轻者有入寐困难,寐而易醒,醒后不能再寐,亦有时寐时醒者,严重者则整夜不能入寐。西医学的神经症、更年期综合征,神经衰弱症以及某些精神病等多以失眠为主症。不寐的原因很多,但总与心、脾、肝、肾及阴血不足有关,其病理变化,总属阳盛阴衰,阴阳失交。张氏在治疗失眠方面有自己的见解,整理部分医案如下。

【案一】

程某,女性,42 岁,2012 年 4 月 22 日初诊。

[主诉] 失眠 2 年。

[病史] 失眠 2 年,伴自汗、烘热、烦躁。

[检查] 苔薄白,脉弦。

[西医诊断] 失眠。

[中医诊断] 不寐。

[辨证] 阴虚阳亢,心火上扰。

[治则] 滋阴潜阳,清心降火。

[方药] 黄连阿胶汤加减。

炒酸枣仁 30 g	炒白芍 15 g	川芎 15 g	知母 20 g
炒黄柏 10 g	生地黄 20 g	熟地黄 20 g	炒黄连 10 g
阿胶珠 10 g	炒黄芩 10 g	麦冬 30 g	五味子 10 g
夜交藤 20 g			

7 剂,水煎服,日服 2 次。

二诊(2012 年 4 月 29 日):患者自觉症状稍缓解,前方加柏子仁 15 g、地骨皮 30 g、郁金 15 g、茯神 30 g、炙远志 10 g,7 剂,水煎服,日服 2 次。

三诊(2012 年 5 月 6 日):患者药中病机,嘱原方继服 7 剂。

【案二】

孔某,男性,39 岁,2012 年 5 月 13 日初诊。

[主诉] 失眠 1 年余。

[病史] 头胀头昏,失眠焦虑。

[检查] 舌红苔薄白,脉细数。

[西医诊断] 失眠。

[中医诊断] 不寐。

[辨证] 阴阳两虚。

[治则] 调和阴阳。

[方药] 桂甘龙牡汤加减。

桂枝 20 g	炙甘草 15 g	五味子 10 g	生龙骨(先煎)20 g
柴胡 10 g	炒苍术 15 g	制香附 15 g	生牡蛎(先煎)20 g
灵磁石(先煎)30 g			

7 剂,水煎服,日服 2 次。

二诊(2012 年 5 月 20 日):患者仍诉头痛失眠,前方川芎加为 30 g,继服 7 剂,后诸症为轻。

【案三】

董某,男,43 岁,2012 年 9 月 23 日初诊。

[主诉] 失眠、纳差半月。

[病史] 失眠,腹胀,恶闻油腻,纳差,头晕痛。

[检查] 苔黄厚腻,脉濡数。

[西医诊断] 失眠。

[中医诊断] 不寐。

[辨证] 湿热中阻。

[治则] 清利湿热。

[方药] 平胃散合半夏泻心汤加减。

炒苍术 15 g	制厚朴 15 g	陈皮 10 g	炙甘草 10 g
清半夏 15 g	炒黄芩 15 g	炒黄连 10 g	太子参 20 g
干姜 15 g	生姜 10 g	草豆蔻 6 g	藿香(后下)10 g
浙贝母 15 g	石菖蒲 10 g		

7 剂,水煎服,日服 2 次。

二诊(2012 年 9 月 30 日):患者诉失眠好转,前方加五味子 10 g、炒酸枣仁 30 g、川芎 10 g、茯神 30 g,7 剂。

三诊(2012 年 10 月 14 日):患者诉失眠明显好转,苔厚黄依然,前方加佩兰(后下)10 g、炒栀子 15 g、草果 10 g,14 剂。

【按】案一:患者为心火上扰证,以黄连阿胶汤为主方以养阴泻火,益肾宁心。《注解伤寒论》云:"阳有余,以苦除之。"故方中以黄连、黄芩之苦除热,以阿胶之甘以补血,以芍药之酸收阴气而泄邪热。加上知母以清虚热,生地黄、麦冬、五味子以养阴生津,熟地黄以补血益精,酸枣仁、夜交藤以养心安神。

案二:患者以阴阳两虚为主证,故选用桂甘龙牡汤为主方调和阴阳,加龙骨、牡蛎固敛走失之阴精,又潜纳浮越之阳气,配伍柴胡、香附疏肝理气解郁。

案三:患者为湿热中阻之证,故选用平胃散合半夏泻心汤化裁,方中以苍术最善燥湿健脾故重用为君,厚朴、陈皮、行气散满,助苍术除湿运脾,是为臣,炙甘草、生姜调补脾胃,和中气以助运化,半夏、干姜辛温除寒,黄连、黄芩苦寒泄热清肠,太子参、甘草补中益气养胃,藿香、草豆蔻、石菖蒲以化湿除满。

【张氏点评】治疗失眠一要辨轻重,二要辨虚实,三要辨脏腑,以安神定志为基本治法,调整脏腑阴阳气血。

(杨佳)

补阳还五汤治疗中风后遗症

脑血管病是临床常见病症之一,具有发病率高、致残率高、死亡率高、合并症多及治愈率低的特点,中医学称之为"中风",其起病急骤,变化迅速,症见多端,犹如自然界风性之善行数变,历代医家均极为重视,逐步形成了中医治疗中风病的独特优势。现介绍张氏采用补阳还五汤治疗中风之验案。

【案一】

宣某,男性,60 岁。2012 年 8 月 13 日初诊。

[主诉] 脑血管畸形术后引起血栓数月。

[病史] 因脑血管畸形术后引起血栓,刻下左侧肢体灵活度稍差,自汗,大便干。

[检查] 舌黯苔薄,脉细。

[西医诊断] 脑血管畸形术后。

[中医诊断] 中风。

[辨证] 气虚血瘀。

[治则] 益气活血通络。

[方药] 补阳还五汤加减。

生黄芪 20 g	赤芍 10 g	川芎 10 g	当归 10 g
地龙 20 g	桃仁 10 g	红花 10 g	生地黄 10 g
防风 10 g	丹参 15 g	淮小麦 15 g	生牡蛎(先煎)20 g
姜半夏 10 g	鸡血藤 10 g	三七 5 g	

14 剂,水煎服,日服 2 次。

二诊(2012 年 8 月 31 日):患者觉自汗略轻,左侧肢体仍欠灵活,原意出入,拟方如下。

生黄芪 30 g	赤芍 15 g	川芎 10 g	当归 10 g
地龙 20 g	桃仁 10 g	红花 10 g	片姜黄 10 g
桑枝 15 g	川牛膝 10 g	怀牛膝 10 g	生地黄 10 g
防风 10 g	鸡血藤 15 g	制南星 10 g	生龙骨(先煎)30 g
丹参 15 g	生牡蛎(先煎)30 g		

14 剂,水煎服,日服 2 次。

三诊(2012 年 9 月 16 日):患者诉前方效著,原方继服 14 剂。

【案二】

张某,男性,58 岁。2012 年 3 月 11 日初诊。

[主诉] 右侧肢体凉麻数日。

[病史] 脑出血后右侧肢体凉麻。

[检查] 舌黯苔薄,脉细。

[西医诊断] 脑出血后。

[中医诊断] 中风。

[辨证] 气虚血瘀。

[治则] 益气活血通络。

[方药] 补阳还五汤加减。

生黄芪 60 g	赤芍 30 g	川芎 15 g	当归 15 g
地龙 30 g	桃仁 10 g	红花 10 g	鸡血藤 20 g
天麻 15 g	防风 10 g	片姜黄 10 g	桂枝 20 g
生地黄 20 g			

14 剂,水煎服,日服 2 次。

二诊(2012 年 3 月 25 日):前方效著,继服 14 剂。

【按】两个医案都选用王清任的补阳还五汤,重用生黄芪为君药,大补脾胃之元气,使气旺血行,瘀去络通。当归尾为臣药,长于活血,兼能养血,有化瘀而不伤血之妙。佐以赤芍、川芎、桃仁、红花入肝,行瘀活血,疏肝祛风,加入地龙活血而通经络。本方采用大量补气药与少量活血药相配,气旺则血行,活血而不伤正,共奏补气活血通络之功。补阳还五汤是治疗气虚血瘀证代表方剂,张氏在此方基础上结合患者病情进行化裁,疗效颇丰。

(杨佳)

祛风凉血法治疗痤疮验案分析

【案例】

崔某,女,19岁,2012年10月21日初诊。

[主诉] 痤疮1年。

[病史] 颜面痤疮,有脓头,大小不一,色红或暗,1年未愈,大便偏干。

[检查] 舌红,苔黄,脉数。

[西医诊断] 痤疮。

[中医诊断] 粉刺。

[辨证] 胃肠积热,肝经郁热。

[治则] 清热解毒。

[方药] 五味消毒饮加减。

荆芥 10 g	防风 10 g	丹皮 10 g	生地黄 20 g
白芷 15 g	浙贝母 15 g	生甘草 10 g	当归 15 g
桔梗 15 g	蒲公英 30 g	连翘 20 g	紫花地丁 20 g
龙葵 15 g	焦大黄 10 g		

7剂,水煎服,日服2次。

【按】 痤疮,《医宗金鉴》称之为"粉刺"。本病之生与温热毒邪外袭,胃肠积热或肝经郁热有关。必须注意精神调节,饮食节制,不可过食辛辣。方用五味消毒饮,清热解毒,消散疔疮,荆芥、甘草、防风祛风除湿,生地黄、当归、丹皮、浙贝母活血凉血,白芷引药达阳明经;连翘以助消肿散结,用焦大黄增强活血化瘀的作用,共奏清热解毒、凉血活血、消散疖疮之功。

【张氏点评】 多数医家认为痤疮是肺经郁热、血分郁热、胃肠湿热及脾失健运所引起。治疗方面,肺热血热者用枇杷清肺饮,胃肠湿热者用茵陈蒿汤加味,脾虚痰湿者可用参苓白术散合海藻玉壶汤加减。但笔者认为本病宜分虚实寒热。治疗更应辨证施治,灵活加减。如青少年,阳热之体,多食辛辣,痤疮色红,形成结节或有脓头者,宜用五味消毒饮合泻心汤加风药疗效较好;如脾虚湿热者可用三妙汤合泻心汤主之;临床上也有脾胃虚实瘀毒久积者,除痤疮反复发作外还伴有畏寒肢冷,倦怠神疲者,可用四君子汤或加干姜、薏苡仁、白芷等。此病见于面部,乃阳明经郁热,加风药散之可增强疗效。常用荆芥、防风、白芷等。凉血则用生地黄、赤芍、丹皮等。解毒则用五味消毒饮,可加皂刺、浙贝母等。

(张胜)

脱发验案分析

【案例】

朱某,男,39岁,2012年11月4日初诊。

[主诉] 脱发多年。

[病史] 头发稀疏不密,每日都有掉发,精血不能上充头面,毛发失养,并有家族遗传史,平素操劳过度,近半年消瘦明显,心情抑郁,饮食,睡眠尚可。

[检查] 舌淡,苔薄白,脉濡细。

[西医诊断] 脱发。

[中医诊断] 脱发。

[辨证] 肝肾亏虚。

[治则] 滋补肝肾,养血生发。

[方药] 六味地黄汤加减。

生地黄 300 g	熟地黄 300 g	山茱萸 300 g	山药 200 g
茯苓 200 g	泽泻 200 g	制首乌 150 g	桑椹 400 g
女贞子 300 g	黑芝麻 300 g	炒杜仲 300 g	当归 300 g
川芎 300 g	清半夏 300 g	炒苍术 200 g	

以上药味制成浓缩丸,如绿豆大,每服50粒,日服3次。

【按】"发为血之余,肾其华在发",脱发与肝肾不足有着密切关系。精血不足,发失所养为多,治宜补肾养肝,燥湿健脾。本案患者先天不足,肾为先天之本,肾精不足,则其发不荣。脾为后天之本,气血生化之源,脾虚不健,肝肾不足则无以生发养发,故治疗重在补益肝肾和健脾,方用六味地黄汤加黑芝麻、桑椹、女贞子、何首乌、杜仲补益肝肾,养血生精。炒苍术、半夏燥湿健脾以加强后天生化之源。又以当归、川芎补血活血等同用。张氏以先天后天同调,肝脾肾兼顾,常常可获奇效。

【张氏点评】一般脱发多为肝肾不足,血不养发,或大病之后气血亏虚不能养发,还有因化疗药物毒性作用所致。目前一些女青年因爱美服用减肥药或节食过度,致气血双亏,精血乏源,血不养发,形成脱发。斑秃多因压力过大,心血暗耗,致头发成块脱落,古成"油头风""鬼剃头",除脱落外还有头发干枯。斑秃可用鲜生姜外抹;如思虑过度,压力过大可在上方中加五味子、茯神、柏子仁;头皮痒可加防风、刺蒺藜;头发早白者可用首乌延寿丹;阴虚内火、五心烦热者可加知母、黄柏等。

(张胜)

过敏性鼻炎验案分析

【案例】

王某,女,38岁,2012年12月2日初诊。

[主诉] 鼻塞反复发作 7 年余。

[病史] 喷嚏连连,流清鼻涕,伴头痛头胀,时轻时重。晨起时喷嚏加重,流清涕,饮食,二便尚可,月经正常。

[检查] 舌淡苔薄白,脉缓软无力。

[西医诊断] 过敏性鼻炎。

[中医诊断] 鼻鼽。

[辨证] 肺脾气虚,卫外不固。

[治则] 益气固表。

[方药] 玉屏风散、桂枝汤合苍耳子散加减。

生黄芪 30 g	炒白术 30 g	防风 10 g	桂枝 15 g
炒白芍 15 g	生姜 15 g	炙甘草 10 g	大枣 7 枚
淫羊藿 20 g	细辛 3 g	炙麻黄 10 g	白芷 10 g
熟地黄 15 g	辛夷 10 g	炒苍耳子 10 g	

14 剂,水煎服,日服 2 次。

二诊(2013 年 1 月 10 日):鼻塞已通,喷嚏流涕皆已基本止住。

【按】本病属于中医"鼻塞""鼻渊"范畴。其病因病机多为感受风寒之邪入里化热,热毒浊涕,阻闭鼻窍而成。慢性患者多因脾肺虚弱,肺气不足致卫外不固,易感外邪,脾虚则运化失职,痰湿滞留,困结鼻窍。玉屏风散有补脾实卫、益气御风、增强加人体免疫力的功效,桂枝汤出自张仲景《伤寒杂病论》,为群方之魁,解肌祛风,调和营卫。重用黄芪以固表,同时黄芪还具有免疫调节功能。辛夷具有疏风散寒之功,善通鼻窍,温肺止涕,为治鼻之要药。苍耳子散寒通窍,宣肺降浊。炙麻黄、熟地黄、白芷、细辛以助散寒解表通血脉降浊。诸药合用共奏调和营卫气血、益气固表御风之功。同时晨起后可反复用凉水冲洗鼻腔以增强免疫力。

【张氏点评】过敏性鼻炎属疑难杂症,中西医皆无良策,西药脱敏疗法时间需两三年,有些患者坚持不了。本病常伴有过敏性哮喘,春秋天易发病。笔者分析为肺气不足,营卫亏虚,肺窍不利风邪袭之。以玉屏风散固其表,桂枝汤和营卫,苍耳子散加麻黄透肺窍散风寒。常加补肾药淫羊藿、巴戟天以壮肾阳,临床常获满意效果。

(张胜)

辨治痛风经验谈

痛风是一组嘌呤代谢紊乱所致的疾病,临床上以关节红、肿、热、痛反复发作,关节活动不灵活为主要表现。西医学将其列为代谢疾病范围,以高尿酸血症、急性关节炎反复发作,痛风石沉积,慢性关节炎和关节畸形,肾实质病变和尿酸石形成为特点。可分为原发性和继发性两大类,原发性病因除少数由于酶缺陷引起外,大多未阐明。常伴有高血脂症、肥胖、糖尿病、高血压病、动脉硬化和冠心病等,属遗传性疾病。多与不良生活习惯有关;继发性可由肾脏病、血液病及药物等多种原因引起。

根据临床表现,属中医"痹病""痛风""白虎历节"等范畴。笔者根据多年临床经验,提出以下五点,供同道参考,敬祈指正。

一、病因病机

不外"湿热、浊毒、痰瘀、虚损"八个字。

本病多因肝肾亏虚、脾运失健、脏腑虚损为本,湿热、浊毒、痰瘀闭阻为标,形成本虚标实之证。初起实邪为主要矛盾,风寒湿热之邪侵袭经络,气血运行不畅,郁而化热,湿热互结,滋生浊毒,浊液凝痰,久稽致病,痹阻关节,不通则痛。如《圣惠方》云:"夫白虎风痛者,是风、寒、暑、湿之毒,因虚而起,将摄失理,受此风邪,经络结滞,气血不行,蓄于滑节之间,或在四肢,肉色不变,其疾病昼静而夜发,夜彻骨髓疼,其痛如虎之噬,故名白虎风痛也。"本病属湿热浊毒之邪,其性重浊,湿热下注,故多见跖趾关节及拇趾关节。久则痰凝胶固以致僵肿畸形。日久内损脏腑,脾运失健,痰浊内生,肝肾亏虚,湿毒内聚,复感风寒湿热之邪,如遇劳倦、酗酒、贪食膏粱厚味,则致湿热内生,痰浊瘀血流注关节,可致关节肿大畸形、僵硬,关节周围瘀斑、结节,并且内损脏腑,引起"关格"重症。

二、辨证治疗

辨证应分虚实,治疗应按急缓。痛风初起为实,日久致虚,发作时较急,慢性期较缓,急性发作期患者体质有寒化、热化之分,慢性期有痰浊、瘀血之别。日久损及脏腑可致虚中夹实之候。

1. 急性发作期 症见关节红肿热痛较甚,发病急骤,且口干、苔黄、舌红、便干、脉数等象,当属风湿热痹。应投清热通络、宣痹利湿之剂,如白虎桂枝汤合四妙散加味。药用生石膏、知母、桂枝、生甘草、炒苍术、川黄柏、川牛膝、薏苡仁、虎杖、威灵仙、土茯苓、防己、忍冬藤。白虎桂枝汤清热通络,四妙散清热利温,加薏苡仁、虎杖、威灵仙、土茯苓等更能增强其化湿泄浊、通络止痛之功。如湿重者加萆薢、车前子、泽兰,加强泄浊化瘀利湿力量,有助血尿酸的排泄;肿痛较甚者,可加海桐皮、制乳香、制没药、全蝎、蜈蚣除湿通络,宣痹止痛。此方临床上辨证准确,大剂频服,其效甚捷。

2. 风寒湿痹 如见关节肿痛,局部不红不热,屈伸不利或皮下结节,或疼痛剧烈,或痛有定处,麻木不仁,苔白腻,脉弦紧,当属寒化,为风寒湿痹。治疗以薏苡仁汤加减。方用薏苡仁、羌活、独活、炒苍术、全当归、赤芍、桂枝、炙麻黄、制川乌、生姜、生甘草等。风偏盛者加秦艽、络石藤、威灵仙、透骨草祛风通络;寒盛者加炮附子、细辛温经通络,湿盛者加萆薢、防己、木瓜化湿通络;皮下结石者加天南星、半夏、白芥子以化痰散结。本方祛风通络,散寒除湿,用于痛风属于风寒湿者疗效颇佳。

3. 痰瘀痹阻 如关节肿痛、反复发作、日久不愈、刺痛不移、关节强直畸形、皮下结节,皮色紫黯或溃破成瘘管,脉弦沉涩,舌质黯淡瘀斑,则属于痰瘀痹阻。宜蠲痹汤合二陈汤化裁。药用当归、羌活、独活、片姜黄、生黄芪、赤芍、白芍、防风、炙甘草、半夏、茯苓、陈皮、桃仁、红花、威灵仙等。皮下结节者加制天南星、白芥子化痰散结;痛甚再加乳香、没药、延胡索化瘀止痛;僵直畸形者加全蝎、蜈蚣、乌梢蛇等搜风通络。

4. 缓解期 症见关节变形,屈伸不利,腰膝酸软,神疲乏力,苔白脉缓,当属肝肾两虚。方用独活寄生汤加味,药用羌活、独活、桑寄生、秦艽、防风、细辛、川芎、当归、生地黄、赤芍、白芍、桂枝、杜仲、茯苓、薏苡仁、川牛膝、怀牛膝、木瓜、苍术、白术等。关节冷痛者加制川乌、乌梢蛇、威灵仙以温经散寒通络;腰膝酸软者加枸杞子、川续断、鹿角霜以补肝肾、强筋骨;肌肤重着麻木者加防己、络石藤、全蝎、蜈蚣搜风除湿、活络通痹。

三、预防痛风发作,防止内伤脏腑

痛风未累及肾脏者,经过有效防治预后良好,如防治不当,反复发作,日久可致关节僵硬、变形,形成痛风石以及肾结石、肾功能受损等严重后果,因此治疗高尿酸血症是防治本病的关键。本病初起湿热为患,久则损及脏腑,以脾虚不运、肝肾亏损为主,故在健脾助运、补益肝肾的同时,要配合应用降尿酸的中药,即中医强调的化湿降浊,药用土茯苓、川草薢、薏苡仁、威灵仙、豨莶草、地龙、车前子、炒苍术、防己等,且剂量应大,如土茯苓常用 30～60 g,甚至 100 g 方取捷效。并且特别强调饮食禁忌,应避免进食高嘌呤饮食,如动物内脏、啤酒、海鲜、豆制品等。

四、化瘀化痰,解毒泄浊

抓住湿热、浊毒、痰瘀特点,重视化瘀化痰、解毒泄浊。痛风属"痹病"范畴,但与《素问·痹论》所言"风寒湿三气杂至合而为痹"的痹病并不完全一致,尚有自身特点。如国医大师朱良春所言,其名为风而实非风,症似风而本非风。浊毒滞留血中,不得泄利,初始未甚,可不发痛,然积渐日久,或遇外邪相合,终必瘀结为害,或闭阻经络,突发骨节剧痛,或兼挟凝痰,变生痛风结节,痰瘀胶固,以致僵肿畸形。主张治疗应以泄浊化瘀为大法,佐以大队虫蚁搜剔、蠲痹定痛之品。笔者临床常以四妙散加土茯苓、虎杖、防己、草薢、忍冬藤清利湿热、泄浊解毒,加丹参、泽兰、威灵仙、半夏、天南星、白芥子化瘀化痰、宣痹通络止痛,治疗痛风急性发作常常应手取效。

五、用药

用药宜宣痹通络,临床选虫类、藤类。痹病应以通经活络宣痹为治,具有通经活络宣痹的中药有寒热之分。寒凉通宣之品有秦艽、豨莶草、络石藤、忍冬藤、地龙等;温经通宣之品有姜黄、威灵仙、海风藤、麻黄、桂枝、细辛等。该病日久,加入搜风剔邪虫类药,关节变形僵硬,疼痛较剧者,如地龙、全蝎、蜈蚣、僵蚕、白花蛇、土鳖虫、穿山甲、乌梢蛇等。藤类药善走经络,常选络石藤、忍冬藤、天仙藤、青风藤、海风藤等以增强其通络祛风、宣痹镇痛之功。

(张杰)

中医辨治慢性萎缩性胃炎经验谈

　　慢性萎缩性胃炎(CAG)是一种以胃黏膜萎缩变薄、腺体减少或消失为特征的消化系统疾病,为消化系统常见病和难治病之一,病势缠绵,病程较长。临床上表现为上腹部饱胀或疼痛、嗳气、嘈杂、食欲不振等症。1978年世界卫生组织将其列为胃癌的癌前疾病或癌前状态,而在CAG基础上伴发的肠上皮化生和异型增生,则是胃癌的癌前病变,极大地威胁着人类的身体健康。CAG为西医病名,中医学将其归属于"痞满""胃脘痛""嘈杂""嗳气"等范畴。1989年10月全国第5届脾胃病学术交流会上把CAG的中医病名拟为"胃痞"。"胃"言其病位,"痞"言其主症与病机。近年来国内对CAG的研究愈加重视,阻断和逆转其癌变成为中西医研究的重点课题。迄今为止,西医学在这一领域尚无理想的治疗方法,而中医药治疗方面已取得了卓越的成果。笔者在前人经验的基础上,结合多年的临床实践,认为本病病机可以用虚、毒、瘀三个字来概括,即脾胃亏虚为本,内外合毒为因,胃络瘀阻、气机痞滞为其临床病机。虚、毒、瘀互为因果,合而为患,而致胃痞。治疗以调补脾胃、解毒化瘀、行滞消痞为大法,创制"胃痞汤",有益气健脾、养阴和胃、化瘀解毒、行滞消痞之功,对治疗久治不愈的慢性萎缩性胃炎,效专力宏,疗效卓著,结合辨病、辨证、随症加减,常可出奇制胜。现就病因病机及临床证治浅谈一下个人见解,不妥之处,敬请指正。

一、历代医家对痞的认识

　　对痞满的阐述,最早见于《黄帝内经》,《素问·至真要大论》云:"太阳之复,厥气上行……心胃生寒,胸膈不利,心痛痞满。"厥气,寒气也,太阳受制,则寒气不行。今太阳之复,寒气上行,寒气盛则心胃受寒,胸膈不利,故心痛痞满。《素问·五常政大论》云:"备化之纪,气协天休,德流四政,五化齐修。其气平……其养肉,其病否。"又曰:"卑监之纪,是谓减化……其病留满否塞,从木化也。"可见寒气、脾虚、肝旺皆为痞满之主要病机。

　　张仲景在《伤寒论》中明确指出"满而不痛者此为痞"的概念,指出该病的病机是下虚邪陷,升降失调,寒热夹杂,拟定了辛开苦降的治疗大法,运用诸泻心汤类方,立法精当,开寒热并用、通补兼施之先河,为后世医家所效法,也为治痞之祖方。

　　隋代巢元方《诸病源候论》中,列有"八痞候":"夫八否者,营卫不和,阴阳隔绝,而风邪外入与卫气相搏,气血壅塞不通而成否也。"否者,塞也,言脏腑痞塞不宣通也。丰富了痞满的病因学与证候学内容。

　　唐宋时期在治疗方面颇为丰富,或以攻邪为主,或以攻补兼施,如《太平惠民和剂局方》中,木香槟榔丸、平胃散等以攻邪为主,参苓白术散为调补脾胃,治疗虚痞的代表方;孙思邈《备急千金要方》中的槟榔散、许叔微《普济本事方》中的枳壳散,为攻补兼施的代表方。

　　金元时代,李东垣大倡脾胃内伤之说,对本病阐发甚详,认为饮食不节、劳逸过度、喜怒忧恐皆有关于本病。他在《兰室秘藏》中创立了消痞丸、枳实消痞丸,以及《内外伤辨惑论》中所引用的法古方枳术汤,均为消补兼施、辛开苦降之良方。朱丹溪在《丹溪心法》中说:"痞者与否同,不通泰也。""脾气不和,中央痞塞,皆土邪之所为也。"言其病机为气机阻滞,升降失司,病在脾胃,并将痞满与胀满做了区分:"胀满内胀而外亦有形,痞满自觉痞闷而外无胀急之形也。"认为痞满轻而无外征,胀满重而有外征。他反对一见痞满就滥用攻下,不知中气重伤,脾失运化,痞满更甚。

明代王肯堂《证治准绳》中进一步把痞与胀进行鉴别,认为胀在腹中,其病有形;痞在心下,其病无形。张介宾《景岳全书》中以痞满之名立专篇,自此痞满的病名趋于一致。他将本病分为虚痞和实痞:"痞者,痞塞不开之谓;满者,胀满不行之谓。盖满则近胀,而痞则不必胀也。所谓痞满一证,大有疑辨,则在虚实二字,凡有邪有滞而痞者,实痞也;无物无滞而痞者,虚痞也。有胀而痛而瞒者,实满也;无胀而滞而满者,虚满也。""实痞实满者,可消可散,虚痞虚满者,其大加温补不可。"

清代林佩琴在《类证治裁》中指出:"伤寒之痞,从外之内,故宜苦泄;杂病之痞,从内之外,故宜辛散。"阐明了其治疗应有寒热虚实不同,分而治之。

《张氏医通》作者张璐曾注意到体质因素"肥人心下痞闷,内有痰湿也""瘦人心下痞闷,乃郁热在中焦""老人、虚人则多为脾虚运化不及"。

二、病因病机

CAG多由慢性浅表性胃炎(CSG)发展而来,其病因病机颇为复杂,病情演变是个日积月累的过程,根据笔者多年的临床经验,认为其病因病机多有脾胃虚弱、久病失治、七情内伤、饮食不节、毒邪戕害、胃络瘀阻、气机痞滞所致。概括为虚、毒、瘀三个字。即脾胃虚弱为其本,内外合毒为其因,胃络瘀阻为其病机,虚毒瘀互为因果,合而为患。

1. 脾胃亏虚为其本 脾胃亏虚是CAG发病和转归的根本原因。《素问·玉机真藏论》云"五藏者,皆禀气于胃,胃者,五藏之本也",《医宗必读》曰"一有此身,必资谷气,谷入于胃,撒陈于六腑而气至,调和于五脏而血生,而人资之以为生者也,故曰后天之本在脾"。脾体阴而用阳,以升为健,胃体阳而用阴,以降为和,所谓"太阴湿土,得阳始运;阳明燥土,得阴自安",脾胃同居中焦,阴阳相济,脏腑相和,表里相连,经络相接。胃主受纳腐熟,脾主运化水谷,两者共同完成水谷精微的受纳传输,化生气血,灌溉五脏六腑,四肢百骸,脾胃健则气机升降正常,而健康无病。清代邵新甫尝云"盖胃者汇也,乃冲繁要道,为患最易",李东垣曰"内伤脾胃,百病由生"。胃府与外界相通,最易受戕,或由外邪入侵,或由食滞中焦,或由情志内伤,或由痰湿阻滞等,诸多因素皆可伤及脾胃,致受纳、运化功能失常,脾失健运,胃失和降,日久耗气伤阴,脾胃亏虚,水谷不归正化,气血生化乏源,脏腑失养,久而成病,正如《金匮要略心典》所言:"痿者萎也,如草木之萎而不荣。"

脾胃虚弱以气虚为先,以气虚为主。临床上患者多见胃脘痞胀,面色少华,短气乏力,纳谷不香,大便不调等脾胃气虚之候。在此基础上或因气虚及阳,中阳不足,而致脾胃虚寒;或因气虚运化无力,生化乏源,胃阴受损,胃体失养,而致气阴两虚之候。结合胃镜微观表现,胃的蠕动减弱,黏膜的色泽变淡,大片苍白区,色调不均匀,病理检查黏膜固有腺体萎缩,胃黏膜变薄等,皆属于脾胃虚弱的范畴。

2. 内外合毒为其因　"毒"本义指毒草,《说文解字》:"毒,厚也,害人之草。"厚即指程度重之意。在古代,毒被广泛地引申运用,或指痛苦,或指危害,或指毒物等。"毒"在中医学中主要指四个方面的内容:第一,泛指药物或药物的毒性、偏性或峻烈之性;第二,指非时之气,包括戾气、杂气、异气、山岚瘴气等峻烈易传染之外感邪气;第三,指病证,如疮疡之泛称疮毒、痈毒、阴阳毒,以及湿毒、暑毒、风毒、痰毒等;第四,指由机体产生毒性作用的各种致病因素,即毒邪。这是最主要的,也是论述最多的。《素问·刺法论》云:"五疫之至,皆相染易……正气存内,邪不可干,避其毒气。"《诸病源候论》中有关蛊毒、药毒、饮食中毒、蛇兽毒和杂毒病诸候的记载,丰富了毒邪的内涵。在温病学中,温热疫毒致病的理论占据了主导地位,如尤在泾在《金匮要略心典》中所言"毒,邪气蕴结不解之谓"。

古代医家多认为毒邪致病,在外感病中多见,而在内伤杂病中少见。现代医家在长期医疗实践的基础上,将病因之毒加以概括并创立了毒邪致病学说,并且不断地丰富其内涵。因此重视毒邪在内伤疾病病因学上的普遍性,可弥补传统中医病因病机在这方面的不足。而现代毒物学认为,凡是有少量物质进入机体后,能与机体组织发生化学和物理化学作用,破坏正常生理功能,引起机体暂时的或永久的病理状态,称该物质为毒物,如有害气体、毒奶粉、毒胶囊等,以及机体内因代谢紊乱所产生的脂毒、糖毒、血尿酸毒等。与中医学中的"邪盛谓之毒"的观点相似。

对CAG的病因病机提出毒邪学说,笔者认为,凡是对机体有不利影响的因素,无论这种因素是来源于外界还是来源于体内,均可称为毒邪。外来之毒,除传统之毒外,尚包括不洁食物毒素,如黄曲霉素、亚硝酸盐之类;药物毒素、环境污染毒素以及病原微生物,如幽门螺杆菌等。内生之毒,常在长期七情内伤、饮食不节、劳逸失调及老年体衰的基础上形成,导致脏腑功能紊乱,阴阳气血失调,蕴结不解而生毒,包括机体一系列病理、生理、生化过程中的产物,如胆汁反流、炎性介质、新陈代谢毒素、致癌因子等。内外毒邪致病,常相互关联,外毒侵入人体,可造成脏腑功能失调,气血运行障碍,由此可产生内毒;内毒生成之后,耗伤正气,正气虚衰,又可招致外毒,内外相因,蓄积胶结,共害胃体,耗伤阴津,内生燥热,热伤气阴,致气阴两虚,日久可致阴阳两虚。

从临床表现看,CAG之毒,当有湿热毒和瘀毒之别,湿热毒之形成,或因脾虚湿盛,郁而化热,蕴久成毒;或因饮食内伤,脾胃升降失常,清浊相干,酿生湿热,日久蕴毒;或情志不畅,肝失疏泄,肝郁化火,乘脾犯胃,致脾胃湿热,久而化毒,戕害胃体。症见胃脘灼热、痞胀、嘈杂、嗳气、恶心、纳差、口苦、大便黏滞不爽,舌质红绛,苔黄腻或花剥,脉象弦滑或滑数等。

瘀毒之形成,概由久病多瘀,久病入络,或气血无力推动致瘀;或胃中虚寒,温煦无权而致瘀;或阴虚内热,灼炼阴血,血涩难行;或情志不畅,气郁不达,血行涩滞,瘀积日久成毒。多表现为胃脘痞滞隐痛,胀满,口干,面色晦暗,舌质紫黯,舌见瘀斑瘀点,脉涩滞不畅。

从胃镜表现看,CAG 患者胃黏膜充血、水肿、糜烂、出血、分泌液黄而混浊,同一部位黏膜变薄,深浅不一致,呈颗粒样或结节样增生、僵硬、皱襞低平稀少,甚至消失。活检组织病理表现为黏膜层萎缩、变薄、腺体数量减少,整个腺体萎缩或消失,排列紊乱,腺上皮细胞扁平、间质细胞浸润,或伴肠上皮化生和异型增生。与毒邪致病性质相似。

通过临床观察可发现,以解毒化瘀扶正之剂治疗 CAG 患者后,临床症状减轻或消失,舌质转淡红,苔转薄白,脉象趋于平和,胃镜检查胃黏膜形态基本恢复正常或变成 CSG 表现;肠上皮化生和异型增生消失或减轻。这些均表明毒邪学说不但有理论基础,更有实践依据。

从毒论治 CAG,有客观的理论基础和临床与毒物实验依据,为 CAG 的中医药治疗开辟了新的有效治疗途径,但还有待进一步深入探讨研究。

3. 胃络瘀阻为其病机 CAG 病情迁延日久,久病入络,久病必瘀,诚如《临证指南医案》中所言"初病气结在经,久病则血伤入络""凡气既久阻,血亦应病,循经之脉络自痹"。唐容川《血证论》云:"血之运行上下,全赖乎脾胃。"《脾胃论》亦指出"脾胃不足,皆为血病"。《金匮要略》云:"腹不满,其人言我满,为有瘀血也。"《诸病源候论》云:"血气壅实不通而成否也。"林佩琴在《类证治裁》中曰:"初痛病邪在经,久病必入络……初痛宜温散行气,久病则血络亦痹。"气为血之帅,气之于血,有温煦、推动、统摄的作用,这些作用均有赖于脾胃之气的旺盛充足。若脾胃虚弱,则可致血行不畅,而脾虚失于统摄,血不循经,溢于脉外,不得消散,蓄而为瘀;气虚及阳,阳虚生寒,血无以温煦,凝泣成瘀;或毒邪煎熬,熏蒸血液,血凝成瘀,日久入络,胃府络脉闭塞不通,而致胃络瘀滞,气机不畅,病情迁延难愈。

从临床表现看,其发病以中老年人为多,随着年龄的增长,胃黏膜血管扭曲,小动脉管壁玻璃样变和管腔狭窄,使得胃黏膜营养不良,分泌功能下降和屏障功能低下。多见胃脘隐痛,痞胀,舌质紫黯,舌下脉络瘀紫增粗、迂曲,面色晦暗,脉涩不畅等。胃镜检查胃黏膜充血,水肿,透见紫蓝色血管纹,表面粗糙不平,可因腺体萎缩后腺窝增生或肠化而致颗粒状隆起,皱襞粗大或形成息肉等。这些改变都是胃络瘀阻的表现。

4. 虚、毒、瘀合而为患 正虚邪实、虚实并见是 CAG 的主要病机特点,虚、毒、瘀三大病理机制并非单独存在,而是同时存在,脾胃亏虚为其本,内外合毒为其因,胃络瘀阻为其病理现象,三者互为因果,合而为患。胃之腺体或黏膜萎缩则无力消化水谷,脾胃收纳不健,化源日少,正气驱邪无力,邪毒、瘀血日甚;瘀血邪毒胶着,又致正气更亏,脏腑失养,而形成虚、毒、瘀的恶性循环。

从临床宏观表现看,本病不但有胃脘痞胀,面色少华,神疲纳呆等脾胃亏虚之候,又有胃脘隐痛灼热,嘈杂嗳气,口苦口干,苔黄腻等郁热毒邪之象,并有胃脘隐痛,面色晦暗,舌质紫黯等胃络瘀阻之征。从胃镜微观上看,既有胃黏膜色泽变淡变薄,固有腺体萎缩等脾胃虚弱的表现,又有胃黏膜充血水肿,糜烂出血,分泌液黄而浑浊,间质细胞浸润,肠上皮化生和异型增生等毒邪表现,且见胃络瘀阻征象和胃黏膜透见紫蓝色血管纹,表面粗糙不平,颗粒状隆起,皱襞增大等。无论是辨证、辨病,抑或是宏观、微观,都提示 CAG 气阴亏虚、毒邪积聚、瘀血内阻的存在,符合虚、毒、瘀合而为患的病因病机。

三、治则治法

《素问·至真要大论》云:"谨守病机,各司其属;有者求之,无者求之。"笔者认为,治疗 CAG 要针对病因病机,辨证用药,应以调补脾胃,化瘀解毒消痞为大法,此法是阻断和逆转 CAG 的关键。

李东垣指出"善治者,唯有调和脾胃",脾胃虚弱为 CAG 之本,治病当求其本。宗《素问·至真要大论》"虚者补之"的原则,治宜益气健脾、扶正固本,通过健运脾胃,补益后天,使脾胃功能逐渐恢复正常,气血生化有源,气旺血足,脾胃得养,气机升降和顺有序。在益气健脾、养阴和胃的同时,当着眼于脾胃的相辅相成、协调为用的生理功能,使调补相须,升降相适,燥湿相济,寒温适宜。诚如吴瑭在《温病条辨》中说的:"治中焦如衡,非平不安。"华岫云在《临证指南医案》中提示:"脾胃之病,虚实寒热,宜燥宜润,故当详辨,其于升降二字,尤为重要。"

《古今医统大全》曰:"心下痞满,宜理脾胃,以血治之,若全用气药通利,则痞益甚。"说明从瘀论治本病的重要性。CAG 内外之毒合而为患,故去除致病因子,改善胃内湿热浊毒的情况,才是使萎缩的胃黏膜恢复正常的关键。

四、方药

本病的治疗大法以扶正益胃、化瘀解毒消痞为原则,遣方用药宜攻补兼施,动静相宜,笔者根据多年临床经验,拟胃痞汤为基本方。

胃痞汤

| 生黄芪 30 g | 党参 15 g | 石斛 15 g | 蒲公英 30 g |
| 白花蛇舌草 30 g | 丹参 30 g | 莪术 10 g | 焦山楂 15 g |

【方解】 方中黄芪味甘微温,长于益气健脾,伍以党参、石斛为臣,益气养阴,健脾和胃。党参甘平,补中益气,生津养血,石斛补胃阴清胃热。佐以白花蛇舌草、蒲公英清热解毒。蒲公英甘苦而寒,解毒散结,清热利湿;白花蛇舌草微苦甘寒,清热解毒,凉血活血。并佐以丹参、莪术补中寓通,补而不滞,通不伤正,使痞塞得通,瘀阻渐消。丹参苦微寒,化瘀滞,通脉络,养营血,去瘀生新,活血定痛;莪术善于温通行滞,破血消积。使以焦山楂,酸甘微温,消食除积,化瘀祛滞。全方攻补兼施,寒温并用使虚弱之脾胃得以振奋,上下气机得以条达,湿热浊毒得去,气滞血瘀得通,则诸症自除,萎缩得以逆转。

【方中对药】 黄芪、党参:黄芪长于益气健脾,党参补中益气,生津养血,两者相伍,仿李东垣补中益气之法,扶正固本,达气充则血行,血行则瘀去之目的。意在"助之使通""不惟补阳而亦补阴,不惟补气而亦补血,不惟固卫而亦补营"。

黄芪、莪术:黄芪长于补益中气,为"补药之长",气旺能生血,血足可运气,莪术既能破血,又有行气之用,两药相伍,补中寓通,补而不滞,通而不伤正,故为益气化瘀不可多得的药对,如张锡纯说:"参、芪能补气,得三棱、莪术以流通之,则补而不滞,而元气愈旺,元气既旺,愈能鼓舞三棱、莪术之力,以消癥瘕,此其所以效也。"且莪术"能治心腹疼痛,胁下胀痛,一切血凝气滞之症,若与参、术、芪诸药并用,达能开胃增食,调气和血"。两药相伍,相得益彰,共奏益气化瘀之功,可使萎缩之肠化、不典型增生得以逆转。

黄芪、丹参:黄芪善补气以生血,丹参活血化瘀兼养血,黄芪得丹参,补而不滞,两药相伍,益气活血,推陈出新,可促使胃黏膜组织的修复与再生。

黄芪、白花蛇舌草:黄芪补元气,托毒、解毒,白花蛇舌草清热解毒,消肿抗癌,两药合用,扶正与攻邪并用,补不助热,清不伤正,相辅相成,抗癌消肿,能防 CAG 向胃癌转化。

黄芪、石斛:黄芪温补养胃气,健脾土,石斛清润养胃阴,濡胃体,两药相伍正合胃府喜润恶燥的特性。此甘温与甘寒并用,一补胃气,一养胃阴,阴阳相合,温润并进,共奏温养濡润胃体之功,实有阳生阴长,云行雨施之妙,能使枯萎之胃体渐趋康复。

党参、石斛:党参益气生津,石斛生津益胃厚肠,两药相伍,轻清轻补,益气养阴,以生胃体,共奏益脾气、养胃阴、开胃气之功,胃气得复,纳谷得充,则已损之胃体有康复之望。

白花蛇舌草、蒲公英:白花蛇舌草清热解毒,散瘀利湿,抗癌消肿,蒲公英清热解毒,散结消痈,兼有凉血活血之功,两药合用,共奏清热解毒、消痈散结、防癌抗癌之功,清解而不伤正,无苦寒伤胃之弊,对 CAG 向胃癌转化,可起到逆转作用。

丹参、焦山楂:丹参活血化瘀,焦山楂消食导滞,兼活血祛瘀,两药相伍,活血与消导并用,化瘀以助消导,消积以助血行,共奏破瘀滞、除痞结之功。

【临证加减】 中医的精髓是辨证施治,CAG 临床上各种证型常兼夹为患,寒热虚实表现不一,错综复杂,临证时应灵活变通,随证化裁,才能提高疗效。

脾胃虚寒者,可去蒲公英,加桂枝、干姜、高良姜、炮附子等;

湿重者,加炒苍术、草豆蔻、制厚朴等;

肝胃郁热者,加炒栀子、丹皮、柴胡、炒白芍、枳实等;

胃阴亏虚者,加生地黄、麦冬、北沙参等;

瘀血胃痛者,加炒蒲黄、五灵脂、没药、炒延胡索等;

寒热错杂者,加半夏、干姜、黄连、黄芩等。

五、微观辨证用药

辨证时组方的基础,除传统的四诊之外,目前胃镜检查及胃黏膜组织活检更是诊断和检验疗效的重要手段,因为根据胃黏膜的病理变化来指导用药,往往可以提高疗效。若有 HP 感染,则可选用黄连、黄芩、大黄、丹参、吴茱萸、延胡索、三七、蒲公英、连翘等对 HP 有较强抑杀作用的药物;亦可用苍术、厚朴、石菖蒲等清化湿热、抑菌消炎之品;如有胆汁反流,多属肝胃不和,胆失通降,可选用柴胡、枳实、白芍、甘草、郁金等疏肝利胆;如胃镜见胃黏膜糜烂、溃疡及出血点时,可用三七、白及、浙贝母、白芷等敛疮护膜,消炎生肌;见胃黏膜充血肿胀,此属热毒偏盛,可用炒栀子、焦大黄、黄芩、半枝莲等清热解毒;胃酸减少或无酸者,可加麦冬、乌梅、炒白芍、甘草等甘寒生津、甘酸化阴之品;间质炎症浸润则可视为湿毒之邪郁阻之象,可用苍术、生薏苡仁、半夏等化湿解毒。

总之,治疗 CAG 应中西结合,病证合参,中医辨证与胃镜、病理通盘考虑,阳虚宜温养,阴虚宜滋养,应斡旋升降之机,脾宜升宜健,胃宜降宜和,要把握"灵通"之性,攻不伤正,补不留邪,随证化裁,灵活用药,有方有守,注重调养,方臻完善。

(张杰)

胃脘痛辨治九法

胃脘痛是临床常见的一种病证,西医的急、慢性胃炎,胃、十二指肠溃疡、胃黏膜脱垂、胃肿瘤、胃神经症等都可以出现上腹部疼痛。胃痛部位虽在胃脘,但与肝脾关系密切,因脾为己土,属阴,胃为戊土,属阳,属性不同,辨治各异。脾为脏,主运化,脾气以升为健,胃为腑,胃气以降为顺,脾之湿土得胃阳始运,胃之燥土得脾阴始和,两者相须为用,共同完成纳谷运化,使水谷精微润养周身的功能,同为后天之本。

肝属木,性喜条达,主疏泄,如肝气过旺则乘脾,肝气郁结则横逆犯胃,肝火过旺则迫灼胃阴,肝血瘀阻则胃失滋荣,故胃痛多与肝脏有关。其病因病机多由外邪侵袭,忧郁恼怒,劳倦伤脾,饮食不节,起居不慎,引起中虚气滞,血瘀痰浊,湿热内蕴,肝气犯胃,久病伤阴,久痛入络等证。

胃痛辨证,应首辨虚实,一般而言,胀痛拒按者多实,隐痛喜按者多虚;食后痛甚者多实,饥饿胃痛者多虚;喜凉者多实,喜温者多虚;痛处固定不移者多实,痛无定处者多虚;新病体壮者多实,久病体弱者多虚;苔燥舌红者多实,苔白舌淡者多虚。

次辨寒热,大体寒邪犯胃,胃痛腹满,纳呆,苔白,舌质淡黯;脾胃虚寒,则胃痛隐隐,喜温喜按,遇冷加重,苔白舌淡等;胃热火结,胃失和降,则见胃痛灼热,口干口渴,欲饮冷水,小便黄赤,大便干结等;肝胃郁火者,胃痛嘈杂,烧心泛酸。

三辨属气属血,痛无定处,时散时聚,以胀痛为主者属气滞;凡痛有定处,持续刺痛,舌质紫黯或有瘀斑者属血瘀。

胃痛的发病,多由脾胃的运纳失常,升降失调,致气滞、血瘀、湿热、痰阻、寒凝、热郁,不通则痛。治疗上无论是温清消补,皆不可忘记通法,虚寒者温养行气,实热者清泻通腑,气滞者疏肝理气,血瘀者化瘀行滞。如《医学真传》曰:"夫通者不痛,理也,但通之之法,各有不同。调气以和血,调血以和气,通也;下逆者使之上行,中结者使之旁达,亦通也。虚者助之使通,寒者温之使通。"故在辨治胃痛时,要顾及脾胃的属性,应补而不滞,泻不伤正,辛燥不可太过,滋养需防碍胃,以通为顺,以和为补,复其升降,和中止痛。

一、中虚气滞

脾胃虚寒,运化失调,胃失和降,多伴气机不畅,胃脘胀痛,舌淡苔白,口吐清水,四肢欠温,治宜温阳益气,行滞止痛。方用理中丸、香砂六君子汤合良附丸等加减。

党参 10 g	炒苍术 15 g	炒白术 15 g	茯苓 15 g
炙甘草 10 g	广木香 10 g	高良姜 15 g	砂仁(后下)6 g
制香附 15 g	乌药 15 g	炮姜 15 g	姜半夏 10 g
陈皮 10 g			

方中四君子汤温养脾胃,益气健脾,加广木香、砂仁醒脾快胃;半夏、陈皮行气化痰;高良姜、炮姜温中散寒;乌药、香附行滞止痛。全方益气健脾,养胃温中,行滞止痛,适用于慢性浅表性胃炎。

二、中焦虚寒

中焦虚寒日久,中阳式微,肝气乘之,症见胃脘拘急疼痛,痛有定处,喜温喜按,得食则减,伴面色微黄,倦怠畏寒,常见于胃及十二指肠溃疡,治当建中缓解止痛。

炙黄芪 30 g	桂枝 20 g	炒白芍 30 g	炙甘草 10 g
饴糖 30 g	炮姜 15 g	白芷 10 g	生姜 10 g
大枣 7 枚			

方中黄芪、炙甘草益气建中,桂枝、炮姜、生姜温中散寒,加饴糖甘温质润,合用则温补中焦,养胃和中;炒白芍柔肝和营,配炙甘草甘酸化阴,乃缓急止痛之名方"芍药甘草汤",白芷辛温,直入胃经,有消肿止痛、消痈散结之效,用于消化道溃疡之胃脘疼痛,取效甚捷。如兼有瘀血,可加失笑散。溃疡较重者,可加白及粉、三七粉冲服。如在前方加入三白胃痛散,效果更佳。本法适用于消化性溃疡。

三、胃阴不足

胃痛日久,寒邪化热,阳损及阴,或素体阴虚,多食辛辣,或热药过度,戕害胃体,或肝阳肝火,灼伤胃津,下汲肾水,至胃阴亏虚,胃液干涸,胃络失养,故见胃脘灼痛,口燥咽干,嘈杂不适,消瘦乏力,舌红苔少等症,治宜麦门冬汤、益胃汤、芍药甘草汤等化裁。

麦冬 30 g	生地黄 30 g	太子参 20 g	北沙参 30 g
炒白芍 30 g	生甘草 10 g	清半夏 10 g	石斛 20 g
百合 20 g	乌药 15 g	蒲公英 30 g	甘松 10 g

方中重用麦冬、生地黄为君,甘寒滋养,生津润燥,符合胃府喜润恶燥之性,伍以芍药甘草汤甘酸化阴,缓解止痛,太子参、北沙参、石斛、百合等健脾润肺、滋养胃阴之品为臣,以加强养胃和中之力。半夏、乌药、甘松共为佐使,其中,半夏降气化痰;甘松辛温,开郁醒脾,行气止痛,可防甘寒腻胃,并切合胃气以降为顺之机,蒲公英甘寒入胃,消肿散结,清热解毒,胃阴不足,虚火内炽,湿热毒邪内生,用蒲公英最为合拍。另外,蒲公英与甘松一

寒一温,一清一散,是清热散结、和胃止痛的一例对药。乌药与百合更是甘寒养阴,与温中散寒相配伍,养胃止痛而不燥,行滞快胃且和中。本方适用于慢性胃炎、萎缩性胃炎。

四、肝气犯胃

《素问·六元正纪大论》说:"木郁之发,民病胃脘当心而痛,上支两胁,膈咽不通,饮食不下。"说明胃痛与肝郁气滞,木气偏胜,肝气犯胃,肝胃不和有关。症见胃脘胀痛,痛连两胁,嗳气不舒,心烦易怒,每因恼怒而发作,舌红苔薄黄,脉弦,多见于慢性胃炎及胆汁反流等症,治宜四逆散加味。

柴胡 10 g	炒枳实 10 g	炒白芍 15 g	生甘草 10 g
郁金 15 g	制香附 15 g	炒延胡索 15 g	川楝子 10 g
青皮 10 g			

柴胡疏肝解郁,以畅气机,白芍柔肝,养阴和营,与甘草相配缓急止痛,枳实行气畅中,散结止痛。本方在《伤寒论》里是治疗气机郁遏,不得疏泄,致阳气内郁之证。今用于治疗肝气犯胃之胃胀胃痛,牵及两胁较为合适,后世在此方基础上变化出柴胡疏肝散等方,皆从此立意。本方适用于慢性浅表性胃炎、胆汁反流性胃炎之肝胃不和,气滞胃痛。

五、寒邪犯胃

感冒风寒,或暴食生冷,引起胃脘冷痛较剧,口吐清水,畏寒喜暖,苔白水滑,舌淡脉沉等,宜温中散寒,暖胃止痛。

高良姜 15 g	制香附 15 g	炮姜 20 g	乌药 15 g
桂枝 15 g	炒白芍 15 g	甘松 10 g	炙甘草 10 g

方中良附丸加炮姜温中止痛,为君;桂枝通阳散寒,乌药、甘松辛温行滞,助君药散寒止痛,此为臣;炒白芍敛阴和营,防止辛温太过,与甘草合用,缓急止痛,共为佐使。本方常用于急性胃炎及浅表性胃炎活动期,以痛为主的寒凝胃痛证。

六、瘀血阻胃

胃病日久,久痛入络,胃痛较剧,痛有定点,拒按或痛如刀割,或解黑便,舌黯有瘀点,皆为瘀血为患,治宜化瘀止痛。

炒蒲黄 15 g	五灵脂 10 g	制没药 10 g	炒延胡索 15 g
丹参 20 g	三七粉 6 g	炒白芍 30 g	炙甘草 10 g

方中失笑散为君,活血祛瘀,散结止痛,配没药、延胡索、丹参、三七为臣,以增强失笑散活血祛瘀、通络止痛之功;芍药甘草汤为佐,柔肝和营,安中和胃止痛。该方适用于久痛入络之胃溃疡及胃黏膜脱垂者。

七、湿热中阻

胃脘灼痛,嘈杂,渴不欲饮,纳呆,尿黄,舌红苔黄腻,此湿热中阻,气机不畅,宜清化湿热,宽中散结,小陷胸汤加味。

全瓜蒌 10 g　　炒黄连 10 g　　清半夏 10 g　　炒苍术 10 g
制厚朴 10 g　　炒黄芩 10 g　　草豆蔻 10 g　　砂仁(后下)6 g
炒栀子 15 g　　生甘草 10 g

小陷胸汤清热化湿、宽中散结为君,加栀子、黄芩苦寒泄胃火;苍术、厚朴苦温燥湿,增强小陷胸汤清热燥湿之力;砂仁、草豆蔻、生甘草醒脾快胃,安中止痛,共为佐使。本方对慢性胃炎伴胃黏膜糜烂、反流性食管炎等疗效可靠。

八、寒热互结

胃脘痞满,隐隐作痛,嗳气吞酸,胃中灼热,又见中脘畏寒,苔微黄厚腻,脉弦滑。此乃饮食不节,损伤中阳,郁而化热,痰气交阻,或脾胃虚寒,肝郁化热,湿滞胃脘,气机不畅,寒热错杂,升降失常。多见于胆汁反流性胃炎,宜辛开苦降,寒热并投,益气和胃,散结止痛。

清半夏 15 g　　干姜 15 g　　炒黄连 10 g　　炒黄芩 10 g
党参 15 g　　炙甘草 10 g　　广木香 10 g　　炒苍术 15 g
制厚朴 10 g　　乌药 15 g　　蒲公英 30 g　　甘松 10 g

方中半夏泻心汤辛开苦降,调和寒热,此为君药;加苍术、厚朴苦温燥湿,蒲公英甘寒,清热养胃止痛,此为臣药,助辛开苦降之力;广木香、乌药、甘松三味行气止痛,快胃宽中,共为佐使。

九、食积作痛

由于饮食不节,饥饱无度,症见胃脘胀满疼痛,嗳腐吞酸,或呕吐不消化食物,或大便酸臭,苔黄腻,舌红,治宜消食导滞,理气止痛,方用保和丸加味。

神曲 15 g　　炒麦芽 20 g　　炒谷芽 20 g　　焦山楂 20 g
连翘 12 g　　制香附 10 g　　陈皮 10 g　　莱菔子 20 g
制厚朴 10 g　　焦大黄 10 g　　生甘草 10 g

保和丸是治疗食积的代表方,山楂、神曲、麦芽更是消食导滞的"焦三仙"配伍,本方在此基础上,加入制香附、厚朴,助行气宽中,理气止痛之力;入焦大黄通腑泄浊,使邪去正安,通则不痛。

(张杰)

第五章 经典验方

胃痞汤

生黄芪 30 g	党参 15 g	石斛 15 g	蒲公英 30 g
丹参 30 g	焦山楂 15 g	莪术 10 g	白花蛇舌草 30 g

【功效】益气健脾,养阴和胃,化瘀解毒,行滞消痞。

【主治】慢性萎缩性胃炎。出现胃脘痞满胀痛,或隐痛灼热,畏寒纳少,消瘦神疲等证。

【方解】慢性萎缩性胃炎多由浅表性胃炎发展而来,若伴有肠上皮化生或异型增生者则有癌变可能。笔者认为其病机为脾胃气阴亏虚,升降失司,湿浊、痰瘀日久蕴毒所致,即脾胃亏虚为本,内外合毒为因,胃络瘀阻为标,虚、毒、瘀互为因果,合而为患,日久致病。

本方扶正益胃,化瘀解毒,行滞消痞,攻补兼施,动静相宜。方中黄芪味甘性微温,长于益气健脾,《本草逢原》言其"性虽温补而能调血脉,流行经络,可无碍于壅滞也",故为君药。伍以党参、石斛益气养阴,健脾和胃。党参甘平,补中益气,生津养血,《本草正义》言其"健脾而不燥,滋胃阴而不湿";石斛补胃阴,清胃热,《本草纲目拾遗》谓"清胃,除虚热,生津,已劳损"。佐以白花蛇舌草、蒲公英清热解毒。蒲公英解毒散结,清热利湿,《医学纂要》谓"补脾和胃、泄火";白花蛇舌草清热解毒,凉血活血。又以丹参、莪术行滞化瘀、补中寓通。丹参苦微寒,化瘀滞,通脉络,养营血,去滞生新,活血定痛,《吴普本草》言其"治心腹痛";莪术善于温通行滞,破血消积,李时珍认为"治气中之血,理中焦之气"。阳明胃经为气血之海,胃脘疾病主要责之于气血失常,运行不畅,以气中之血药治之最为适宜。使以焦山楂酸甘微温,消食除积,化滞祛瘀。全方攻补兼施,寒温并用,标本兼顾,滋而不腻,温而不燥,扶正不留邪,祛邪不伤正,使虚弱之脾胃得以振奋,上下气机得以条达,毒邪去,瘀血通,则痞胀得消,诸症自除,萎缩得以逆转。

【加减】脾胃虚寒者加桂枝、干姜、高良姜等;湿重者加苍术、草豆蔻等;肝胃郁热者加柴胡、枳实、白芍、炒栀子、牡丹皮等;胃阴亏虚者加生地黄、麦冬、北沙参等;瘀血胃痛者加蒲黄、五灵脂、炒延胡索等;寒热错杂者加半夏、干姜、黄芩、黄连。

(张杰)

痛 风 饮

炒苍术 20 g　　　黄柏 15 g　　　土茯苓 90 g　　　川草薢 30 g

威灵仙 30 g　　　防己 15 g　　　虎杖 15 g　　　忍冬藤 30 g

川牛膝 15 g

【功效】清热利湿,化瘀降浊,通络止痛。

【主治】风湿热痹,痛风急性发作,症见跖趾关节或踝关节红肿热痛等症。

【方解】痛风属中医"痹病"范畴,古人谓之"痛痹""历节""白虎历节""风痹"者。现代所指的痛风,是属于代谢疾病范围,是一组嘌呤代谢紊乱所致的疾病。临床上以关节红肿热痛反复发作,关节活动不灵活为主要临床表现。以高尿酸血症,急性关节炎反复发作,痛风石沉积,慢性关节炎和关节畸形,肾实质病变和尿酸石形成为特点。常伴有高脂血症、肥胖、糖尿病、高血压、动脉硬化、冠心病等,属遗传性疾病,多与不良生活习惯有关。其病机不外"湿热、浊毒、痰瘀、虚损"八个字。

本方以朱丹溪二妙散加味组成,主治痛风急性发作,关节红肿热痛。方中以黄柏、土茯苓、忍冬藤为君,其中黄柏清热燥湿,泻火解毒;土茯苓清热利湿,泻浊解毒,张山雷谓之"利湿祛热,能入络搜剔湿热之蕴毒";忍冬藤清热解毒通络。三药合用,清热燥湿,解毒降浊。以炒苍术、威灵仙为臣,苍术燥湿健脾,祛风化浊,威灵仙祛风除湿,通络止痛,通宣五脏,亦治风痰之疾。朱丹溪曰"灵仙属木,治痛风之要药也,在上下者皆宜服之,尤效,其性好走,亦可横行"。佐以防己、草薢,防己利湿消肿,祛风止痛,主治风湿痹痛,脚气水肿;草薢利湿降浊,祛风除湿。并以川牛膝、虎杖为使,活血通瘀,引药下行。川牛膝活血祛瘀,祛风除湿,引药下行;虎杖集活血散瘀、祛风除湿、清热解毒于一身。全方共奏清热利湿、祛瘀降浊、通络止痛之效。

【加减】局部紫红、瘀血明显者,加赤芍、丹皮、生地黄;疼痛较剧者,加海桐皮、制乳香、制没药、全蝎、蜈蚣;伴有低热或局部灼热较甚者,加金银花、连翘、生石膏、知母。

（张杰）

软 肝 煎

党参 15 g　　　生黄芪 30 g　　　丹参 30 g　　　炒白术 15 g

茯苓 15 g　　　土鳖虫 15 g　　　莪术 10 g　　　制鳖甲(先煎)15 g

当归 15 g　　　生地黄 15 g　　　炒栀子 10 g　　　白花蛇舌草 30 g

枸杞子 30 g　　　垂盆草 30 g　　　茵陈 20 g　　　三七粉 6 g(冲服)

【功效】益气健脾养肝,清热利湿解毒,软坚散结消癥。

【主治】肝硬化。

【方解】肝硬化是由多种原因引起的慢性、进行性、弥漫性肝病,临床上病毒性肝炎(尤其是乙肝、丙肝)是引起肝硬化的主要原因。肝硬化属于中医的"积聚""臌胀"范畴。

代偿期属"积聚",失代偿期属"臌胀"。笔者根据多年的临床体会,认为本病病机应概括为"虚",即正气不足;"毒",即乙肝病毒、丙肝病毒、血吸虫毒、酒毒、药物化学毒物及湿热蕴结之毒;"瘀",即气滞血瘀,癥积痞块。其病位在肝,影响脾肾。无论是病毒感染或是其他因素引起的肝硬化,其正气亏虚与毒邪壅盛是致病的关键。湿热毒邪或自外受,或自内生,均能影响脾胃运化,导致肝胆疏泄不利,继而引起气机阻滞,血脉瘀阻,水湿不化,正虚与邪实互见,湿毒与瘀血并存的复杂局面,形成肝脾肿大之肝硬化重症。

本方以黄芪、党参、炒白术、茯苓培补元气,健脾化湿;当归、生地黄、枸杞子养血柔肝,滋补肝肾,使肝、脾、肾三脏同调,气、阴、精同补,以解决虚的问题;以茵陈、炒栀子、垂盆草、白花蛇舌草疏肝利胆,清热利湿,解毒保肝,以解决毒的问题;并集中优势兵力,选用丹参、三七、土鳖虫、制鳖甲、莪术等活血化瘀、软坚散结、消癥化纤之品,针对肝硬化的主要矛盾,以解决瘀的问题。现代研究亦证实以上化瘀之品可以促进毛细血管扩张,抑制肝纤维组织增生,活化肝细胞,加速病变的修复,使肿大的肝脾回缩变软;生黄芪、党参、白术、当归等更能提高血浆白蛋白,增加补体生成,调整机体活力;清热解毒的茵陈、栀子、垂盆草、白花蛇舌草等都具备保肝、抗菌、抗病毒作用,同时又能降低升高的转氨酶及胆红素。故此方立法是:"益气养肝以扶正,健脾滋肾以固本,清热利湿以解毒,活血化瘀以软坚。"临床随症加减,治疗肝硬化常获满意疗效。如以此方加减,配成丸剂,缓缓图治,更易被患者接受。

【加减】① 脾虚气滞,腹胀纳呆者加炒苍术、川厚朴、广木香、槟榔。② 水湿内阻,腹水明显,腹胀如鼓,小便短少者加川厚朴、连皮茯苓、干姜、大腹皮。③ 肝络瘀阻,右胁痞硬,腹壁静脉怒张,舌紫有瘀斑者加益母草、泽兰、桃仁、川牛膝。④ 脾肾阳虚,腹部胀满,形寒肢冷,面色黧黑,尿少纳呆者,基本方去生地黄、栀子,加桂枝、干姜、炮附子、防己、连皮茯苓等。⑤ 肝肾阴虚,症见腹水的同时,又见皮肤干燥,口干舌红,消瘦腹大,青筋显露者,宜育阴利水,加北沙参、西洋参、猪苓、阿胶、益母草、车前子、白茅根等。

(张杰)

加味茵陈蒿小柴胡汤

柴胡 10 g	炒黄芩 10 g	清半夏 8 g	丹参 15 g
炙甘草 10 g	生薏苡仁 20 g	茵陈 30 g	炒栀子 10 g
制大黄 6 g	大枣 3 枚		

【功效】清热利湿,理气止痛。

【主治】慢性乙肝之湿热偏盛证。症见身黄目黄,恶心纳呆,厌油腹胀,口苦口渴,尿黄,便溏,舌质红,苔黄腻,脉濡数。

【方解】柴胡、黄芩解少阳之邪;半夏和胃降逆;丹参活血化瘀;薏苡仁健脾利湿;茵陈清热利湿退黄;栀子清利三焦,导湿热下行;大黄泻热逐瘀;炙甘草、大枣和中。

【加减】谷丙转氨酶增高者,偏于湿热,加垂盆草 30 g,偏于气阴两虚者加五味子粉

(冲服)15 g;乙肝 e 抗原阳性者,加重薏苡仁用量,加板蓝根 30 g;HBV - DNA 阳性者,加知母 20 g、连翘 20 g、板蓝根 30 g;合并胆道感染者,加金钱草 30 g、蒲公英 30 g;黄疸重、血清胆红素水平高者,茵陈可加至 60 g 以上,加赤芍 30 g;大便干燥者,加瓜蒌仁 15 g;胁肋胀痛较甚者,加枳实 15 g、青皮 10 g;口渴甚者,加天花粉 15 g、麦冬 15 g;心烦失眠者,加炒酸枣仁 30 g、知母 30 g。

(张杰)

加味清瘟败毒饮

茵陈 60 g	垂盆草 30 g	田基黄 30 g	生石膏 30 g
生地黄 30 g	知母 20 g	黑玄参 30 g	炒黄芩 15 g
炒黄连 10 g	连翘 20 g	丹皮 15 g	炒栀子 15 g
竹叶 10 g	水牛角片 30 g	赤芍 30 g	焦大黄 15 g
生甘草 10 g			

【功效】清热解毒化瘀,截断病势。

【主治】重型肝炎。

【方解】清瘟败毒饮出自《疫疹一得》,为余师愚所创,原为瘟疫热入血分、热毒炽盛、气营两燔而设,由白虎汤、犀角地黄汤、黄连解毒汤三方加减而成,清热泻火、凉血解毒功效颇强,张氏在原方基础上加减,即成基本方。方中以茵陈、垂盆草、田基黄清利肝胆湿热毒邪;石膏配知母、甘草是白虎汤法,有清热保津之功效;加以连翘、竹叶轻清宣透,驱热外达,可以清透气分表里之热毒;再加黄芩、黄连、栀子,即黄连解毒汤之法,清三焦之热;水牛角、生地黄、赤芍、丹皮共用,为犀角地黄汤法,合玄参之力,共奏凉血解毒、养阴化瘀之效;赤芍既清入血之邪毒,又行留滞之瘀热,与大黄相配,消凝瘀败血;大黄通腑泄热,泻火解毒,可迅速减少肠源性毒素的吸收,有护肝、退黄的作用。诸药合用,使湿热去、毒邪解、瘀血消,肝胆疏泄之职司而气畅血行,共奏清热解毒化瘀之功。

【加减】热毒炽盛、神昏谵语,加安宫牛黄丸,以醒脑开窍;肝风内动,肢体躁动者,加龟板、全蝎、僵蚕、郁金、局方至宝丹;痰浊蒙蔽者,加胆南星、石菖蒲、鲜竹沥;鼻衄发斑者,加茜草、白茅根;热重者,生石膏剂量可加至 60 g 以上;湿毒较盛者,加用木瓜、半夏、苍术、泽泻、薏苡仁等化湿解毒;若腹胀大如鼓,少尿者,加葫芦壳、大腹皮等利水;病程后期,或过用寒凉药物,正邪两败者,加茯苓、白术、党参等益气健脾;若以寒化而成阴黄,则按阴黄论治。

(张杰)

灵 草 丹

灵芝孢子粉 200 g	五灵脂 100 g	枳壳 100 g	郁金 100 g
露蜂房 100 g	制马钱子 50 g	莪术 200 g	山慈菇 200 g

鸦胆子(去皮壳)50 g　　浙贝母 200 g　　　　白矾 50 g　　　　　　干蟾皮 100 g

【功效】扶正固本,清热解毒,化痰逐瘀,消癥散结。

【主治】各类肿瘤病(如食管癌、肺癌、乳腺癌、胃癌、肝癌、大肠癌、宫颈癌等)。

【制法】郁金、枳壳、露蜂房、制马钱子、浙贝母、白矾、干蟾皮等 7 味经洁净处理,干燥粉碎,过筛备用;五灵脂、莪术、山慈姑、鸦胆子等 4 味煎煮 3 次,去渣,提取浓缩液,制成浸膏,烘干备用;再加入灵芝孢子粉拌匀,制成浓缩丸,每丸重约 0.15 g。

【用法用量】每次 2 g,约 15 粒,日服 3 次,开水送服,饭后即服。

【注意事项】空腹服用易出现恶心、呕吐等不良反应,脾胃虚弱者可适当减量。

【方解】肿瘤病在中医文献中多归属于癥积类,其病多因正气虚衰,邪气结聚所致。治则不外扶正祛邪两大原则,正如张景岳《景岳全书》所说:"凡积聚之治,如经之云者,亦既尽矣,然欲总其要,不过四法,曰攻,曰消,曰散,曰补,四者而已。"方中灵芝孢子粉扶正固本。灵芝作为传统的滋补强壮剂,首见于《神农本草经》:"紫芝味甘温,主耳聋,利关节,保肾益精,坚筋骨,好颜色,久服轻身不老延年。"其含灵芝多糖具有调节免疫,降血糖,降血脂,抗氧化,抗衰老及抗肿瘤作用。五灵脂、莪术、山慈姑、郁金散瘀活血,攻坚破积,治疗积聚痞块;干蟾皮、浙贝母、白矾、露蜂房、枳壳开郁散结,化痰利气,专治阴蚀恶疮,抗癌抗菌;鸦胆子清热解毒,腐蚀赘疣,《中华本草》指出其药理有明显抗肿瘤作用;马钱子性味苦寒,有大毒,善通络、强筋;散结、止痛;消肿;解毒,主风湿痹痛;肌肤麻木,肢体瘫痪;跌打损伤,骨折肿痛;痈疽疮毒,恶性肿瘤等。全方共奏扶正固本、清热解毒、化痰逐瘀、消癥散结之效,集攻坚消积散结补虚于一方之中。临证时可用灵草丹配合中药汤剂,治疗多种肿瘤病患者,术前、术后治疗,特别是对于失去手术机会及不适用放化疗者,可抑制肿瘤生长,提高生存质量,带瘤延年。

(张杰)

三 白 胃 痛 散

白及 150 g　　　　炒白芍 150 g　　　白芷 100 g　　　乌贼骨 150 g

煅瓦楞 150 g　　　蒲公英 100 g　　　甘松 60 g　　　　炙甘草 100 g

浙贝母 100 g　　　炒延胡索 100 g　　没药 50 g

【功效】活血散瘀,行滞化湿,柔肝养胃,制酸止痛。

【主治】慢性胃炎、消化性溃疡引起的胃痛,泛酸,嘈杂等症。

【用法】上药净制后共为细末,每服 3 g,每日 3 次,饭前开水冲服。

【方解】胃脘痛常见于慢性胃炎及消化性溃疡,常伴有泛酸、嗳气、嘈杂、痞满等症。病机多为肝胃不和,寒凝食积,痰浊湿热,气机阻滞,日久致瘀,损及胃络,不通则痛。方中白芍配甘草即《伤寒论》名方"芍药甘草汤",其中芍药酸苦,养血敛阴,柔肝止痛;甘草甘平,补中缓急,两药合用甘酸化阴,缓急止痛。甘草的现代药理作用有抗溃疡、抑制胃酸分泌,缓解胃肠平滑肌痉挛及镇痛作用。白及味苦甘,性微寒,质极黏腻,性极收涩,其药理对胃黏膜有明显保护作用。白芷味辛性温,为阳明经引经药,功能祛风除湿,通窍止痛,消肿排脓,《药性论》谓其"能治心腹血刺痛",又为疮家圣药。笔者用于治疗消化性溃疡、糜烂性胃炎引起的胃痛,疗效确切。甘寒的蒲公英配辛温的甘松,一寒一温,一清一散,清解胃热,消肿散结,除治疗多种疮痛外,对胃炎、肠炎等消化系统炎症疗效佳好,甘松理气止痛,醒脾健胃,主治脘腹胀痛。该品温而不热,甘而不滞,香而不燥,微辛能通,故兼温中理气之长。乌贼骨味咸微温,《现代实用中药》言:"乌贼骨为制酸药,对胃酸过多、溃疡病有效。"《中药学》指出,治"胃痛吐酸"。浙贝母味苦性寒,功效清热化痰,散结消痈。《山东中草药手册》载:"清肺化痰,制酸解毒,治感冒咳嗽,胃痛吐酸,痈毒肿痛。"再配以消痰化瘀、软坚散结、制酸止痛见长的煅瓦楞子,更能增强其制酸止痛之功效。至于延胡索与没药,皆行血中之气,为止痛圣药。延胡索辛散温通,为活血止痛之良药,《本草纲目》谓其能"行血中之气滞,气中之血滞,故能专治一身上下诸痛"。没药味辛苦性平,功能活血止痛,消肿生肌,《中药学》提到"治疗血瘀气滞较重之胃痛多用"。此两味更是朱丹溪治疗心脾气痛的手拈散(延胡索、五灵脂、草果、没药)中的主药。诸药合用,不寒不燥,活血散瘀,行滞化湿,理气和中,柔肝养胃,制酸止痛。对慢性胃炎、胃及十二指肠球部溃疡引起的胃痛、泛酸、嘈杂等症有明显疗效,对保护胃黏膜,愈合胃溃疡更是该方的功能特点。

(张杰)

青龙加味散

炙麻黄 10 g	干姜 10 g	桂枝 10 g	炒白芍 10 g
炙甘草 10 g	细辛 3 g	清半夏 10 g	五味子 10 g
桔梗 10 g	杏仁 10 g	当归 10 g	蝉蜕 10 g
僵蚕 10 g			

【功效】宣肺解表,化痰降气,祛风解痉,止咳定喘。

【主治】顽固性咳嗽,咽痒,痰稀白多沫,或哮喘痰白者。

【方解】顽固性咳嗽多见于急慢性支气管炎,或变异性咳嗽,哮喘,慢性阻塞性肺病等。多有外感失治,余邪恋肺,风痰寒饮内郁,肺失宣降,肺气上逆所致。本方以《伤寒论》经典方剂小青龙汤化裁,散寒解表,温肺化饮,直捣寒饮所伏,乃以方为君之法;蝉蜕、僵蚕为臣,祛风皆轻,针对风痰内郁,变异性咳嗽而设;当归、杏仁、前胡为佐,协助化痰降气,活血止咳,其中当归一味,临床上多用于养血活血,《神农本草经》谓其"主咳逆上气",笔者每验之于症,治疗干咳、久咳、阵咳、呛咳等多有佳效,其润肺活血、止咳平喘之功效不容忽视;杏仁辛润多脂,味苦降泄,为止咳平喘之圣药;前胡降气化痰,辛凉疏散;桔梗为使,宣肺祛痰,直达肺经。全方升降有序,开合适度,颇合肺体本性,对风寒痰饮导致的顽固性咳嗽、哮喘等皆可放胆使用,几无不效。

(张杰)

胃安冲剂

珍珠母 800 g　　　　白及 600 g　　　　三七 600 g　　　　海螵蛸 400 g

浙贝母 400 g　　　　焦大黄 200 g

【功效】制酸止痛,养胃和中,散瘀清热,生肌敛疮。

【主治】慢性胃炎、消化性溃疡引起的胃酸过多,嘈杂反酸,灼热烧心,胃胀胃痛属痰瘀湿热者。

【用法】上药净制后共为细末,每服 3 g,每日 3 次,饭前开水冲服。

【方解】糜烂性胃炎、胃及十二指肠球部溃疡常出现反酸、烧心、嘈杂、胀痛等症,其病机多为湿热内蕴,痰浊郁结,瘀血阻络,日久生毒,伤及胃体,损及胃膜所致。笔者以珍珠粉为君,取其清热解毒、生肌敛疮之功,古人常用它治疗口舌生疮,咽喉溃烂,如《丹台玉案》的珍宝散。《本草汇言》称其"镇心、定志、安魂、解结毒、化恶疮、收内溃破烂"。用于愈合溃疡,保护胃黏膜可谓效专力宏。配以白及、三七为臣,化瘀活血,敛疮止痛,此两味对胃黏膜糜烂、胃溃疡均有保护与修复作用。乌贼骨、浙贝母为佐,清热散结,收敛制酸。浙贝母清热化痰、散结消肿,为制酸止痛之良药,乌贼骨更是收敛止血制酸止痛之佳品。伍以焦大黄,直入胃肠,苦寒泄浊,清胃肠积热为使,使全方共奏制酸止痛、养胃和中、散瘀清热、生肌敛疮之效。

(张杰)

加味普济消毒饮

金银花 15 g　　　　炒黄芩 10 g　　　　连翘 15 g　　　　黑玄参 20 g

炒牛蒡子 15 g　　　板蓝根 15 g　　　　升麻 10 g　　　　生甘草 10 g

柴胡 10 g　　　　　炒僵蚕 10 g　　　　焦大黄 6 g　　　　薄荷 10 g

桔梗 10 g　　　　　浙贝母 10 g

【功效】表里双解,疏风清热,消肿解毒。

【主治】急性化脓性扁桃体炎。

【用法】水煎服,每日 1 剂,日服 3 次,如发热 39℃以上,可每日 2 剂,大剂频服,2～3 小时服 1 次。

【方解】急性扁桃体炎,古称"乳蛾",多由外感毒邪,肺胃热壅,化火生毒,结于咽喉而发。症见喉核或一侧,或两侧红肿疼痛,其表面可见黄白色脓点,舌红苔黄或厚腻,或口干便秘,发热恶寒,多高热 39℃以上,重时汤水难下,时有呕吐。急投疏表清热、消肿解毒、通泻上下之法方可遏其热势。方中金银花、连翘、黄芩清解上焦热毒为君;牛蒡子、板蓝根、薄荷、僵蚕、升麻、柴胡疏散风热,清咽利膈为臣,体现"火郁发之"之旨;黑玄参、生甘草养阴生津,桔梗清利咽喉,引药上行,浙贝母化痰散结消肿,大黄清泄胃肠积热,五者共为佐使。全方共收表里双解、疏风泻热、消肿解毒之效。

(张杰)

养血祛斑汤

当归 10 g	赤芍 10 g	炒白芍 10 g	柴胡 6 g
茯苓 15 g	炒苍术 10 g	炒白术 10 g	炙甘草 10 g
薄荷 6 g	巴戟天 10 g	淫羊藿 15 g	桃仁 10 g
红花 10 g	菟丝子 15 g	白芷 10 g	僵蚕 10 g
生地黄 15 g			

【功效】养血疏肝,补肾健脾,活血调经,疏风祛斑。

【主治】黄褐斑。

【方解】黄褐斑多见于青中年女性,亦见于妊娠妇女及少数肝病患者或肿瘤患者。其起病隐匿,病程长,疗效慢,究其病因大概由以下四个方面组成。① 由肝气郁结,郁而化热,或肝血不足,相火内生,致气血失和而发。② 肾气亏虚,多产房劳,耗伤肾精,肾阴不足,虚火上炎,颜面皮肤失荣所致。③ 思虑伤脾或饮食不节,醇酒厚味,辛辣刺激,滋生湿热痰浊,脾失健运,清气不升,浊气不降,气血不能滋养所致。④ 因服用避孕药引起月经紊乱及多次人流,损伤冲任,经血不调,气血瘀滞所致。其治疗应从养血疏肝,补肾健脾,活血调经,疏风祛斑入手。方中生地黄、当归、赤芍、白芍、桃仁、红花养血和血、益阴柔肝;柴胡、薄荷疏肝解郁;白术、茯苓、炙甘草健脾化湿,取逍遥散之意;再用淫羊藿、巴戟天、菟丝子补益肾气,温润冲任;白芷、僵蚕两味皆为祛斑要药,祛风除斑,直达病所。全方共奏养血疏肝、补肾健脾、活血调经、疏风祛斑之效。

（张杰）

三 白 四 物 汤

生地黄 15 g	熟地黄 15 g	当归 20 g	川芎 10 g
赤芍 15 g	白芷 10 g	僵蚕 10 g	炒白芍 15 g
防风 10 g	荆芥 10 g	桃仁 10 g	白鲜皮 10 g
红花 10 g	麦冬 15 g	生黄芪 15 g	刺蒺藜 10 g

【功效】养血消风,润燥止痒。

【主治】老年性皮肤瘙痒症。

【方解】老年人出现皮肤瘙痒,搔抓后引起抓痕、血痂,反复不愈,有时奇痒难耐,多有老年气血亏虚,血燥生风,皮肤失养所致。方用桃红四物汤为君,养血活血,取祛风先活血,血行风自灭之意。加白芷、僵蚕、刺蒺藜、白鲜皮、荆芥、防风疏风走表,祛风止痒为臣;生黄芪、麦冬补气润燥。大便秘结者可加肉苁蓉;神疲乏力者可加太子参;痒甚者,可加制乌梅;皮肤增厚脱屑者可加阿胶、丹参等。

（张杰）

牙 痛 要 方

笔者记得 1962 年在亳县华佗中医院(现为亳州市华佗中医院)中医学徒时,恩师魏配三先生曾传笔者一首治疗牙痛的处方歌诀,此歌诀系同在华佗中医院内科行医的怀立中老师所编。两位恩师都是伤寒大家,用现在时兴的讲法就是经方派,恩师魏配三运用小柴胡汤、小青龙汤、乌梅丸等经方变化自如,得心应手,但治疗牙痛一证,仅泻心汤(大黄、黄连、黄芩)一方可用于实火牙痛,别无良策。怀立中先生当时从院长赵盛基处借了一部由谢观编著的《中国医学大辞典》,其中牙痛栏目里记载了一首治疗内热炽盛、风火牙痛的方剂,用于临床屡试不爽。怀立中先生就将此方组成及加减法编撰成歌诀。笔者烂熟于心,50 年来每每遇到胃府湿热,得风寒、饮冷所逼则风热化火,郁遏作痛的牙痛患者,屡试不爽,药到病除。今记于此,供同道参考使用。

荆芥 10 g	防风 10 g	丹皮 10 g	生地黄 20 g
青皮 10 g	炒牛蒡子 10 g	生石膏 30 g	生甘草 10 g

【加减】痛在上四门牙属心,加黄连、麦冬;痛在下四门牙属肾,加知母、黄柏;痛在上二侧牙属胃,加白芷、川芎;痛在下二侧牙属脾,加白术、芍药;痛在上左尽牙属胆,加龙胆草、羌活;痛在下左尽牙属肝,加柴胡、栀子;痛在上右尽牙属大肠,加黄芩、桔梗;痛在下右尽牙属肺,加黄芩、桔梗;牙痛加蒲公英、金银花、浙贝母;牙龈肿痛加连翘。

【方歌】牙痛要方用荆防,丹皮牛子生地黄,石膏青皮同甘草,随证损益要记详;上四门牙加麦连,下四门牙知柏襄,上二侧牙加蒡芷,下二侧牙术芍良;下左尽牙加柴栀,上左尽牙胆草羌,上下右尽加芩桔,牙痛公英银花尝;如若肾经阴阳亏,宜消阴翳治阳光(注:肾阳亏虚者,用金匮肾气丸引火归元;肾阴亏虚者,用知柏地黄丸滋阴降火)。

(张杰)